中药饮片标准汤剂

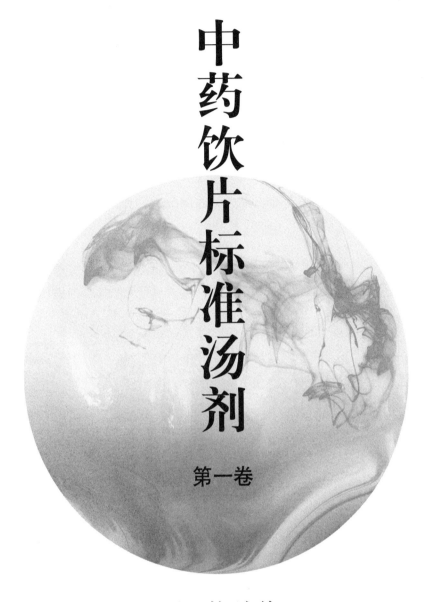

第一卷

陈士林/主编
刘昌孝/主审

刘　安　李　琦　滨口隆/副主编

中国中医科学院中药研究所
上海市药材有限公司　　　　联合编著
上海上药津村制药科技有限公司
天津药物研究院

科学出版社

北京

内 容 简 介

中药饮片标准汤剂（即标准煎液）作为经典名方制剂的质量基准和衡量中药配方颗粒的标准参照物，是当前中医药行业关注的焦点。

研究团队目前已对几百种中药饮片标准汤剂进行系统研究，所选样品代表性强，所得含量、转移率、出膏率、特征图谱数据稳定可靠，具有重要参考价值，能够指导企业进行中药配方颗粒、中药经典名方、中成药及中药新药相应品种研发、生产，保障产品质量均一性，缩短研究周期，节约成本，产生更大的社会效益和经济效益。本书参考了国家中医药发展相关政策及国家食品药品监督管理总局相关文件和精神，作为《中药饮片标准汤剂》第一卷，首批入选 70 个品种，分为上篇、下篇和附录三部分，具有内容新颖、数据翔实、技术实用等特点。

本书适用于从事中药教学、研究、生产及质检等方面的人员阅读使用。

图书在版编目（CIP）数据

中药饮片标准汤剂. 第一卷 / 陈士林主编. —北京：科学出版社，2018.1
ISBN 978-7-03-055457-4

Ⅰ. ①中… Ⅱ. ①陈… Ⅲ. ①饮片-汤剂-中药炮制学-标准 Ⅳ. R283.64-65

中国版本图书馆 CIP 数据核字（2017）第 281312 号

责任编辑：刘　亚　曹丽英 / 责任校对：张凤琴
责任印制：肖　兴 / 封面设计：黄华斌

*科学出版社*出版
北京东黄城根北街 16 号
邮政编码：100717
http://www.sciencep.com
*中国科学院印刷厂*印刷

科学出版社发行　各地新华书店经销

*

2018 年 1 月第 一 版　开本：889×1194　1/16
2018 年 1 月第一次印刷　印张：33
字数：913 000

定价：198.00 元
（如有印刷质量问题，我社负责调换）

编 写 说 明

本书由中国中医科学院中药研究所、上海市药材有限公司、上海上药津村制药科技有限公司、天津药物研究院等研究团队根据研究总结而成，书中数据、图表、结论均由实验结果整理、汇编而得。成书体例在参照类似书籍的基础上根据本书内容，结合阅读习惯编排。受篇幅所限，本书仅对关键研究内容进行了详细的描述，其他内容仅简写或略过。本书为《中药饮片标准汤剂》第一卷，后续品种将陆续出版。

本书主体部分包括上篇和下篇，上篇是总论，第 1 章简单介绍了中药饮片标准汤剂的研究背景及本书编写目的；第 2 章诠释了中药饮片标准汤剂定义、内涵和外延，重点介绍了中药饮片标准汤剂研究策略，包括其制备方法、质控方法等，是本书指导性的章节；第 3 章探讨了影响中药饮片标准汤剂的关键因素，是总结和归纳本研究工作而获得的经验；第 4 章展望了中药饮片标准汤剂应用前景及对中药产业的作用。下篇是各论，所涉及的饮片及其炮制方法以 2015 年版《中华人民共和国药典》（简称《中国药典》）收载为准，个别非药典收录品种以 2008 年版《上海市中药饮片炮制规范》为准，上篇按照药材的药用部位分成根及根茎类、种子果实类、枝干皮藤类、花叶草类共四章内容，饮片出现次序以首字母汉语拼音升序排列。标准汤剂的原料是饮片，本书主要考虑饮片质量是否符合药典规定。至于生产饮片的药材的质量和炮制工艺，作者没有着重考察。因为药材质量和炮制工艺属于饮片的生产过程，不应该包括在标准汤剂的考察范围内。

中药饮片标准汤剂的制备采用通用研究流程，主要包括以下几个方面。

【样品】样品采集自全国主要药材市场及种植基地，覆盖道地产区、传统产区、主产区、规范化种植产区，一般不少于 12 批次。样品需符合 2015 年版《中华人民共和国药典》规定，样品来源通过传统鉴别、DNA 条形码等方法鉴别，精确到物种。原植物拉丁名以 2015 年版《中华人民共和国药典》为准。

【制备】制备流程及主要参数如下表所示：

工艺过程	参数
投料饮片	100g
溶剂	水
浸泡时间	30min
加水量	根及根茎、种子果实类：头煎 7 倍量，二煎 6 倍量
	枝干皮藤类：头煎 8 倍量，二煎 7 倍量
	花叶草类：头煎 12 倍量，二煎 10 倍量
煎煮时间	一般饮片：头煎 30min，二煎 20min
	质地坚硬、滋补类：头煎 60min，二煎 40min
浓缩温度	不高于 60℃
浓缩体积	500mL

根据前期的研究经验，加水 8 倍量和 7 倍量并无本质的区别，而且后期研究数据也表明标准汤剂质量变化较大，所以根及根茎类饮片、种子果实类饮片和枝干皮藤类饮片采用同样的加水量也符合要求。

对于 2015 年版《中国药典》中规定挥发油含量的饮片需单独提取挥发油。一般采用挥发油提取器提取，第一次提取 2 小时，第二次提取 30min，将两次的提取液合并浓缩，再将提取的挥发油添加到浓缩液，定容至 500mL，即得标准汤剂。

中药饮片标准汤剂和口服液、酒剂类似，因而其质量标准主要参考《中国药典》中口服液、酒剂的有关指标，如 pH 值、总固体。质量标准的体例及内容说明如下所示：

【制法】根据实际制备方法，进行简要的描述。

【性状】根据所得标准汤剂的颜色、状态进行描述。

【总固体】精密吸取混合均匀的标准汤剂 10mL，置已干燥至恒重的蒸发皿中，蒸干，在 105℃干燥 3 小时，移至干燥器中，冷却 30min，迅速称定重量，即得。由于总固体得率相对稳定，因而其范围设定为均值±2SD（Standard Deviation，标准差）。

【特征图谱】由于指纹图谱的色谱时间过长，对色谱峰等要求过细，而特征图谱能满足一般鉴别的需求，且检测周期短，因此本书全部采用特征图谱进行定性研究。本书基本没有采用薄层色谱，主要有两个原因：①建立一个规范的薄层色谱对操作人员技术要求较高，且薄层色谱仪的普及率远低于 HPLC（High Performance Liquid Chromatography，高效液相色谱法），水提取液的薄层色谱尤其难以建立；②基于 HPLC 的特征图谱操作相对简单，能够联合质谱进行定性鉴别，且比较方便计算相似度、相对保留时间、相对峰面积等参数。本书中特征图谱都指认了特征成分，同时在起草说明中基本都给出了主要色谱峰的相对保留时间和相对峰面积。考虑到将来应用的需要，本书的一个显著特点是特征图谱和含量测定基本上都采用同一个色谱方法。标准汤剂在进行含量测定的同时基本都可以获得特征图谱，进一步缩短了检测时间，提高了工作效率，以期更好的推广应用。特征图谱均采用国家药典委员会"中药色谱指纹图谱相似度评价系统(2004A)"软件进行处理。

【含量测定】【转移率】指标成分含量能够表征标准汤剂质量。转移率能够表征标准汤剂制备过程。转移率计算公式为：转移率（%）$=W$（mg）$/M$（mg）$\times 100\%$，其中，W 为标准汤剂中指标成分的量（mg），M 为饮片中指标成分的量（mg）。除个别不稳定的成分外，转移率相对稳定，因而转移率的范围设定为均值±2SD。少数品种因《中国药典》中对应饮片无指标成分或标准汤剂中指标成分含量过低，未进行含量测定。由于饮片中指标成分含量差异过大，如不同批次甘草饮片中甘草酸的含量相差 5 倍以上，导致标准汤剂中含量的 SD 值过大。如果将含量范围设定为均值±2SD，会导致与实际状况偏离较大。加之《中国药典》中规定了饮片含量的限度，理论上符合该限度的饮片都可以作为原料制备标准汤剂。但在实际研究中，不容易收集到含量为最低限度的饮片。因此作者设定标准汤剂的限量标准为饮片的最低限量标准×转移率的均值。之所以取转移率的均值，是因为对含量较低的饮片，为了保证标准汤剂的质量，其转移率应该有一定的要求，应该取较高的值。

【规格】统一制备为 0.2g（药材）/mL。

【贮藏】一般应冷冻保存，用时复融。

由于标准汤剂的浓度为 0.2g（饮片）/mL，所含总固体也不是很高，其密度差异不大，不具备特征性，因此本实验未进行相对密度的测量。

前　言

汤剂是中医临床使用的主要形式，但汤剂的制备、携带、贮存等均存在便利性问题，因此配方颗粒等新的用药形式逐渐在临床开始使用。据统计，2016 年配方颗粒的市场份额达到近百亿元规模，近5 年复合增长率达到 40%以上。如何建立科学合理的配方颗粒质量标准，已成为中医药行业中一个引人关注的问题。2016 年 8 月，国家相关部门在"中药配方颗粒质量控制与标准制定技术要求（征求意见稿）"中提出"标准汤剂作为衡量中药配方颗粒的标准参照物"，配方颗粒应该与标准汤剂（或称标准煎液）质量一致。至此，中药饮片标准汤剂成为当前中医药行业关注的焦点。

中药饮片标准汤剂[1]是以中医理论为指导、临床应用为基础，参考现代提取方法，经标准化工艺制备而成的单味中药饮片水煎剂，可以作为中药饮片和汤剂的质量标志物（quality marker）[2]研究的参比对照品，用于标化临床用药，保障用药准确性和剂量一致性。中药饮片标准汤剂是临床汤剂的代表，表征了临床汤剂的一般状态。任何在临床使用的非饮片用药形式，其质量都应该符合标准汤剂的质量要求[3]，只有这样，才能按照中医理论遣方用药。

陈士林领导的研究团队通过多年的潜心研究，对中药饮片标准汤剂的定义、内涵和外延等关键问题进行了详细阐述，对几百种中药饮片标准汤剂进行了深入研究。相关成果发表后受到业界的广泛关注和中药行业的高度重视。本书对研究团队的相关成果进行了全面梳理和总结，对未来的研究方向进行了思考和探讨，为中药饮片标准汤剂的应用提供了思路和途径。相关内容可为建立中药饮片标准汤剂和配方颗粒国家标准等提供科学的数据，为制定相关管理政策提供充分的依据。本书旨在为国家标准建立提供相关的研究数据，希望抛砖引玉，共同推动行业发展。

《中药饮片标准汤剂》第一卷共分为上、下两篇。上篇为总论，详细阐述了中药饮片标准汤剂研究的策略、思路和方法。总论既是品种研究的前提，又是研究经验的总结。下篇为各论，详细描述了白芍[4]等 70个标准汤剂的研究数据。各论既是总论的具体实施，又为总论提供数据支撑。本书既注重学术价值，又具备实用功能，对从事中药标准研究、教学，以及生产检验人员具有一定的帮助和指导作用。本书所提供的研究思路及实验数据对中药配方颗粒、中药经典名方及中药新药的研究开发具有较大现实意义。

本书由中国中医科学院中药研究所、上海市药材有限公司、上海上药津村制药科技有限公司、天津药物研究院团队共同完成，是集体努力的结果。中国中医科学院中药研究所在顶层设计、具体研究方面开展了大量的工作；上海市药材有限公司和上海上药津村制药科技有限公司为研究提供了经费、部分样品，并复核了研究结果。陈士林团队负责本书的学术定位、整体架构和章节编排等。各品种研究负责人对具体实验以及撰写书稿付出了辛苦劳动。天津药物研究院刘昌孝院士团队参与本书结构安排和技术审定工作。

感谢中国药材集团公司、盛实百草药业有限公司、深圳津村药业有限公司等单位为本研究提供了部分样品。感谢钱忠直、张卫东、徐宏喜、林瑞超、庾石山、冯怡、陈道峰、王义明、蔡少青、邹忠梅、石任兵、张兰珍、叶敏、杨美华、张铁军、陈常青、廖永红、许旭东、王智民等专家对本书提供了宝贵意见。感谢安捷伦科技（中国）有限公司、沃特世科技（上海）有限公司提供的部分仪器及项目检测支持。还有其他友好单位及个人给予了大力支持，在此不一一列举，一并表示最诚挚的感谢！

中药饮片标准汤剂研究工作起步较晚，基础相对薄弱，加之作者能力有限，书中难免存在疏漏和不足之处，敬请广大读者批判指正，以利后续品种的出版和本书再版时改进。

陈士林

2017 年秋

目　　录

上篇　总　　论

第 1 章 概 述

随着科技的发展和进步，中药饮片出现了多种用药形式，除传统饮片外，还有配方颗粒、精制饮片、超微饮片、破壁饮片等，这些新的饮片用药形式具有一定积极的临床意义，是对传统饮片的有益补充，但同时也存在标准不明确、剂量不统一、临床合理性有待进一步论证等多种问题，给国家监管和使用带来了困扰。例如，不同的饮片用药形式之间剂量关系如何折算目前并没有统一标准，导致临床用药剂量出现混乱，严重影响了临床疗效的一致性评判；而且，即使同一种用药形式，由于制备工艺不一致，也会导致其临床用药剂量出现差异。所以，急需建立某种标准用于标化不同的饮片用药形式和不同企业的产品，提高临床用药的准确性，保障疗效的有效性。中药饮片标准汤剂能够作为一种标准，标化不同的饮片用药形式，以及临床用药形式，建立相互之间的剂量换算关系，实现临床用药剂量统一，保障用药的准确性和剂量的一致性。

汤剂是我国传统医学中应用最早，也是目前临床应用最广泛的剂型之一。中药饮片标准汤剂是以中医理论为指导、临床应用为基础，参考现代提取方法，经标准化工艺制备而成的单味饮片水煎剂。中药饮片标准汤剂也是进行中药质量标志物（Q-Marker）研究的重要手段和关键物质，作为中药质量标志物的核心样本，其制备方法标准、规范，易于进行定性和定量分析。

中药饮片标准汤剂代表了传统汤剂的一般情况，因此，建立中药饮片标准汤剂用于标化不同的临床用药形式是否与传统临床用药一致，是目前学术界，特别是配方颗粒产业界共同关心的问题。

以配方颗粒为例，其应用的前提是配方颗粒的质量与汤剂一致，因而才能够在中医理论指导下应用于临床。所以配方颗粒的质量应符合标准汤剂的质量要求。超过标准汤剂的质量范围，并不意味着配方颗粒质量的好坏，只是不再能够按照中医理论代替汤剂在临床使用，所以标准汤剂的质量范围决定了配方颗粒的质量标准。

2016 年 4 月，陈士林等发表了题为《中药饮片标准汤剂研究策略》的文章，首次给出中药饮片标准汤剂明确的概念和内涵。2016 年 8 月，国家有关部门在《中药配方颗粒质量控制与标准制定技术要求（征求意见稿）》中，也提出了标准汤剂的概念。标准汤剂引起学术界和产业界的广泛关注。国家相关部门把标准汤剂（或标准煎液）"作为衡量中药配方颗粒是否与临床汤剂基本一致的标准参照物"。标准汤剂既然能够衡量配方颗粒是否与临床汤剂一致，当然也能够衡量其他饮片形式是否与临床汤剂一致，所以中药饮片标准汤剂可以视为满足临床用药的标准剂量。

根据标准汤剂的定义，可以确定标准汤剂的制备方法应来自于临床实践。由国家卫生计生委员会和国家中医药管理局共同颁发的《医疗机构中药煎药室管理规范》是现代临床中药煎煮均需遵照的条例，因而标准汤剂制备方法应该以该规范为核心。如何从《医疗机构中药煎药室管理规范》推导出合理的工艺参数，并建立合理的质量控制体系，后文有详细的论述和实例，本书不再累述。

推动标准汤剂及相关产业的发展，需要进行广泛而深刻的讨论。本书的相关内容是陈士林等近期科研工作和学术观点的总结，以期抛砖引玉，促进本领域的快速发展。

第2章 中药饮片标准汤剂研究策略

2.1 中药饮片标准汤剂相关研究进展

标准汤剂是学界非常关心的学术概念和方法理念，但国内外详细研究较少，其内涵和外延并不明确。由于中医临床多以复方入药，单味饮片标准汤剂国内研究甚为少见。而且国内虽然有临床煎煮规范、配方颗粒地方标准等规范性文件，但是从政府监管的角度也并没有形成完善的标准汤剂概念。国内还有些类似的概念如标准汤、标准煎、标准煎液、标准煎剂、标准浸膏等，和标准汤剂基本类似，并无实质的区别，都需要进行详细的论述。日本虽然提出标准汤剂的理念，但主要是复方标准汤剂，且其规定和国内的要求也有很大差异。尽管如此，他山之石可以攻玉，这些研究和规范也能为中药饮片标准汤剂的研究提供诸多参考。

2.1.1 国内外标准汤剂相关研究进展

1.日本标准汤剂研究进展[5,6]

日本在开发研究汉方成药制剂时，选用中国名医典籍中的古方，在剂型的研究方面，提出了"标准汤剂"的概念，要求制定标准汤剂的化学基准与生物学基准。

日本"标准汤剂"的工艺要求十分严格，如对生药选择、粉碎细度、升温速度、提取次数、浓缩方式、干燥方式等都有详细的规定，主要包括：称取相当于日剂量中药制剂的标准药材，粉碎，加 20 倍量的水，煎煮 30min，浓缩至原体积的 50%，趁热过滤，即可制得标准汤剂。日本的中药饮片用量多较我国小，一剂汤剂一般用药材 20g 左右，用水约 400mL，煎煮一次，以煎得 200mL 为度。

2.中国台湾标准汤剂研究进展

台湾的标准汤剂是饮片或复方提取液经浓缩后的加工制品，提取液浓缩为固定的比例，一般控制在药材重量与所得浓缩汤液体积比为 1：5。在标准汤剂的基础上，经干燥造粒等过程，制成粉末、颗粒等剂型的产品，习称"科学浓缩中药"，简称"科学中药"，也称"免煎中药"、"中药浓缩颗粒剂"，即相当于内地的配方颗粒。"科学中药"大多为小包装粉末剂型，患者每日剂量约为 12～15g（1g"科学中药"约为 1 钱饮片），通常撕开药包，服用药粉，再喝开水，也可泡在温水中服用。

"科学中药"大部分在中医院所应用，台湾中医师就"科学中药"的处方，累积了约 40 年的历史，已经渐渐地取代了传统饮片煎剂，中医师在遵循传统的辨证论治法则的基础上，也不断的创造、发明，处方思维呈现百家争鸣、多彩多姿的新境。

3.中国古代汤剂煎煮研究

中国古代汤剂制法考究，工艺严谨，对煎药器具、加水量、煎煮时间、煎煮顺序等均有详细的规定，用具以砂锅、陶器为主，忌铁器，而煎药时间常以水量控制，并根据药材部位、方剂功效不同，灵活调整制法，体现了古代医家对煎药的重视，也明确了方剂-功效-制法三者之间的内在关系[7-11]。

南朝陶弘景提出了一个近似标准的汤剂煎煮时间方案："凡煮汤，欲微火，令小沸。其水数依方多少，大略二十两药，用水一斗，煮取四升，以此为准。然则利汤欲生，少水而多取；补汤欲熟，多水而少取。好详视之，不得令水多少。"李时珍指出："陶氏所说，乃古法也。今之小小汤剂，每一两用水二瓯为准，多则加，少则减之。如剂多水少，则药味不出；剂少水多，又煎耗药力也。"

北宋官颁的《太平圣惠方》进一步强调"凡煮汤……其水数依方多少，不得参差。"此种标准历代相沿。

清代徐大椿特别指出了煎药时间的重要："煎药之法，最宜深讲，药之效不效，全在乎此……其法载于古方之末者，种种各殊……其煎之多寡，或煎水减半十分煎去二三分，或止煎一二十沸，煎药之法，不可胜者，皆各有意义。"

4.医疗机构中药煎药室管理规范

为加强医疗机构中药煎药室规范化、制度化建设，保证中药煎药质量，中华人民共和国卫生部和中医药管理局在 2009 年印发了《医疗机构中药煎药室管理规范》，适用于开展中药煎药服务的各级各类医疗机构，全国需遵照执行。

《医疗机构中药煎药室管理规范》规定：待煎药物应当先行浸泡，浸泡时间一般不少于30min。煎煮开始时的用水量一般以浸过药面 2～5cm 为宜，花、草类药物或煎煮时间较长的应当酌量加水。每剂药一般煎煮 2 次，将 2 煎药汁混合后再分装。煎煮时间应当根据方剂的功能主治和药物的功效确定。一般药物煮沸后再煎煮 20～30min；解表类、清热类、芳香类药物不宜久煎，煮沸后再煎煮 15～20min；滋补药物先用武火煮沸后，改用文火慢煎约 40～60min。药剂二煎的煎煮时间应当比头煎的时间略缩短。煎药量应当根据儿童和成人分别确定。儿童每剂一般煎至 100～300mL，成人每剂一般煎至 400～600mL。

5.深圳中药饮片煎煮规范

2011 年深圳市市场监督管理局下发了《中药饮片煎煮规范》[①]，该规范与《医疗机构中药煎药室管理规范》较为类似，但规定更为细化，加水量有所调整，为浸过药面 2～3cm，依然在《医疗机构中药煎药室管理规范》规定的范围内。

6.上海中药行业零售药店中药煎药服务管理规范

2015 年上海市中药行业协会颁布了《上海中药行业零售药店中药煎药服务管理规范》[②]，该标准与《医疗机构中药煎药室管理规范》大体相同，仅对个别规定做了细化调整。

2.1.2 各种中药饮片标准汤剂相关规范的对比

《医疗机构中药煎药室管理规范》是由国家卫生部和国家中医药管理局共同下发的，具有"遵照执行"的权威性、政策性，目前国内医疗机构煎药基本遵循这一规定。《医疗机构中药煎药室管理规范》强调以饮片投料、用水做溶剂等都符合传统用法和国内现状。深圳《中药饮片煎煮规范》和《上海中药行业零售药店中药煎药服务管理规范》与《医疗机构中药煎药室管理规范》基本类似。以陶弘景为代表的古代汤剂制法，虽与现代工艺不尽相同，但相关研究证明其参数与《医疗机构中

---

① 深圳中药饮片煎者规范：SZDB/Z47-2011.
② 上海中药行业零售药店中药煎药服务管理规范. 沪中药协字（2015）第 002 号。

药煎药室管理规范》具有较高的吻合度。若以此为依据建立中药饮片标准汤剂的制备方法，能够最大程度的贴合目前临床实际，见表 2-1-1。

表 2-1-1　国内外中药汤剂煎煮标准对比

时期/区域	规范	颁布机构	适用范围	投料方式	浸泡	溶剂体积	温度	提取次数	提取时间	浓缩
中国古代文献	—	陶弘景提出	—	饮片	—	约 7 倍	文火	1 次	以水量控制时间	1/2.5 加水体积
中国内地	医疗机构中药煎药室管理规范	中华人民共和国国家卫生和计划生育委员会、国家中医药管理局	国内医疗机构	饮片	不少于 30min	浸过药面 2～5cm；花草类、滋补类酌量加水	文火	2 次	一般药物 20～30min；解表、清热、芳香类 15～20min；滋补类 40～60min。二煎时间比头煎略缩短	成人每剂 400～600mL，儿童 100～300mL
	上海中药行业零售药店中药煎药服务管理规范	上海中药行业协会	上海中药饮片零售企业	饮片	不少于 30min	浸过药面 2～5cm；解表类酌减水量，吸水性强、滋补类适当增加水量	一般药：100～115℃解表类、芳香类 105～110℃；滋补类：115～120℃	1 次	一般药物 20～30min；解表类 15～20min；滋补类 30～45min	成人每剂 400～600mL，儿童 100～300mL
	中药饮片煎煮规范	深圳市市场监督管理局	深圳医疗机构及药品零售企业	饮片	一般药物 20～30min；强吸水药物 15min；难吸水药物润透	浸过药面 2～3cm；花草类、滋补类酌量加水	文火	2 次	一般药物 20～30min；解表、清热、芳香类 15～20min；滋补类 30～60min。二煎时间比头煎略缩短	成人每剂 400～600mL，儿童 100～300mL
中国台湾	科学中药煎煮标准	—	中国台湾医疗机构	饮片	不少于 30min	—	文火			饮片质量的 5 倍
日本	标准汤剂规范	日本厚生省	日本全国	颗粒	无要求	20 倍	文火	1 次	30min 以上	1/2 加水体积
	企业煎药规范	日本企业	企业内部标准	颗粒	无要求	12 倍	文火	1 次		

注：各标准中溶剂均为水。

当然，应该看到《医疗机构中药煎药室管理规范》中的工艺参数范围较宽，易受主观因素干扰，难以达成统一，不利于制备标准汤剂及相关研究。例如，"浸过药面 2～5cm"，可导致加水量相差 2 倍以上；"头煎 20～30min，二煎时间比头煎略短"，由于不同的操作者掌握的尺度不同，煎煮时间也会多样。相比而言，日本标准汤剂的制法具有明确统一的参数，易于制备标准汤剂，可操作性强，值得借鉴。

2.2　中药饮片标准汤剂的内涵与意义

2.2.1　中药饮片标准汤剂的内涵与外延

中药饮片标准汤剂是以中医理论为指导、临床应用为基础，参考现代提取方法，经标准化工艺制备而成的单味中药饮片水煎剂，用于标化临床用药，保障用药的准确性和剂量的一致性。

中药饮片标准汤剂综合体现了饮片和制备工艺等影响疗效的关键因素，与饮片相比，标准汤剂能够体现制备工艺的影响；与配方颗粒相比，标准汤剂没有辅料的干扰，没有经过干燥过程，保持与临床应用的传统汤剂一致，且标准汤剂易于通过饮片或提取液的调配实现各种理想浓度。因此，中药饮片标准汤剂能够作为一种标准，标化不同的临床用药形式。

中药饮片标准汤剂制备遵循传统汤剂的煎煮原则，其制备流程具有标准化和规范化的特点，能够保证工艺的统一，进而保障其质量的稳定和统一。中药饮片标准汤剂既可以作为一种化学基准，同时还可作为效应基准的阳性对照药，用于评价不同饮片用药形式，解决因制备方法不同而造成的"不同质"的尴尬局面，有助于实现临床疗效的一致性，将对中药的发展具有深远的影响。

由于汤剂的携带、贮藏都不是很方便，且含有不溶性成分，多为混悬液，取样的均一性也不太好掌握。为解决上述问题，可以把中药饮片标准汤剂制备成标准浸膏，以达到携带方便、易于贮藏、取样精确的目的。

2.2.2 中药饮片标准汤剂的作用和意义

1.有利于临床用药的准确和剂量的统一

中药饮片标准汤剂作为一种标准物质和标准体系，可以用于标化不同的饮片用药形式，建立相互之间的剂量换算关系，实现临床用药剂量统一。同时，中药饮片标准汤剂能够标化不同制备工艺、不同企业、不同原料所生产的产品，建立剂量当量，实现准确用药。

2.有利于保障疗效的一致性

临床疗效的一致性取决于临床用药的一致性，中药饮片标准汤剂具有系统的原料鉴定体系、标准化的制备工艺和多元质量标准体系，能够确保质量的一致性，建立不同用药形式之间的剂量关系，提高临床用药的一致性，更准确传承及研究经典方剂的疗效，实现疗效的一致性，并为现代研究提供标准化"模板"。

3.有利于促进用药质量提高，改变目前监管困局

由于成分的复杂性和生产过程的粗放性，中药产品质量监管一直是个难题。特别是由于标准的不完善，监管缺乏有力的抓手，"不完全投料"、"劣质投料"、"不按规定生产"、"指标成分添加"等问题缺乏有效地杜绝方法。中药饮片标准汤剂为中药产品建立了一道防火墙，形成了化学基准和效应基准，集定性标准和定量标准于一体，为监管提供了有利的抓手，有效地防止了各种不良问题的发生，能够改变目前监管困局。

4.为中药研究标准化提供了基础

在中药药理、药剂和临床研究中，常常由于汤剂制备方法及原料的不同，同样的处方药效结果却差异巨大。中药饮片标准汤剂采用标准化的生产工艺，药材-汤剂-成药制剂各工艺环节的物质传递规律清晰，质量可控，一致性好。采用饮片标准汤剂进行研究，研究数据具有可重复性，且可靠性强，有利于保障同样的处方在不同的实验室产生同样的结果，为中药研究结果的标准化提供了基础。

5.有利于促进制造工艺和管理的改善和提升

中药饮片标准汤剂重在建立标准化制备工艺，其目的在于提供一种参考标准。基于中药饮片标准汤剂可以制备更优质的产品，实现优质优价，也可以基于中药饮片标准汤剂制备得率更高的产品，提高饮片利用率。如何制备更优的产品、得率更高的产品，取决于制造技术的进步、管理方法的改善。而且正是由于中药饮片标准汤剂的存在，为制造工艺的进步提供了判断标准，图 2-2-1。

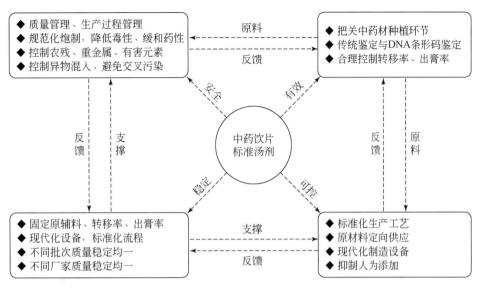

图 2-2-1 中药饮片标准汤剂核心价值

2.3 中药饮片标准汤剂的制备方法

中药饮片标准汤剂的重要性毋庸置疑。如何制备中药饮片标准汤剂是问题的关键所在，作者认为中药饮片标准汤剂的制备方法应该符合以下指导原则，满足以下技术要求。

2.3.1 建立制备方法的指导原则

1.建立制备方法的理论依据

中药饮片标准汤剂作为临床汤剂的代表，用于标化临床不同饮片用药形式，评价不同地区、不同医院、不同操作者用药的差异性，规范临床用药，提高临床用药一致性。因而其制备方法必须以中医药理论为指导原则，其工艺过程、工艺参数均应符合中医药理论，与其功能主治、性味归经、饮片性质等相匹配。例如，滋补类饮片其煎煮时间可能比一般饮片要长一些。传统煎煮认为"逢壳必捣，逢籽必破"，因而在种子类饮片或特别坚硬的饮片的煎煮时，应该进行适当的破碎。

中药饮片标准汤剂的制备应该与临床实际一致，尽可能的接近临床用药习惯、煎煮方法以及服用方法。例如，除了酒剂外，中药方剂临床应用基本都是水煎液。尽管现代研究证明某些成分用乙醇提取其转移率高于水提取，但是在饮片标准汤剂的制备中还是应该坚持水煎煮。再如很多实验证明正交优化提取工艺能够最大可能的提取药材中的成分。但是中药饮片标准汤剂代表了临床一般状况，应该采用与临床实际相一致的标准制备方法，而不是最优的制备方法。且在临床应用中，无论是医院代煎还是自己熬药，基本都是采用《医疗机构中药煎药室管理规范》中的方法，因而该规范应该被制备中药饮片标准汤剂所借鉴，以便最大程度的接近临床实际。

2.建立制备方法的技术依据

在明确制备方法指导原则的前提下，需要进一步明确建立制备方法的技术依据。根据前文的背景分析，《医疗机构中药煎药室管理规范》是由国家卫生部和国家中医药管理局共同下发的，具有一定的权威性、政策性，需要"遵照执行"，目前国内医疗机构煎药应该都遵循这一规定。《医疗机构中药煎药室管理规范》强调以饮片投料、用水做溶剂等都符合传统用法和国内现状。因而以此为技术依据建立中药饮片标准汤剂的制备方法，能够最大程度的贴合临床实际。

当然，应该看到《医疗机构中药煎药室管理规范》中的工艺参数范围较宽，具有较大的随意性。而中药饮片标准汤剂的制备过程应尽量统一化、规范化、工业化，具有明确的参数，能够规范生产，同时能够基本满足工艺化生产的需求。因此，需要依据《医疗机构中药煎药室管理规范》，对相应工艺参数进行细化。

另外，制备中药饮片标准汤剂应尽量吸收现代科学研究成果，体现科技发展趋势。例如，煎煮容器的选择，传统以砂锅、瓦罐等居多。实际上这些容器存在易破损、导热效率不高、重复性差、难以放大生产等多方面的问题。不锈钢容器已经非常成熟，规模化生产宜选用不锈钢提取设备，而玻璃制品是实验室较好的选择。传统的药液浓缩多采用敞口形式，造成水蒸气大量扩散、浓缩温度较高、成分损耗、能耗较高等诸多问题，采用减压浓缩代替敞口蒸发是不错的选择。

值得说明的是在中成药制备工艺中常常选择正交设计等优化工艺，但是在标准汤剂中不易采用此种方法。主要原因是：标准汤剂应该与临床用药相一致，最大程度的贴近临床，而不是追求以指标成分最大溶出为核心的最佳制备工艺。另外，优化工艺是个体化工艺，每味饮片的煎煮工艺可能都不尽相同，不符合统一化的要求，非常不利于几百种标准汤剂的制备和推广。

2.3.2 制备过程及工艺参数的确定

1.原料的确定

1）实验样品

入选样品应具有代表性，应包括道地产区、主产区、传统产区和规范化种植的药材，质量标准必须符合《中国药典》各项规定，样品一般不少于 10 批次，应尽可能包括不同产地，每个产地药材应不少于 2 批（一般以 2 至 3 批为宜）。并依据《中国药典》方法制成饮片供研究使用。样品鉴定以传统鉴别和 DNA 条形码鉴别相结合，精确到物种。

2）炮制方法

饮片炮制依据 2015 版《中国药典》相关规定，无规定者，依据道地产区、主产区或传统产区炮制方法，严格执行《中国药典》中饮片的规格要求，不宜将厚片、薄片混淆。

3）检测

饮片的检测应依据 2015 版《中国药典》中相关规定，对其含量、外观、检测、水分等进行系统评价。

2.工艺参数的确定

1）样品用量

对于以标化为目的的中药饮片标准汤剂制备，推荐饮片用量为 100g，此取样量对于实验室和医疗机构都易于操作，既能避免因样品过少引起的系统误差，对工业生产也具有较好的指导意义。

2）溶剂

依据临床煎煮习惯，推荐用水。煎煮容器推荐使用玻璃器皿或不锈钢容器。

3）溶剂用量

《医疗机构中药煎药室管理规范》中溶剂用量为"浸过药面 2～5cm"，这与传统煎煮方式类似，但随意性强，加水量差异大，需要进一步细化。

郑虎占[①]等对《伤寒论》96 首汤剂（共载方 113 首）、《金匮要略》95 首汤剂（与伤寒论不重复）用药味数、饮片用量、煎煮加水量及煎取药液量进行了研究，结果表明每剂药饮片量为（200±100）g，

---

① 郑虎占，魏宝忠，刘迪谦.《伤寒论》与《金匮要略》汤剂煎煮方法初探. 2011 年全国中药调剂与临床合理用药学术会议. 2011.

每剂药煎煮加水量为（1400±600）mL，加水量为饮片量的 6～8 倍（mL/g）。以陶弘景为代表的古代煎法中，加水量约为 7 倍。本实验考察了 100g 不同类型的饮片加水浸过药面 2～5cm 时加水体积，发现根茎等药材的加水量约为 2～8 倍，草、花和叶之类的药材由于质地蓬松，需要更多的加水量，见表 2-3-1。

表 2-3-1　100g 饮片加水量考察

类别	饮片	饮片占容器高度/cm	浸过药面 2～5cm 时加水量/倍	头煎加水量/倍	二煎加水量/倍
根及根茎类	郁金	4.3	4～6		
	甘草	4.5	5～7		
	黄芩	4.5	5～7	7	6
种子果实类	芡实	2.5	3～5		
	桑葚	4.2	4～7		
	枸杞	3.9	4～7		
枝干皮藤类	钩藤	7.4	6～8		
	地骨皮	7.1	6～8	8	7
	秦皮	5.3	6～7		
花类	梅花	5.3	8～13		
	金莲花	6.8	9～12		
	玫瑰花	3.8	7～11		
叶类	紫苏叶	6.8	10～13		
	桑叶	4.7	7～12	12	10
	橘叶	3.4	7～11		
草类	北败酱草	4.5	6～11		
	蒲公英	5.3	7～12		
	墨旱莲	4.5	6～10		

注：花叶草类以 2000mL 煎药锅测算，其他饮片以 1000mL 煎药锅测算。

根及根茎、种子果实类饮片加水量范围较接近，均值范围为 4～7 倍；花叶草类饮片加水量范围较接近，均值范围为 7～12 倍；枝干皮藤类饮片加水量均值范围为 6～8 倍。由于通常情况下较高的溶剂用量能够获得更好的成分得率，为了充分利用饮片，原则上加水量均选择上限。经综合考虑，头煎时根及根茎、种子果实类饮片加 7 倍水量，枝干皮藤类饮片加 8 倍量水，花叶草类饮片加 12 倍水量。二煎时考虑到饮片已充分吸水，加之二煎成分提取量一般少于头煎，结合各类饮片平均吸水系数及加水量测算方式，推荐根及根茎、种子果实类饮片加 6 倍量水，枝干皮藤类饮片加 7 倍量水，花叶草类饮片加 10 倍量水。

考虑到根及根茎、种子果实类饮片与枝干皮藤类饮片的头煎加水量差异较小，有可能对成分提取率并不产生显著影响，为了简化流程、降低工艺的复杂程度，在实际工业生产中，亦可根据情况将这两大类饮片统一调整为头煎加 8 倍量水，二煎加 7 倍量水。

4）浸泡时间

煎煮前浸泡药材有利于成分溶出，同时能够缩短煎煮时间。依据《医疗机构中药煎药室管理规范》的规定，浸泡时间推荐采用 30min。对于种子、果实和质地坚硬的药材，建议使用前进行适当破碎。

5）煎煮次数及时间

研究表明，煎煮 2 次即可提取出大部分有效成分。《医疗机构中药煎药室管理规范》也采用 2 次煎煮，一般药物头煎时间为 20～30min，二煎时间略缩短。一般情况下，适当延长煎煮时间能够获得较高的转移率。为了提高饮片的利用率，推荐头煎采用 30min，二煎采用 20min。对于质地坚硬、滋补类药物，建议煎煮时间延长为：头煎采用 60min，二煎采用 40min。

6）分离、浓缩方法

考虑到固液分离对成分得率影响较大，建议采用趁热过滤方式进行固液分离，二煎过滤后对药渣进行适当压榨处理，以减少成分损失。鉴于敞口浓缩容易产生大量水蒸气，破坏周围环境，且温度高，时间长，不符合环保的理念，因此推荐减压浓缩，浓缩时将 2 次煎液合并，温度不超过 60℃。综合质量控制需要，建议体积浓缩至药材质量的 5 倍。也可根据实际需要，继续将浓缩液通过冷冻干燥成标准浸膏，以适应工业化需求，如制备配方颗粒。

7）其他

煎煮过程中尽量搅拌药料 3～5 次，不推荐敞口煎煮，建议增加冷凝装置，以确保最大限度保留挥发性成分。煎煮液趁热过滤，不推荐使用滤纸等较为致密的过滤介质。

中药饮片标准汤剂具体工艺参数见表 2-3-2。

表 2-3-2　中药饮片标准汤剂工艺参数

工艺过程	参数
投料饮片	100g
溶剂	水
浸泡时间	30min
加水量	根及根茎、种子果实类：头煎 7 倍量，二煎 6 倍量
	枝干皮藤类：头煎 8 倍量，二煎 7 倍量
	花叶草类：头煎 12 倍量，二煎 10 倍量
煎煮时间	一般饮片：头煎 30min，二煎 20min
	质地坚硬、滋补类：头煎 60min，二煎 40min
浓缩温度	不高于 60℃
浓缩体积	5 倍（饮片重量）

2.4　中药饮片标准汤剂质量标准制定原则

2.4.1　建立质量标准的指导原则

中药饮片标准汤剂质量标准的制定应该参照国家中药产品标准制定的一般准则。该标准应包含制备全过程，加强专属性鉴别和多成分、整体质量控制，注意与饮片质量标准的一致性。其格式和用语应参照《中国药典》，其内容应包括：名称、来源、制法、性状、鉴别、检查、特征图谱或指纹图谱、含量测定、规格、贮藏等。制备工艺的描述应包括工艺全过程、主要工艺参数、总固体范围、指标成分转移率范围等，应重视指标成分的传递规律研究，明确影响成分转移的关键步骤。应制定农药残留、重金属与有害元素、真菌毒素及内源性有毒有害成分的限量或含量。质量标准应该能够反映现代研究成果，积极采用鉴别率高、使用方便的方法，对一些落后的方法不宜使用，同时注意降低检测成本。

中药饮片标准汤剂失去了原有饮片的形态学特征，单纯的指标成分的定性鉴别和定量分析，难以反映其质量的优劣。因而中药饮片标准汤剂质量控制要重视以特征图谱为主的整体质量控制。质量评价标准要结合液相指纹图谱/特征指纹图谱和具有互补性的薄层鉴别，达到对汤剂的多层次整体质量控制。中药饮片标准汤剂制备及质量标准流程见图 2-4-1

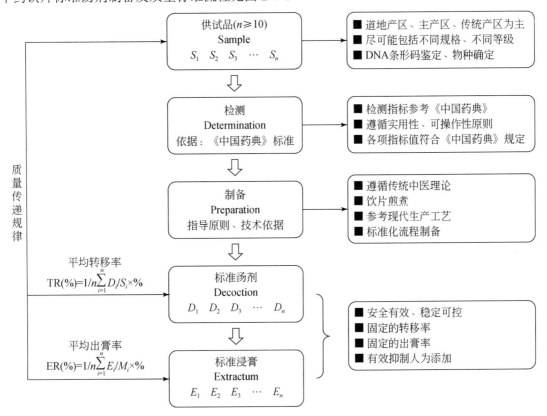

图 2-4-1　中药饮片标准汤剂制备及质量标准流程

$D_1\cdots D_n$ 为标准汤剂中指标成分的量（mg）；$S_1\cdots S_n$ 为饮片中指标成分的量（mg）；$E_1\cdots E_n$ 为干膏量（mg）；$M_1\cdots M_n$ 为饮片量（mg）

2.4.2　质量标准主要内容及确定依据

1.名称

名称宜采用"XX 饮片+标准汤剂"。

2.来源

应表明植物来源、炮制品种名称，建议为：本品为 XX 科植物 XX（拉丁名）饮片标准汤剂。

3.制法

应该包含制备全过程，有详细工艺参数，能够满足制备需要。应包含总固体及其计算方法。建议通过总固体范围控制产品质量的一致性。当然，也可以采用出膏率代替总固体，二者无本质区别。

4.性状

性状包括溶液颜色、气味和味道，要求分散均匀。

5.鉴别

如果有国家权威单位提供饮片标准汤剂，可以选用该标准汤剂作为对照，进行鉴别。鉴别方法采用薄层色谱法时，主要用于弥补指纹图谱或特征图谱无法表现的信息。如果薄层鉴别信息与指纹图谱或特征图谱信息一致，不建议增加薄层鉴别。不建议采用指标成分作为对照的薄层鉴别，因为含量测定也要进行该指标的检查，薄层鉴别为重复性工作。

6.检查

建议采用 pH 值检查项。

由于饮片标准汤剂对相对密度指标不敏感，不同的标准汤剂之间差异较小，同时相对密度测量时对温度有要求，测量方法也较为繁琐，加之由于规定了标准汤剂浸膏得率范围，因而不建议采用相对密度检查项。

7.指纹图谱或特征图谱

参考 2015 年版《中国药典》的有关规定，建立指纹图谱或特征图谱。指纹图谱应该能系统的反映标准汤剂中主要成分，具有较好的特征性。参照物尽量选择含量测定用指标成分。采用色谱方法制定指纹图谱，根据供试品的检测结果，标定共有指纹峰，建立对照指纹图谱。根据参照物的保留时间，计算和标定指纹峰的相对保留时间。以参照物峰面积作为 1，计算各共有指纹峰面积与参照物峰面积的比值。单峰面积占总峰面积大于或等于 20%的共有峰，其差值不得大于±20%；单峰面积占总峰面积大于或等于 10%，而小于 20%的共有峰，其差值不得大于±25%；单峰面积占总峰面积小于 10%的共有峰，对峰面积比值不做要求，但必须标定相对保留时间。采用国家药典委员会制订的《中药色谱指纹图谱相似度评价系统》进行指纹图谱的相似度评价，相似度一般不低于 0.9。

8.含量测定

含量测定方法首选 HPLC 法，研究步骤参照 2015 版《中国药典》有关要求执行。指标成分应包含 2015 版《中国药典》中饮片质量标准所采用的指标成分。对于药材中含量低于 0.1%的指标成分，谨慎选用。因为极低含量成分在饮片中含量差异较大，导致产品中指标成分含量均一性差，而且极低含量成分作为指标性成分的合理性值得商榷。对于 2015 版《中国药典》无含量测定的品种，推荐根据文献报道选择合适的指标成分，但是需要进行深入的研究。中药饮片标准汤剂指标成分含量应设立最低限量，其计算依据为饮片中指标成分《中国药典》规定含量乘以平均转移率。同时应根据制备工艺，建立合理的指标成分转移率范围，以控制产品的质量一致性。

应该注意到药典中有些饮片的指标成分为脂溶性成分或水难溶成分，可能不是特别适合水提取。然而中药饮片标准汤剂不是追求最好的提取率，而是要建立一种标化方法，因而即使某些成分提取率不高，只要其转移率稳定，能够表征提取物的一致性，依然可以作为中药饮片标准汤剂的指标成分。

9.规格

标准汤剂：以标化为目的的标准汤剂，每 500mL 水煎剂含有饮片 100g，即规格为 0.2g/mL。

为了便于保存及满足制备配方颗粒的需求，可将标准汤剂通过冷冻干燥成标准浸膏，则对应的规格应表示为：每克标准浸膏相当于 X 克饮片。

10.贮藏

冷冻保存，用时复融。

11.农药残留、重金属与有害元素、真菌毒素限量

符合《中国药典》口服液制剂的规定。

12.内源性有毒有害成分的限量或含量限量

限量按照《中国药典》规定剂量换算，按转移率 100% 计算。

第3章 中药饮片标准汤剂研究关键问题探讨

3.1 研究样品代表性探讨

中药饮片标准汤剂是标化不同临床用药形式的参比制剂，其质量标准是衡量其他临床用药形式的基准，为确保临床用药的均一性、疗效的一致性提供了参照物。鉴于此，标准汤剂应具有足够的代表性，这样所得数据才能真实反映现代临床用药实际情况，才能更真实、准确地标化临床用药。

由于标准汤剂采用规范化的制备工艺，其质量标准变量主要来自饮片本身。因此，标准汤剂的代表性关键取决于饮片的代表性，即所纳入研究的样品能否涵盖目前中药市场流通领域所涉及的大部甚至所有饮片情况。

3.1.1 纳入标准

研究样品应包括道地产区、主产区、传统产区和规范化种植产区的药材，质量标准必须符合《中国药典》各项规定，样品一般不少于12批次，应尽可能包括不同产地，每个产地药材应不少于2批（一般以2至3批为宜）。并依据《中国药典》方法制成饮片供研究使用。样品鉴定以传统理化鉴别和DNA条形码等鉴定技术相结合，精确到物种。

1.产区

产区即中药材的生长、种植区域，是自然地理条件、生态环境及人类活动环境的总和，受自然因素以及经济、交通因素的影响。中药材具有地域性特色，并逐渐形成了道地产区、主产区、传统产区和规范化种植产区，也主导着药材整体质量。例如，白芍饮片（批号为15050140、15050142和15050112），来自于白芍的道地产区、主产区和传统产区安徽亳州，年产量约占全国的50%以上。白芍样品（批号为160608）来自于浙江，既是传统产区也是道地产区。

2.批次

批次是指生产者依据生产的一定数量的饮片质量均质化程度而对中药饮片进行区别划分的一种方法。批次是样品代表性的另外一个重要因素，代表了一类样品的整体质量。多样本、多批次之间的质量变异能较大程度反映样品的质量走势，极具参考价值。例如，在选择甘肃产的甘草时，为了尽可能如实反映天津某企业不同生产周期内的饮片质量差异，选择了三个不同批次（013CY160512-1、013CY160512-2和013CY160512-3）的饮片进行研究。同时，在选择内蒙古产甘草时，也选择了北京某企业两个不同生产周期、两个不同批次（50400904和50401003）的饮片进行研究。

批次的引入，在很大程度上补充了研究样品因时间、空间等因素的变化而引起的质量不均一的缺陷，以多批次样品纳入研究，所得数据科学、合理，能从较大程度上涵盖各品种的数据变化区间，从根本上减小研究数据误差，从而真实反映标准汤剂质量变异范围。

3.规格、等级

规格是根据产地、生长周期、采收时间及药用部位形态等不同而对中药材进行分类的一种方法。

等级是指对同一规格或同一品名的药材，按外部形态和内在质量等性质要求而制定的若干标准，每一个标准即为一个等级。规格、等级是按照传统习惯和现代标准对中药材分别制定的外观和品质标志。有的中药材既有规格又有等级；有的没有规格而只有等级；有的既无规格也无等级。中药饮片和中药材传统规格等级划分是在长期用药实践中归纳而得。一般认为不同等级的饮片，其质量具有较为明显的差异。饮片等级与疗效之间的关系目前还不是非常清晰。研究显示：切制较薄的饮片总固体和指标成分转移率高于切制较厚的饮片，斜片高于圆片，丝大于段。总体来讲，饮片与水的接触面越大、越容易浸透，越有利于其中成分的溶出，标准汤剂的质量较好、较稳定。

由于中药临床用药形式多样，饮片规格也并非固定，医生会根据不同的处方、不同的疾病选择不同的规格的饮片入药，以满足临床治疗需求。因此，标准汤剂的样品选择应尽可能包括不同规格的饮片，以保证标准汤剂具有足够的代表性。

4.市场流通性

市场流通性是指中药在市场流通领域的流通频次高低以及医生处方、患者使用中药数量多少的关键指标。中药饮片的市场流通性是饮片供求关系的直接体现，如甘草，是年使用量最大的中药材之一。同时，目前市场上流通的甘草绝大部分源于甘肃、内蒙古、新疆三地。这三个地区也是野生甘草和栽培甘草的主产地，生产的甘草质量较高，在全国中医药领域广泛使用。标准汤剂的样品选择应重点关注这类市场广泛使用的药材。再如，作为附子炮制品之一的淡附片，因其市场需求量较小，很少有企业进行此饮片的加工，市场流通量较小，来源单一，样品批次有限。标准汤剂的样品选择要充分考虑到市场流通的实际情况。

3.1.2　存在问题分析

1.样品代表性

理论上，应严格按照纳入标准进行样品收集，以保证研究样本能够代表市场流通的真实性，从而获得对工业化生产具有指导意义的研究数据。原则上，研究标准汤剂需要收集样品不少于 12 批，样品应具有代表性，应包括道地产区、主产区、传统产区和规范化种植产区的药材。而实际进入流通领域的样品并非所有都具备多产地、多规格、多批次、多等级的要求，这在一定程度上给标准汤剂的样品收集增加了难度。有些常用药材产地分布较广，从样品代表性来看，已经满足研究需求。从国内主要药材市场及饮片公司得到的数据显示，完全满足这样纳入标准的饮片很少。绝大部分能进入流通领域的饮片产地只有 2 至 3 个，每个产地最多包含一等、二等、三等（或统货、选货、特选）3 个等级。

2.规格、等级划分模糊

对于选定的产地，应尽可能包含不同的规格、等级，以保证样品的差异性。目前虽有规格、等级的区分，但还没有形成统一的概念，各企业完全凭借主观感觉进行划分。例如，甘草分别购自新疆、内蒙古，以及甘肃（基地），规格均为长段，但从实际测量来看，不同企业之间长短不一、粗细不等，差异较大。再如连翘，分别购自北京和河北两个企业，产地均为山西，等级均包含一等、二等、三等 3 个等级，但是两个企业的同等级饮片的外观形态存在很大差异，含量也各不相同。北京企业 3 个等级的连翘酯苷含量的均值为 3.97%，连翘苷含量的均值为 0.62%，而河北企业 3 个等级的连翘酯苷含量的均值为 3.88%，连翘苷含量的均值为 0.82%。而各等级饮片的成分含量与等级也没有明显的相关性，如北京企业 3 个等级的连翘酯苷呈现中、高、低的趋势，而河北企业 3 个等级的连翘酯苷呈现低、高、中的趋势，从结构来看，饮片的等级划分存在一定的主观性、随意性，与饮片的实际质量没有直接的相关性。

3.批次划分模糊

目前批次没有明确的概念。有的饮片直接用自编批号来划分，这些批号一般以年月+数字的形式表示，如桂枝，江西某企业以 1606006 和 1406001 表示，安徽某企业以 1604230206 和 1607100202 表示。也有的以字母+数字的形式表示，如夏枯草，北京某企业以 SB2171 和 SB2172 表示。这些批号没有统一的标准，不代表饮片的质量优劣。有些不同批号的饮片外观形态一致，指标成分含量完全相同，如大青叶，产自河北，河北某企业自编批号分别为 1509001 和 1508001，外观形态基本无差别，指标成分靛玉红的含量均为 0.041%。因此，从严格意义上讲，这两个批次的饮片应视为同一样品。

3.1.3　应对策略

对于产地较多的药材，可以按照道地产区、主产区、传统产区和规范化种植产区进行筛选，以尽量保证研究所需。但对于产地较少的药材，首先要保证主产区的药材列入样品。根据实际需要，可以再将主产区划分为更小的行政单位，再结合各行政单位的药材野生或栽培历史、自然因素、药材质量等进行产地筛选，以满足研究需求。

中药饮片批次、规格、等级的划分，同时受主、客观因素的影响，具有较大的随意性，划分标准不清晰，质量区分不明显，且规律性不强。作为中药饮片标准汤剂的研究样品，在进行批次、规格、等级筛选时，首先应根据药材供给端提供的实际饮片进行筛选。在样本量不足时，可以根据实际情况，将主流药材市场划分的不同批次、规格、等级的药材纳入样品，以保证样品具有较大的覆盖面，以获得符合实际的数据变异区间。

3.2　中药饮片标准汤剂质量标准体系的建立

中药饮片标准汤剂质量标准体系需契合中药传统煎煮工艺，针对样品特性，依据已有基础研究数据[12-18]，开展指标成分选择、系统方法学考察等工作。其供试品制备、前处理方法优化及分析条件（色谱柱的选择、流动相、检测波长）的考察等均应严格遵循标准化操作。上述内容在每个品种中均有详细介绍，本节主要针对标准汤剂分析中的共性关键因素重点进行分析及解读。

3.2.1　指标成分的选择

指标成分是指用来控制中药质量的一种或一类物质，是具体的可进行定性、定量的化学成分。标准汤剂来源于饮片，基于系统性质量传递及溯源体系构建需求，在质量标准指标性成分选择上，应考虑尽可能与饮片保持一致。但应注意，标准汤剂的指标性成分又不能完全照搬饮片，提取方法及提取溶剂、热不稳定性、挥发性等，均需要作为指标选择的考虑因素。

例如，2015 年版《中国药典》中金银花含量测定项下，以绿原酸和木犀草苷作为指标成分。但由于提取溶剂差异，标准煎液中木犀草苷含量仅为 0.016%～0.05%，含量偏低，因此金银花标准煎液仅标定了绿原酸的含量范围，木犀草苷仅作为特征图谱共有峰进行定性标定。

又如特征图谱共有峰鉴定结果显示，丹参标准汤剂的主要成分包括丹参素、原儿茶醛、咖啡酸、丹酚酸 H/I、丹酚酸 E、迷迭香酸、紫草酸、丹酚酸 B、异丹酚酸 B 和丹酚酸 A，主要为丹酚酸类成分；而脂溶性成分如丹参酮 IIA 基本检测不到。所以，丹参标准汤剂质量标准中仅对丹酚酸 B 进行了含量测定，不同于《中国药典》中药材的水溶性和脂溶性成分的双重指标。

又如参考 2015 年版《中国药典》，麻黄标准汤剂将麻黄碱与伪麻黄碱总量作为指标成分。研究结果显示水煎液中麻黄碱和伪麻黄碱浓度总和为 1.08～2.98mg/mL，变化范围为均值的 52%～141%；而水煎液中麻黄碱浓度为 0.14～3.69mg/mL，变化范围为均值的 7%～180%；伪麻黄碱浓度为 0.65～

2.57mg/mL，变化范围为均值的 49%～192%。该数据表明，二者之和的变化范围远小于单个成分的变化范围，该现象可能与生物合成过程和加热煎煮过程中二者的相互转化有关。现代药理学一般认为麻黄碱与伪麻黄碱药效相似，平喘中以麻黄碱为主，伪麻黄碱为辅。因此，从二者可能的结构转化和药效角度考虑，含量控制采用二者之和更为合适。

再如《中国药典》2015 年版党参项下只规定了定性鉴别，未建立指标成分含量测定。本实验建立了以党参炔苷为指标成分的含量测定方法，从而完善了党参标准汤剂质量控制体系，也为党参的质量控制提供了参考。选择党参炔苷作为指标性成分主要依据以下三点：①《中国药典》2015 年版中收载了以党参炔苷为对照的薄层定性鉴别方法；②党参有效成分中党参炔苷含量较多，便于检测；③党参炔苷为党参主要活性成分之一，党参炔苷对乙醇造成的胃黏膜损伤有很好的保护作用，与党参补中益气的功效相符，是党参胃黏膜保护作用的主要活性成分。

3.2.2　检测波长的选择

标准汤剂特征图谱研究中，波长的选择是一个重要的内容。检测波长的选择要能稳定反映样品中的主要成分，展现样品的特征。为此，特征图谱波长首先应选取特征峰的最大吸收波长，当所选取特征峰为不同类型化合物时，应兼顾不同类型化合物的紫外吸收。因此，所选取波长有可能和指标成分含量测定所选波长不一致，必要时会选择多个波长以提供更为准确的判定信息。

例如，金银花标准汤剂特征图谱研究选择了 3 个检测波长。环烯醚萜类的最大吸收波长为 237nm，绿原酸的最大吸收为 327nm，黄酮类的最大吸收为 350nm 和 255nm。因此，327nm 用于绿原酸的含量测定；350nm 用于木犀草苷的含量测定，但是所测药材中该成分含量均低，没有列入质量标准范围；238nm 下，含量最高的成分绿原酸的吸收变弱，而环烯醚萜类有最大吸收，黄酮类也有较强吸收，因此本文选择 237nm 用于特征图谱的采集，该波长下的特征图谱共有峰多，能反映出金银花水煎液中的主要化学成分，优于传统的 327nm 下的特征图谱。

又如麻黄中生物碱成分与其他成分性质差距较大，受酸碱度影响波动大，难以在一张图谱中同时呈现。本实验研究了对生物碱类成分有最大吸收的 210nm 波长和 260nm 波长的图谱，结果显示 210nm 下主要药效成分麻黄碱与伪麻黄碱信号明显。正是因为这个原因，现有文献特征图谱波长均选择在 210nm 附近，但其谱图杂乱，共有峰少；260nm 下的图谱谱图更为平滑，共有峰多且均匀分散，优于 210nm 图谱；因此，质量标准中采用两个主要生物碱成分的定量标化和 260nm 波长下的特征图谱相结合的模式，该方法能全面反映、定量和定性麻黄中的主要成分。

再如栀子标准汤剂特征图谱的检测选择 238nm 和 440nm 为检测波长，2 个波长所得特征图谱互补，各色谱峰分离度良好，特征峰明显且峰形较好。多波长高效液相色谱法为中药材中多类组分的同时检测提供了新模式，能全面反映栀子中的主要成分，并将方法运用于栀子标准汤剂的相似度评价、共有特征图谱的获得和共有峰识别。

3.3　影响中药饮片标准汤剂质量的主要因素探讨

3.3.1　饮片质量

标准汤剂是由饮片加工而成，饮片的质量直接影响了标准汤剂的质量。从质量传递角度讲，任何影响饮片质量的因素都会影响到标准汤剂的质量，如产地、栽培、加工炮制等。对饮片质量的影响因素已有广泛的讨论，本处不做深入介绍。实际上泛泛而谈影响饮片的因素并不能解决标准汤剂的问题。相关研究表明标准汤剂中指标成分含量与饮片中含量基本成正比关系，二者的变化范围基本保持一致。例如，丹参标准汤剂中丹酚酸 B 的浓度范围为 4.0～9.5mg/mL，为均值的 67%～158%。丹参饮片中丹酚酸 B 的浓度变化范围为 5.1%～11.4%，为均值的 74%～165%。丹参标准汤剂中的丹酚酸 B 的浓度变化幅度与丹参饮片基本一致，说明丹参标准汤剂的质量主要受饮片的影响。

3.3.2　饮片规格

研究中发现，标准汤剂中指标成分的转移率变化较大。深入研究后，推测饮片的规格可能是影响指标成分转移率的关键因素之一。例如，党参药材一般市售规格（厚度为 10mm）与《中国药典》规格厚度（2～4mm）不同，不同规格的党参标准汤剂的出膏率有明显的影响（图 3-3-1）。

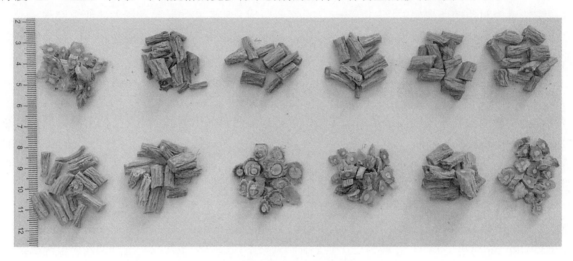

图 3-3-1　采集的有代表性的党参饮片图片

本实验中党参样品 DS-1、DS-2、DS-3 和 DS-13 的出膏率（50%～63%）与其他样品的出膏率（34%～43%）相比明显偏大。样品 DS-1、DS-2 和 DS-3 是按照《中国药典》2015 年版饮片厚度要求由实验室切制的，DS-13 药材饮片厚度接近《中国药典》2015 年版要求的厚度。其他的饮片厚度为 10mm 左右，为《中国药典》2015 年版要求的饮片厚度的 3 倍上下。该现象表明饮片的大小可能对出膏率有很大的影响。药材监管部门应严格要求控制市售饮片的规格，以更好地保证饮片质量的一致性。

3.3.3　制备工艺

已有研究证明饮片对中成药质量的影响远超过制备工艺的影响。标准汤剂也基本类似。以黄芩标准汤剂为例进行了示范性的研究。按照黄芩标准汤剂的制备方法，取同一批饮片，重复制备 3 次，结果发现黄芩苷质量浓度分别为 12.14g/L、11.99g/L 和 11.59g/L，RSD 为 2.4%，黄芩苷转移率分别为 78.3%、77.4% 和 74.8%，RSD 为 2.4%，出膏率分别为 41.6%、40.6% 和 40.9%，RSD 为 1.3%，pH 值分别为 5.12、5.10 和 5.10，RSD 为 0.2%。实验结果表明工艺对标准汤剂的影响远小于饮片的影响，标准汤剂的质量控制重点还是控制饮片质量。

3.4　标准汤剂质量标准主要参数探讨

3.4.1　总固体

总固体是指每单位体积中药饮片标准汤剂混悬液中溶解的化学物质与悬浮固体总量之和，是表征汤剂质量的重要指标。本书所指总固体均为精密吸取混合均匀的标准汤剂 10mL，置已干燥至恒重的蒸发皿中，蒸干，在 105℃干燥 3 小时，移至干燥器中，冷却 30min，迅速称定所得到的干燥残留物。出膏率也具有总固体类似的作用，和类似的研究方法。

通过统计不同品种的总固体的变化范围，发现一般饮片的总固体范围大多位于均值±2SD 范围内，或者在均值的 70%～130%。出膏率是总固体除以饮片用量得到的，在固体制剂中常用于表征工艺及其稳定性。由于 2015 年版《中国药典》中采用"总固体"用于描述酒剂中固体成分含量，本书也按照《中国药典》的表述，不使用出膏率。一般情况下，本书采用均值±2SD 方式表述总固体的范围。

3.4.2　指标成分的含量及转移率

研究结果表明，转移率范围比较稳定，故设定为均值±2SD 范围。而指标成分含量变异较大，考虑到《中国药典》对饮片有限量要求，标准汤剂限量标准设定为对应饮片《中国药典》规定的限量标准×平均转移率。

3.4.3　指纹或特征图谱

指纹或特征图谱作为中药质控的重要手段，用于样品的鉴别。通过比较各批次的标准汤剂特征图谱的相似度，确定终产品特征图谱相似度的可接受范围。由于指纹图谱的测量时间过长，虽然能够获得更为充分的样品信息，但是考虑到实际检测的需求，以及特征图谱的优势，本书基本采用特征图谱用于表征样品的特征。

例如，金银花标准汤剂研究结果显示 12 批金银花标准汤剂的相似度值均大于 0.98，相似度良好。对 9 个主要的共有峰进行相对保留时间和峰面积计算，其中单峰面积占总峰面积大于或等 20%共有峰，其差值为 6%；相对峰面积在 10%以下的色谱峰，其变化范围暂不要求。12 批金银花标准汤剂具有稳定的相似度结果和相对峰面积，表明不同批次药材水提液之间一致性良好。但峰面积大于 10%而小于 20%的峰为马钱子苷，该峰宽且峰面积批次间差异大，其原因有待进一步考察。

13 批麻黄标准汤剂相似度值位于 0.86～0.98，8 个主要共有峰的峰面积百分含量和相对峰面积批间差距较大，其原因可能与麻黄化学成分复杂，共有峰面积百分比较小，药材个体间差异较大而导致细小的非共有峰较多有关。

当归标准汤剂的相似度值均大于 0.9，相似度良好；匹配结果显示共有 20 个共有峰，选择其中峰面积大于 2%的 11 个主要共有峰作为当归特征图谱的对照峰。当归特征图谱共有峰多，峰面积较小，峰面积大于 10%的只有两个，其 RSD 值均小于 30%，其他峰 RSD 值大部分也位于 20%左右，这表明 15 批当归标准汤剂具有稳定的相似度结果和相对峰面积，表明不同批次标准汤剂之间一致性良好。

白芍标准汤剂的特征图谱共有峰 11 个，确认 5 个，分别是氧化芍药苷、儿茶素、芍药内酯苷、芍药苷和苯甲酰芍药苷。特征图谱相似度均大于 0.9，符合特征图谱相似度要求。

黄芩饮片标准汤剂特征图谱与对照特征图谱的相似度均大于 0.9。不同批次之间特征图谱的色谱峰个数及相对保留时间没有明显变化，峰面积较大的色谱峰的相对峰面积比较稳定，而峰面积较小的色谱峰则差异很大，因此，相对峰面积<10%的色谱峰，其变化范围暂不要求。

红花标准汤剂的特征图谱相似度均大于与 0.95，符合特征图谱要求。主要共有峰有 10 个，其中单峰面积占总峰面积大于或等于 20%共有峰，其差值为 9.5%。且参照峰羟基红花黄色素 A 在 14 个批次间的含量稳定，平均值为 1.8%±0.2%。该结果表明，红花标准汤剂质量均一性好。

一般而言，采用高效液相色谱法即可达到中药饮片标准汤剂质量研究的要求，但往往用时过长、耗费溶剂，考虑中药饮片标准汤剂研究样品品种多、批次多、检测数据量大的特点，研究团队也在尝试采用更加高效、快速的超高效液相色谱进行中药饮片标准汤剂的分析研究，以缩短研究周期，提高效率，希望能给从事中药配方颗粒、中药经典名方、中成药及中药新药研发、生产的企业提供有益参考。

第4章　中药饮片标准汤剂研究展望

汤剂是临床最常用剂型，临床上表述的剂量实际上是饮片的重量，由于汤剂才是治病最终的服用形式，饮片仅是药物的原料阶段，所以临床剂量更应该关注汤剂的剂量。但临床汤剂质量缺乏标准，缺少监管。无论是医院代煎，还是患者自行煎煮，均处于粗放状态，二者之间剂量是否等价无从得知。尽管国家在药材、饮片的质量控制中投入了大量的资源，但如不控制汤剂的质量，处方疗效和疗效均一性难以保障。

配方颗粒已有一定的临床应用历史和规模，然而由于缺乏统一的质量标准，不同企业的产品质量各异，导致临床用药剂量极为混乱。更值得引起重视的是目前无法准确的评价配方颗粒和临床煎液剂量是否等效。因而配方颗粒的临床用量只能依据生产厂家所提供的数据，该数据合理与否值得商榷，疗效能否保证、均一性是否达到要求，也有待临床进一步验证。

刘昌孝院士提出的中药质量标志物（quality marker）的定义是基于存在于中药材和中药产品（如中药饮片、中药煎剂、中药提取物、中成药制剂）中固有的或加工制备过程中形成的、与中药的功能属性密切相关的化学物质，或物质群，或化合物类而提出来的。质量标志物是反映中药安全性和有效性的标示性物质，在质量控制或质量标准[19]中，它可以用于定性和定量测定。在生产过程中，它可以用于建立质量追溯系统和建立质量风险管理系统的依据[20]。获得能代表中药临床汤剂的基本特性中药饮片标准汤剂，并以此作为参比对照品是研究质量标志物的基础，是中药有效性溯源的核心环节。因此，标准汤剂可视为研究中药质量标志物的基础和关键，是向复方制剂和中成药延伸的起点（图4-0-1）。基于中药饮片标准汤剂的研究，可以有效地解决临床用药剂量不一致、质量不均一，以及安全性等问题。

中药饮片标准汤剂遵循传统中医理论，制备流程及工艺参数极大限度遵循临床要求，用于标化不同的临床用药形式，推动临床用药剂量一致。它代表了临床的一般状况，可视为基准剂量。因此中药饮片标准汤剂可以标化临床用药剂量是否合理，不同用药形式和不同厂家产品是否剂量等价，能够解决当前临床煎液、配方颗粒无标准、难监管的困境。有媒体曾发出"中医亡于中药？"之问，如患者临床实际服用剂量（包括汤剂剂量、配方颗粒剂量等）不能得以保证，中医临床疗效难以保证。

从配方颗粒的制备过程来看，标准汤剂又可以作为其制备过程的中间体。基于中药饮片标准汤剂制备配方颗粒，既保证了工艺的一致性，又保证了质量的一致性。但是如何合理的根据中药饮片标准汤剂制备配方颗粒仍需深入探讨。

中药饮片标准汤剂具有积极的现实意义，能够解决目前配方颗粒、临床煎液所面临的问题。当前中药饮片标准汤剂尚缺乏深入的研究，相关基础数据明显不足。建议国家应尽快进行专门立项，组织国内优势力量，共同研究，形成统一的国家标准，推动配方颗粒等产业的发展，提高临床疗效和疗效一致性。

中药饮片标准汤剂作为一种基准（参比对照品），可以用于标化不同的临床用药形式，推动临床用药剂量一致性，基于中药饮片标准汤剂，可以建立标准的临床用药方案。中药饮片标准汤剂严格遵循传统中医理论，技术流程及工艺参数极大限度遵循传统中医对饮片的加工、制备要求，基于中药饮片标准汤剂的标准化方案进行中药饮片的加工、提取，可以实现过程的标准化，降低误差，提高标准，实现临床用药剂量、研究用量的统一，进而实现临床疗效的一致性。

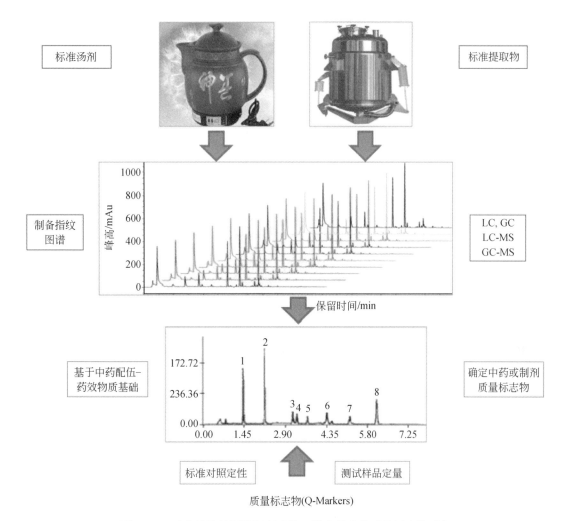

图 4-0-1 以中药饮片标准汤剂为核心样本的中药质量标志物研究

中药饮片标准汤剂仅是中药标准汤剂研究的一种特殊形式,主要用于单味饮片相关问题的研究,是中药配方颗粒开发、利用的关键所在。依据中药饮片标准汤剂的研究思路和方法,还可以进行中药复方标准汤剂研究,能够为中药经典名方、中药新药研究、开发和应用提供支撑。综上所述,中药饮片标准汤剂的研究对当前中医药行业的发展具有积极意义,将对中药产品的开发及质量标准体系的完善产生深远影响。根据中药饮片标准汤剂的学术价值及应用价值,预计在当前及今后很长一段时间内,将对中药产业的发展起到一定的指导性作用,主要体现在以下3个方面。

第一,规范配方颗粒生产,统一质量标准。汤剂作为传统的剂型形式之一,缺乏统一的煎煮标准,如果是患者自行煎煮,得到的汤液质量更是千差万别。再者,汤剂在服用、保存、携带等方面都具有诸多不便,这在很大程度上限制了中药汤剂的传播和发展,因此,在新的思路和医疗环境下,中药配方颗粒市场的放开为医患双方提供了更多的选择余地。基于中药饮片标准汤剂的研究思路,可以进行配方颗粒的研究、生产。目前,配方颗粒[21]在临床应用已较为广泛,然而由于缺乏统一的质量标准,不同企业的产品质量各异,导致临床用药剂量较为混乱,中药饮片标准汤剂为规范配方颗粒临床用药,统一配方颗粒质量提供了可靠的依据,在制备配方颗粒的过程中起着重要作用,可以为配方颗粒质量标准的制定提供更多的数据参考,这样既保证了工艺的一致性,又提高了临床用药的方便性。从配方颗粒的工艺流程来看,标准汤剂的作用首屈一指,是制备浸膏粉、生产颗粒的前提,标准汤剂的质量优劣,直接体现在总固体(出膏率)、转移率、特征图谱等重要指征上,直接决定后期浸膏粉、成品是否合格。同时,标准汤剂又是制定中间体标准、成品标准的关键参照物,作为质量控制的源头,标准汤剂对三者之间的质量传递具有决定性作用。因此，基于中药饮片标准汤剂的研究体系，进行配方颗粒的制备，既能保证工艺的一致性，又能保证质量的一致性。

第二，为中药经典名方开发及制定质量标准提供依据。中药饮片标准汤剂主要用于单味饮片研究，但基于此研究思路进行工艺设计和变革，可进行中药复方标准汤剂的研究，能够为中药经典名方的开发提供研究方案。一般而言，经典名方具有严格的配伍，固定的煎煮工艺，古法煎煮常依据复方药味特点严格遵循先煎后下等工艺要求。但由于工业生产的投料量较大，设备复杂，缺乏灵活性，而且在现代工厂，即使是较小的参数改变，都可能引起成品质量的巨大波动。因此，在现代生产设备及工艺条件下，要想照搬古代制法而适时调整工艺流程，几乎无法实现。经验证实，在遵循中医药传统理论的同时，还应充分考虑到现代工业生产的实际因素，只有这样，才能做到既遵循传统，又保证有所创新。中药复方标准汤剂的研究遵循了传承与创新的研究思路，既保证了按照药用部分、性味归经、功能主治的不同，设计与之相符的工艺路线，又可以根据复方配伍的实际情况，灵活调整煎煮时间、煎煮次序，能够做到参数可调、时间可控，数据可重复的要求，以确保工艺的科学性，保证疗效的可靠性。中药饮片标准汤剂作为一种参照体系，可以为中药经典名方的工艺提供可靠的数据来源，指导中试工艺的调整，生产出质量均一、稳定可靠的经典名方制剂，并为其质量标准的制定提供数据支撑。

第三，为中药新药开发及制定质量标准提供依据。中药新药开发与中药经典名方开发有着本质区别，由于前者没有详细的古代工艺作参照，且大多缺乏系统的临床及实验研究数据，不仅需要进行工艺设计和论证，还要对成品进行临床疗效及安全性评价，开发程序复杂，技术难度较大。因此，为确保中药新药的顺利开发及质量标准的制定，处于源头的制备工艺尤为关键。基于中药饮片标准汤剂而进行的中药复方标准汤剂研究，能够依据中药复方新药配方组成、药味特点、功能主治等对可能影响新药质量的多因素进行考察，通过中药复方标准汤剂研究，摸索引起新药质量变化的主要因素，并通过工艺调整以消除或最大限度减少因素对新药质量的影响。再结合药理学、药效学、毒理学等数据进行综合评价，最后通过对中药复方标准汤剂的正交优化设计，确定最佳工艺路线，为工业生产及各项技术指标的优化提供数据支撑，制定符合要求的质量标准。

下篇 各 论

　　本书选择临床常用的中药饮片作为首批（70个饮片）研究对象。相关研究按照《中药饮片标准汤剂研究策略》一文中的论证进行。研究样品一般在 10~20 批之间，包括不同产地、采收时间、野生或家种等样品，同时注意收集不同规格的样品，以期具有较好的代表性。需要说明的是，在研究中发现，有些企业提供的样品尽管批号不同，其含量、特征图谱、外观等基本一致。陈士林等推测这些样品可能来自于同一批药材，可能炮制的批次不同；甚至这些样品来自于同一批炮制品，只是包装批次不同。因而，这样的样品即使批次再多，其代表性依然较差。因此陈士林等建议将这样的样品视为同一批样品。国家药典委员会在配方颗粒研究征求意见稿中，要求研究样品为 15 个批次，但是没有明确批次的概念。本书按照课题组的理解，进行样品的选择，所选样品均满足《中国药典》的相关要求[22,23]。在样品基源鉴定方面，本书采用形态鉴定[24,25]结合 DNA 条形码[26,27]技术进行。形态鉴定和 DNA 条形码鉴定有专门的研究论述和著作。因而为节约文章篇幅，聚焦核心问题，本书省略了相关研究内容的描述。

第5章 根及根茎类

根及根茎类药材分别来自植物的两种不同器官，具有不同的外部形态和内部构造，多数中药同时具有根及根茎两个部分，因此，称为根及根茎类药材，以根、根茎、根和根茎、块茎、块根等部位入药。

本章所选 33 味饮片均来自于根及根茎类药材，经炮制而得。按照入药部位分为根（包括白芍、蜜麸炒白芍、赤芍、川牛膝、当归、党参、防风、甘草、炙甘草、葛根、黄芩、牛膝、续断、玄参、远志）；根茎（包括白术、黄连、蜜麸炒苍术、山药、升麻、石菖蒲、土茯苓）；根及根茎（包括丹参、蜜紫菀、人参、威灵仙）；块茎（天麻、姜半夏、太子参、泽泻）；块根（百部）；鳞茎（百合）。

根及根茎类饮片头煎加 7 倍量水，煎煮 30min，二煎加 6 倍量水，煎煮 20min 即可。一般而言，根及根茎类饮片外观形态较规则，质地较均匀，质量也相对均一，因此汤剂中指标成分含量、总固体、转移率变异较小。

5.1 白　芍

5.1.1 白芍标准汤剂质量标准

本品为毛茛科植物芍药 *Paeonia lactiflora* Pall.的干燥根，经炮制、加工制成的标准汤剂。

【制法】取白芍饮片 100g，加 7 倍量水浸泡 30min，回流 60min，趁热过滤，药渣再加 6 倍量水，回流 40min，趁热过滤，合并 2 次滤液，减压浓缩至 500mL，即得。

【性状】本品为褐色混悬液，静置后会产生沉淀。

【检查】pH 值　应为 5.1～6.2。

总固体　应为 0.31～0.70g。

其他　应符合口服混悬剂项下有关的各项规定。

【特征图谱】照高效液相色谱法测定。

色谱条件与系统适用性试验　以十八烷基硅烷键合硅胶为填充剂（柱长为 150mm，内径为 2.1mm，粒径为 2.6μm）；以乙腈为流动相 A，以 0.1%甲酸水溶液为流动相 B，按表 5-1-1 中的规定进行梯度洗脱；流速为 0.4mL/min；柱温为 30℃；检测波长为 230nm。理论塔板数按芍药苷峰计算应不低于 2000。

表 5-1-1　洗脱条件

时间/min	流动相 A/%	流动相 B/%
0～6	5→15	95→85
6～11	15→25	85→75
11～21	25→40	75→60
21～26	40→50	60→50

参照物溶液的制备　取芍药苷、氧化芍药苷、儿茶素、芍药内酯苷和苯甲酰芍药苷对照品适量，

精密称定,加甲醇制成每1mL含芍药苷0.54mg、氧化芍药苷0.13mg、儿茶素0.15mg、芍药内酯苷0.17mg和苯甲酰芍药苷0.15mg的混合溶液,即得。

供试品溶液的制备　本品摇匀,精密量取0.25mL,置10mL量瓶中,加甲醇至刻度,超声5min,12 000r/min离心5min,放冷,取上清液,0.22μm滤膜滤过,取续滤液,即得。

测定法　分别精密吸取参照物溶液3μL、供试品溶液各5μL,注入液相色谱仪,测定,记录26min色谱图,即得。

供试品特征图谱中呈现10个特征峰(图5-1-1),其中5个峰与对应的参照物峰保留时间相同;与芍药苷参照物峰相应的峰为S峰,计算特征峰峰1～峰3、峰5～峰10的相对保留时间,其相对保留时间应在规定值的±5%之内。规定值为：0.53(峰1)、0.62(峰2)、0.90(峰3)、1.00(峰4)、1.26(峰5)、1.36(峰6)、1.59(峰7)、1.71(峰8)、2.68(峰9)、2.73(峰10)。

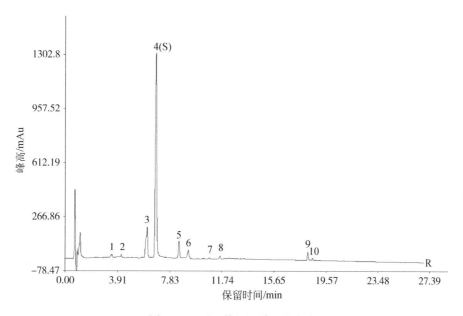

图 5-1-1　对照特征图谱及共有峰

峰1：氧化芍药苷(oxypaeoniflora,$C_{23}H_{28}O_{12}$)；峰2：儿茶素(catechin hydrate,$C_{15}H_{14}O_6H_2O$)；

峰3：芍药内酯苷(alibiflorin,$C_{23}H_{28}O_{11}$)；峰4：芍药苷(peoniflorin,$C_{23}H_{28}O_{11}$)；

峰10：苯甲酰芍药苷(benzoylpaeoniflorin,$C_{30}H_{32}O_{12}$)

【含量测定】芍药苷　按照高效液相色谱法测定。

色谱条件与系统适用性试验　同【特征图谱】项下。

对照品溶液的制备　取芍药苷对照品适量,精密称定,加甲醇制成每1mL含芍药苷0.54mg的溶液,即得。

供试品溶液的制备　同【特征图谱】项下。

测定法　同【特征图谱】项下。

本品每1mL含白芍以芍药苷($C_{23}H_{28}O_{11}$)计应不低于1.85mg。

【转移率】芍药苷转移率范围为61.3%～92.9%。

【规格】0.2g/mL(以饮片计)。

【贮藏】冷冻保存,用时复融。

5.1.2　白芍标准汤剂质量标准起草说明

1.仪器与材料

安捷伦 1290Infinity Ⅱ 型超高效液相色谱仪（美国安捷伦公司，G7167B 型自动进样系统，G7166B 型柱温箱，G7117A 型 DAD 检测器），色谱柱：Thermo-C18（150mm×2.1mm，2.6μm）；Sartorius-BS-210S-型电子分析天平（北京赛多利斯天平有限公司）；KQ-100E 型超声波清洗器（昆山市超声仪器有限公司）；LD510-2 型电子天平（沈阳龙腾电子有限公司）；H1650-W 型台式高速离心机（湖南湘仪实验室仪器开发有限公司）。

芍药苷（含量≥98%，批号 130815，购自成都普菲德生物技术有限公司）甲醇、乙腈为色谱纯（美国，Fisher 公司），水为高纯水，其他试剂为分析纯。

2.样品采集

样品共 15 份（编号：BS-01～BS-15），采自主产区、道地产区及 GACP 基地安徽亳州、浙江、河南、湖南、山东等地及安国药材市场，包括符合《中国药典》要求的不同商品规格等级。

3.物种鉴别

经鉴定，研究样品均为毛茛科植物芍药 *Paeonia lactiflora* Pall.。

4.定量测定

1）色谱条件

饮片色谱条件　以十八烷基硅烷键合硅胶为填充剂（柱长为 150mm，内径为 2.1mm，粒径为 2.6μm）；以乙腈-0.1%磷酸溶液（14∶86）为流动相；检测波长为 230nm，理论板数按芍药苷峰计算应不低于 2000。

标准汤剂色谱条件　以十八烷基硅烷键合硅胶为填充剂（柱长为 150mm，内径为 2.1mm，粒径为 2.6μm）；以乙腈为流动相 A，以 0.1%甲酸水溶液为流动相 B，梯度洗脱条件：0～6min，5%～15% A；6～11min，15%～25% A；11～21min，25%～40% A；6～11min，15%～25% A；21～26min，40%～50% A。流速为 0.4mL/min；柱温为 30℃；检测波长为 230nm。理论塔板数按芍药苷峰计算应不低于 2000，见图 5-1-2。

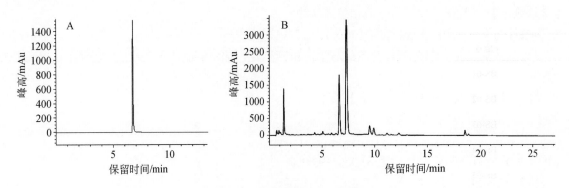

图 5-1-2　标准汤剂 UPLC 色谱图

A：芍药苷（peoniflorin，$C_{23}H_{28}O_{11}$）；B：标准汤剂

2）对照品溶液制备

取经五氧化二磷减压干燥器中干燥 36 小时的芍药苷对照品适量，精密称定，加甲醇制成每 1mL

含 0.54mg 的溶液，即得。

3）供试品溶液制备

（1）饮片供试品溶液制备

取本品中粉约 0.1g，精密称定，置 50mL 量瓶中，加稀乙醇 35mL，超声处理（功率 240W，频率 45kHz）30min，放冷，加稀乙醇至刻度，摇匀，滤过，取续滤液，即得。

（2）标准汤剂供试品溶液制备

取白芍饮片 100g，加 7 倍量水浸泡 30min，回流 60min，趁热过滤，药渣再加 6 倍水，回流 40min，趁热过滤，合并两次滤液，减压浓缩至 500mL，即得白芍标准汤剂。

精密吸取白芍标准汤剂（BS-01～BS-15）各 0.25mL，分别加甲醇定容至 10mL，超声 5min，12 000r/min 离心 5min，0.22μm 滤膜过滤，取续滤液，即得标准汤剂供试品溶液。

4）方法学验证

以芍药苷峰面积积分值为纵坐标（Y），对照品进样量（μg）为横坐标（X），绘制标准曲线，$Y=3\,414\,969.136X+59.750$，$R^2=0.998$，表明线性关系良好。精密度考察合格，RSD%为 0.4%。白芍标准汤剂供试品制备后 24 小时内稳定性良好，RSD%为 1.3%。重复性良好，平行 6 份供试品溶液的 RSD%为 1.8%，平均加样回收率为 98.5%，RSD%为 0.7%。

5）测定法

（1）含量测定

分别精密吸取对照品溶液 3μL、饮片供试品溶液 5μL 和标准汤剂供试品溶液 5μL，注入高效液相色谱仪，按照 4 下的色谱条件测定含量。

（2）pH 值测定

取标准汤剂，用 pH 计测定 pH 值。

（3）总固体测定

参照编写说明【总固体】项下测定方法操作。

（4）芍药苷转移率测定

参照编写说明【转移率】项下公式计算。

6）结果

（1）饮片中芍药苷含量

芍药苷含量测定结果见表 5-1-2，所收集样品均满足《中国药典》中芍药苷（不少于 1.2%）的限量要求。

表 5-1-2　饮片中芍药苷含量测定

编号	芍药苷含量/%	RSD/%
BS-01	2.95	1.4
BS-02	2.15	1.6
BS-03	2.48	2.1
BS-04	2.73	1.2
BS-05	2.71	1.1
BS-06	2.51	1.1
BS-07	2.51	1.6
BS-08	2.01	1.7

续表

编号	芍药苷含量/%	RSD/%
BS-09	2.07	1.3
BS-10	2.70	1.4
BS-11	2.07	1.2
BS-12	3.09	1.3
BS-13	2.78	1.5
BS-14	2.99	1.2
BS-15	3.23	1.4

（2）标准汤剂中芍药苷含量（表 5-1-3）

表 5-1-3　标准汤剂中芍药苷含量测定

编号	标准汤剂中芍药苷含量/（mg/mL）	RSD/%
BS-01	3.86	1.2
BS-02	3.41	1.1
BS-03	3.69	1.8
BS-04	4.91	2.3
BS-05	4.29	0.9
BS-06	3.55	1.3
BS-07	3.54	1.3
BS-08	3.12	1.2
BS-09	3.42	1.6
BS-10	3.33	1.3
BS-11	3.58	1.5
BS-12	5.29	1.2
BS-13	4.19	1.6
BS-14	4.98	1.2
BS-15	4.84	14

（3）pH 值及总固体（表 5-1-4）

表 5-1-4　pH 值及总固体

编号	pH 值	总固体/g	RSD/%
BS-01	5.6	0.49	1.1
BS-02	5.1	0.60	1.4
BS-03	5.2	0.41	1.1
BS-04	6.2	0.52	1.2

续表

编号	pH 值	总固体/g	RSD/%
BS-05	6.1	0.55	13
BS-06	5.6	0.40	1.7
BS-07	5.6	0.38	1.1
BS-08	5.8	0.43	1.1
BS-09	6.0	0.43	0.9
BS-10	6.1	0.40	1.3
BS-11	6.2	0.47	0.8
BS-12	5.7	0.56	1.2
BS-13	5.8	0.65	1.3
BS-14	5.9	0.59	1.1
BS-15	6.2	0.69	1.1

（4）芍药苷转移率（表 5-1-5）

表 5-1-5　芍药苷转移率计算结果（$\overline{X} \pm S$）

编号	标准汤剂中芍药苷含量/mg	饮片中芍药苷含量/mg	转移率/%	$(\overline{X} \pm S)$/%
BS-01	1929	2947	65.4	
BS-02	1705	2155	79.1	
BS-03	1846	2482	74.4	
BS-04	2455	2732	89.9	
BS-05	2146	2706	79.3	
BS-06	1777	2509	70.8	
BS-07	1768	2506	70.6	
BS-08	1562	2011	77.7	77.1±7.9
BS-09	1710	2070	82.6	
BS-10	1664	2702	61.6	
BS-11	1789	2069	86.5	
BS-12	2645	3095	85.5	
BS-13	2095	2776	75.5	
BS-14	2488	2989	83.2	
BS-15	2421	3233	74.9	

5.标准汤剂特征图谱研究

1）色谱条件

同 4 下的色谱条件。

2）参照物溶液制备

取芍药苷、氧化芍药苷、儿茶素、芍药内酯苷和苯甲酰芍药苷对照品适量，精密称定，加甲醇制成每 1mL 含芍药苷 0.54mg、氧化芍药苷 0.13mg、儿茶素 0.15mg、芍药内酯苷 0.17mg 和苯甲酰芍药苷 0.15mg 的混合溶液，即得。

3）标准汤剂供试品溶液制备

同 4 下的标准汤剂供试品溶液制备。

4）方法学验证

方法学考察合格（具体内容略）。

5）特征图谱的建立及共有峰的标定

按照 4 下的色谱条件，分别精密吸取 15 批白芍标准汤剂供试品溶液各 5μL，注入高效液相色谱仪，记录色谱峰信息，特征图谱见图 5-1-3，相似度结果见表 5-1-6，生成的对照特征图谱见图 5-1-4，共有峰 10 个，指认 5 个。各共有峰峰面积见表 5-1-7，以峰 4 为参照峰，计算其他峰的相对保留时间和相对峰面积（表 5-1-8）。

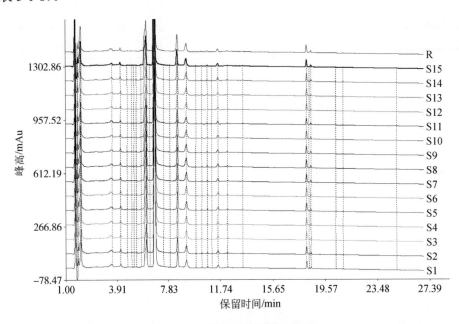

图 5-1-3　白芍标准汤剂特征图谱

表 5-1-6　相似度计算结果

编号	S1	S2	S3	S4	S5	S6	S7	S8	S9	S10	S11	S12	S13	S14	S15	对照特征图谱
S1	1.000	0.996	0.999	0.975	0.982	0.999	0.981	1.000	1.000	0.999	0.999	0.999	0.999	0.999	0.999	0.998
S2	0.996	1.000	0.999	0.991	0.995	0.995	0.994	0.997	0.995	0.998	0.999	0.998	0.996	0.995	0.995	1.000
S3	0.999	0.999	1.000	0.985	0.991	0.998	0.990	0.999	0.998	0.999	0.999	0.999	0.998	0.997	0.997	1.000
S4	0.975	0.991	0.985	1.000	0.999	0.973	0.999	0.977	0.973	0.980	0.983	0.981	0.974	0.972	0.973	0.986
S5	0.982	0.995	0.991	0.999	1.000	0.981	1.000	0.984	0.980	0.986	0.988	0.987	0.981	0.979	0.980	0.991
S6	0.999	0.995	0.998	0.973	0.981	1.000	0.980	0.999	0.999	0.999	0.997	0.998	0.998	0.999	0.998	0.997
S7	0.981	0.994	0.990	0.999	1.000	0.980	1.000	0.983	0.979	0.985	0.987	0.986	0.980	0.978	0.979	0.991

续表

编号	S1	S2	S3	S4	S5	S6	S7	S8	S9	S10	S11	S12	S13	S14	S15	对照特征图谱
S8	1.000	0.997	0.999	0.977	0.984	0.999	0.983	1.000	1.000	1.000	0.999	0.999	0.999	0.999	0.999	0.999
S9	1.000	0.995	0.998	0.973	0.980	0.999	0.979	1.000	1.000	1.000	0.999	0.999	1.000	1.000	1.000	0.998
S10	0.999	0.998	0.999	0.98	0.986	0.999	0.985	1.000	1.000	1.000	1.000	1.000	0.999	0.999	0.999	0.999
S11	0.999	0.999	0.999	0.983	0.988	0.997	0.987	0.999	0.999	1.000	1.000	1.000	0.999	0.998	0.999	1.000
S12	0.999	0.998	0.999	0.981	0.987	0.998	0.986	0.999	0.999	1.000	1.000	1.000	0.999	0.999	0.999	0.999
S13	0.999	0.996	0.998	0.974	0.981	0.998	0.980	0.999	1.000	0.999	0.999	0.999	1.000	1.000	1.000	0.998
S14	0.999	0.995	0.997	0.972	0.979	0.999	0.978	0.999	1.000	0.999	0.998	0.999	1.000	1.000	1.000	0.997
S15	0.999	0.995	0.997	0.973	0.98	0.998	0.979	0.999	1.000	0.999	0.999	0.999	1.000	1.000	1.000	0.997
对照特征图谱	0.998	1.000	1.000	0.986	0.991	0.997	0.991	0.999	0.998	0.999	1.000	0.999	0.998	0.997	0.997	1.000

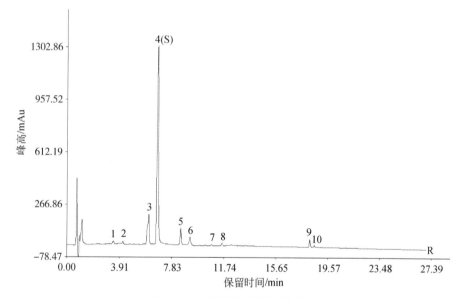

图 5-1-4 对照特征图谱及共有峰

峰 1: 氧化芍药苷（oxypaeoniflora，$C_{23}H_{28}O_{12}$）; 峰 2: 儿茶素（catechin hydrate，$C_{15}H_{14}O_6H_2O$）;

峰 3: 芍药内酯苷（alibiflorin，$C_{23}H_{28}O_{11}$）; 峰 4: 芍药苷（peoniflorin，$C_{23}H_{28}O_{11}$）;

峰 10: 苯甲酰芍药苷（benzoylpaeoniflorin，$C_{30}H_{32}O_{12}$）

表 5-1-7 各共有峰峰面积

编号	保留时间/min	S1	S2	S3	S4	S5	S6	S7	S8	S9	S10	S11	S12	S13	S14	S15
1	3.56	65.1	62.4	67.7	62.9	67.5	75.1	69.0	72.5	70.0	71.7	58.7	55.9	131.4	148.1	136.5
2	4.19	181.1	185.1	219.3	190.1	228.1	261.3	227.5	222.3	195.6	201.0	148.9	153.4	164.4	190.7	177.3
3	6.12	1644.8	1747.8	1938.0	1790.5	1996.2	2246.4	2014.6	2156.9	1939.8	1994.5	1609.3	1608.4	1824.0	1933.8	1863.7
4	6.78	8836.6	9272.4	10212.9	9614.0	10477.6	11807.6	10632.3	10350.4	9318.9	9559.6	8226.2	8347.9	8485.2	9305.2	8836.3
5	8.51	622.2	736.5	813.1	771.3	822.3	902.3	826.9	882.3	817.5	815.8	578.3	568.1	631.0	792.3	663.7

编号	保留时间/min	S1	S2	S3	S4	S5	S6	S7	S8	S9	S10	S11	S12	S13	S14	S15
6	9.20	404.3	475.1	518.6	495.5	521.0	577.2	532.3	546.3	500.7	507.8	376.6	371.2	399.2	492.7	415.9
7	10.80	47.5	49.0	54.3	51.1	54.6	61.3	55.3	60.9	55.0	57.2	44.9	43.8	55.0	52.5	49.3
8	11.60	127.6	140.8	139.9	137.3	147.5	185.6	149.2	148.1	137.3	140.5	128.1	132.2	134.8	138.5	136.4
9	18.16	249.1	261.4	284.2	271.2	299.5	336.2	300.4	298.0	267.0	273.5	231.0	238.4	240.4	264.9	251.7
10	18.50	55.0	57.1	63.0	59.2	63.4	70.7	63.2	73.1	66.3	66.1	52.0	50.6	60.4	66.2	62.8

表 5-1-8　相对保留时间与相对峰面积

峰编号	保留时间/min	相对保留时间	峰面积/mAu×s	相对峰面积
1	3.559	0.525	80.955	0.008
2	4.190	0.618	196.398	0.021
3	6.118	0.902	1887.239	0.198
4	6.781	1.000	9552.195	1.000
5	8.512	1.255	749.566	0.078
6	9.195	1.356	475.632	0.050
7	10.798	1.592	52.765	0.006
8	11.60	1.711	141.571	0.015
9	18.164	2.679	271.114	0.028
10	18.496	2.728	61.932	0.006

5.2　蜜麸炒白芍

5.2.1　蜜麸炒白芍标准汤剂质量标准

本品为毛茛科植物芍药 *Paeonia lactiflora* Pall.的干燥根，经炮制、加工制成的标准汤剂。

【制法】取蜜麸炒白芍饮片 100g，加 7 倍量水浸泡 30min，回流 30min，趁热过滤，药渣再加 6 倍量水，回流 20min，趁热过滤，合并两次滤液，减压浓缩至 500mL，即得。

【性状】本品为浅黄色混悬液，静置后会产生沉淀。

【检查】pH 值　应为 5.3～6.5。

　　　　总固体　应为 0.32～0.53g。

　　　　其他　应符合口服混悬剂项下有关的各项规定。

【特征图谱】照高效液相色谱法测定。

色谱条件与系统适用性试验　以十八烷基硅烷键合硅胶为填充剂（柱长为 150mm，内径为 2.1mm，粒径为 2.6μm）；以乙腈为流动相 A，以 0.1%甲酸水溶液为流动相 B，按表 5-2-1 中的规定进行梯度洗脱；流速为 0.4mL/min；柱温为 30℃；检测波长为 230nm。理论塔板数按芍药苷峰计算应不低于 2000。

表 5-2-1　洗脱条件

时间/min	流动相 A/%	流动相 B/%
0～6	5→15	95→85
6～11	15→25	85→75
11～21	25→40	75→60
21～26	40→50	60→50

　　参照物溶液的制备　取芍药苷、芍药内酯苷、苯甲酰芍药苷和儿茶素对照品适量，精密称定，加甲醇制成每 1mL 含芍药苷 0.54mg、芍药内酯苷 0.11mg、苯甲酰芍药苷 0.14mg 和儿茶素 0.17mg 的混合溶液，即得。

　　供试品溶液的制备　取本品摇匀，精密量取 2.5mL，置 5mL 量瓶中，加甲醇至刻度，超声 5min，12 000r/min 离心 5min，放冷，取上清液，0.22μm 滤膜滤过，取续滤液，即得。

　　测定法　分别精密吸取对照品溶液 3μL，供试品溶液各 3μL，注入液相色谱仪，测定，记录 26min 色谱图，即得。

　　供试品特征图谱中呈现 7 个特征峰（图 5-2-1），其中 4 个峰与对应的参照物峰保留时间相同；与芍药苷参照物峰相应的峰为 S 峰，计算特征峰峰 1、峰 2、峰 5～峰 7 的相对保留时间，其相对保留时间应在规定值的 ±5% 之内。规定值为：0.62（峰 1）、0.91（峰 2）、1.00（峰 3）、1.26（峰 4）、1.35（峰 5）、1.70（峰 6）、2.66（峰 7）。

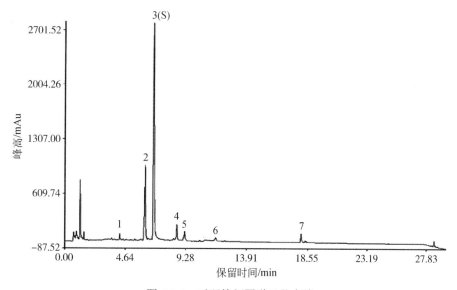

图 5-2-1　对照特征图谱及共有峰

峰 1：儿茶素（catechin hydrate，$C_{15}H_{14}O_6 \cdot H_2O$）；峰 2：芍药内酯苷（alibiflorin，$C_{23}H_{28}O_{11}$）；

峰 3：芍药苷（peoniflorin，$C_{23}H_{28}O_{11}$）；峰 7：苯甲酰芍药苷（benzoylpaeoniflorin，$C_{30}H_{32}O_{12}$）

　　【含量测定】芍药苷　照高效液相色谱法测定。

　　色谱条件与系统适用性试验　同【特征图谱】项下。

　　对照品溶液的制备　取芍药苷对照品适量，精密称定，加甲醇制成每 1mL 含芍药苷 0.54mg 的溶液，即得。

　　供试品溶液的制备　同【特征图谱】项下。

　　测定法　同【特征图谱】项下。

本品每 1mL 含蜜麸炒白芍以芍药苷（$C_{23}H_{28}O_{11}$）计应不低于 1.63mg。

【转移率】芍药苷转移率范围为 40.7%～85.3%。

【规格】0.2g/mL（以饮片计）。

【贮藏】冷冻保存，用时复融。

5.2.2 蜜麸炒白芍标准汤剂质量标准起草说明

1.仪器与材料

安捷伦 1290InfinityⅡ型超高效液相色谱仪（美国安捷伦公司，G7167B 型自动进样系统，G7166B 型柱温箱，G7117A 型 DAD 检测器），色谱柱：Thermo-C18（150mm×2.1mm，2.6μm）；Sartorius-BS-210S-型电子分析天平（北京赛多利斯天平有限公司）；KQ-100E 型超声波清洗器（昆山市超声仪器有限公司）；LD510-2 型电子天平（沈阳龙腾电子有限公司）；H1650-W 型台式高速离心机（湖南湘仪实验室仪器开发有限公司）。

芍药苷（含量≥98%，批号 130789，购自成都普菲德生物技术有限公司），甲醇、乙腈为色谱纯（美国，Fisher 公司），水为高纯水，其他试剂为分析纯。

2.样品采集

样品共 15 份（编号 MFCBS-01～MFCBS-15），采自主产区及道地产区安徽亳州及成都荷花池药材市场，包括符合《中国药典》要求的不同商品规格等级。

3.物种鉴别

经鉴定，研究样品均为毛茛科植物芍药 *Paeonia lactiflora* Pall.。

4.定量测定

1）色谱条件

饮片色谱条件　以十八烷基硅烷键合硅胶为填充剂（柱长为 150mm，内径为 2.1mm，粒径为 2.6μm）；以乙腈-0.1%磷酸溶液（14：86）为流动相；检测波长为 230nm，理论塔板数按芍药苷峰计算应不低于 2000。

标准汤剂色谱条件　以十八烷基硅烷键合硅胶为填充剂（柱长为 150mm，内径为 2.1mm，粒径为 2.6μm）；以乙腈为流动相 A，以 0.1%甲酸水溶液为流动相 B，按表 5-2-2 中的规定进行梯度洗脱；流速为 0.4mL/min；柱温为 30℃；检测波长为 230nm。理论塔板数按芍药苷峰计算应不低于 2000，见图 5-2-2。

表 5-2-2　洗脱条件

时间/min	流动相 A/%	流动相 B/%
0～6	5→15	95→85
6～11	15→25	85→75
11～21	25→40	75→60
21～26	40→50	60→50

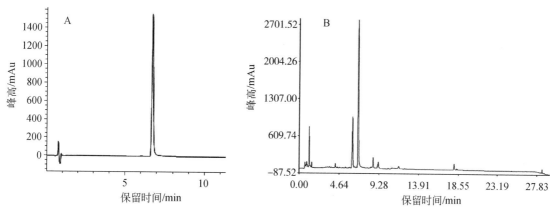

图 5-2-2　标准汤剂 UPLC 色谱图

A：芍药苷（peoniflorin，$C_{23}H_{28}O_{11}$）；B：标准汤剂

2）对照品溶液制备

取经五氧化二磷减压干燥器中干燥 36 小时的芍药苷对照品适量，精密称定，加甲醇制成每 1mL 含 0.54mg 的溶液，即得。

3）供试品溶液制备

（1）饮片供试品溶液制备

取本品中粉约 0.1g，精密称定，置 50mL 量瓶中，加稀乙醇 35mL，超声处理（功率 240W，频率 45kHz）30min，放冷，加稀乙醇至刻度，摇匀，滤过，取续滤液，即得。

（2）标准汤剂供试品溶液制备

取蜜麸炒白芍饮片 100g，加 7 倍量水浸泡 30min，回流 30min，趁热过滤，药渣再加 6 倍水，回流 20min，趁热过滤，合并两次滤液，减压浓缩至 500mL，即得蜜麸炒白芍标准汤剂。

精密吸取蜜麸炒白芍标准汤剂（MFCBS-01～15）各 2.5mL，加甲醇定容至 5mL，超声 5min，12 000r/min 离心 5min，0.22μm 滤膜过滤，取续滤液，即得标准汤剂供试品溶液。

4）方法学验证

以芍药苷峰面积积分值为纵坐标（Y），对照品进样量（μg）为横坐标（X），绘制标准曲线，$Y=3414969.136X+59.750$，$R^2=0.998$，表明线性关系良好。精密度考察合格，RSD%为 2.6%。蜜麸炒白芍标准汤剂供试品制备后 24 小时内稳定性良好，RSD%为 0.5%。重复性良好，平行 6 份供试品溶液的 RSD%为 1.9%，平均加样回收率为 98.4%，RSD%为 2.7%。

5）测定法

（1）含量测定

分别精密吸取对照品溶液、饮片供试品溶液和标准汤剂供试品溶液各 3μL，分别注入高效液相色谱仪，按照 4 下的色谱条件测定含量。

（2）pH 值测定

取标准汤剂，用 pH 计测定 pH 值。

（3）总固体测定

参照编写说明【总固体】项下测定方法操作。

（4）芍药苷转移率测定

参照编写说明【转移率】项下公式计算。

6）结果

（1）饮片中芍药苷含量

芍药苷含量测定结果见表 5-2-3，所收集样品均满足《中国药典》中芍药苷（不少于 1.2%）的限量要求（参考白芍、炒白芍、酒白芍的限值）。

表 5-2-3　饮片中芍药苷含量测定

编号	芍药苷含量/%	RSD/%
MFCBS-01	1.70	1.7
MFCBS-02	1.81	1.9
MFCBS-03	1.68	1.3
MFCBS-04	2.60	1.5
MFCBS-05	2.43	1.3
MFCBS-06	2.83	1.7
MFCBS-07	2.68	1.1
MFCBS-08	2.60	1.2
MFCBS-09	2.37	1.3
MFCBS-10	1.70	1.1
MFCBS-11	2.52	1.5
MFCBS-12	2.49	2.3
MFCBS-13	2.85	1.3
MFCBS-14	2.63	1.2
MFCBS-15	2.80	1.9

（2）标准汤剂中芍药苷含量（表 5-2-4）

表 5-2-4　标准汤剂中芍药苷含量测定

编号	标准汤剂中芍药苷含量/（mg/mL）	RSD/%
MFCBS-01	3.02	1.6
MFCBS-02	1.90	1.2
MFCBS-03	1.70	1.1
MFCBS-04	3.35	1.3
MFCBS-05	3.39	1.8
MFCBS-06	3.42	1.7
MFCBS-07	3.17	1.6
MFCBS-08	2.92	1.9
MFCBS-09	2.89	1.2
MFCBS-10	2.51	1.2
MFCBS-11	3.47	1.3
MFCBS-12	2.53	1.5
MFCBS-13	3.28	1.8
MFCBS-14	2.72	1.6
MFCBS-15	4.39	2.3

（3）pH 值及总固体（表 5-2-5）

表 5-2-5　pH 值及总固体

编号	pH 值	总固体/g	RSD/%
MFCBS-01	5.3	0.40	1.6
MFCBS-02	5.5	0.39	1.1
MFCBS-03	5.6	0.32	2.1
MFCBS-04	5.9	0.40	1.4
MFCBS-05	5.9	0.42	1.7
MFCBS-06	6.5	0.45	1.9
MFCBS-07	6.2	0.40	2.1
MFCBS-08	6.1	0.35	1.5
MFCBS-09	5.9	0.38	2.2
MFCBS-10	5.6	0.48	1.1
MFCBS-11	6.5	0.45	1.5
MFCBS-12	6.4	0.33	1.9
MFCBS-13	5.9	0.43	2.5
MFCBS-14	5.3	0.53	2.3
MFCBS-15	6.2	0.43	1.3

（4）芍药苷转移率（表 5-2-6）

表 5-2-6　芍药苷转移率计算结果（$\overline{X} \pm S$）

编号	标准汤剂中芍药苷含量/mg	饮片中芍药苷含量/mg	转移率/%	($\overline{X} \pm S$)/%
MFCBS-01	1508	1696	88.9	
MFCBS-02	948	1806	52.5	
MFCBS-03	850	1675	50.7	
MFCBS-04	1676	2599	64.5	
MFCBS-05	1694	2434	69.6	
MFCBS-06	1710	2832	60.4	
MFCBS-07	1585	2679	59.2	
MFCBS-08	1460	2598	56.2	68.0±2.7
MFCBS-09	1447	2368	61.1	
MFCBS-10	1254	1697	73.9	
MFCBS-11	1734	2518	68.8	
MFCBS-12	1266	2490	50.8	
MFCBS-13	1641	2852	57.5	
MFCBS-14	1362	2628	51.9	
MFCBS-15	2196	2800	78.5	

5.标准汤剂特征图谱研究

1）色谱条件

同 4 下的色谱条件。

2）参照物溶液制备

取芍药苷、氧化芍药苷、儿茶素、芍药内酯苷和苯甲酰芍药苷对照品适量，精密称定，加甲醇制成每 1mL 含芍药苷 0.54mg、氧化芍药苷 0.13mg、儿茶素 0.15mg、芍药内酯苷 0.17mg 和苯甲酰芍药苷 0.15mg 的混合溶液，即得。

3）标准汤剂供试品溶液制备

同 4 下的标准汤剂供试品溶液制备。

4）方法学验证

方法学考察合格（具体内容略）。

5）特征图谱的建立及共有峰的标定

按照 4 下的色谱条件，分别精密吸取 15 批蜜麸炒白芍标准汤剂供试品溶液各 3μL，注入高效液相色谱仪，记录色谱峰信息，特征图谱见图 5-2-3，相似度结果见表 5-2-7，生成的对照特征图谱见图 5-2-4，共有峰 7 个。各共有峰峰面积见表 5-2-8，以峰 3 为参照峰，计算其他峰的相对保留时间和相对峰面积（表 5-2-9）。

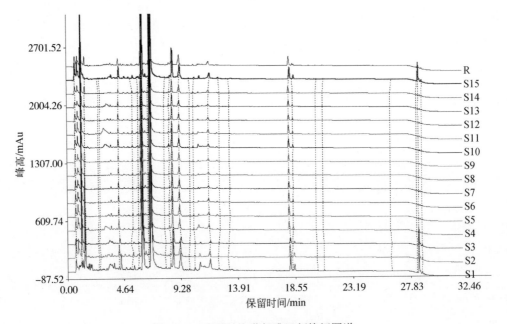

图 5-2-3　蜜麸炒白芍标准汤剂特征图谱

表 5-2-7　相似度计算结果

编号	S1	S2	S3	S4	S5	S6	S7	S8	S9	S10	S11	S12	S13	S14	S15	对照特征图谱
S1	1.000	0.964	0.951	0.968	0.955	0.957	0.941	0.944	0.940	0.953	0.968	0.962	0.952	0.961	0.965	0.969
S2	0.964	1.000	0.996	0.996	0.990	0.991	0.981	0.983	0.981	0.996	0.994	0.997	0.996	0.993	0.999	0.997
S3	0.951	0.996	1.000	0.988	0.984	0.984	0.976	0.978	0.976	0.993	0.985	0.990	0.992	0.986	0.995	0.991
S4	0.968	0.996	0.988	1.000	0.990	0.992	0.981	0.983	0.980	0.995	0.996	0.997	0.993	0.993	0.997	0.997

续表

编号	S1	S2	S3	S4	S5	S6	S7	S8	S9	S10	S11	S12	S13	S14	S15	对照特征图谱
S5	0.955	0.990	0.984	0.99	1.000	0.998	0.998	0.998	0.998	0.990	0.992	0.996	0.989	0.998	0.991	0.997
S6	0.957	0.991	0.984	0.992	0.998	1.000	0.996	0.997	0.995	0.990	0.994	0.997	0.990	0.999	0.993	0.998
S7	0.941	0.981	0.976	0.981	0.998	0.996	1.000	1.000	1.000	0.982	0.985	0.990	0.981	0.994	0.983	0.991
S8	0.944	0.983	0.978	0.983	0.998	0.997	1.000	1.000	1.000	0.983	0.987	0.991	0.983	0.996	0.985	0.993
S9	0.940	0.981	0.976	0.980	0.998	0.995	1.000	1.000	1.000	0.981	0.984	0.989	0.981	0.994	0.983	0.991
S10	0.953	0.996	0.993	0.995	0.990	0.990	0.982	0.983	0.981	1.000	0.991	0.997	0.999	0.992	0.996	0.995
S11	0.968	0.994	0.985	0.996	0.992	0.994	0.985	0.987	0.984	0.991	1.000	0.996	0.990	0.995	0.995	0.997
S12	0.962	0.997	0.990	0.997	0.996	0.997	0.990	0.991	0.989	0.997	0.996	1.000	0.996	0.998	0.998	0.999
S13	0.952	0.996	0.992	0.993	0.989	0.990	0.981	0.983	0.981	0.999	0.990	0.996	1.000	0.992	0.996	0.994
S14	0.961	0.993	0.986	0.993	0.998	0.999	0.994	0.996	0.994	0.992	0.995	0.998	0.992	1.000	0.994	0.999
S15	0.965	0.999	0.995	0.997	0.991	0.993	0.983	0.985	0.983	0.996	0.995	0.998	0.996	0.994	1.000	0.998
对照特征图谱	0.969	0.997	0.991	0.997	0.997	0.998	0.991	0.993	0.991	0.995	0.997	0.999	0.994	0.999	0.998	1.000

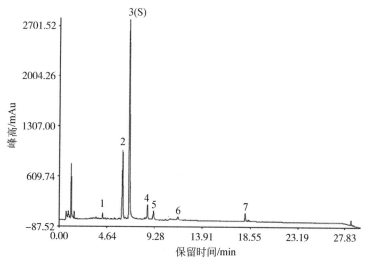

图 5-2-4　对照特征图谱及共有峰

峰 1：儿茶素（catechin hydrate，$C_{15}H_{14}O_6 \cdot H_2O$）；峰 2：芍药内酯苷（alibiflorin，$C_{23}H_{28}O_{11}$）；

峰 3：芍药苷（peoniflorin，$C_{23}H_{28}O_{11}$）；峰 7：苯甲酰芍药苷（benzoylpaeoniflorin，$C_{30}H_{32}O_{12}$）

表 5-2-8　各共有峰峰面积

编号	保留时间/min	S1	S2	S3	S4	S5	S6	S7	S8	S9	S10	S11	S12	S13	S14	S15
1	4.22	137.2	595.3	259.4	519.6	433.7	438.2	338.9	371.6	297.4	458.6	303.5	356.7	268.0	204.1	667.2
2	6.16	11576.9	8154.7	3031.4	6521.8	4168.6	4326.5	2971.8	2846.1	2692.8	4428.4	5990.3	4056.7	2946.1	3678.4	8037.3
3	6.80	25512.9	22334.4	8850.0	17232.5	17413.2	17576.9	16295.2	15014.4	14887.2	12904.6	17820.1	13029.2	8697.4	14017.0	22561.6

编号	保留时间/min	S1	S2	S3	S4	S5	S6	S7	S8	S9	S10	S11	S12	S13	S14	S15
4	8.59	2176.7	2085.0	866.0	962.8	1283.8	950.7	1068.5	976.8	1005.6	1163.3	821.7	923.3	849.2	844.5	1740.8
5	9.19	1830.1	1466.2	635.5	891.5	1004.7	889.6	810.6	721.5	722.0	809.2	852.1	672.1	570.9	676.8	1237.7
6	11.57	1496.3	618.1	326.9	369.9	502.3	279.9	230.3	223.3	221.5	445.5	493.4	332.4	173.1	333.7	712.6
7	18.06	1032.4	786.2	386.7	578.9	669.3	650.4	453.6	421.0	457.8	587.7	607.2	367.1	388.7	417.4	777.7

表 5-2-9　相对保留时间与相对峰面积

峰编号	保留时间/min	相对保留时间	峰面积/mAu×s	相对峰面积
1	4.215	0.620	376.6	0.023
2	6.157	0.906	5028.5	0.309
3	6.799	1.000	16276.5	1.000
4	8.590	1.263	1181.2	0.073
5	9.189	1.352	919.4	0.056
6	11.572	1.702	450.6	0.028
7	18.064	2.657	572.1	0.035

5.3　白　　术

5.3.1　白术标准汤剂质量标准

本品为菊科植物白术 *Atractylodes macrocephala* Koidz.的干燥根茎，经炮制、加工制成的标准汤剂。

【制法】取白术饮片 100g，加 7 倍量水浸泡 30min，回流 60min，过滤，药渣再加 6 倍量水，回流 40min，趁热过滤，合并两次滤液，减压浓缩至 500mL，即得。

【性状】本品为灰黄色或灰棕色混悬液，静置后会产生沉淀。

【检查】pH 值　应为 3.8～4.9。

总固体　应为 0.88～1.29g。

其他　应符合口服混悬剂项下有关的各项规定。

【特征图谱】照高效液相色谱法测定。

色谱条件与系统适应性试验　以十八烷基硅烷键合硅胶为填充剂（柱长为 250mm，内径为 4.6mm，粒径为 5μm）；以甲醇为流动相 A，以 0.1%甲酸水溶液为流动相 B；按表 5-3-1 中的规定进行梯度洗脱；（表 5-3-1）流速为 0.8mL/min（进入质谱进行分流，分流比为 1∶1）；柱温为 30℃；检测波长为 254nm。

表 5-3-1　洗脱条件

时间/min	流动相 A/%	流动相 B/%
0～10	1	99
10～30	1→40	99→60
30～60	40→65	60→35
60～75	65→100	35→0

供试品溶液的制备　取本品摇匀，量取 1.5mL，置 2mL 离心管中，12 000r/min 离心 5min，取上清

液过微孔滤膜，即得。

测定法　精密吸取参照物溶液 5μL，注入液相色谱仪，测定，记录 75min 的色谱图，即得。

供试品特征图谱中应呈现 7 个特征峰（图 5-3-1），峰 5 为 S 峰，计算特征峰峰 1～峰 7 的相对保留时间，其相对保留时间应在规定值的 ±5% 之内。规定值为：5.43（峰 1）、8.26（峰 2）、10.87（峰 3）、11.37（峰 4）、19.31（峰 5）、28.92（峰 6）、55.98（峰 7）。

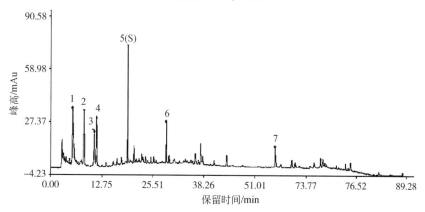

图 5-3-1　对照特征图谱及共有峰

峰 7 为参照峰

【规格】0.2g/mL（以饮片计）。

【贮藏】冷冻保存，用时复融。

5.3.2　白术标准汤剂质量标准起草说明

1.仪器与材料

Agilent 1260 高效液相色谱仪（HP 真空脱气泵，HP 四元泵，HP 自动进样，HP 柱温箱，HPLC-DAD 检测器）；AND GX-600 型电子分析天平（d=0.001g）；色谱柱；Agilent ZORBAX SB-C18（250mm× 4.6mm，5μm）。

甲醇为色谱纯（美国，Fisher 公司），水为娃哈哈纯净水，其他试剂为分析纯。

2.样品采集

样品共 12 份（编号 BZ-01～BZ-12），采自主产区及道地产区浙江、安徽、河北、湖北等地及安国药材市场，包括符合《中国药典》要求的不同商品规格等级。

3.物种鉴别

经鉴定，研究样品均为菊科植物白术 *Atractylodes macrocephala* Koidz.。

4.定量测定

1）标准汤剂的制备

取白术饮片 100g，加 7 倍量水浸泡 30min，回流 60min，趁热过滤，药渣再加 6 倍水，回流 40min，趁热过滤，合并两次煎煮滤液，减压浓缩至 500mL，即得白术标准汤剂。

2）测定法

（1）pH 值测定

取标准汤剂，用 pH 计测定 pH 值。

（2）总固体测定

参照编写说明【总固体】项下测定方法操作。

3）结果

总固体及 pH 值（表 5-3-2）。

表 5-3-2　pH 值和总固体

编号	pH 值	总固体/g	RSD/%
BZ-01	4.21	1.05	0.3
BZ-02	3.98	1.21	0.5
BZ-03	3.84	1.17	1.1
BZ-04	4.29	1.18	0.7
BZ-05	4.90	0.92	0.2
BZ-06	4.02	1.18	0.5
BZ-07	4.34	1.02	0.3
BZ-08	4.49	1.10	0.2
BZ-09	3.84	1.02	0.5
BZ-10	4.45	1.09	0.9
BZ-11	3.94	1.17	0.5
BZ-12	4.24	0.90	0.8

5.标准汤剂特征图谱研究

1）色谱条件

以十八烷基硅烷键合硅胶为填料剂（柱长为 250mm，内径为 4.6mm，粒径为 5μm）；以甲醇为流动相 A，以 0.1%甲酸水溶液为流动相 B，梯度洗脱条件：0～10min，1% A；10～30min，1%～40% A；30～60min，40%～65% A；60～75min，65%～100% B。流速为 0.8mL/min（进入质谱进行分流，分流比为 1∶1）；

柱温为 30℃；检测波长为 254nm（图 5-3-2）。

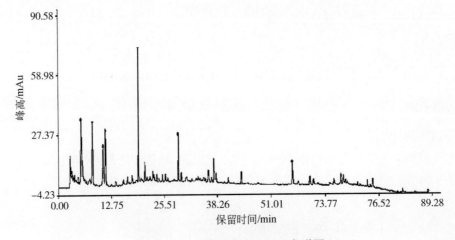

图 5-3-2　白术标准汤剂 HPLC 色谱图

2）质谱条件

离子模式：正离子模式，加热器温度为 350℃，毛细管温度为 350℃，毛细管电压为 35V，喷雾电压为 3.5kV，鞘气（N_2）流速为 35arb（1bar=10^5Pa），辅助气（N_2）流速为 10arb，质量数扫描范围为 50～1500，分辨率为 30 000。

3）供试品溶液的制备

精密吸取白术标准汤剂 1.5mL，置 2mL 离心管中，12 000r/min 离心 5min，取上清液，摇匀，0.45m 微孔滤膜过滤，取续滤液，即得。

4）方法学验证

方法学考察合格（具体内容略）

5）特征图谱的建立及共有峰的标定

按照 5 下的色谱条件，分别精密吸取 12 批白术标准汤剂供试品溶液各 5μL，注入高效液相色谱仪，记录色谱峰信息（图 5-3-3），相似度结果见表 5-3-3，生成的对照特征图谱见图 5-3-4，其中共有峰 7 个（表 5-3-4），指认 1 个。各共有峰峰面积见表 5-3-4，以峰 5 为参照峰，计算其他峰的相对保留时间和相对峰面积（表 5-3-5）。通过 UPLC-ESI-MS/MS 指认 1 个峰，即峰 7：Tetradecylcitric acid（$C_{20}H_{36}O_7$）（RT=55.98，389.26121 [M+H]$^+$）。

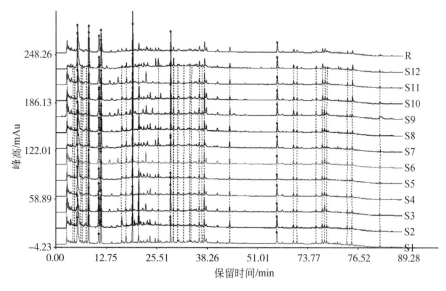

图 5-3-3 白术标准汤剂特征图谱

表 5-3-3 相似度计算结果

编号	1	2	3	4	5	6	7	8	9	10	11	12	对照特征图谱
1	1.000	0.783	0.791	0.829	0.855	0.796	0.817	0.935	0.769	0.821	0.789	0.819	0.909
2	0.783	1.000	0.777	0.889	0.873	0.788	0.874	0.820	0.681	0.881	0.789	0.846	0.913
3	0.791	0.777	1.000	0.856	0.715	0.952	0.801	0.754	0.867	0.848	0.938	0.803	0.916
4	0.829	0.889	0.856	1.000	0.802	0.849	0.874	0.826	0.717	0.967	0.826	0.879	0.936
5	0.855	0.873	0.715	0.802	1.000	0.710	0.888	0.905	0.629	0.819	0.704	0.861	0.891
6	0.796	0.788	0.952	0.849	0.710	1.000	0.818	0.749	0.901	0.859	0.967	0.821	0.927
7	0.817	0.874	0.801	0.874	0.888	0.818	1.000	0.821	0.721	0.888	0.809	0.975	0.939

编号	1	2	3	4	5	6	7	8	9	10	11	12	对照特征图谱
8	0.935	0.820	0.754	0.826	0.905	0.749	0.821	1.000	0.709	0.821	0.743	0.812	0.902
9	0.769	0.681	0.867	0.717	0.629	0.901	0.721	0.709	1.000	0.718	0.915	0.721	0.854
10	0.821	0.881	0.848	0.967	0.819	0.859	0.888	0.821	0.718	1.000	0.843	0.887	0.940
11	0.789	0.789	0.938	0.826	0.704	0.967	0.809	0.743	0.915	0.843	1.000	0.803	0.920
12	0.819	0.846	0.803	0.879	0.861	0.821	0.975	0.812	0.721	0.887	0.803	1.000	0.933
对照特征图谱	0.909	0.913	0.916	0.936	0.891	0.927	0.939	0.902	0.854	0.940	0.920	0.933	1.000

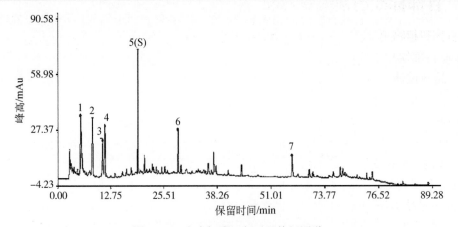

图 5-3-4　白术标准汤剂对照特征图谱

峰 7：tetradecylcitric acid（$C_{20}H_{36}O_7$）

表 5-3-4　各共有峰峰面积

编号	保留时间/min	S1	S2	S3	S4	S5	S6	S7	S8	S9	S10	S11	S12
1	5.433	298.0	745.7	415.0	681.3	403.6	497.2	705.5	363.1	351.1	804.5	526.5	689.3
2	8.264	417.9	384.4	420.8	430.2	531.8	322.8	688.5	500.7	352.1	435.1	315.3	657.1
3	10.872	196.3	582.4	387.5	253.0	234.3	322.0	272.1	287.9	542.6	215.4	362.8	207.2
4	11.373	379.6	656.0	210.5	310.7	557.7	211.7	512.0	588.1	178.2	362.3	237.6	480.6
5	19.308	554.1	541.1	445.9	370.2	449.0	575.4	630.9	603.5	1345.6	458.0	711.0	596.3
6	28.922	272.9	147.3	331.0	244.9	112.9	325.9	197.2	277.1	633.6	229.4	249.0	256.3
7	55.980	204.2	204.2	161.1	202.4	101.7	152.4	215.0	156.3	202.0	187.5	132.1	199.9

表 5-3-5　白术标准汤剂共有特征峰指标参数

峰编号	保留时间/min	相对保留时间	峰面积/mAu×s	相对峰面积
1	5.433	0.282	498.9	1.007
2	8.264	0.429	420.4	0.833
3	10.872	0.564	298.0	0.559

续表

峰编号	保留时间/min	相对保留时间	峰面积/mAu×s	相对峰面积
4	11.373	0.590	361.2	0.722
5	19.308	1.000	561.6	1.000
6	28.922	1.500	254.3	0.459
7	55.980	2.904	167.3	0.319

5.4 百　　部

5.4.1　百部标准汤剂质量标准

本品为百部科植物植物直立百部 *Stemona sessifolia* Miq.的干燥块根，经炮制、加工制成的标准汤剂。

【制法】取百部饮片 100g，加 7 倍量水，浸泡 30min，回流 30min，趁热过滤，药渣再加 6 倍量水，回流 20min，趁热过滤，合并 2 次滤液，减压浓缩至 500mL，即得。

【性状】本品为黄色混悬液，静置后会产生沉淀。

【检查】pH 值　应为 3.2～5.2。

　　　　总固体　应为 0.74～1.14g。

　　　　其他　应符合口服混悬剂项下有关的各项规定。

【特征图谱】照高效液相色谱法测定。

色谱条件与系统适用性试验　以十八烷基硅烷键合硅胶为填充剂（柱长为 250mm，内径为 4.6mm，粒径为 5μm）；以乙腈为流动相 A，以 0.1%磷酸水溶液为流动相 B，按表 5-4-1 中的规定进行梯度洗脱；流速为 0.8mL/min；检测波长为 270nm；柱温为 30℃；进样量为 10μL。

表 5-4-1　洗脱条件

时间/min	流动相 A/%	流动相 B/%
0～7	3→15	97→85
7～27	15→20	85→80
27～37	20→26	80→74

参照物溶液的制备　取绿原酸对照品适量，精密称定，置棕色量瓶中，加 50%甲醇制成每 1mL 含 40μg 的溶液，即得。

供试品溶液的制备　取所得的标准汤剂置于 2mL 离心管中，12 000r/min，离心 5min，取上清液，即得。

测定法　分别精密吸取对照品溶液和供试品溶液各 10μL，注入液相色谱仪，测定，记录 37min 的色谱图，即得。

百部标准汤剂特征图谱相似度应呈现 5 个特征峰（图 5-4-1），其中绿原酸（峰 3）。以峰 2 为 S 峰，计算特征峰峰 1～峰 6 的相对保留时间，其相对保留时间应在规定值的±5%之内。规定值为：0.86（峰 1）、1.00（峰 2）、1.09（峰 3）、1.11（峰 4）、1.26（峰 5）。计算峰 1 与 S 峰的相对峰面积，峰 1 的相对峰面积不得小于 0.60。

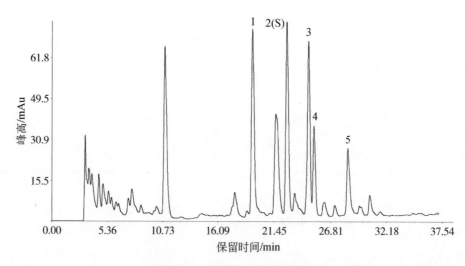

图 5-4-1　对照特征图谱及共有峰

峰 3：绿原酸（chlorogenic acid，$C_{16}H_{18}O_9$）

【规格】0.2g/mL（以饮片计）。

【贮藏】冷冻保存，用时复融。

5.4.2　百部标准汤剂质量标准起草说明

1.仪器与材料

安捷伦 1260Infinity II 型超高效液相色谱仪（美国安捷伦公司，G1313A 型自动进样系统，G1316A 型柱温箱，G1362A 型 DAD 检测器），色谱柱：Thermo-C18（4.6mm×250mm，5μm）；Sartorius-BBA-124S-型电子分析天平（北京赛多利斯科学仪器有限公司）；KQ-5200B 型超声波清洗器（昆山市超声仪器有限公司）；YP502N 型电子天平（上海精密科学仪器有限公司）；D2012 型台式高速离心机（上海洪纪仪器设备有限公司）。

甲醇、乙腈为色谱纯（美国，Fisher 公司），水为高纯水，其他试剂为分析纯。

2.样品采集

样品共 12 份（编号为 BB-01～BB-12），采自主产区或道地产区安徽、广东、湖北武汉、广西等地及安国等药材市场，包括符合《中国药典》要求的不同商品规格等级。

3.物种鉴别

经鉴定，所研究样品均为百部科植物植物直立百部 *Stemona sessifolia*（Miq）。

4.定量测定

1）标准汤剂溶液制备

取百部饮片 100g，加 7 倍量水，浸泡 30min，加热并保持微沸 30min，趁热过滤，药渣再加 6 倍水，保持微沸 20min，趁热过滤，合并两次滤液，减压浓缩至 500mL，即得百部标准汤剂。

2）测定法

（1）pH 值测定

取标准汤剂，用 pH 计测定 pH 值。

（2）总固体测定

参照编写说明【总固体】项下测定方法操作。

3）pH 值及总固体（表 5-4-2）

表 5-4-2　标准汤剂 pH 值及总固体

编号	pH 值	总固体	RSD/%
BB-01	5.07	0.81	0.3
BB-02	4.63	0.90	0.3
BB-03	4.87	1.07	0.5
BB-04	3.81	1.00	1.1
BB-05	3.78	0.92	0.3
BB-06	3.70	0.89	0.6
BB-07	5.12	0.88	0.8
BB-08	3.59	1.09	1.1
BB-09	3.25	1.08	0.9
BB-10	3.77	1.05	1.1
BB-11	3.95	0.83	0.6
BB-12	5.11	0.84	0.4

5.标准汤剂特征图谱研究

1）色谱条件

以十八烷基硅烷键合硅胶为填充剂（柱长为 250mm，内径为 4.6mm，粒径为 5μm）；以乙腈为流动相 A，以 0.1%磷酸水溶液为流动相 B，梯度洗脱程序为：0～7min，3%～15%（C）；7～27min，15%～20%（C）；27～37min，20%～26%（C）。流速为 0.8mL/min；检测波长为 270nm；柱温为 30℃；进样量为 10μL（图 5-4-2）。

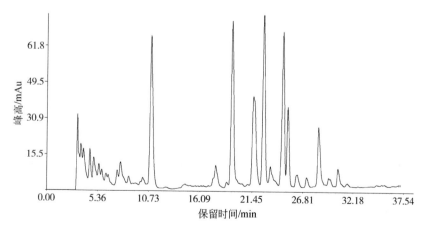

图 5-4-2　百部标准汤剂 HPLC 色谱图

2）标准汤剂供试品溶液制备

取所得的标准汤剂置于 2mL 离心管中，12 000r/min，离心 5min，取上清液，即得。

3）标准汤剂参照物溶液制备

取绿原酸对照品适量，精密称定，置棕色量瓶中，加50%甲醇制成每1mL含40μg的溶液，即得。

4）方法学验证

方法学考察合格（具体内容略）。

5）特征图谱的建立及共有峰的标定

按照5下的色谱条件，分别精密吸取12批百部标准汤剂供试品溶液各10μL，注入高效液相色谱仪，记录色谱峰信息（图5-4-3），生成的对照特征图谱见图5-4-4，其中共有峰5个。相似度结果见表5-4-3。各共有峰峰面积见表5-4-4，以峰2为参照峰，计算其他峰的相对保留时间和相对峰面积（表5-4-5）。

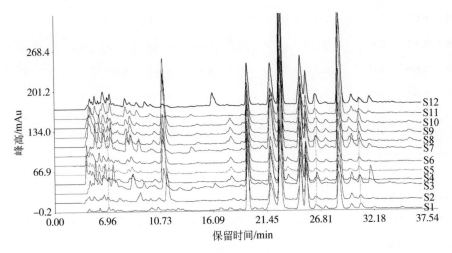

图 5-4-3　百部标准汤剂特征图谱

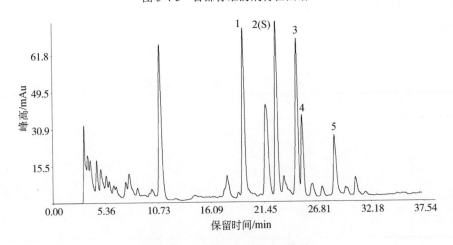

图 5-4-4　对照特征图谱及共有峰

表 5-4-3　相似度计算结果

编号	S1	S2	S3	S4	S5	S6	S7	S8	S9	S10	S11	S12	对照特征图谱
S1	1.000	0.845	0.920	0.900	0.933	0.961	0.917	0.930	0.984	0.950	0.920	0.907	0.970
S2	0.945	1.000	0.953	0.905	0.923	0.955	0.955	0.916	0.882	0.941	0.936	0.965	0.939
S3	0.920	0.953	1.000	0.746	0.958	0.905	0.983	0.962	0.936	0.981	0.957	0.978	0.967

续表

编号	S1	S2	S3	S4	S5	S6	S7	S8	S9	S10	S11	S12	对照特征图谱
S4	0.900	0.905	0.946	1.000	0.992	0.962	0.920	0.953	0.903	0.898	0.992	0.890	0.868
S5	0.833	0.923	0.958	0.992	1.000	0.955	0.938	0.948	0.892	0.899	0.904	0.905	0.978
S6	0.961	0.855	0.905	0.962	0.955	1.000	0.978	0.922	0.945	0.937	0.945	0.938	0.839
S7	0.917	0.955	0.983	0.920	0.838	0.978	1.000	0.854	0.917	0.967	0.968	0.985	0.962
S8	0.930	0.916	0.862	0.953	0.948	0.922	0.954	1.000	0.933	0.920	0.938	0.926	0.883
S9	0.884	0.882	0.936	0.903	0.892	0.945	0.917	0.933	1.000	0.989	0.915	0.891	0.960
S10	0.850	0.941	0.881	0.898	0.899	0.937	0.967	0.920	0.989	1.000	0.964	0.846	0.895
S11	0.920	0.936	0.957	0.859	0.904	0.845	0.968	0.938	0.915	0.964	1.000	0.975	0.900
S12	0.907	0.965	0.978	0.890	0.905	0.938	0.985	0.926	0.991	0.846	0.975	1.000	0.950
对照特征图谱	0.970	0.939	0.967	0.868	0.878	0.839	0.962	0.883	0.860	0.895	0.900	0.950	1.000

表 5-4-4　各共有峰峰面积

编号	保留时间/min	S1	S2	S3	S4	S5	S6	S7	S8	S9	S10	S11	S12
1	19.54	1735.6	1127.2	1553	1577.8	1362.1	1320.6	1284.4	1345.7	1387.9	1321.8	561.6	1190.4
2	22.77	1517	3416.9	5501.1	1537.5	1312.2	1223.6	5733.5	2386	2419.7	2253.2	4649.9	5553.8
3	24.82	1615.3	1134.4	1927.4	1228.6	1140.9	1156.2	2160.5	1360.2	1409.8	1375.5	926.9	1729.5
4	25.36	1411.6	927.3	1051.2	650.4	542.1	529.6	972.6	481.9	495.8	466.2	486.7	915.2
5	28.61	1246.3	2250.9	3847.8	628	491	458.6	4202.2	723.1	755.8	670.2	4127.6	3784.8

表 5-4-5　相对保留时间与相对峰面积

峰编号	保留时间/min	相对保留时间	峰面积/mAu×s	相对峰面积
1	19.540	0.860	1314.0	0.600
2	22.770	1.000	3125.4	1.000
3	24.820	1.090	1430.4	0.580
4	25.360	1.110	744.2	0.310
5	28.610	1.260	1932.2	0.550

5.5　百　　合

5.5.1　百合标准汤剂质量标准

本品为百合科植物百合 *Lilium brownii* F.E.Brown var.*viridulum* Baker 的干燥肉质鳞叶，经炮制、加工制成的标准汤剂。

【制法】取百合饮片 100g，加 7 倍量水浸泡 30min，回流 30min，趁热过滤，药渣再加 6 倍量水，回流 20min，趁热过滤，合并 2 次滤液，减压浓缩至 500mL，即得。

【性状】本品为淡黄色混悬液，静置后会产生少量沉淀。

【检查】pH 值　应为 5.0～5.9。

总固体　应为 0.19～0.25g。

其他　应符合口服混悬剂项下有关的各项规定。

【特征图谱】照高效液相色谱法测定

色谱条件与系统适用性试验　以十八烷基硅烷键合硅胶为填充剂（柱长为 250mm，内径为 4.6mm，粒径 5μm）；以 0.2%乙酸水溶液为流动相 A，以乙腈为流动相 B；按表 5-5-1 中的规定进行梯度洗脱；流速为 1.0mL/min；柱温为 25℃；检测波长为 280nm。

表 5-5-1　洗脱条件

时间/min	0.2%乙酸水溶液 A/%	乙腈 B/%
0～15	95	5
15～30	89→95	11→5
30～42	88→89	12→11
42～60	88	12
60～65	80→88	20→12
65～75	74→80	26→20
75	68→74	32→26

参照物溶液的制备　取王百合苷对照品适量，精密称定，分别加甲醇制成每 1mL 含 0.5mg 的溶液，即得。

供试品溶液制备　将百合标准汤剂摇匀，取约 1.5mL 于离心管中，12 000r/min 离心 5min，取上清液，即得。

测定法　取标准汤剂供试品溶液 10μL 注入高效液相色谱仪，测定，记录 75min 的色谱图，即得。

供试品特征图谱中呈现 4 个特征峰（图 5-5-1），其中 1 个峰应与对应的参照物峰保留时间相同；与王百合苷 B 参照物峰相应的峰为 S 峰，计算特征峰峰 1～峰 3 的相对保留时间，其相对保留时间应在规定值的±5%之内。规定值为 0.38（峰 1）、0.49（峰 2）、0.97（峰 3）、1.00（峰 4）。

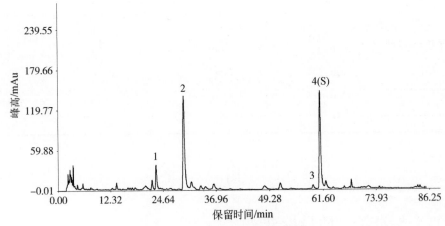

图 5-5-1　对照特征图谱及共有峰确认

峰 4：王百合苷 B（regaloside B）

【规格】0.2g/mL（以饮片计）。

【贮藏】冷冻保存，用时复融。

5.5.2　百合标准汤剂质量标准起草说明

1.仪器与材料

Agilent 1260 高效液相色谱仪（美国安捷伦公司，HP 真空脱气泵，HP 四元泵，HP 自动进样，HP 柱温箱，UPLC-VWD 检测器）；AND GX-600 型电子分析天平（d=0.001g）, YP502N 电子天平（上海精密科学仪器有限公司）；KQ5200B 型超声波清洗器（昆山市超声仪器有限公司）；Thermo BDS HYPERSIL C18 色谱柱（250mm×4.6mm，5μm）；D2012 型离心机。

甲醇、乙腈均为色谱纯（美国，Fisher 公司），水为高纯水，其他试剂为分析纯。

2.样品采集

样品共 13 份（DH-01～DH-13），分别采自于主产区或者道地产区浙江、湖南、江苏、江西等地及药材市场，包括符合《中国药典》要求的不同商品规格等级。

3.物种鉴别

经鉴定，所研究样品均为百合科植物百合 *Lilium brownii* F.E.Brown var.*viridulum* Baker。

4.定量测定

1）供试品溶液的制备

取百合饮片 100g，加 7 倍量水浸泡 30min，回流 30min，趁热过滤，药渣再加 6 倍量水，回流 20min，趁热过滤，合并 2 次滤液，减压浓缩至 500mL，即得。

2）测定法

（1）pH 值测定

取标准汤剂，用 pH 计测定 pH 值。

（2）总固体测定

参照编写说明【总固体】项下测定方法操作。

3）pH 值及总固体（表 5-5-2）

表 5-5-2　标准汤剂 pH 值及总固体

编号	pH 值	总固体/g	RSD/%
BH-01	5.59	0.22	2.6
BH-02	5.71	0.20	2.8
BH-03	5.61	0.22	2.6
BH-04	5.44	0.21	2.7
BH-05	5.74	0.25	2.3
BH-06	5.08	0.23	2.5
BH-07	5.65	0.20	2.8
BH-08	5.75	0.23	2.5

续表

编号	pH 值	总固体/g	RSD/%
BH-09	5.00	0.21	2.8
BH-10	5.01	0.20	2.8
BH-11	5.73	0.25	2.3
BH-12	5.86	0.20	2.8
BH-13	5.84	0.24	2.4

5.标准汤剂特征图谱研究

1）色谱条件[28]

以十八烷基硅烷键合硅胶为填充剂（柱长为 250mm，内径为 4.6mm，粒径为 5μm）；以 0.2%乙酸水溶液（A）-乙腈（B）为流动相；梯度洗脱条件：0～15min，5%～11%B；15～30min，11%～12% B；30～42min，12%～12% B；42～60min，12%～20% B；60～65min，20%～26% B；65～75min，26%～32% B；75～85min，32%～42% B。柱温为 25℃；流速为 1.0mL/min；检测波长为 280nm（图 5-5-2）。

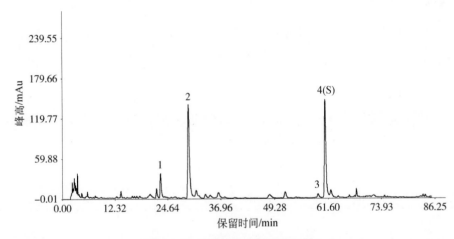

图 5-5-2　百合标准汤剂 HPLC 图

峰 4：王百合苷 B（regaloside B）

2）标准汤剂供试品溶液制备

将百合标准汤剂摇匀，量取约 1.5mL 于离心管中，12 000r/min 离心 5min，取上清液，即得。

3）参照物溶液的制备

取王百合苷对照品适量，精密称定，分别加甲醇制成每 1mL 含 0.5mg 的溶液，即得。

4）方法学验证

方法学考察合格（具体内容略）。

5）特征图谱的建立及共有峰的标定

按照色谱条件，分别精密吸取 13 批百合标准汤剂供试品溶液 10μL，注入高效液相色谱仪，记录色谱峰信息（图 5-5-3），生成的对照特征图谱见图 5-5-4，其中共有峰 4 个（图 5-5-4）。相似度结果见表 5-5-3。各共有峰峰面积见表 5-5-4，以峰 4（王百合苷 B）为参照峰，计算其他峰的相对保留时间和相对峰面积（表 5-5-5）。

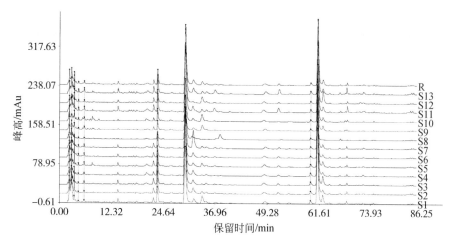

图 5-5-3　百合标准汤剂特征图谱

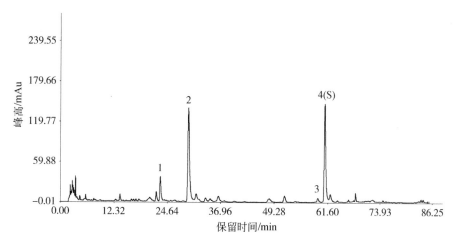

图 5-5-4　对照特征图谱及共有峰

表 5-5-3　相似度计算结果

编号	S1	S2	S3	S4	S5	S6	S7	S8	S9	S10	S11	S12	S13	对照特征图谱
S1	1	0.905	0.907	0.901	0.907	0.91	0.876	0.798	0.907	0.905	0.902	0.907	0.901	0.924
S2	0.905	1	0.998	0.995	0.994	0.997	0.977	0.886	0.981	0.986	0.994	0.987	0.992	0.998
S3	0.907	0.998	1	0.995	0.995	0.996	0.974	0.877	0.983	0.987	0.992	0.989	0.989	0.997
S4	0.901	0.995	0.995	1	0.997	0.994	0.972	0.849	0.988	0.989	0.986	0.979	0.981	0.994
S5	0.907	0.994	0.995	0.997	1	0.997	0.975	0.845	0.991	0.993	0.987	0.984	0.984	0.995
S6	0.91	0.997	0.996	0.994	0.997	1	0.98	0.868	0.984	0.987	0.99	0.984	0.99	0.997
S7	0.876	0.977	0.974	0.972	0.975	0.98	1	0.857	0.962	0.965	0.971	0.957	0.982	0.978
S8	0.798	0.886	0.877	0.849	0.845	0.868	0.857	1	0.811	0.836	0.894	0.878	0.9	0.882
S9	0.907	0.981	0.983	0.988	0.991	0.984	0.962	0.811	1	0.995	0.973	0.978	0.971	0.986
S10	0.905	0.986	0.987	0.989	0.993	0.987	0.965	0.836	0.995	1	0.983	0.986	0.975	0.99
S11	0.902	0.994	0.992	0.986	0.987	0.99	0.971	0.894	0.973	0.983	1	0.989	0.991	0.994

续表

编号	S1	S2	S3	S4	S5	S6	S7	S8	S9	S10	S11	S12	S13	对照特征图谱
S12	0.907	0.987	0.989	0.979	0.984	0.984	0.957	0.878	0.978	0.986	0.989	1	0.982	0.99
S13	0.901	0.992	0.989	0.981	0.984	0.99	0.982	0.9	0.971	0.975	0.991	0.982	1	0.993
对照特征图谱	0.924	0.998	0.997	0.994	0.995	0.997	0.978	0.882	0.986	0.99	0.994	0.99	0.993	1

表 5-5-4　部分共有峰峰面积

编号	保留时间/min	S1	S2	S3	S4	S5	S6	S7	S8	S9	S10	S11	S12	S13
1	23.21	626.4	805.0	676.1	763.6	584.1	402.0	513.9	293.8	355.4	463.6	698.2	501.7	711.1
2	29.80	3127.0	4267.2	3855.0	3917.7	3248.7	2277.3	2946.3	2214.3	1872.7	2344.3	3838.8	2988.1	4011.4
3	59.47	150.5	158.2	163.5	152.9	145.5	99.4	110.9	111.9	88.9	107.4	169.7	116.6	150.6
4	61.08	3796.4	4374.5	4076.8	4789.9	3960.6	2502.9	3005.8	864.7	2609.3	2934.4	3675.9	2963.7	3686.8

表 5-5-5　相对保留时间与相对峰面积

峰编号	保留时间/min	相对保留时间	峰面积/mAu×s	相对峰面积
1	23.207	0.380	568.8	0.180
2	29.800	0.488	3146.8	1.038
3	59.471	0.974	132.8	0.045
4	61.077	1.000	3326.3	1.000

5.6　赤　芍

5.6.1　赤芍标准汤剂质量标准

本品为毛茛科植物芍药 *Paeonia lactiflora* Pall.的干燥根，经炮制、加工制成的标准汤剂。

【制法】取赤芍饮片 100g，加 7 倍量水浸泡 30min，回流 30min，趁热过滤，药渣再加 6 倍量水，回流 20min，趁热过滤，合并 2 次滤液，减压浓缩至 500mL，即得。

【性状】本品为褐色混悬液，静置后会产生沉淀。

【检查】pH 值　应为 4.5～5.2。

总固体　应为 0.29～0.58g。

其他　应符合口服混悬剂项下有关的各项规定。

【特征图谱】照高效液相色谱法测定。

色谱条件与系统适用性试验　以十八烷基硅烷键合硅胶为填充剂（柱长为 150mm，内径为 2.1mm，粒径为 2.6μm）；以乙腈为流动相 A，以 0.1%甲酸水溶液为流动相 B，按表 5-6-1 中的规定进行梯度洗脱；流速为 0.4mL/min；柱温为 30℃；检测波长为 230nm。理论塔板数按芍药苷峰计算应不低于 3000。

表 5-6-1　洗脱条件

时间/min	流动相 A/%	流动相 B/%
0～6	5→15	95→85
6～11	15→25	85→75
11～21	25→40	75→60
21～26	40→50	60→50

参照物溶液的制备　取芍药苷、苯甲酰芍药苷对照品适量，精密称定，加甲醇制成每 1mL 含芍药苷 0.54mg 和苯甲酰芍药苷 0.16mg 的混合溶液，即得。

供试品溶液的制备　取本品摇匀，精密量取 0.25mL，置 10mL 量瓶中，加甲醇至刻度，超声 5min，12 000r/min 离心 5min，0.22μm 滤膜过滤，取续滤液，即得标准汤剂供试品溶液。

测定法　分别精密吸取参照物溶液 3μL、供试品溶液各 5μL，注入液相色谱仪，测定，记录 26min 色谱图，即得。

供试品特征图谱中呈现 5 个特征峰（图 5-6-1），其中 2 个峰与对应的参照物峰保留时间相同；与芍药苷参照物峰相应的峰为 S 峰，计算特征峰峰 2～峰 5 的相对保留时间，其相对保留时间应在规定值的 ±5% 之内。规定值为：1.00（峰 1）、1.22（峰 2）、1.47（峰 3）、1.68（峰 4）、3.20（峰 5）。

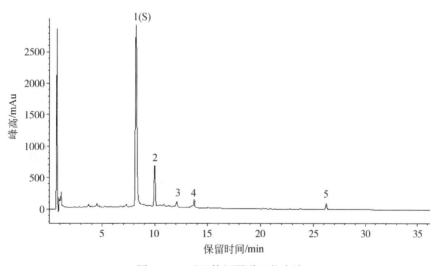

图 5-6-1　对照特征图谱及共有峰

峰 1：芍药苷（peoniflorin，$C_{23}H_{28}O_{11}$）；峰 5：苯甲酰芍药苷（benzoylpaeoniflorin，$C_{30}H_{32}O_{12}$）

【含量测定】芍药苷　照高效液相色谱法测定。

色谱条件与系统适用性试验　同【特征图谱】项下。

对照品溶液的制备　取芍药苷对照品适量，精密称定，加甲醇制成每 1mL 含芍药苷 0.54mg 的溶液，即得。

供试品溶液的制备　同【特征图谱】项下。

测定法　同【特征图谱】项下。

本品每 1mL 含赤芍以芍药苷（$C_{23}H_{28}O_{11}$）计应不低于 2.15mg。

【转移率】芍药苷转移率范围为 52.2%～95.8%。

【规格】0.2g/mL（以饮片计）。

【贮藏】冷冻保存，用时复融。

5.6.2　赤芍标准汤剂质量标准起草说明

1.仪器与材料

安捷伦 1290InfinityⅡ型超高效液相色谱仪（美国安捷伦公司，G7167B 型自动进样系统，G7166B 型柱温箱，G7117A 型 DAD 检测器），色谱柱：Thermo-C18（150mm×2.1mm，2.6μm）；Sartorius-BS-210S-型电子分析天平（北京赛多利斯天平有限公司）；KQ-100E 型超声波清洗器（昆山市超声仪器有限公司）；LD510-2 型电子天平（沈阳龙腾电子有限公司）；H1650-W 型台式高速离心机（湖南湘仪实验室仪器开发有限公司）。

芍药苷（含量≥98%，批号 130815，购自成都普菲德生物技术有限公司）甲醇、乙腈为色谱纯（美国，Fisher 公司），水为高纯水，其他试剂为分析纯。

2.样品采集

样品共 15 份（编号 CS-01～CS-15），采自主产区或道地产区和 GACP 基地内蒙古、山西、辽宁、安徽亳州、山东鄄城等地及安国药材市场，包括符合《中国药典》要求的不同商品规格等级。

3.物种鉴别

经鉴定，研究样品均为毛茛科植物芍药 *Paeonia lactiflora* Pall.。

4.定量测定

1）色谱条件

饮片色谱条件　以十八烷基硅烷键合硅胶为填充剂（柱长为 150mm，内径为 21mm，粒径为 2.6μm）；以甲醇-0.05mol/L 磷酸二氢钾溶液（40∶65）为流动相；检测波长为 230nm。理论塔板数按芍药苷峰计算应不低于 3000。

标准汤剂色谱条件　以十八烷基硅烷键合硅胶为填充剂（柱长为 150mm，内径为 2.1mm，粒径为 2.6μm）；以乙腈为流动相 A，以 0.1%甲酸水溶液为流动相 B，梯度洗脱条件：0～6min，5%～15% A；6～11min，15%～25% A；11～21min，25%～45% A；21～26min，40%～50% A。流速为 0.4mL/min；柱温为 30℃；检测波长为 230nm。理论塔板数按芍药苷峰计算应不低于 3000（图 5-6-2）。

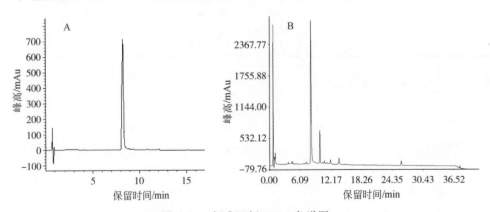

图 5-6-2　标准汤剂 UPLC 色谱图

A：芍药苷（peoniflorin，$C_{23}H_{28}O_{11}$）；B：标准汤剂

2）对照品溶液制备

取经五氧化二磷减压干燥器中干燥 36 小时的芍药苷对照品适量，精密称定，加甲醇制成每 1mL

含 0.54mg 的溶液，即得。

3）供试品溶液制备

（1）饮片供试品溶液制备

取本品粗粉约 0.5g，精密称定，置具塞锥形瓶中，精密加入甲醇 25mL，称定重量，浸泡 4 小时，超声处理 20min，放冷，再称定重量，用甲醇补足减失的重量，摇匀，滤过，取续滤液，即得。

（2）标准汤剂供试品溶液制备

取赤芍饮片 100g，加 7 倍量水浸泡 30min，回流 30min，趁热过滤，药渣再加 6 倍水，回流 20min，趁热过滤，合并 2 次滤液，减压浓缩至 500mL，即得。

精密吸取 CS-01～CS-15 标准汤剂 0.25mL，加甲醇定容至 10mL，超声 5min，12 000r/min 离心 5min，0.22μm 滤膜过滤，取续滤液，即得标准汤剂供试品溶液。

4）方法学验证

以芍药苷峰面积积分值为纵坐标（Y），对照品进样量（μg）为横坐标（X），绘制标准曲线，$Y=3414969.136X+59.750$，$R^2=0.998$，表明线性关系良好。精密度考察合格，RSD% 为 2.7%。赤芍标准汤剂供试品制备后 24 小时内稳定性良好，RSD% 为 2.3%。重复性良好，平行 6 份供试品溶液的 RSD% 为 0.6%，平均加样回收率为 96.6%，RSD% 为 1.9%。

5）测定法

（1）含量测定

分别精密吸取对照品溶液 3μL、饮片供试品溶液 5μL 和标准汤剂供试品溶液 5μL，注入液相色谱仪，按照 4 下的色谱条件测定含量。

（2）pH 值测定

取标准汤剂，用 pH 计测定 pH 值。

（3）总固体测定

参照编写说明【总固体】项下测定方法操作。

（4）芍药苷转移率测定

参照编写说明【转移率】项下公式计算。

6）结果

（1）饮片中芍药苷含量

芍药苷含量测定结果见表 5-6-2，所收集样品均满足《中国药典》中芍药苷（不少于 1.5%）的限量要求。

表 5-6-2　饮片中芍药苷含量测定

编号	芍药苷含量/%	RSD/%
CS-01	3.29	1.3
CS-02	3.71	1.1
CS-03	3.90	0.9
CS-04	3.34	2.1
CS-05	3.61	1.7
CS-06	3.11	1.6
CS-07	2.38	2.3
CS-08	3.00	1.7

编号	芍药苷含量/%	RSD/%
CS-09	3.54	1.8
CS-10	3.93	1.9
CS-11	3.87	1.6
CS-12	3.63	0.6
CS-13	2.17	0.9
CS-14	2.26	1.2
CS-15	2.50	1.1

（2）标准汤剂中芍药苷含量（表 5-6-3）

表 5-6-3 标准汤剂中芍药苷含量测定

编号	标准汤剂中芍药苷含量/（mg/mL）	RSD/%
CS-01	5.34	1.3
CS-02	4.95	1.5
CS-03	5.65	0.9
CS-04	4.91	2.1
CS-05	5.37	1.8
CS-06	4.11	1.7
CS-07	4.06	1.9
CS-08	3.79	1.5
CS-09	4.24	1.4
CS-10	5.15	1.6
CS-11	4.38	1.4
CS-12	5.68	1.3
CS-13	3.92	1.1
CS-14	4.07	1.7
CS-15	4.31	1.5

（3）pH 值及总固体（表 5-6-4）

表 5-6-4 pH 值及总固体

编号	pH 值	总固体/g	RSD/%
CS-01	4.5	0.48	1.5
CS-02	5.1	0.41	2.1
CS-03	5.2	0.45	1.7
CS-04	4.6	0.44	1.4

续表

编号	pH 值	总固体/g	RSD/%
CS-05	4.9	0.49	1.5
CS-06	4.8	0.38	1.6
CS-07	4.6	0.49	1.2
CS-08	4.8	0.38	1.2
CS-09	5.0	0.38	1.1
CS-10	5.1	0.34	1.3
CS-11	5.2	0.38	0.9
CS-12	4.7	0.33	1.4
CS-13	4.8	0.58	1.3
CS-14	4.9	0.49	1.2
CS-15	5.2	0.51	1.6

（4）芍药苷转移率（表 5-6-5）

表 5-6-5　芍药苷转移率计算结果（$\overline{X} \pm S$）

编号	标准汤剂中芍药苷含量/mg	饮片中芍药苷含量/mg	转移率/%	$(\overline{X} \pm S)$ /%
CS-01	2668	3287	81.2	
CS-02	2475	3708	66.7	
CS-03	2826	3896	72.5	
CS-04	2454	3338	73.5	
CS-05	2685	3608	74.4	
CS-06	2055	3108	66.1	
CS-07	2030	2378	85.4	
CS-08	1893	2996	63.2	71.5±8.2
CS-09	2118	3537	59.9	
CS-10	2576	3925	65.6	
CS-11	2189	3869	56.6	
CS-12	2838	3632	78.1	
CS-13	1958	2172.600	90.1	
CS-14	2037	2263.637	90.0	
CS-15	2154	2503.037	86.1	

5.标准汤剂特征图谱研究

1）色谱条件

同 4 下的色谱条件。

2）参照物溶液的制备

取芍药苷、苯甲酰芍药苷对照品适量，精密称定，加甲醇制成每 1mL 含芍药苷 0.54mg 和苯甲酰芍药苷 0.16mg 的混合溶液，即得。

3）标准汤剂供试品溶液制备

同 4 下的标准汤剂供试品溶液制备。

4）方法学验证

方法学考察合格（具体内容略）。

5）特征图谱的建立及共有峰的标定

按照 4 下的色谱条件，分别精密吸取 15 批赤芍标准汤剂供试品溶液各 5μL，注入高效液相色谱仪，记录色谱峰信息，特征图谱见图 5-6-3，相似度结果见表 5-6-6，生成的对照特征图谱见图 5-6-4，共有峰 5 个。各共有峰峰面积见表 5-6-7，以峰 1 为参照峰，计算其他峰的相对保留时间和相对峰面积（表 5-6-8）。

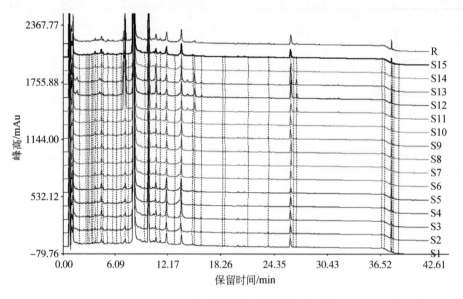

图 5-6-3　赤芍标准汤剂特征图谱

表 5-6-6　相似度计算结果

编号	S1	S2	S3	S4	S5	S6	S7	S8	S9	S10	S11	S12	S13	S14	S15	对照特征图谱
S1	1.000	1.000	0.997	0.998	0.999	0.998	0.999	0.999	0.999	0.944	0.961	0.958	1.000	1.000	0.998	0.998
S2	1.000	1.000	0.997	0.999	0.999	0.998	0.999	0.999	0.999	0.941	0.961	0.958	1.000	0.999	0.997	0.998
S3	0.997	0.997	1.000	0.996	0.997	0.999	0.997	0.997	0.996	0.948	0.965	0.962	0.997	0.997	1.000	0.998
S4	0.998	0.999	0.996	1.000	0.999	0.997	0.999	0.998	0.998	0.937	0.959	0.956	0.999	0.998	0.996	0.997
S5	0.999	0.999	0.997	0.999	1.000	0.998	1.000	1.000	1.000	0.938	0.958	0.955	1.000	1.000	0.997	0.998
S6	0.998	0.998	0.999	0.997	0.998	1.000	0.998	0.998	0.998	0.945	0.963	0.960	0.998	0.998	0.999	0.998
S7	0.999	0.999	0.997	0.999	1.000	0.998	1.000	1.000	1.000	0.939	0.958	0.955	1.000	1.000	0.997	0.998
S8	0.999	0.999	0.997	0.998	1.000	0.998	1.000	1.000	1.000	0.940	0.958	0.955	1.000	1.000	0.997	0.998
S9	0.999	0.999	0.996	0.998	1.000	0.998	1.000	1.000	1.000	0.940	0.958	0.955	1.000	1.000	0.997	0.997
S10	0.944	0.941	0.948	0.937	0.938	0.945	0.939	0.940	0.940	1.000	0.993	0.995	0.940	0.941	0.948	0.960

续表

编号	S1	S2	S3	S4	S5	S6	S7	S8	S9	S10	S11	S12	S13	S14	S15	对照特征图谱
S11	0.961	0.961	0.965	0.959	0.958	0.963	0.958	0.958	0.958	0.993	1.000	1.000	0.959	0.958	0.964	0.975
S12	0.958	0.958	0.962	0.956	0.955	0.960	0.955	0.955	0.955	0.995	1.000	1.000	0.956	0.955	0.962	0.973
S13	1.000	1.000	0.997	0.999	1.000	0.998	1.000	1.000	1.000	0.940	0.959	0.956	1.000	1.000	0.997	0.998
S14	1.000	0.999	0.997	0.998	1.000	0.998	1.000	1.000	1.000	0.941	0.958	0.955	1.000	1.000	0.997	0.998
S15	0.998	0.997	1.000	0.996	0.997	0.999	0.997	0.997	0.997	0.948	0.964	0.962	0.997	0.997	1.000	0.998
对照特征图谱	0.998	0.998	0.998	0.997	0.998	0.998	0.998	0.998	0.997	0.960	0.975	0.973	0.998	0.998	0.998	1.000

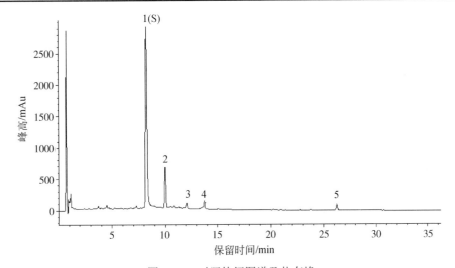

图 5-6-4　对照特征图谱及共有峰

峰 1：芍药苷（peoniflorin，$C_{23}H_{28}O_{11}$）；峰 5：苯甲酰芍药苷（benzoylpaeoniflorin，$C_{30}H_{32}O_{12}$）

表 5-6-7　各共有峰峰面积

编号	保留时间/min	S1	S2	S3	S4	S5	S6	S7	S8	S9	S10	S11	S12	S13	S14	S15
1	8.19	30857.2	28252.5	31044.4	27361.5	30788.3	23857.7	29936.6	31743.6	31101.3	24279.1	26744.3	27416.1	28834.7	29725.9	31829.3
2	9.97	6017.2	5730.7	6739.9	4569.5	5358.7	4580.3	5325.4	5461.3	5365.1	7031.1	7862.3	8059.7	5367.2	5363.3	6846.1
3	12.06	923.4	905.0	1409.1	1246.3	859.4	591.7	813.4	817.3	845.0	1177.7	864.1	874.9	765.7	753.7	1419.3
4	13.74	1010.6	1240.9	2109.4	1574.2	1585.2	1047.8	1514.1	1587.3	1475.6	1301.9	1604.1	1935.0	1350.4	1395.2	2020.9
5	26.21	810.2	741.7	868.1	454.7	842.6	546.7	822.7	861.1	851.0	780.1	1742.3	1802.0	785.7	797.6	883.8

表 5-6-8　相对保留时间与相对峰面积

峰编号	保留时间/min	相对保留时间	峰面积/mAu×s	相对峰面积
1	8.192	1.000	28918.2	1.000
2	9.970	1.217	5978.5	0.207
3	12.059	1.472	951.1	0.033

峰编号	保留时间/min	相对保留时间	峰面积/mAu×s	相对峰面积
4	13.740	1.677	1516.8	0.052
5	26.212	3.200	906.0	0.031

5.7 川 牛 膝

5.7.1 川牛膝标准汤剂质量标准

本品为苋科植物川牛膝 *Cyathula officinalis* Kuan 的干燥根，经炮制、加工制成的标准汤剂。

【制法】取川牛膝饮片 100g，加 7 倍量水浸泡 30min，回流 30min，趁热过滤，药渣再加 6 倍量水，回流 20min，趁热过滤，合并 2 次滤液，减压浓缩至 500mL，即得。

【性状】本品为浅黑色混悬液，静置后会产生沉淀。

【检查】pH 值　应为 6.6～7.3。

总固体　应为 0.31～0.67g。

其他　应符合口服混悬剂项下有关的各项规定。

【特征图谱】照高效液相色谱法测定

色谱条件与系统适用性试验　以十八烷基硅烷键合硅胶为填充剂（柱长为 150mm，内径为 2.1mm，粒径为 2.6μm）；以乙腈为流动相 A，以 0.1%甲酸水溶液为流动相 B，按表 5-7-1 中的规定进行梯度洗脱；流速为 0.4mL/min；柱温为 30℃；检测波长为 243nm。理论塔板数按杯苋甾酮峰计算应不低于 3000。

表 5-7-1　洗脱条件

时间/mim	流动相 A/%	流动相 B/%
0～5	5→15	95→85
5～10	15→20	85→80
10～15	20→30	80→70
15～20	30→70	70→30

参照物溶液的制备　取杯苋甾酮对照品适量，精密称定，加甲醇制成每 1mL 含杯苋甾酮 0.35mg 的溶液，即得。

供试品溶液的制备　本品摇匀，量取 1mL，超声 5min，12 000r/min 离心 5min，放冷，取上清液，0.22μm 滤膜过滤，取续滤液，即得。

测定法　分别精密吸取"参见物溶液"和供试品溶液各 5μL，注入液相色谱仪，测定，记录 20min 色谱图，即得。

供试品特征图谱中呈现 6 个特征峰（图 5-7-1），其中 1 个峰与对应的参照物峰保留时间相同；与杯苋甾酮参照物峰相对应的峰为 S 峰，计算特征峰峰 1、峰 2、峰 4～峰 6 的相对保留时间，其相对保留时间应在规定值的±5%之内。规定值为：0.46（峰 1）、0.96（峰 2）、1.00（峰 3）、1.28（峰 4）、1.72（峰 5）、1.74（峰 6）。

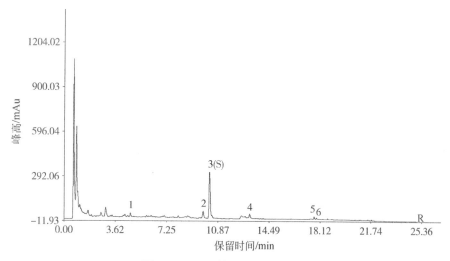

图 5-7-1 对照特征图谱及共有峰

峰 3：杯苋甾酮（cyasterone，$C_{29}H_{44}O_8$）

【含量测定】杯苋甾酮 照高效液相色谱法测定。

色谱条件与系统适用性试验 同【特征图谱】项下。

对照品溶液的制备 同【特征图谱】项下参照物溶液的制备。

供试品溶液的制备 同【特征图谱】项下。

测定法 同【特征图谱】项下。

本品每 1mL 含川牛膝以杯苋甾酮（$C_{29}H_{44}O_8$）计应不低于 0.04mg。

【转移率】杯苋甾酮转移率范围为 49.5%～97.0%。

【规格】0.2g/mL（以饮片计）。

【贮藏】冷冻保存，用时复融。

5.7.2 川牛膝标准汤剂质量标准起草说明

1.仪器与材料

安捷伦 1290Infinity Ⅱ 型超高效液相色谱仪（美国安捷伦公司，G7167B 型自动进样系统，G7166B 型柱温箱，G7117A 型 DAD 检测器），色谱柱：Thermo-C18（150mm×2.1mm，2.6μm），Sartorius-BS-210S-型电子分析天平（北京赛多利斯天平有限公司）；KQ-100E 型超声波清洗器（昆山市超声仪器有限公司）；LD510-2 型电子天平（沈阳龙腾电子有限公司）；H1650-W 型台式高速离心机（湖南湘仪实验室仪器开发有限公司）。

杯苋甾酮（含量≥98%，批号 130789），购自成都普菲德生物技术有限公司，甲醇、乙腈为色谱纯（美国，Fisher 公司），水为高纯水，其他试剂为分析纯。

2.样品采集

样品共 15 份（编号 CNX-01～CNX-15），采自主产区及道地产区四川金沙江、湖北等地及安国药材市场、成都荷花池药材市场，包括符合《中国药典》要求的不同商品规格等级。

3.物种鉴别

经鉴定，研究样品均为苋科植物川牛膝 Cyathula officinalis Kuan。

4.定量测定

1）色谱条件

饮片色谱条件 以十八烷基硅烷键合硅胶为填充剂（柱长为 150mm，内径为 2.1mm，粒径为 2.6μm）；以甲醇为流动相 A，以水为流动相 B，梯度洗脱条件：0～5min，10% A；5～15min，10%～37% A；15～30min，37% A；30～31min，37%～100% A。检测波长为 243nm。理论塔板数按杯苋甾酮峰计算应不低于 3000。

标准汤剂色谱条件 以十八烷基硅烷键合硅胶为填充剂（柱长为 150mm，内径为 2.1mm，粒径为 2.6μm）；以乙腈为流动相 A，以 0.1%甲酸水溶液为流动相 B，梯度洗脱条件：0～5min，5%～15% A；5～10min，15%～20% A；10～15min，20%～30% A；15～20min，30%～70% A。柱温为 30℃；流速为 0.4mL/min；检测波长为 243nm。理论塔板数按杯苋甾酮峰计算应不低于 3000（图 5-7-2）。

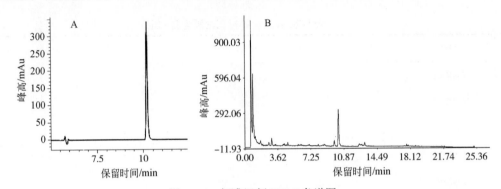

图 5-7-2　标准汤剂 UPLC 色谱图

A：杯苋甾酮（cyasterone，$C_{29}H_{44}O_8$）；B：标准汤剂

2）对照品溶液制备

取经五氧化二磷减压干燥器中干燥 36 小时的杯苋甾酮对照品适量，精密称定，加甲醇制成每 1mL 含 0.35mg 的溶液，即得。

3）供试品溶液制备

（1）饮片供试品溶液制备

取本品粉末（过三号筛）约 1g，精密称定，置具塞锥形瓶中，精密加入甲醇 20mL，密塞，称定重量，加热回流 1 小时，放冷，再称定重量，用甲醇补足减失的重量，摇匀，滤过，取续滤液，即得。

（2）标准汤剂供试品溶液制备

取川牛膝饮片 100g，加 7 倍量水浸泡 30min，回流 30min，趁热过滤，药渣再加 6 倍水，回流 20min，趁热过滤，合并两次滤液，减压浓缩至 500mL，即得川牛膝标准汤剂。

精密吸取 CNX-01～CNX-15 标准汤剂 1mL，超声 5min，12 000r/min 离心 5min，0.22μm 滤膜过滤，取续滤液，即得标准汤剂供试品溶液。

4）方法学验证

以杯苋甾酮峰面积积分值为纵坐标（Y），对照品进样量（μg）为横坐标（X），绘制标准曲线，$Y=2623040.3565X-5.1454$，$R^2=0.9996$，表明线性关系良好。精密度考察合格，RSD%为 2.7%。川牛膝标准汤剂供试品制备后 24 小时内稳定性良好，RSD%为 2.5%。重复性良好，平行 6 份供试品溶液的 RSD%为 1.6%，平均加样回收率为 98.7%，RSD%为 1.1%。

5）测定法

（1）含量测定

分别精密吸取对照品溶液、饮片供试品溶液和标准汤剂供试品溶液各 5μL，注入高效液相色谱仪，按照 4 下的色谱条件测定含量。

（2）pH 值测定

取标准汤剂，用 pH 计测定 pH 值。

（3）总固体测定

参照编写说明【总固体】项下测定方法操作。

（4）杯苋甾酮转移率测定

参照编写说明【转移率】项下公式计算。

6）结果

（1）饮片中杯苋甾酮含量

杯苋甾酮含量测定结果见表 5-7-2，所收集样品均满足药典中杯苋甾酮（不少于 0.03%）的限量要求。

表 5-7-2　饮片中杯苋甾酮含量测定

编号	杯苋甾酮含量/%	RSD/%
CNX-01	0.12	1.6
CNX-02	0.10	1.4
CNX-03	0.10	0.9
CNX-04	0.10	1.1
CNX-05	0.11	1.3
CNX-06	0.05	1.6
CNX-07	0.11	1.4
CNX-08	0.11	1.5
CNX-09	0.10	1.1
CNX-10	0.10	1.4
CNX-11	0.10	1.9
CNX-12	0.10	2.1
CNX-13	0.10	1.3
CNX-14	0.10	1.2
CNX-15	0.10	1.5

（2）标准汤剂中杯苋甾酮含量（表 5-7-3）

表 5-7-3　标准汤剂中杯苋甾酮含量测定

编号	标准汤剂中杯苋甾酮含量/（mg/mL）	RSD/%
CNX-01	0.188	1.1
CNX-02	0.132	0.9
CNX-03	0.144	1.3
CNX-04	0.130	1.2

续表

编号	标准汤剂中杯苋甾酮含量/（mg/mL）	RSD/%
CNX-05	0.192	0.9
CNX-06	0.066	0.8
CNX-07	0.172	1.1
CNX-08	0.210	1.3
CNX-09	0.190	1.1
CNX-10	0.126	1.2
CNX-11	0.124	1.5
CNX-12	0.132	0.9
CNX-13	0.132	1.1
CNX-14	0.132	1.4
CNX-15	0.156	1.1

（3）pH 值及总固体（表 5-7-4）

表 5-7-4　pH 值及总固体

编号	pH 值	总固体/g	RSD/%
CNX-01	6.9	0.57	2.1
CNX-02	7.3	0.43	1.9
CNX-03	7.3	0.40	2.2
CNX-04	7.2	0.36	1.7
CNX-05	6.9	0.38	1.7
CNX-06	6.7	0.47	1.8
CNX-07	6.9	0.63	1.3
CNX-08	7.3	0.56	1.5
CNX-09	7.2	0.51	1.1
CNX-10	6.8	0.35	1.1
CNX-11	6.9	0.54	1.1
CNX-12	6.9	0.47	1.5
CNX-13	7.3	0.62	1.2
CNX-14	6.6	0.51	1.5
CNX-15	6.7	0.55	1.7

（4）杯苋甾酮转移率（表 5-7-5）

表 5-7-5 杯苋甾酮转移率计算结果（$\overline{X} \pm S$）

编号	标准汤剂中杯苋甾酮含量/mg	饮片中杯苋甾酮含量/mg	转移率/%	$(\overline{X} \pm S)$/%
CNX-01	94	125	75.4	
CNX-02	66	98	67.3	
CNX-03	72	103	67.0	
CNX-04	65	98	66.1	
CNX-05	96	109	87.8	
CNX-06	33	52	63.7	
CNX-07	86	109	79.0	
CNX-08	105	105	99.7	73.3±11.9
CNX-09	95	103	92.6	
CNX-10	63	103	61.3	
CNX-11	62	100	62.0	
CNX-12	66	100	65.8	
CNX-13	66	100	66.0	
CNX-14	66	101	65.1	
CNX-15	78	101	77.3	

5.标准汤剂特征图谱研究

1）色谱条件

同 4 下的色谱条件。

2）参照物溶液制备

同 4 下的对照品溶液制备。

3）标准汤剂供试品溶液制备

同 4 下的标准汤剂供试品溶液制备。

4）方法学验证

方法学考察合格（具体内容略）。

5）特征图谱的建立及共有峰的标定

按照 4 下的色谱条件，分别精密吸取 15 批川牛膝标准汤剂供试品溶液各 5μL，注入高效液相色谱仪，记录色谱峰信息，特征图谱见图 5-7-3，相似度结果见表 5-7-6，生成的对照特征图谱见图 5-7-4，共有峰 6 个。各共有峰峰面积见表 5-7-7，以峰 3 为参照峰，计算其他峰的相对保留时间和相对峰面积（表 5-7-8）。

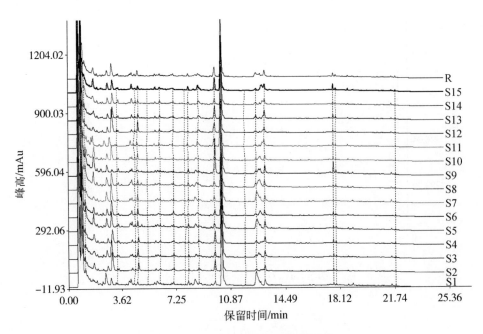

图 5-7-3　川牛膝标准汤剂特征图谱

表 5-7-6　相似度计算结果

编号	S1	S2	S3	S4	S5	S6	S7	S8	S9	S10	S11	S12	S13	S14	S15	对照特征图谱
S1	1.000	0.933	0.983	0.941	0.988	0.951	0.988	0.928	0.964	0.984	0.969	0.944	0.967	0.976	0.983	0.977
S2	0.933	1.000	0.968	0.998	0.970	0.995	0.963	0.986	0.974	0.960	0.971	0.996	0.985	0.980	0.965	0.986
S3	0.983	0.968	1.000	0.970	0.995	0.977	0.994	0.956	0.983	0.997	0.977	0.978	0.987	0.989	0.993	0.993
S4	0.941	0.998	0.970	1.000	0.975	0.997	0.965	0.990	0.980	0.964	0.978	0.993	0.989	0.985	0.971	0.990
S5	0.988	0.970	0.995	0.975	1.000	0.981	0.996	0.966	0.985	0.993	0.984	0.975	0.989	0.992	0.993	0.996
S6	0.951	0.995	0.977	0.997	0.981	1.000	0.972	0.991	0.979	0.972	0.982	0.991	0.989	0.990	0.975	0.993
S7	0.988	0.963	0.994	0.965	0.996	0.972	1.000	0.950	0.978	0.991	0.971	0.973	0.982	0.983	0.987	0.989
S8	0.928	0.986	0.956	0.990	0.966	0.991	0.950	1.000	0.967	0.948	0.978	0.977	0.973	0.979	0.956	0.981
S9	0.964	0.974	0.983	0.980	0.985	0.979	0.978	0.967	1.000	0.984	0.978	0.974	0.991	0.985	0.986	0.991
S10	0.984	0.960	0.997	0.964	0.993	0.972	0.991	0.948	0.984	1.000	0.975	0.970	0.985	0.987	0.994	0.990
S11	0.969	0.971	0.977	0.978	0.984	0.982	0.971	0.978	0.978	0.975	1.000	0.970	0.982	0.993	0.985	0.990
S12	0.944	0.996	0.978	0.993	0.975	0.991	0.973	0.977	0.974	0.970	0.970	1.000	0.984	0.982	0.972	0.988
S13	0.967	0.985	0.987	0.989	0.989	0.989	0.982	0.973	0.991	0.985	0.982	0.984	1.000	0.989	0.987	0.995
S14	0.976	0.980	0.989	0.985	0.992	0.990	0.983	0.979	0.985	0.987	0.993	0.982	0.989	1.000	0.994	0.997
S15	0.983	0.965	0.993	0.971	0.993	0.975	0.987	0.956	0.986	0.994	0.985	0.972	0.987	0.994	1.000	0.993
对照特征图谱	0.977	0.986	0.993	0.990	0.996	0.993	0.989	0.981	0.991	0.990	0.990	0.988	0.995	0.997	0.993	1.000

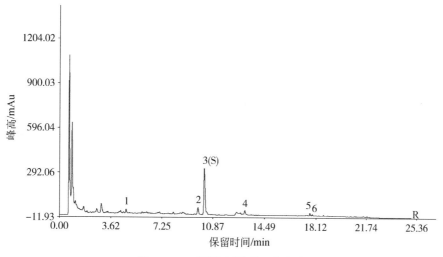

图 5-7-4　对照特征图谱及共有峰

峰 3：杯苋甾酮（cyasterone，$C_{29}H_{44}O_8$）

表 5-7-7　各共有峰峰面积

编号	保留时间/min	S1	S2	S3	S4	S5	S6	S7	S8	S9	S10	S11	S12	S13	S14	S15
1	4.70	61.5	193.8	166.4	125.9	114.2	150.5	140.2	100.8	66.7	123.9	91.4	249.0	95.3	72.6	81.6
2	9.82	127.2	372.5	183.9	388.4	191.1	182.9	172.0	172.6	1003.0	249.9	250.1	362.7	404.0	231.5	377.1
3	10.26	2459.5	1723.3	1881.8	1700.9	2516.0	1902.5	2256.7	2505.0	2488.1	1653.1	1561.6	1724.2	1723.4	2042.7	1735.5
4	13.13	155.8	123.8	161.9	157.9	213.1	147.8	164.9	160.3	217.4	124.4	236.1	126.2	310.8	124.2	152.2
5	17.69	45.6	58.7	64.7	73.7	58.4	58.7	36.6	34.6	214.0	56.1	60.3	48.5	81.8	41.9	111.6
6	17.86	27.3	27.0	46.8	44.4	69.2	34.3	21.2	45.6	79.7	33.7	37.4	23.1	43.4	27.1	48.8

表 5-7-8　相对保留时间与相对峰面积

峰编号	保留时间/min	相对保留时间	峰面积/mAu×s	相对峰面积
1	4.699	0.458	122.3	0.061
2	9.822	0.957	311.3	0.156
3	10.259	1.000	1991.6	1.000
4	13.129	1.280	171.8	0.086
5	17.687	1.724	69.7	0.035
6	17.856	1.741	40.6	0.020

5.8　丹　　参

5.8.1　丹参标准汤剂质量标准

本品为唇形科植物丹参 *Salvia miltiorrhiza* Bge. 的干燥根和根茎，经炮制、加工制成的标准汤剂。

【制法】取丹参饮片 100g，加 8 倍量水浸泡 30min，回流 30min，趁热过滤，药渣再加 6 倍量水，回流 20min，趁热过滤，合并 2 次滤液，减压浓缩至 500mL，即得。

【性状】本品为黑褐色混悬液，静置后会产生沉淀。

【检查】pH 值 应为 4.5～5.5。

总固体 应为 0.7～1.1g。

其他 应符合口服混悬剂项下有关的各项规定。

【特征图谱】照高效液相色谱法测定。

色谱条件与系统适用性试验 以十八烷基硅烷键合硅胶为填充剂（柱长为 250mm，内径为 4.6mm，粒径为 5μm）；以乙腈为流动相 A，以 0.1%甲酸水为流动相 B，按表 5-8-1 中的规定进行梯度洗脱；流速为 1mL/min；柱温为 30℃；检测波长为 286nm。理论塔板数按丹酚酸 B 峰计算应不低于 6000。

表 5-8-1 洗脱条件

时间/min	流动相 A/%	流动相 B/%
0～15	10→20	90→80
15～35	20→25	80→75
35～40	25→50	75→50
40～50	50→55	50→45
50～60	55→62.5	45→37.5
60～70	62.5→90	37.5→10

参照物溶液的制备 取丹酚酸 B 对照品适量，精密称定，置棕色量瓶中，加甲醇-水（8：2）制成每 1mL 含丹酚酸 B 为 0.1mg 的溶液，即得。

供试品溶液的制备 取本品摇匀，用水稀释 10 倍，12 000r/min 离心 5min，取上清液，即得。

测定法 分别精密吸取参照物溶液和供试品溶液各 10μL，注入液相色谱仪，测定，记录 70min 的色谱图，即得。

供试品特征图谱中应呈现 8 个特征峰（图 5-8-1），其中 1 个峰应分别与对应的参照物峰保留时间相同，该峰为 S 峰，计算特征峰峰 1～峰 6、峰 8 的相对保留时间，其相对保留时间应在规定值的±5%之内。规定值为：0.13（峰 1）、0.25（峰 2）、0.68（峰 3）、0.79（峰 4）、0.81（峰 5）、0.86（峰 6）、1.16（峰 8）。

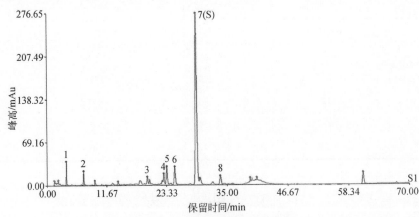

图 5-8-1 对照特征图谱及共有峰

峰 1：丹参素（danshensu，$C_9H_{10}O_5$）；峰 2：原儿茶醛（protocatechualdehyde，$C_7H_6O_3$）；峰 3：丹酚酸 E（salvianolic acid E，$C_{36}H_{30}O_{16}$）；峰 5：迷迭香酸（rosmarinic acid，$C_{18}H_{16}O_8$）；峰 6：紫草酸（lithospermic acid，$C_{27}H_{22}O_{12}$）；峰 7：丹酚酸 B（salvianolic acid B，$C_{36}H_{30}O_{16}$）

【含量测定】照高效液相色谱法测定。

色谱条件与系统适用性试验 同【特征图谱】项下。

对照品溶液的制备 同【特征图谱】项下。

供试品溶液的制备 同【特征图谱】项下。

测定法 分别精密吸取对照品溶液和供试品溶液各 10μL，注入液相色谱仪，测定，即得。

本品每 1mL 含丹参以丹酚酸 B（salvianolic acid B，$C_{36}H_{30}O_{16}$）计应不低于 2.60mg。本品不含丹参酮ⅡA，或者含量极低，未能检测到。

【转移率】丹酚酸 B 转移率范围为 35.5%～57.5%。

【规格】0.2g/mL（以饮片计）。

【贮藏】冷冻保存，用时复融。

5.8.2 丹参标准汤剂质量标准起草说明

1.仪器与材料

Agilent 1200 型 HPLC-DAD 联用色谱仪（美国安捷伦公司）。

丹酚酸 B（批号 16040702），购于北京世纪奥科生物技术有限公司，纯度为 99.02%。乙腈为色谱纯（美国，Fisher 公司），水为高纯水，其他试剂为分析纯。

2.样本采集

样品共 12 份（编号 DS-01～DS-12），采自主产区或道地产区四川、安徽、山东等地以及亳州等药材市场，包括符合《中国药典》要求的不同商品规格等级。

3.物种鉴定

经鉴定，研究样品均为唇形科植物丹参 *Salvia miltiorrhiza* Bge.。

4.定量测定

1）色谱条件

饮片色谱条件 采用 Agilent 液相色谱仪进行，配有 PDA 检测器，采用 YCM-Triart C18 柱（250mm×4.6mm，5μm）进行分离；以甲醇-乙腈-甲酸-水（30∶10∶1∶59）为流动相；检测波长为 286nm。理论塔板数按丹酚酸 B 峰计算应不低于 2000。

标准汤剂色谱条件 含量测定采用 Agilent 液相色谱仪进行，配有 PDA 检测器，采用 YCM-Triart C18 柱（250mm×4.6mm，5μm）进行分离；流动相为乙腈（A）-0.1%甲酸水（B），梯度洗脱，洗脱程序为：0～15min，10%～20% A；15～35min，20%～25% A；35～40min，25%～50% A；40～50min，50%～55% A；50～60min，55%～62.5% A；60～70min，62.5%～90% A。流速为 1.0mL/min；检测波长为 286nm；柱温为 30℃；进样量为 10μL，色谱图见图 5-8-2。

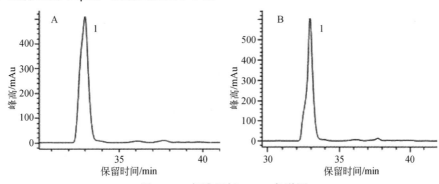

图 5-8-2 标准汤剂 HPLC 色谱图

A：对照品；B：标准汤剂；1：丹酚酸 B

2）对照品溶液的制备

取丹酚酸 B 对照品适量，精密称定，置棕色量瓶中，加甲醇-水（8∶2）制成丹酚酸 B 浓度为 0.1mg/mL，摇匀，作为对照品溶液。

3）供试品的制备

（1）饮片供试品溶液制备

取本品粉末（过三号筛）约 0.15g，精密称定，置具塞锥形瓶中，精密加入甲醇-水（8∶2）混合溶液 50mL，密塞，称定重量，超声处理（功率 140W，频率 42kHz）30min，放冷，再称定重量，用甲醇-水（8∶2）混合溶液补足减失的重量，摇匀，滤过，精密量取续滤液 5mL，移至 10mL 量瓶中，加甲醇-水（8∶2）混合溶液稀释至刻度，摇匀，滤过，取续滤液，即得。

（2）标准汤剂供试品溶液制备

称取丹参饮片 100g，至于圆底烧瓶中，加 8 倍水，充分润湿，放置浸泡 30min，加热煮沸后回流提取 30min，趁热过滤，滤渣再加入 6 倍水回流提取 20min，滤过，合并两次滤液并水浴浓缩至 500mL，即得。

取所得的标准煎剂置于 2mL 离心管中，稀释 10 倍，12 000r/min 离心 5min，取上清液，即得。

4）方法学验证

以丹酚酸 B 的峰面积积分值为纵坐标（Y），以对照品浓度（mg/mL）为横坐标（X），绘制标准曲线，$Y=9057.4X-96.596$，$R^2=0.9991$，表明线性关系良好。精密度考察合格，RSD%为 1.4%。丹参标准汤剂供试品溶液制备后 24 小时内稳定性良好，RSD 为 2.2%。重复性良好，平行 6 份供试品溶液的 RSD 为 0.01%。平均加样回收率为 101.6%，RSD 为 2.7%。

5）测定法

（1）含量测定

分别精密吸取对照品溶液 10μL、供试品溶液 10μL，注入高效液相色谱仪，测定，即得。

（2）pH 值测定

取标准汤剂，用 pH 计测定 pH 值。

（3）总固体测定

参照编写说明【总固体】项下测定方法操作。

（4）转移率计算

参照编写说明【转移率】项下公式计算。

6）结果

（1）饮片中丹酚酸 B 含量

含量测定结果见表 5-8-2，所收集样品均满足《中国药典》中丹酚酸 B（不少于 3.0%）的限量要求。

表 5-8-2　饮片中丹酚酸 B 含量测定

编号	丹酚酸 B 含量/%	RSD/%
DS-01	7.8	0.8
DS-02	5.1	0.6
DS-03	7.2	2.4
DS-04	9.6	1.5
DS-05	11.4	0.9
DS-06	5.3	1.2

续表

编号	丹酚酸 B 含量/%	RSD/%
DS-07	5.9	1.3
DS-08	5.6	1
DS-09	6.7	1.2
DS-10	6.0	1.5
DS-11	5.4	0.4
DS-12	7.3	0.4

（2）标准汤剂中丹酚酸 B 含量（表 5-8-3）

表 5-8-3　标准汤剂中丹酚酸 B 含量测定

编号	丹酚酸 B 含量/（mg/mL）	RSD/%
DS-01	6.27	1.2
DS-02	5.20	0.8
DS-03	8.24	1.4
DS-04	8.11	1.3
DS-05	9.49	0.9
DS-06	5.20	1.2
DS-07	5.48	1.5
DS-08	3.95	1.9
DS-09	5.43	0.4
DS-10	4.80	1.5
DS-11	4.15	1.3
DS-12	5.42	0.4

（3）总固体及 pH 值（表 5-8-4）

表 5-8-4　标准汤剂 pH 值及总固体

编号	总固体/g	RSD/%	pH 值
DS-01	1.10	1.3	5.1
DS-02	1.00	1.1	4.8
DS-03	1.06	0.5	4.5
DS-04	0.86	0.7	5.2
DS-05	0.82	1.3	4.8
DS-06	0.86	0.4	5.5
DS-07	0.88	0.9	5.0

续表

编号	总固体/g	RSD/%	pH 值
DS-08	0.74	0.8	4.9
DS-09	0.82	1.2	5.4
DS-10	0.82	2.3	5.0
DS-11	0.86	0	4.7
DS-12	0.84	1.1	4.5

（4）丹酚酸 B 转移率

根据测定结果，按照转移率计算公式计算丹酚酸 B 转移率（表 5-8-5）。

表 5-8-5 丹酚酸 B 转移率计算结果（$\overline{X} \pm S$）

编号	饮片中丹酚酸 B 含量/mg	标准汤剂中丹酚酸 B 含量/mg	转移率/%	$(\overline{X} \pm S)$/%
DS-01	7790	3133	40.2	
DS-02	5100	2602	51	
DS-03	7170	4118	57.5	
DS-04	9600	4053	42.2	
DS-05	11440	4743	41.5	
DS-06	5310	2601	49	43.3±6.4
DS-07	5890	2738	46.5	
DS-08	5570	1977	35.5	
DS-09	6690	2713	40.5	
DS-10	5990	2402	40.1	
DS-11	5360	2076	38.8	
DS-12	7270	2712	37.3	

5.标准汤剂特征图谱研究

1）色谱条件

同 4 下的色谱条件。

2）标准汤剂供试品溶液制备

同 4 下的标准汤剂供试品溶液制备。

3）方法学考察

方法学考察合格（具体内容略）。

4）特征图谱的建立及共有峰的标定

按照 5 下的色谱条件，分别精密吸取 12 批丹参标准汤剂供试品溶液 10μL，注入高效液相色谱仪，记录色谱峰信息（图 5-8-3），相似度结果见表 5-8-6，生成的对照特征图谱见图 5-8-4，其中共有峰 8 个，指认 6 个。各共有峰峰面积见表 5-8-7，以峰 7 为参照峰，计算其他峰的相对保留时间和相对峰面积（表 5-8-8）。

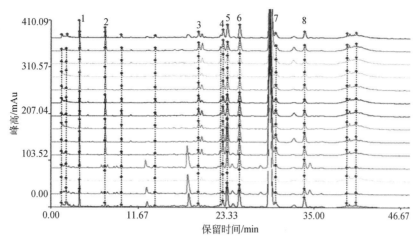

图 5-8-3　丹参标准汤剂特征图谱

表 5-8-6　相似度计算结果

编号	DS-01	DS-02	DS-03	DS-04	DS-05	DS-06	DS-07	DS-08	DS-09	DS-10	DS-11	DS-12	对照特征图谱
DS-01	1	0.988	0.996	0.99	0.996	0.996	0.995	0.994	0.993	0.994	0.993	0.984	0.997
DS-02	0.988	1	0.985	0.982	0.985	0.986	0.984	0.983	0.982	0.984	0.983	0.972	0.988
DS-03	0.996	0.985	1	0.988	0.996	0.997	0.999	0.999	0.998	0.997	0.997	0.991	0.999
DS-04	0.99	0.982	0.988	1	0.989	0.99	0.987	0.986	0.985	0.988	0.987	0.977	0.992
DS-05	0.996	0.985	0.996	0.989	1	0.999	0.997	0.997	0.994	0.998	0.996	0.99	0.998
DS-06	0.996	0.986	0.997	0.99	0.999	1	0.996	0.997	0.994	0.998	0.997	0.992	0.999
DS-07	0.995	0.984	0.999	0.987	0.997	0.996	1	0.999	0.999	0.997	0.998	0.991	0.998
DS-08	0.994	0.983	0.999	0.986	0.997	0.997	0.999	1	0.998	0.997	0.997	0.993	0.998
DS-09	0.993	0.982	0.998	0.985	0.994	0.994	0.999	0.998	1	0.994	0.995	0.988	0.996
DS-10	0.994	0.984	0.997	0.988	0.998	0.998	0.997	0.997	0.994	1	0.999	0.994	0.999
DS-11	0.993	0.983	0.997	0.987	0.996	0.997	0.998	0.997	0.995	0.999	1	0.994	0.998
DS-12	0.984	0.972	0.991	0.977	0.99	0.992	0.991	0.993	0.988	0.994	0.994	1	0.993
对照特征图谱	0.983	0.972	0.99	0.977	0.988	0.99	0.99	0.99	0.985	0.992	0.993	0.998	0.991

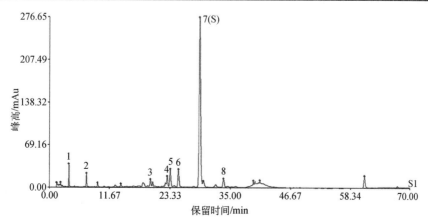

图 5-8-4　丹参对照特征图谱及共有峰

峰 1：丹参素（danshensu，$C_9H_{10}O_5$）；峰 2：原儿茶醛（protocatechualdehyde，$C_7H_6O_3$）；峰 3：丹酚酸 E（salvianolic acid E，$C_{36}H_{30}O_{16}$）；峰 5：迷迭香酸（rosmarinic acid，$C_{18}H_{16}O_8$）；峰 6：紫草酸（lithospermic acid，$C_{27}H_{22}O_{12}$）；峰 7：丹酚酸 B（salvianolic acid B，$C_{36}H_{30}O_{16}$）

表 5-8-7　各共有峰峰面积

编号	保留时间/min	DS-01	DS-02	DS-03	DS-04	DS-05	DS-06	DS-07	DS-08	DS-09	DS-10	DS-11	DS-12
1	3.778	248.7	218.3	204.0	210.2	301.1	292.6	237.8	220.9	143.5	223.1	232.9	224.9
2	7.194	67.3	24.2	188.8	27.8	263.0	262.6	182.9	250.7	145.6	233.8	180.3	326.5
3	19.630	82.0	38.8	213.7	56.2	135.0	140.5	219.3	202.0	197.6	199.5	229.3	226.4
4	22.854	193.8	71.7	198.7	133.9	414.9	393.9	236.2	302.0	182.3	280.0	221.1	328.9
5	23.422	630.3	374.1	255.3	531.4	898.3	818.5	324.6	391.6	264.2	400.4	291.4	286.7
6	25.004	585.2	310.3	413.3	528.9	566.3	602.8	492.3	503.4	377.5	429.5	469.4	371.7
7	29.050	7678.4	5413.3	4629.1	7246.8	7112.4	8349.1	4556.3	4738.1	3345.4	4803.5	4210.2	3657.7
8	33.690	405.2	242.5	238.8	369.3	356.8	415.1	233.3	243.1	168.2	233.2	212.4	181.6

表 5-8-8　相对保留时间与相对峰面积

编号	保留时间/min	相对保留时间	峰面积/mAu×s	相对峰面积
1	3.778	0.130	232.7	0.045
2	7.194	0.248	195.0	0.040
3	19.630	0.676	168.5	0.036
4	22.854	0.787	255.9	0.050
5	23.422	0.806	445.1	0.080
6	25.004	0.861	471.4	0.090
7	29.050	1.000	5443.7	1.000
8	33.690	1.160	273.4	0.050

5.9　当　　归

5.9.1　当归标准汤剂质量标准

本品为伞形科植物当归 Angelica sinensis（Oliv.）Diels.的干燥根，经炮制、加工制成的标准汤剂。

【制法】取当归饮片 100g，加 8 倍量水浸泡 30min，回流 30min，趁热过滤，药渣再加 6 倍量水，回流 20min，趁热过滤，合并两次滤液，减压浓缩至 500mL，即得。

【性状】本品为褐色混悬液，静置后会产生沉淀。

【检查】pH 值　应为 5.5～6.5。

总固体　应为 0.86～1.18g。

其他　应符合口服混悬剂项下有关的各项规定。

【特征图谱】照高效液相色谱法测定。

色谱条件与系统适用性试验　以十八烷基硅烷键合硅胶 Acquity UPLC HSST3 C18 柱（100mm× 2.1mm，1.8μm，Waters 公司）为填充剂；0.1%甲酸（B）-乙腈（A），按表 5-9-1 中的规定进行梯度洗脱。柱温为 30℃；流速为 1mL/min；检测波长为 280nm。

表 5-9-1　洗脱条件

时间/min	流动相 A/%	流动相 B/%
0～20	2→10	98→90
20～25	10→18	90→82
25～32	18→20	82→80
32～45	20→30	80→70
45～50	30→49	70→51
50～58	49→100	51→0

对照品溶液的制备　取阿魏酸对照品适量，精密称定，加甲醇-水（7∶3）混合溶液制成每 1mL 含 0.12mg 的溶液，即得。

供试品溶液的制备　取本品摇匀，过微孔滤膜，取续滤液，即得。

测定法　分别精密吸取对照品溶液和供试品溶液各 10μL，注入液相色谱仪，测定，记录色谱图，即得。

供试品特征图谱中应呈现 8 个特征峰（图 5-9-1），其中 1 个峰与对应的参照物峰保留时间相同；与阿魏酸参照物峰相应的峰为 S 峰，计算特征峰峰 1～峰 4、峰 6～峰 8 的相对保留时间，其相对保留时间应在规定值的±5%之内。规定值为：0.16（峰 1）、0.46（峰 2）、0.72（峰 3）、0.91（峰 4）、1.22（峰 6）、1.29（峰 7）、1.83（峰 8）。

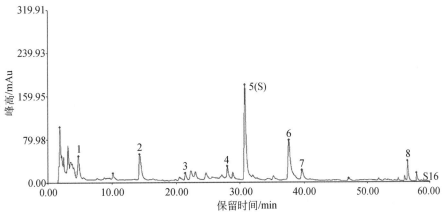

图 5-9-1　对照特征图谱及共有峰

峰 5：阿魏酸（ferulic acid，$C_{10}H_{10}O_4$）

【规格】0.2mg/mL（以饮片计）。

【贮藏】冷冻保存，用时复融。

5.9.2　当归标准汤剂质量标准起草说明

1.仪器与材料

Agilent 1200 型 HPLC-DAD 联用色谱仪（美国安捷伦公司）。

阿魏酸（批号 171237，中国食品药品检定研究院）购于北京世纪奥科生物技术有限公司，纯度为 99.9%。水为高纯水，乙腈为色谱纯（美国，Fisher 公司），其他试剂为分析纯。

2.样品采集

样品共 15 份（编号 DG-01～DG-15），采自道地产区甘肃岷县及安国等药材市场，包括符合《中药药典》要求的不同商品规格等级。

3.物种鉴别

经鉴定，研究样品均为伞形科植物当归 *Angelica sinensis*（Oliv.）Diels.。

4.定量测定

1）色谱条件

使用 Agilent 液相色谱仪进行，配有 PDA 检测器，采用 Acquity UPLC HSST3 C18 柱（100mm×2.1mm，1.8μm，Waters 公司）；柱温为 30℃；体积流量为 1mL/min；进样量为 10μL；流动相为 0.1%甲酸（A）-乙腈（B），相比例随时间变化：0～20min，98%～90% A；20～25min，90%～82% A；25～32min，82%～80% A；32～45min，80%～70% A；45～50min，70%～51% A；50～58min，51%～0% A；58～60min，0% A。检测波长为 280nm。

2）供试品溶液的制备

当归标准煎剂制备方法 称取当归饮片 100g，置于圆底烧瓶中，加 8 倍水，充分润湿，放置浸泡 30min，加热煮沸后回流提取 30min，趁热过滤，滤渣再加入 6 倍水回流提取 20min，滤过，合并滤液并水浴浓缩至 500mL 即得。

3）测定法

（1）pH 测定

取标准汤剂，用 pH 计测定 pH 值。

（2）总固体测定

参照编写说明【总固体】项下测定方法操作。

4）结果

总固体及 pH 值（表 5-9-2）。

表 5-9-2　标准汤剂 pH 值及总固体

编号	总固体/g	RSD/%	pH 值
DG-01	0.94	0.6	6.5
DG-02	0.96	0.8	6.3
DG-03	1.02	0.3	5.6
DG-04	1.00	1.3	5.8
DG-05	0.94	0.9	5.5
DG-06	0.86	1.2	6.0
DG-07	1.18	0.1	6.1
DG-08	1.14	0.6	6.2
DG-09	1.00	0.5	5.9
DG-10	1.08	1.2	5.6
DG-11	0.98	0.4	5.5

续表

编号	总固体/g	RSD/%	pH 值
DG-12	1.06	0.1	6.3
DG-13	1.06	0.2	6.0
DG-14	0.96	0.3	6.4
DG-15	1.02	0.2	5.5

5.标准汤剂特征图谱研究

1）色谱条件

同 4 下的色谱条件。

2）参照物溶液制备

对照品溶液的制备　取阿魏酸对照品适量，精密称定，置棕色量瓶中，加 70%甲醇制成每 1mL 含 12μg 的溶液，即得。

3）供试品溶液的制备

取所得的标准煎剂置于 2mL 离心管中，12 000r/min 离心 5min，取上清液，即得。

4）方法学验证

方法学考察合格（具体内容略）。

5）特征图谱的建立及共有峰的标定

分别精密吸取 15 批供试品溶液各 5μL，注入高效液相色谱仪，记录色谱峰信息（图 5-9-2），相似度结果见表 5-9-3，生成的对照特征图谱见图 5-9-3，其中共有峰 8 个，指认 1 个。各共有峰峰面积见表 5-9-4，以峰 5 为参照峰，计算其他峰的相对保留时间和相对峰面积（表 5-9-5）。

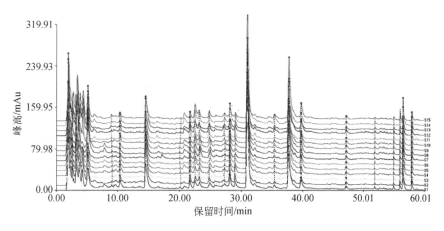

图 5-9-2　当归标准汤剂特征图谱

表 5-9-3　相似度结果

编号	S1	S2	S3	S4	S5	S6	S7	S8	S9	S10	S11	S12	S13	S14	S15	对照
S1	1	0.923	0.954	0.966	0.981	0.984	0.98	0.841	0.878	0.95	0.957	0.922	0.936	0.941	0.917	0.977
S2	0.923	1	0.965	0.957	0.92	0.932	0.937	0.863	0.883	0.919	0.933	0.913	0.954	0.937	0.885	0.963
S3	0.954	0.965	1	0.969	0.934	0.944	0.941	0.864	0.89	0.92	0.967	0.914	0.932	0.965	0.871	0.971
S4	0.966	0.957	0.969	1	0.958	0.967	0.964	0.876	0.902	0.937	0.962	0.935	0.92	0.958	0.883	0.98

续表

编号	S1	S2	S3	S4	S5	S6	S7	S8	S9	S10	S11	S12	S13	S14	S15	对照
S5	0.981	0.92	0.934	0.958	1	0.984	0.981	0.811	0.856	0.972	0.959	0.949	0.941	0.92	0.944	0.974
S6	0.984	0.932	0.944	0.967	0.984	1	0.978	0.809	0.852	0.95	0.953	0.92	0.939	0.931	0.906	0.97
S7	0.98	0.937	0.941	0.964	0.981	0.978	1	0.84	0.875	0.958	0.949	0.932	0.944	0.927	0.927	0.976
S8	0.841	0.863	0.864	0.876	0.811	0.809	0.84	1	0.991	0.832	0.852	0.866	0.815	0.895	0.833	0.907
S9	0.878	0.883	0.89	0.902	0.856	0.852	0.875	0.991	1	0.87	0.888	0.897	0.847	0.916	0.869	0.935
S10	0.95	0.919	0.92	0.937	0.972	0.95	0.958	0.832	0.87	1	0.946	0.967	0.939	0.914	0.955	0.97
S11	0.957	0.933	0.967	0.962	0.959	0.953	0.949	0.852	0.888	0.946	1	0.954	0.912	0.958	0.917	0.976
S12	0.922	0.913	0.914	0.935	0.949	0.92	0.932	0.866	0.897	0.967	0.954	1	0.904	0.922	0.958	0.967
S13	0.936	0.954	0.932	0.92	0.941	0.939	0.944	0.815	0.847	0.939	0.912	0.904	1	0.893	0.925	0.952
S14	0.941	0.937	0.965	0.958	0.92	0.931	0.927	0.895	0.916	0.914	0.958	0.922	0.893	1	0.882	0.97
S15	0.917	0.885	0.871	0.883	0.944	0.906	0.927	0.833	0.869	0.955	0.917	0.958	0.925	0.882	1	0.946
对照特征图谱	0.977	0.963	0.971	0.98	0.974	0.97	0.976	0.907	0.935	0.97	0.976	0.967	0.952	0.97	0.946	1

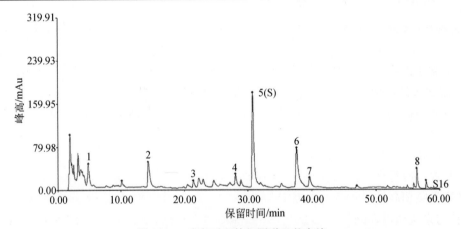

图 5-9-3　当归对照特征图谱及共有峰

峰 5：阿魏酸（ferulic acid，$C_{10}H_{10}O_4$）

表 5-9-4　共有峰峰面积

编号	保留时间/min	S1	S2	S3	S4	S5	S6	S7	S8	S9	S10	S11	S12	S13	S14	S15
1	4.772	883.6	753.6	656.7	734.1	587.1	571.0	653.1	1835.0	1801.4	709.5	273.6	742.4	939.4	954.2	989.1
4	14.292	1148.6	1838.0	1460.1	1180.5	1171.1	1126.4	1137.1	1041.2	1028.0	1088.8	850.0	1020.2	1643.8	1179.0	970.5
5	22.299	360.5	156.5	141.2	186.2	501.9	370.1	363.6	445.1	492.2	381.6	274.1	552.8	191.7	613.8	638.3
9	28.049	376.0	393.0	403.5	397.6	347.6	387.8	292.3	383.8	399.2	377.9	295.5	436.3	143.5	676.6	388.2
11	30.786	3780.8	3456.3	3436.1	3860.2	3562.2	3826.3	3048.6	3636.6	3962.9	3366.2	2991.2	3904.3	2994.5	5928.2	3191.3
13	37.651	1792.6	1302.5	1276.8	1497.5	2086.1	1546.7	1478.5	1940.4	2192.8	2173.3	1640.7	2984.1	1537.6	2182.3	3090.0
14	39.659	330.5	236.7	223.7	256.1	498.4	340.3	346.6	471.4	542.4	423.7	298.0	555.4	298.8	410.0	577.0
19	56.382	477.1	479.7	701.9	801.2	504.9	372.5	396.1	337.9	351.0	362.2	573.3	372.9	359.7	708.4	282.2

表 5-9-5　相对保留时间与相对峰面积

峰编号	保留时间/min	相对保留时间	峰面积/mAu×s	相对峰面积
1	4.772	0.155	872.2	0.238
2	14.292	0.464	1192.2	0.325
3	22.299	0.724	378.0	0.103
4	28.049	0.911	379.9	0.104
5	30.786	1.000	3663.0	1.000
6	37.651	1.223	1914.8	0.523
7	39.659	1.288	387.3	0.106
8	56.382	1.831	472.1	0.129

5.10　党　　参

5.10.1　党参标准汤剂质量标准

本品为桔梗科（Campanulaceae）植物党参 *Codonopsis pilosula* 的干燥根，经炮制、加工制成的标准汤剂。

【制法】取党参饮片 100g，加 8 倍量水浸泡 30min，回流 30min，趁热过滤，药渣再加 6 倍量水，回流 20min，趁热过滤，合并两次滤液，减压浓缩至 500mL，即得。

【性状】本品为黄褐色混悬液，静置后会产生沉淀。

【检查】pH 值　应为 4.0～5.0。

总固体　应为 0.68～1.27g。

其他　应符合口服混悬剂项下有关的各项规定。

【特征图谱】照超高效液相色谱法测定。

色谱条件与系统适用性试验　以十八烷基硅烷键合硅胶为填充剂（柱长为 100mm，内径为 2.1mm，粒径为 1.8μm），流速为 0.4mL/min，进样量为 1μL；流动相为 0.1%甲酸水溶液（B）-0.1%甲酸乙腈溶液（A）；柱温 30 为℃；检测波长为 250nm。按下表中的规定进行梯度洗脱（表 5-10-1）。

表 5-10-1　洗脱条件

时间/min	流动相 A/%	流动相 B/%
0～4	0	100
4～10	0→8	100→92
10～18	8→28	92→72
18～20	28→90	72→10
18～23	90	10
23～26	90→0	10→100

参照物溶液的制备　取在 60℃减压干燥 4 小时的党参炔苷对照品适量，精密称定，加甲醇制成每 1mL 含 1mg 的溶液，即得。

供试品溶液的制备　取本品摇匀，12 000r/min，离心 5min，过微孔滤膜，取续滤液，即得。

测定法　分别精密吸取参照物溶液和供试品溶液各 10μL，注入液相色谱仪，测定，即得。

供试品特征图谱中应呈现 11 个特征峰（图 5-10-1），其中峰 11 与对应的参照物峰保留时间相同；该峰为 S 峰，计算特征峰峰 1～峰 10 的相对保留时间，其相对保留时间应在规定值的±5%之内。规定值为：0.07（峰 1）、0.08（峰 2）、0.11（峰 3）、0.17（峰 4）、0.24（峰 5）、0.33（峰 6）、0.34（峰 7）、0.38（峰 8）、0.47（峰 9）、0.85（峰 10）。

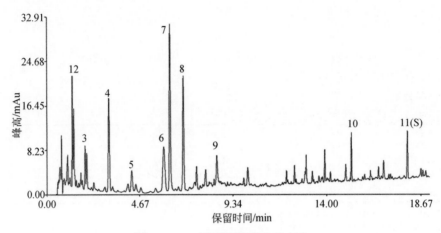

图 5-10-1　对照特征图谱及共有峰

峰 11：党参炔苷（lobetyolin，$C_{20}H_{28}O_8$）

【规格】0.2g/mL（以饮片计）。

【贮藏】冷冻保存，用时复融。

5.10.2　党参标准汤剂质量标准起草说明

1.仪器与材料

Waters Acquity H-class system UPLC 系统，Agilent 1260 高效液相色谱仪，HP 真空脱气泵，HP 四元泵，HP 自动进样，HP 柱温箱，HPLC-DAD 检测器。

党参炔苷（批号：A0178），购于北京世纪奥科生物技术有限公司，纯度大于 98%。水为高纯水，乙腈为色谱纯（美国，Fisher 公司），其他试剂为分析纯。

2.样品采集

样品共 14 份（编号 DS-01～DS-14），采自主产区或道地产区甘肃、山西等地及亳州等药材市场，包括符合《中国药典》要求的不同商品规格等级。

3.物种鉴别

经鉴定，研究样品均为桔梗科植物党参 *Codonopsis pilosula*。

4.定量测定

1）色谱条件

ACQUITY UPLC HSS T3 C18 色谱柱（100mm×2.1mm，1.8μm）；柱温为 30℃；流速为 0.4mL/min；进样量为 1μL；流动相 0.1%甲酸水溶液（A）-0.1%甲酸乙腈溶液（B）梯度洗脱（0～4min，0%B；4～

10min，0%～8%B；10～18min，8%～28%B；18～20min，28%～90%B；20～23min，90%B；23～26min，90%～0%B）；检测波长为 250nm。

2）供试品溶液的制备

党参标准汤剂制备方法　取党参饮片 100g，加 8 倍量水浸泡 30min，回流 30min，趁热过滤，药渣再加 6 倍水，回流 20min，趁热过滤，合并两次滤液，减压浓缩至 500mL，即得。

标准汤剂供试品溶液的制备　取所得的标准煎剂置于 2mL 离心管中，12 000r/min，离心 5min，取上清液，即得。

3）测定法

（1）pH 测定

取标准汤剂，用 pH 计测定 pH 值。

（2）总固体测定

参照编写说明【总固体】项下测定方法操作。

4）结果

总固体及 pH 值（表 5-10-2）。

表 5-10-2　标准汤剂 pH 值及总固体

编号	总固体/g	pH 值
DS-01	1.16	4.5
DS-02	1.2	5.0
DS-03	1.26	4.6
DS-04	0.82	4.0
DS-05	0.76	4.9
DS-06	0.82	4.3
DS-07	0.86	4.2
DS-08	0.78	4.7
DS-09	0.8	4.0
DS-10	0.76	5.0
DS-11	0.72	4.8
DS-12	1.0	4.6
DS-13	0.68	4.8
DS-14	0.86	4.9

5.标准汤剂特征图谱研究

1）色谱条件

同 4 下的色谱条件。

2）标准汤剂供试溶液制备

同 4 下的供试品溶液的制备。

3）方法学验证

方法学考察合格（具体内容略）。

4）特征图谱的建立及共有峰的标定

按照 5 下的色谱条件，分别精密吸取 14 批标准汤剂供试品溶液各 1μL，注入高效液相色谱仪，记录色谱峰信息（图 5-10-2），相似度结果见表 5-10-3，生成的对照特征图谱见图 5-10-3，其中共有峰 11 个，指认 1 个。各共有峰峰面积见表 5-10-4，以峰 11 为参照峰，计算其他峰的相对保留时间和相对峰面积（表 5-10-5）。

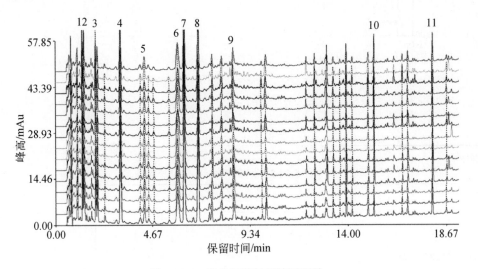

图 5-10-2 党参标准汤剂特征图谱

表 5-10-3 相似度计算结果

编号	DS-01	DS-02	DS-03	DS-04	DS-05	DS-06	DS-07	DS-08	DS-09	DS-10	DS-11	DS-12	DS-13	DS-14	对照特征图谱
DS-01	1	0.982	0.979	0.939	0.961	0.924	0.94	0.921	0.97	0.953	0.964	0.917	0.98	0.966	0.984
DS-02	0.982	1	0.988	0.952	0.97	0.948	0.97	0.956	0.98	0.953	0.977	0.927	0.944	0.951	0.99
DS-03	0.979	0.988	1	0.953	0.96	0.946	0.97	0.951	0.97	0.95	0.973	0.9	0.943	0.938	0.984
DS-04	0.939	0.952	0.953	1	0.969	0.964	0.97	0.965	0.95	0.948	0.947	0.872	0.878	0.919	0.97
DS-05	0.961	0.97	0.96	0.969	1	0.956	0.97	0.969	0.99	0.986	0.954	0.927	0.919	0.97	0.989
DS-06	0.924	0.948	0.946	0.964	0.956	1	0.97	0.964	0.94	0.935	0.932	0.881	0.863	0.904	0.962
DS-07	0.941	0.973	0.969	0.973	0.969	0.974	1	0.993	0.97	0.96	0.96	0.885	0.883	0.91	0.979
DS-08	0.921	0.956	0.951	0.965	0.969	0.964	0.99	1	0.96	0.966	0.945	0.872	0.853	0.901	0.968
DS-09	0.971	0.977	0.967	0.954	0.988	0.942	0.97	0.961	1	0.985	0.968	0.945	0.943	0.974	0.993
DS-10	0.953	0.953	0.95	0.948	0.986	0.935	0.96	0.966	0.99	1	0.952	0.912	0.915	0.956	0.98
DS-11	0.964	0.977	0.973	0.947	0.954	0.932	0.96	0.945	0.97	0.952	1	0.914	0.93	0.938	0.979
DS-12	0.917	0.927	0.9	0.872	0.927	0.881	0.89	0.872	0.95	0.912	0.914	1	0.899	0.944	0.938
DS-13	0.98	0.944	0.943	0.878	0.919	0.863	0.88	0.853	0.94	0.915	0.93	0.899	1	0.951	0.948
DS-14	0.966	0.951	0.938	0.919	0.97	0.904	0.91	0.901	0.97	0.956	0.938	0.944	0.951	1	0.97

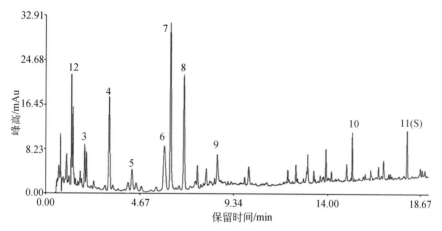

图 5-10-3　对照特征图谱及共有峰

峰 11：党参炔苷（lobetyolin，$C_{20}H_{28}O_8$）

表 5-10-4　共有峰峰面积

编号	保留时间/min	DS-1	DS-2	DS-3	DS-4	DS-5	DS-6	DS-7	DS-8	DS-9	DS-10	DS-11	DS-13	DS-14	DS-15
1	1.281	31.4	33.0	36.5	22.3	25.5	32.1	29.8	25.2	25.3	14.1	23.0	29.2	44.8	44.0
2	1.356	36.9	39.1	40.4	16.3	14.0	16.8	16.4	13.7	15.3	8.2	14.1	35.9	41.7	23.8
3	1.937	28.7	21.9	25.7	16.2	15.1	14.7	14.6	9.2	21.7	9.5	14.0	22.7	27.6	40.8
4	3.148	115.5	103.1	103.4	52.6	52.1	59.9	57.0	48.3	54.5	28.0	49.3	92.8	51.3	84.4
5	4.275	23.6	20.4	22.5	18.2	19.3	25.5	27.5	21.3	17.2	11.4	19.5	16.5	15.0	26.8
6	5.882	72.1	62.9	65.9	61.8	61.6	71.2	83.4	65.3	59.7	37.6	60.5	54.8	55.1	84.4
7	6.195	223.2	202.7	201.8	103.9	95.3	106.8	105.1	87.6	102.5	52.7	88.8	186.8	65.6	139.6
8	6.871	182.8	165.5	154.6	61.3	56.6	61.1	63.9	53.6	66.0	32.7	53.6	145.3	45.7	103.7
9	8.528	26.8	25.8	25.1	29.4	25.2	22.8	19.0	15.8	29.4	13.2	23.5	26.6	29.2	30.6
10	15.22	10.5	5.9	4.5	27.9	27.9	13.4	11.0	11.6	33.5	14.0	24.3	11.0	28.5	21.1
11	17.994	28.0	23.4	21.6	27.3	24.2	27.8	26.2	19.3	33.8	15.9	20.8	21.4	39.3	28.5

表 5-10-5　相对保留时间和相对峰面积

编号	保留时间/min	相对保留时间	峰面积/mAu×s	相对峰面积
1	1.281	0.071	29.7	1.165
2	1.356	0.075	23.8	0.933
3	1.937	0.108	20.2	0.792
4	3.148	0.175	68	2.667
5	4.275	0.238	20.4	0.800
6	5.882	0.327	64	2.510
7	6.195	0.344	125.9	4.937
8	6.871	0.382	89	3.490

续表

编号	保留时间/min	相对保留时间	峰面积/mAu×s	相对峰面积
9	8.528	0.474	24.5	0.961
10	15.22	0.846	17.5	0.686
11	17.994	1.000	25.5	1.000

5.11 防 风

5.11.1 防风标准汤剂质量标准

本品为伞形科植物防风 Saposhnikovia divaricata（Turcz.）Schischk.的干燥根，经炮制、加工制成的标准汤剂。

【制法】取防风饮片 100g，加 7 倍量水浸泡 30min，回流 60min，趁热过滤，药渣再加 6 倍量水，回流 40min，趁热过滤，合并两次滤液，减压浓缩至 500mL，即得。

【性状】本品为淡棕色的混悬液，静置后会产生沉淀。

【检查】pH 值　应为 5.2～5.9。

　　　　总固体　应为 0.28～1.09g。

　　　　其他　应符合口服混悬剂项下有关的各项规定。

【特征图谱】照高效液相色谱法测定。

色谱条件与系统适应性试验　以十八烷基硅烷键合硅胶为填充剂（柱长为 250mm，内径为 4.6mm，粒径为 5μm）；流动相为甲醇（A）-水（B），按表 5-11-1 中的规定进行梯度洗脱；流速为 0.8mL/min；柱温为 30℃；检测波长为 254nm；进样量为 5μL。

表 5-11-1　洗脱条件

时间/min	流动相 A/%	流动相 B/%
0～10	1	99
10～34	1→38	99→62
34～38	38	62
38～60	38→70	62→30
60～67	70→90	30→10
67～69	90→100	10→0

参照物溶液的制备　取升麻素苷对照品及 5-O-甲基维斯阿米醇苷对照品适量，精密称定，分别加甲醇制成每 1mL 各含 60μg 的溶液，即得。

供试品溶液的制备　取标准汤剂摇匀，精密量取 1mL，置 25mL 量瓶中，加甲醇至刻度，超声 30min，冷却，甲醇定容，摇匀，滤过，取续滤液，即得。

测定法　分别精密吸取参照物溶液和供试品溶液各 10μL，注入液相色谱仪，测定，记录 70min 色谱图，即得。

供试品特征图谱中应呈现 7 个特征峰（图 5-11-1），其中 2 个峰应分别与对应的参照物峰保留时间相同；与升麻素苷参照物峰相应的峰为 S 峰，计算特征峰峰 1～峰 3、峰 5～峰 7 的相对保留时间，其相对保留时间应在规定值的±5%之内。规定值为：0.29（峰 1）、0.37（峰 2）、0.65（峰 3）、1.00（峰 4）、1.14（峰 5）、1.24（峰 6）、1.42（峰 7）；相对峰面积规定值为：1.00（峰 4）、0.36（峰 5）、0.71（峰 6）、0.24（峰 7）。

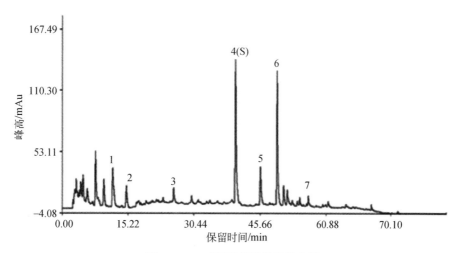

图 5-11-1　对照特征图谱及共有峰

峰 4：升麻素苷（$C_{22}H_{28}O_{11}$）；峰 5：升麻素（$C_{16}H_{18}O_6$）；峰 6：5-O-甲基维斯阿米醇苷（$C_{22}H_{29}O_{10}$）

【含量测定】升麻素苷，5-O-甲基维斯阿米醇苷　照高效液相色谱法测定。

色谱条件与系统适用性试验　同【特征图谱】项下。

对照品溶液的制备　取升麻素苷对照品及 5-O-甲基维斯阿米醇苷对照品适量，精密称定，分别加甲醇制成每 1mL 各含 60μg 的溶液，即得。

供试品溶液的制备　同【特征图谱】项下。

测定法　同【特征图谱】项下。

本品每 1mL 含防风以升麻素苷（$C_{22}H_{28}O_{11}$）和 5-O-甲基维斯阿米醇苷（$C_{22}H_{28}O_{10}$）总量计应不低于 0.31mg。

【转移率】升麻素苷和 5-O-甲基维斯阿米醇苷总量的转移率范围应为 26.6%～104.5%。

【规格】0.2g/mL（以饮片计）。

【贮藏】冷冻保存，用时复融。

5.11.2　防风标准汤剂质量标准起草说明

1.仪器与材料

Agilent 1260 高效液相色谱仪，HP 真空脱气泵，HP 四元泵，HP 自动进样，HP 柱温箱，HPLC-VWD 检测器；AND GX--600 型电子分析天平（d=0.001g）；Agilent ZORBAX Extend-C18 色谱柱（250mm×4.6mm，5μm）。

升麻素苷（纯度：HPLC≥98%，批号：SH0789）和 5-O-甲基维斯阿米醇苷（纯度：HPLC≥98%，批号：SH0789），购于北京赛百草科技有限公司。甲醇为色谱纯（美国，Fisher 公司），水为高纯水，其他试剂为分析纯。

2.样品采集

样品共 12 份（编号 FF-01～FF-12），采自主产区及道地产区河北保定、内蒙古、黑龙江等地，以及安国药材市场，包括符合《中国药典》要求的不同商品规格等级。

3.物种鉴别

经鉴定，研究样本均为伞形科植物防风 *Saposhnikovia divaricata*（Turcz.）Schischk.。

4.方法

1）色谱条件

饮片色谱条件　色谱柱：Agilent ZORBAX Extend-C18 柱（250mm×4.6mm，5μm）；流动相：甲醇-水（40∶60）；检测波长为254nm；理论塔板数按升麻素苷峰计算应不低于3000。标准原剂，升麻素苷和5-*O*甲基维斯阿米醇苷 HPLC 色谱图如图 5-11-2。

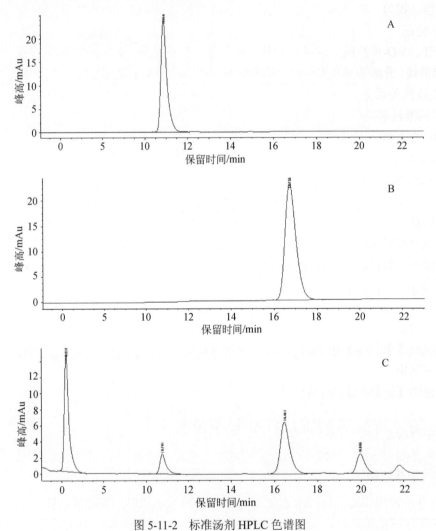

图 5-11-2　标准汤剂 HPLC 色谱图

A：升麻素苷（C$_{22}$H$_{28}$O$_{11}$）；B：5-*O*-甲基维斯阿米醇苷（C$_{22}$H$_{28}$O$_{10}$）；C：标准汤剂

标准汤剂色谱条件　色谱柱：Agilent ZORBAX Extend-C18（250mm×4.6mm，5μm）；流动相：甲醇（A）-水（B）为流动相；梯度洗脱条件：0～10min，1%～1% A；10～34min，1%～38% A；34～38min，38%～38%A；38～60min，38%～70%A；60～67min，70%～90% A；67～69min，90%～100%A。柱温为30℃；流速为0.8mL/min；检测波长为254nm；进样量为5μL。

2）对照品溶液的制备

取经五氧化二磷干燥器中干燥36小时后的升麻素苷对照品及5-*O*-甲基维斯阿米醇苷对照品适量，

精密称定，分别加甲醇制成每 1mL 各含 60μg 的溶液，即得。

3）供试品溶液的制备

（1）饮片供试品溶液制备

取本品饮片粉末约 0.25g，精密称定，置具塞锥形瓶中，精密加入甲醇 10mL，称定重量，超声处理 30min，放冷，再称定重量，用甲醇补足减失的重量，摇匀，过微孔滤膜，取续滤液，即得。

（2）标准汤剂供试品溶液制备

取防风饮片 100g，加 7 倍量水浸泡 30min，回流 60min，趁热过滤，药渣再加 6 倍水，回流 40min，趁热过滤，合并两次滤液，减压浓缩至 500mL，即得防风标准汤剂。

精密吸取防风标准汤剂（FF-01～FF-12）各 1mL，置 25mL 量瓶中，加甲醇至刻度，超声 30min，冷却，甲醇定容，摇匀，0.45μm 微孔滤膜过滤，取续滤液，即得。

4）方法学验证

以升麻素苷、5-O-甲基维斯阿米醇苷峰面积积分值为纵坐标（Y），对照品进样量（μg）为横坐标（X），绘制标准曲线，升麻素苷 $Y=2659X+57.097$，$R^2=0.9998$；5-O-甲基维斯阿米醇苷 $Y=1758.7X+46.135$，$R^2=0.9998$ 表明线性关系良好。精密度考察合格，升麻素苷 RSD% 为 0.6%，5-O-甲基维斯阿米醇苷 RSD% 为 0.8%。防风标准汤剂供试品制备后 24 小时内稳定性良好，升麻素苷 RSD% 为 0.4%，5-O-甲基维斯阿米醇苷 RSD% 为 1.4%。重复性良好，平行 6 份供试品溶液的升麻素苷 RSD% 为 1.8%，5-O-甲基维斯阿米醇苷 RSD% 为 1.4%，升麻素苷和 5-O-甲基维斯阿米醇苷平均加样回收率分别 97.9% 和 98.6%，RSD% 分别为 2.2% 和 2.2%。

5）测定法

（1）含量测定

分别精密吸取对照品溶液 10μL、饮片供试品溶液 10μL 和标准汤剂供试品溶液 10μL，注入高效液相色谱仪，按照 4 下的色谱条件测定含量。

（2）pH 值测定

取标准汤剂，用 pH 计测定 pH 值。

（3）总固体测定

参照编写说明【总固体】项下测定方法操作。

（4）转移率测定

参照编写说明【转移率】项下公式计算。

6）结果

（1）饮片中升麻素苷，5-O-甲基维斯阿米醇苷含量

升麻素苷和 5-O-甲基维斯阿米醇苷含量测定结果见表 5-11-2，所收集样品均满足《中国药典》中升麻素苷和 5-O-甲基维斯阿米醇苷总量（不少于 0.24%）的限量要求。

表 5-11-2 饮片中升麻素苷和 5-O-甲基维斯阿米醇苷含量测定

编号	升麻素苷		5-O-甲基维斯阿米醇苷	
	含量/%	RSD/%	含量/%	RSD/%
FF-1	0.06	0.9	0.30	0.4
FF-2	0.06	0.1	0.22	0.3
FF-3	0.04	3.4	0.55	2.0
FF-4	0.17	0.5	0.23	0.4
FF-5	0.06	0.2	0.28	0.6

编号	升麻素苷		5-O-甲基维斯阿米醇苷	
	含量/%	RSD/%	含量/%	RSD/%
FF-6	0.21	1.3	0.23	1.2
FF-7	0.06	0.7	0.21	0.08
FF-8	0.08	1.6	0.26	1.6
FF-9	0.10	1.0	0.36	1.9
FF-10	0.06	0.5	0.20	0.2
FF-11	0.06	1.4	0.18	0.7
FF-12	0.10	0.2	0.24	0.4

（2）标准汤剂中升麻素苷，5-O-甲基维斯阿米醇苷含量（表 5-11-3）

表 5-11-3　标准汤剂中升麻素苷和 5-O-甲基维斯阿米醇苷（mg）含量测定

编号	升麻苷		5-O-甲基维斯阿米醇苷	
	含量/（mg/mL）	RSD/%	含量/（mg/mL）	RSD/%
FF-1	0.08	0.8	0.4	0.6
FF-2	0.08	0.4	0.32	1.1
FF-3	0.08	1.0	0.64	0.4
FF-4	0.22	0.7	0.46	0.6
FF-5	0.08	1.1	0.28	1.0
FF-6	0.24	0.5	0.40	0.5
FF-7	0.12	0.4	0.40	1.1
FF-8	0.12	1.4	0.36	1.6
FF-9	0.12	1.2	0.52	1.4
FF-10	0.08	0.3	0.30	1.1
FF-11	0.08	0.1	0.20	0.4
FF-12	0.12	1.1	0.28	0.3

（3）pH 值及总固体（表 5-11-4）

表 5-11-4　标准汤剂 pH 值及总固体

编号	pH 值	总固体/g	RSD/%
FF-1	5.5	0.83	0.1
FF-2	5.4	0.84	0.1
FF-3	5.4	0.63	0.3
FF-4	5.6	0.36	0.1
FF-5	5.5	0.37	0.4

续表

编号	pH 值	总固体/g	RSD/%
FF-6	5.2	0.83	0.2
FF-7	5.3	0.36	1.2
FF-8	5.2	0.74	0.3
FF-9	5.6	0.82	0.7
FF-10	5.8	0.88	0.1
FF-11	5.5	0.79	0.2
FF-12	5.3	0.78	0.1

（4）升麻素苷，5-O-甲基维斯阿米醇苷转移率（表 5-11-5）

表 5-11-5 升麻素苷和 5-O-甲基维斯阿米醇苷转移率计算结果（$\overline{X} \pm S$）

编号	标准汤剂中升麻苷和 5-O-甲基维斯阿米醇苷含量/mg	饮片中升麻苷和 5-O-甲基维斯阿米醇苷含量/mg	转移率/%	（$\overline{X} \pm S$）/%
FF-1	240	360	66.7	
FF-2	200	280	71.4	
FF-3	360	590	61.0	
FF-4	340	400	85.0	
FF-5	180	340	52.9	
FF-6	320	440	72.7	69.7±12.0
FF-7	260	270	96.3	
FF-8	240	340	70.6	
FF-9	320	460	69.6	
FF-10	190	260	73.1	
FF-11	140	240	58.3	
FF-12	200	340	58.8	

5.标准汤剂特征图谱研究

1）色谱条件

HPLC 色谱条件 同 4 下的色谱条件。

LC/MS 色谱条件 色谱柱：Agilent ZORBAX SB-C18（250mm×4.6mm，5μm）；流动相：乙腈（A），0.1%甲酸水为流动相 B；梯度洗脱条件：0～5min，5% A；5～15min，5%～25% A；45～65min，45% A；65～90min，45%～100% A；柱温为 30℃。流速为 0.8mL/min（进入质谱进行分流，分流比为 1∶1）；检测波长为 212nm；进样量为 5μL。

2）质谱条件

离子模式：正离子模式，加热器温度为 350℃，毛细管温度为 350℃，毛细管电压为 35V，喷雾电压为 3.5kV，鞘气（N$_2$）流速为 35arb，辅助气（N$_2$）流速为 10arb，质量数扫描范围为 50～1500，分辨率为 30 000。

3）参照物溶液的制备

同 4 下的对照品溶液制备。

4）供试品溶液的制备

同 4 下的标准汤剂供试品溶液制备。

5）方法学验证

方法学考察合格（具体内容略）。

6）特征图谱的建立及共有峰的标定

按照 4 下的色谱条件，分别精密吸取 12 批防风标准汤剂供试品溶液 5μL，注入高效液相色谱仪，记录色谱峰信息，特征图谱见图 5-11-3，相似度结果见表 5-11-6，生成的对照特征图谱见图 5-11-4，其中共有峰 7 个，指认 5 个，共有峰峰面积见表 5-11-7。以峰 4 为参照峰，计算其他峰的相对保留时间和相对峰面积（表 5-11-8）。通过 UPLC-ESI-MS/MS 指认 3 个峰，分别是峰 4：升麻素苷（RT=40.01，469.45731 [M+H]$^+$）；峰 5：升麻素（RT=45.66，307.352 [M+H]$^+$）；峰 6：5-O-甲基维斯阿米醇苷（RT=49.44，454.46651 [M+H]$^+$）。

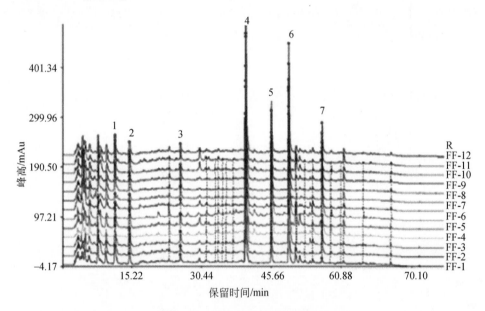

图 5-11-3　防风标准汤剂特征图谱

表 5-11-6　相似度计算结果

编号	S1	S2	S3	S4	S5	S6	S7	S8	S9	S10	S11	S12	对照特征图谱
S1	1.000	0.885	0.915	0.857	0.887	0.821	0.831	0.841	0.925	0.857	0.867	0.882	0.924
S2	0.885	1.000	0.874	0.853	0.949	0.828	0.791	0.846	0.892	0.828	0.895	0.906	0.919
S3	0.915	0.874	1.000	0.921	0.876	0.887	0.891	0.902	0.925	0.929	0.834	0.884	0.963
S4	0.857	0.853	0.921	1.000	0.843	0.989	0.906	0.904	0.921	0.936	0.805	0.879	0.968
S5	0.887	0.949	0.876	0.843	1.000	0.818	0.785	0.857	0.857	0.834	0.902	0.913	0.916
S6	0.821	0.828	0.887	0.989	0.818	1.000	0.898	0.909	0.883	0.929	0.814	0.877	0.956
S7	0.831	0.791	0.891	0.906	0.785	0.898	1.000	0.907	0.895	0.969	0.746	0.819	0.931

续表

编号	S1	S2	S3	S4	S5	S6	S7	S8	S9	S10	S11	S12	对照特征图谱
S8	0.841	0.846	0.902	0.904	0.857	0.909	0.907	1.000	0.908	0.958	0.877	0.902	0.953
S9	0.925	0.892	0.925	0.921	0.857	0.883	0.895	0.908	1.000	0.929	0.887	0.926	0.959
S10	0.857	0.828	0.929	0.936	0.834	0.929	0.969	0.958	0.929	1.000	0.824	0.883	0.967
S11	0.867	0.895	0.834	0.805	0.902	0.814	0.746	0.877	0.887	0.824	1.000	0.936	0.898
S12	0.882	0.906	0.884	0.879	0.913	0.877	0.819	0.902	0.926	0.883	0.936	1.000	0.944
对照特征图谱	0.924	0.919	0.963	0.968	0.916	0.956	0.931	0.953	0.959	0.967	0.898	0.944	1.000

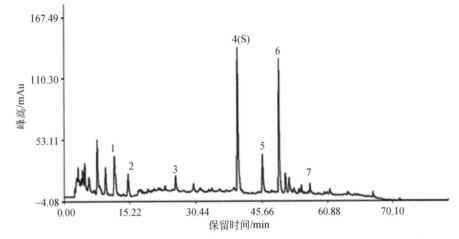

图 5-11-4　对照特征图谱及共有峰

峰 4：升麻素苷（$C_{22}H_{29}O_{11}$）；峰 5：升麻素（$C_{16}H_{18}O_6$）；峰 6：5-O-甲基维斯阿米醇苷（$C_{22}H_{29}O_{10}$）

表 5-11-7　各共有峰峰面积

编号	保留时间/min	S1	S2	S3	S4	S5	S6	S7	S8	S9	S10	S11	S12
1	11.55	881.2	1554.2	1103.6	430.2	1058.6	380.5	200.0	205.6	1076.6	208.9	1259.5	957.2
2	14.75	432.1	955.6	743.3	427.7	768.5	399.8	359.5	266.9	860.6	291.2	824.6	653.0
3	25.85	289.2	334.8	568.1	107.3	428.2	111.9	452.2	488.6	356.5	487.3	281.8	360.7
4	40.01	2446.6	3307.4	8758.1	6964.0	3611.7	7112.5	3525.1	3070.3	2820.6	3470.3	3314.0	3506.8
5	45.66	676.7	702.1	1122.9	3641.8	759.3	4558.0	1953.7	993.6	1066.5	1334.5	820.4	1071.5
6	49.44	2062.9	1651.0	6930.9	5207.5	1542.0	4687.4	4382.8	1890.9	2803.1	3153.3	1082.4	1632.6
7	56.69	155.9	915.0	763.7	3000.6	359.7	3025.1	892.5	627.7	639.0	932.5	392.8	674.9

表 5-11-8　相对保留时间与相对峰面积

峰编号	保留时间/min	相对保留时间	峰面积/mAu×s	相对峰面积
1	11.551	0.289	776.4	0.179
2	14.754	0.369	581.9	0.135

峰编号	保留时间/min	相对保留时间	峰面积/mAu×s	相对峰面积
3	25.852	0.646	355.6	0.082
4	40.013	1.000	4325.6	1.000
5	45.661	1.141	1558.4	0.360
6	49.442	1.236	3085.6	0.713
7	56.693	1.417	1031.6	0.238

5.12 甘 草

5.12.1 甘草标准汤剂质量标准

本品为豆科植物甘草 *Glycyrrhiza uralensis* Fisch.的干燥根，经炮制、加工制成的标准汤剂。

【制法】取甘草饮片 100g，加 7 倍量水浸泡 30min，回流 30min，趁热过滤，药渣再加 6 倍量水，回流 20min，趁热过滤，合并 2 次滤液，减压浓缩至 500mL，即得。

【性状】本品为黄褐色混悬液，静置后会产生沉淀。

【检查】pH 值　应为 4.6～5.7。

总固体　应为 0.43～0.72g。

其他　应符合口服混悬剂项下有关的各项规定。

【特征图谱】照高效液相色谱法测定

色谱条件与系统适用性试验　以十八烷基硅烷键合硅胶为填充剂（柱长为 250mm，内径为 4.6mm，粒径为 5μm）；以乙腈为流动相 A，以 0.05%磷酸水溶液为流动相 B，按表 5-12-1 中的规定进行梯度洗脱；流速为 1mL/min；柱温为 40℃；检测波长为 237nm。理论塔板数按甘草苷峰计算应不低于 5000。

表 5-12-1　洗脱条件

时间/min	流动相 A/%	流动相 B/%
0～8	19	81
8～35	19→50	81→50
35～36	50→100	50→0
36～40	100	0

参照物溶液的制备　取甘草苷、异甘草素、甘草素和甘草酸对照品适量，精密称定，分别加稀乙醇制成每 1mL 含甘草苷 20μg、异甘草素 20μg、甘草素 20μg 和甘草酸 100μg 的溶液，即得。

供试品溶液的制备　取本品摇匀，精密量取 1mL，置 50mL 量瓶中，加 50%乙醇稀释至接近刻度，超声处理（功率 250W，频率 40kHz）30min，放冷，加 50%乙醇至刻度，摇匀，滤过，取续滤液，即得。

测定法　分别精密吸取参照物溶液和供试品溶液各 10μL，注入液相色谱仪，测定，记录 40min 的色谱图，即得。

供试品特征图谱中应呈现 10 个特征峰（图 5-12-1），其中 4 个峰应分别与对应的参照物峰保留时间相同；与甘草苷参照物峰相应的峰为 S 峰，计算特征峰峰 1～峰 4、峰 7～峰 9 的相对保留时间，其相对保留时间应在规定值的±5%之内。规定值为：0.55（峰 1）、0.91（峰 2）、1.00（峰 3）、1.78（峰 4）、2.40（峰 7）、2.58（峰 8）、2.85（峰 9）。计算峰 2、峰 10 与 S 峰的相对峰面积，峰 2 的相对峰面积不得小于 0.34，峰 10 的相对峰面积不得小于 0.43。

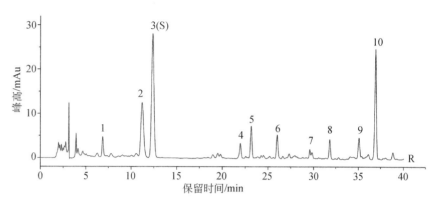

图 5-12-1　对照特征图谱及共有峰

峰 3（S）：甘草苷（liquiritin，$C_{21}H_{22}O_9$）；峰 5：异甘草素（isoliquiritigenin，$C_{15}H_{12}O_4$）；

峰 6：甘草素（liquiritigenin，$C_{15}H_{12}O_4$）；峰 10：甘草酸（glycyrrhizic acid，$C_{42}H_{62}O_{16}$）

【含量测定】　照高效液相色谱法测定。

色谱条件与系统适用性试验　同【特征图谱】项下。

对照品溶液的制备　取甘草苷对照品、甘草酸铵对照品适量，精密称定，加 70%乙醇分别制成每 1mL 含甘草苷 20μg 和甘草酸铵 100μg 的溶液，即得（甘草酸重量=甘草酸铵重量/1.0207）。

供试品溶液的制备　取【特征图谱】项下的供试品溶液，即得。

测定法　分别精密吸取对照品溶液和供试品溶液各 10μL，注入液相色谱仪，测定，即得。

本品每 1mL 含甘草以甘草苷（$C_{21}H_{22}O_9$）计应不低于 0.62mg；以甘草酸（$C_{42}H_{62}O_{16}$）计应不低于 1.85mg。

【转移率】甘草苷转移率范围应为 54.3%～82.9%，甘草酸转移率范围应为 39.3%～78.8%。

【规格】0.2g/mL（以饮片计）。

【贮藏】冷冻保存，用时复融。

5.12.2　甘草标准汤剂质量标准起草说明

1.仪器与材料

岛津 LC-20AT 型高效液相色谱仪（日本岛津公司，DGC-20 A 型在线脱气系统，SIL-20 A 型自动进样系统，CTO-20 A 型柱温箱，SPD-M20 A 型二极管阵列检测器），BS224S-型 1/10 万电子分析天平（德国赛多利斯公司）；KQ-250DB 型超声波清洗器（昆山市超声仪器有限公司）；Sartorious BS 210 S 型电子天平；Sartorius PB-10 型 pH 计。

甘草苷和甘草酸铵（含量≥98%，均购自中药固体制剂制造技术国家工程研究中心，批号分别为：1105-080317 和 1234-091620）乙腈为色谱纯（美国，Fisher 公司），水为高纯水，其他试剂为分析纯。

2.样品采集

样品共 15 份（编号 GC-01～GC-15），采自主产区或道地产区内蒙古、甘肃等地及安国、樟树等药材市场，包括符合《中国药典》要求的不同商品规格等级。

3.物种鉴别

经鉴定，研究样品均为豆科植物甘草 *Glycyrrhiza uralensis* Fisch.。

4.定量测定

1）色谱条件

饮片色谱条件　色谱柱：Diamonsil-C18（250mm×4.6mm，5μm）；流动相：乙腈（A）-0.05%磷酸水溶液（B）；梯度洗脱条件：0～8min，81% B；8～35min，81%～50% B；35～36min，50%～0% B；36～40min，0% B。柱温为40℃；流速为1mL/min；检测波长为237nm，色谱图见图5-12-2。理论塔板数按甘草苷峰计算应不低于5000。

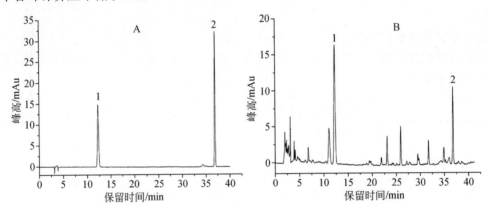

图 5-12-2　标准汤剂 HPLC 色谱图

A：混合对照品；B：标准汤剂

1：甘草苷（liquiritin，$C_{21}H_{22}O_9$）；2：甘草酸（glycyrrhizic acid，$C_{42}H_{62}O_{16}$）

标准汤剂色谱条件　同【饮片色谱条件】。

2）对照品溶液制备

取经五氧化二磷减压干燥器中干燥36小时的甘草苷和甘草酸铵对照品适量，精密称定，加70%乙醇制成每1mL分别含27.04μg和105.2μg的溶液。折合甘草酸浓度为103.1μg/mL。

3）供试品溶液制备

（1）饮片供试品溶液制备

取甘草饮片粉末0.2g，精密称定，精密加入70%乙醇100mL，称重，超声处理30min，冷却、补重，过微孔滤膜，取续滤液，即得。平行2份。

（2）标准汤剂供试品溶液制备

取甘草饮片100g，加7倍量水浸泡30min，回流30min，趁热过滤，药渣再加6倍水，回流20min，趁热过滤，合并2次滤液，减压浓缩至500mL，即得。

取甘草标准汤剂（GC-01～GC-15）摇匀，分别精密吸取各1mL，置50mL量瓶中，加50%乙醇稀释至接近刻度，超声处理30min，冷却，50%乙醇定容，摇匀，0.45μm微孔滤膜过滤，取续滤液，即得。

4）方法学验证

分别以甘草苷和甘草酸的峰面积积分值为纵坐标（Y），以对照品进样量（μg）为横坐标（X），绘制标准曲线，甘草苷：$Y=1691590X-5665$，$R^2=0.9999$；甘草酸：$Y=586291X-7306$，$R^2=0.9999$，表明线性关系良好。精密度考察合格，RSD%分别为0.8%和0.6%。甘草标准汤剂供试品溶液制备后24小时内稳定性良好，RSD分别为0.8%和1.1%。重复性良好，平行6份供试品溶液的RSD分别为0.5%和

1.8%。平均加样回收率分别为 100.3%和 100.7%，RSD 分别为 1.3%和 1.8%。

5）测定法

（1）含量测定

分别精密吸取对照品溶液和供试品溶液各 10μL，注入高效液相色谱仪，测定，即得。

（2）pH 值测定

取标准汤剂，用 pH 计测定 pH 值。

（3）总固体测定

参照编写说明【总固体】项下测定方法操作。

（4）甘草苷和甘草酸转移率测定

参照编写说明【转移率】项下公式计算。

6）结果

（1）饮片中甘草苷和甘草酸含量

甘草苷和甘草酸含量测定结果见表 5-12-2、表 5-12-3，以干燥品计，所收集样品均满足《中国药典》中甘草苷（不少于 0.45%）和甘草酸（不少于 1.8%）的限量要求。

表 5-12-2 饮片中甘草苷和甘草酸含量测定

编号	甘草苷		甘草酸	
	含量/%	RSD/%	含量/%	RSD/%
GC-01	0.68	0.1	1.70	0.5
GC-02	0.52	0.3	2.02	0.1
GC-03	0.43	1.8	1.86	0.2
GC-04	0.59	0.1	2.01	0.6
GC-05	0.76	0.3	1.80	0.7
GC-06	1.01	0.1	1.83	0.4
GC-07	1.22	0.1	1.70	0.6
GC-08	1.39	1.5	3.71	1.7
GC-09	1.98	1.4	4.68	1.4
GC-10	1.65	0.4	3.79	2.0
GC-11	1.55	1.9	1.98	2.4
GC-12	1.46	2.3	1.98	1.7
GC-13	0.99	1.7	1.98	3.3
GC-14	1.34	1.1	1.74	1.0
GC-15	1.22	1.7	1.69	1.8

表 5-12-3 干燥品中甘草苷和甘草酸含量

编号	含水率/%	RSD/%	甘草苷含量/%	甘草酸含量/%
GC-01	5.79	0.7	0.72	1.81
GC-02	8.20	0.7	0.56	2.21

续表

编号	含水率/%	RSD/%	甘草苷含量/%	甘草酸含量/%
GC-03	6.42	0.1	0.46	1.98
GC-04	6.68	0.3	0.63	2.15
GC-05	5.93	0.8	0.811	1.92
GC-06	7.78	0.2	1.19	1.99
GC-07	5.80	0	1.29	1.80
GC-08	7.03	0.4	1.49	3.99
GC-09	7.21	0.4	2.14	5.04
GC-10	7.30	0.2	1.78	4.09
GC-11	6.55	0.1	1.66	2.12
GC-12	6.91	0.3	1.57	2.13
GC-13	7.94	1.5	1.08	2.15
GC-14	6.67	0.6	1.43	1.86
GC-15	6.62	0.5	1.30	1.81

（2）标准汤剂中甘草苷和甘草酸含量（表 5-12-4）

表 5-12-4　标准汤剂中甘草苷和甘草酸含量测定

编号	甘草苷		甘草酸	
	含量/（mg/mL）	RSD/%	含量/（mg/mL）	RSD/%
GC-01	0.91	0.2	1.72	0.3
GC-02	0.70	1.5	1.68	1.4
GC-03	0.63	0.7	1.76	0.2
GC-04	0.66	1.4	1.85	3.1
GC-05	0.93	1.2	1.45	0.3
GC-06	1.26	1.0	1.51	0.9
GC-07	1.63	0.5	1.47	1.0
GC-08	1.76	0.5	5.43	0.0
GC-09	3.10	1.3	7.19	1.2
GC-10	2.59	0.8	5.86	0.7
GC-11	1.91	0.2	1.55	0.9
GC-12	2.11	1.4	1.77	0.9
GC-13	1.57	0.5	2.43	0.2
GC-14	1.80	0.3	1.49	0.5
GC-15	1.83	0.2	1.56	0.8

（3）总固体及 pH 值（表 5-12-5）

表 5-12-5　标准汤剂 pH 值及总固体

编号	pH 值	总固体/g	RSD/%
GC-01	5.4	0.62	0.3
GC-02	5.0	0.41	0.5
GC-03	5.7	0.54	0.1
GC-04	5.5	0.53	0.3
GC-05	4.8	0.43	0.1
GC-06	5.0	0.56	0.2
GC-07	5.0	0.64	0.2
GC-08	5.6	0.59	0.2
GC-09	5.5	0.65	0.2
GC-10	5.7	0.59	0.2
GC-11	4.8	0.61	0.6
GC-12	4.9	0.63	0.1
GC-13	5.4	0.57	0.7
GC-14	4.9	0.62	3.0
GC-15	4.6	0.64	0.9

（4）甘草苷和甘草酸转移率

根据测定结果，按照转移率计算公式计算甘草苷和甘草酸转移率（表 5-12-6，表 5-12-7）。

表 5-12-6　甘草苷转移率计算结果（$\overline{X} \pm S$）

编号	标准汤剂中甘草苷含量/mg	饮片中甘草苷含量/mg	转移率/%	$(\overline{X} \pm S)$/%
GC-01	457	682	66.9	
GC-02	351	518	67.7	
GC-03	316	433	72.9	
GC-04	329	585	56.2	
GC-05	463	763	60.7	
GC-06	629	1010	62.3	
GC-07	817	1219	67.0	
GC-08	879	1388	63.3	68.6±7.1
GC-09	1551	1984	78.2	
GC-10	1296	1651	78.5	
GC-11	954	1551	61.5	
GC-12	1053	1461	72.1	
GC-13	783	993	78.8	
GC-14	901	1338	67.3	
GC-15	917	1215	75.5	

表 5-12-7　甘草酸转移率计算结果（$\overline{X} \pm S$）

编号	标准汤剂中甘草酸含量/mg	饮片中甘草酸含量/mg	转移率/%	（$\overline{X} \pm S$）/%
GC-01	860	1703	50.5	
GC-02	838	2024	41.4	
GC-03	880	1855	47.4	
GC-04	925	2010	46.0	
GC-05	725	1803	40.2	
GC-06	755	1834	41.1	
GC-07	733	1697	43.2	
GC-08	2716	3706	73.3	51.4±13.7
GC-09	3597	4680	76.8	
GC-10	2928	3793	77.2	
GC-11	777	1978	39.3	
GC-12	884	1979	44.7	
GC-13	1217	1981	61.4	
GC-14	744	1736	42.8	
GC-15	780	1686	46.3	

5.标准汤剂特征图谱研究

1）色谱条件

同 4 下的色谱条件

2）标准汤剂供试品溶液制备

同 4 下的标准汤剂供试品溶液制备。

3）方法学验证

方法学考察合格（具体内容略）。

4）特征图谱的建立及共有峰的标定

按照 4 下的色谱条件，分别精密吸取 15 批甘草标准汤剂供试品溶液各 10μL，注入高效液相色谱仪，记录色谱峰信息[29,30]，生成的特征图谱见图 5-12-3，其中共有峰 10 个，指认 4 个，见图 5-12-4。相似度结果见表 5-12-8。各共有峰峰面积见表 5-12-9，以峰 3 为参照峰，计算其他峰的相对保留时间和相对峰面积见表 5-12-10。

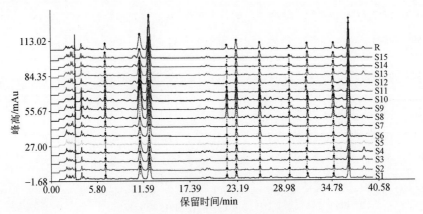

图 5-12-3　甘草标准汤剂特征图谱

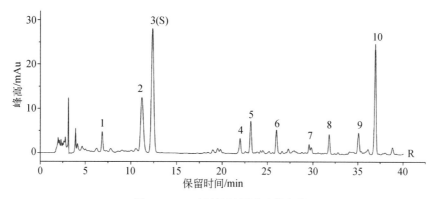

图 5-12-4　对照特征图谱及共有峰

峰 3：甘草苷（liquiritin，$C_{21}H_{22}O_9$）；峰 5：异甘草素（isoliquiritigenin，$C_{15}H_{12}O_4$）；

峰 6：甘草素（liquiritigenin，$C_{15}H_{12}O_4$）；峰 10：甘草酸（glycyrrhizic acid，$C_{42}H_{62}O_{16}$）

表 5-12-8　相似度计算结果

编号	S1	S2	S3	S4	S5	S6	S7	S8	S9	S10	S11	S12	S13	S14	S15	对照特征图谱
S1	1.000	0.991	0.988	0.990	0.975	0.956	0.934	0.971	0.995	0.996	0.905	0.907	0.987	0.919	0.920	0.939
S2	0.991	1.000	0.995	0.994	0.973	0.945	0.915	0.973	0.997	0.993	0.887	0.889	0.976	0.899	0.901	0.924
S3	0.988	0.995	1.000	1.000	0.950	0.915	0.881	0.986	0.995	0.994	0.847	0.850	0.960	0.862	0.864	0.890
S4	0.990	0.994	1.000	1.000	0.950	0.917	0.884	0.986	0.995	0.995	0.850	0.853	0.962	0.865	0.867	0.893
S5	0.975	0.973	0.950	0.950	1.000	0.992	0.979	0.910	0.972	0.963	0.965	0.967	0.994	0.971	0.972	0.984
S6	0.956	0.945	0.915	0.917	0.992	1.000	0.989	0.875	0.946	0.938	0.980	0.981	0.985	0.985	0.986	0.992
S7	0.934	0.915	0.881	0.884	0.979	0.989	1.000	0.829	0.917	0.909	0.997	0.997	0.977	0.999	0.999	0.999
S8	0.971	0.973	0.986	0.986	0.910	0.875	0.829	1.000	0.979	0.984	0.786	0.790	0.925	0.805	0.807	0.838
S9	0.995	0.997	0.995	0.995	0.972	0.946	0.917	0.979	1.000	0.998	0.887	0.890	0.979	0.900	0.902	0.925
S10	0.996	0.993	0.994	0.995	0.963	0.938	0.909	0.984	0.998	1.000	0.878	0.881	0.976	0.892	0.893	0.916
S11	0.905	0.887	0.847	0.850	0.965	0.980	0.997	0.786	0.887	0.878	1.000	1.000	0.959	0.999	0.999	0.996
S12	0.907	0.889	0.850	0.853	0.967	0.981	0.997	0.790	0.890	0.881	1.000	1.000	0.961	0.999	0.999	0.996
S13	0.987	0.976	0.960	0.962	0.994	0.985	0.977	0.925	0.979	0.976	0.959	0.961	1.000	0.968	0.969	0.980
S14	0.919	0.899	0.862	0.865	0.971	0.985	0.999	0.805	0.900	0.892	0.999	0.999	0.968	1.000	1.000	0.998
S15	0.920	0.901	0.864	0.867	0.972	0.986	0.999	0.807	0.902	0.893	0.999	0.999	0.969	1.000	1.000	0.998
对照特征图谱	0.939	0.924	0.890	0.893	0.984	0.992	0.999	0.838	0.925	0.916	0.996	0.996	0.980	0.998	0.998	1.000

表 5-12-9　各共有峰峰面积

编号	保留时间/min	S1	S2	S3	S4	S5	S6	S7	S8	S9	S10	S11	S12	S13	S14	S15
1	6.82	27786	45905	28297	29775	33717	25753	46878	82132	106335	88849	53800	53209	31653	46665	48075
2	11.16	212706	153758	174750	209124	118500	134774	159765	671379	711046	672816	134132	146294	256056	154426	153710

编号	保留时间/min	S1	S2	S3	S4	S5	S6	S7	S8	S9	S10	S11	S12	S13	S14	S15
3	12.30	305156	234319	215461	256534	303598	400968	560673	588128	1039244	881660	660148	710182	538993	621893	636056
4	21.94	30311	18177	20338	25471	10485	19172	19947	130596	139088	135149	15895	17947	30822	8749	15150
5	23.11	60643	51441	49448	64527	39743	65283	62921	145454	216050	203732	70544	78236	79066	70465	72206
6	25.95	30084	31767	19902	20140	52445	86925	57529	139273	140902	107825	62153	65757	49422	59349	59805
7	29.56	36798	30477	31935	34648	27654	47639	47932	72359	89580	76821	47864	45812	47317	50145	58728
8	31.75	45509	27403	27591	32695	32465	50626	53955	68202	109013	72841	45453	48617	49556	51783	54994
9	34.99	47105	35438	37352	41855	32826	54455	53879	118247	154944	145675	66486	72497	64874	62606	66281
10	36.86	205787	199837	211470	243352	170101	172070	178183	633640	851598	698390	186435	205872	286523	179620	190257

表 5-12-10　相对保留时间与相对峰面积

峰编号	保留时间/min	相对保留时间	峰面积/mAu×s	相对峰面积
1	6.815	0.554	49922	0.094
2	11.164	0.907	270882	0.511
3	12.301	1.000	530201	1.000
4	21.942	1.784	42486	0.080
5	23.114	1.879	88650	0.167
6	25.950	2.110	65552	0.124
7	29.558	2.403	49714	0.094
8	31.751	2.581	51380	0.097
9	34.987	2.845	70301	0.133
10	36.864	2.997	307542	0.580

5.13　炙　甘　草

5.13.1　炙甘草标准汤剂质量标准

本品为豆科植物甘草 *Glycyrrhiza uralensis* Fisch.的干燥根，经炮制、加工制成的标准汤剂。

【制法】取炙甘草饮片100g，加7倍量水浸泡30min，回流30min，趁热过滤，药渣再加6倍量水，回流20min，趁热过滤，合并两次滤液，减压浓缩至500mL，即得。

【性状】本品为黄褐色混悬液，静置后会产生沉淀。

【检查】pH值　应为4.8~5.8。

总固体　应为0.52~0.83g。

其他　应符合口服混悬剂项下有关的各项规定。

【特征图谱】照高效液相色谱法测定。

色谱条件与系统适用性试验　以十八烷基硅烷键合硅胶为填充剂（柱长为 250mm，内径为 4.6mm，粒径为 5μm）；以乙腈为流动相 A，以 0.05%磷酸水溶液为流动相 B，按表 5-13-1 中的规定进行梯度洗脱；流速为 1mL/min；柱温为 40℃；检测波长为 237nm。理论塔板数按甘草苷峰计算应不低于 5000。

表 5-13-1　洗脱条件

时间/min	流动相 A/%	流动相 B/%
0～8	19	81
8～35	19→50	81→50
35～36	50→100	50→0
36～40	100	0

参照物溶液的制备　取甘草苷、异甘草素、甘草素和甘草酸对照品适量，精密称定，分别加稀乙醇制成每 1mL 含甘草苷 20μg、异甘草素 20μg、甘草素 20μg 和甘草酸 100μg 的溶液，即得。

供试品溶液的制备　取本品摇匀，精密量取 1mL，置 50mL 量瓶中，加 50%乙醇稀释至接近刻度，超声处理（功率 250W，频率 40kHz）30min，放冷，加 50%乙醇至刻度，摇匀，滤过，取续滤液，即得。

测定法　分别精密吸取参照物溶液和供试品溶液各 10μL，注入液相色谱仪，测定，记录 40min 的色谱图，即得。

供试品特征图谱中应呈现 10 个特征峰（图 5-13-1），其中 4 个峰应分别与对应的参照物峰保留时间相同；与甘草苷参照物峰相应的峰为 S 峰，计算特征峰峰 1～峰 4、峰 7～峰 9 的相对保留时间，其相对保留时间应在规定值的±5%之内。规定值为：0.55（峰 1）、0.91（峰 2）、1.00（峰 3）、1.79（峰 4）、2.41（峰 7）、2.58（峰 8）、2.85（峰 9）。计算峰 2、峰 10 与 S 峰的相对峰面积，峰 2 的相对峰面积不得小于 0.26，峰 10 的相对峰面积不得小于 0.26。

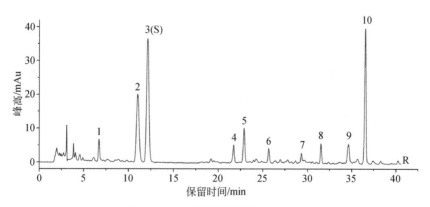

图 5-13-1　对照特征图谱及共有峰

峰 3（S）：甘草苷（liquiritin，$C_{21}H_{22}O_9$）；峰 5：异甘草素（isoliquiritigenin，$C_{15}H_{12}O_4$）；

峰 6：甘草素（liquiritigenin，$C_{15}H_{12}O_4$）；峰 10：甘草酸（glycyrrhizic acid，$C_{42}H_{62}O_{16}$）

【含量测定】照高效液相色谱法测定。

色谱条件与系统适用性试验　同【特征图谱】项下。

对照品溶液的制备　取甘草苷对照品、甘草酸铵对照品适量，精密称定，加 70%乙醇分别制成每 1mL 含甘草苷 20μg、甘草酸铵 100μg 的溶液，即得（甘草酸重量=甘草酸铵重量/1.0207）。

供试品溶液的制备　取【特征图谱】项下的供试品溶液，即得。

测定法　分别精密吸取对照品溶液和供试品溶液各 10μL，注入液相色谱仪，测定，即得。

本品每 1mL 含甘草以甘草苷（$C_{21}H_{22}O_9$）计应不低于 0.65mg；以甘草酸（$C_{42}H_{62}O_{16}$）计应不低于 0.96mg。

【转移率】甘草苷转移率范围应为 44.4%～85.4%，甘草酸转移率范围应为 35.7%～60.1%。

【规格】0.2g/mL（以饮片计）。

【贮藏】冷冻保存，用时复融。

5.13.2 炙甘草标准汤剂质量标准起草说明

1.仪器与材料

岛津 LC-20AT 型高效液相色谱仪（日本岛津公司，DGC-20 A 型在线脱气系统，SIL-20 A 型自动进样系统，CTO-20 A 型柱温箱，SPD-M20 A 型二极管阵列检测器），BS224S-型 1/10 万电子分析天平（德国赛多利斯公司）；KQ-250DB 型超声波清洗器（昆山市超声仪器有限公司）；Sartorious BS 210 S 型电子天平；Sartorius PB-10 型 pH 计。

甘草苷和甘草酸铵（含量≥98%，均购自中药固体制剂制造技术国家工程研究中心，批号分别为：1105-080317 和 1234-091620），乙腈为色谱纯（美国，Fisher 公司），水为高纯水，其他试剂为分析纯。

2.样品采集

样品共 17 份（编号 ZGC-01～ZGC-17），采自主产区或道地产区内蒙古、甘肃陇西等地及安国、樟树等药材市场，包括符合《中国药典》要求的不同商品规格等级。

3.物种鉴别

经鉴定，研究样品均为豆科植物甘草 *Glycyrrhiza uralensis* Fisch.。

4.定量测定

1）色谱条件

饮片色谱条件 色谱柱：Diamonsil-C18（250mm×4.6mm，5μm）。流动相：乙腈（A）-0.05%磷酸水溶液（B）；梯度洗脱条件：0～8min，81% B；8～35min，81%～50% B；35～36min，50%～0% B；36～40min，0% B。柱温为 40℃；流速为 1mL/min；检测波长为 237nm。色谱图见图 5-13-2，理论塔板数按甘草苷峰计算应不低于 5000。

标准汤剂色谱条件 同【饮片色谱条件】。

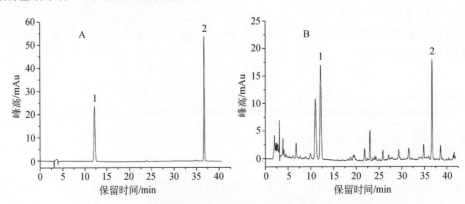

图 5-13-2 标准汤剂 HPLC 色谱图

A：混合对照品；B：标准汤剂

1：甘草苷（liquiritin，$C_{21}H_{22}O_9$）；2：甘草酸（glycyrrhizic acid，$C_{42}H_{62}O_{16}$）

2）对照品溶液制备

取经五氧化二磷减压干燥器中干燥 36 小时的甘草苷和甘草酸铵对照品适量，精密称定，加 70%乙醇制成每 1mL 分别含 27.04µg 和 105.2µg 的溶液。折合甘草酸浓度为 103.1µg/mL。

3）供试品溶液制备

（1）饮片供试品溶液制备

取炙甘草饮片粉末 0.2g，精密称定，精密加入 70%乙醇 100mL，称重，超声处理 30min，冷却、补重，过微孔滤膜，取续滤液，即得。平行 2 份。

（2）标准汤剂供试品溶液制备

取炙甘草饮片 100g，加 7 倍量水浸泡 30min，回流 30min，趁热过滤，药渣再加 6 倍水，回流 20min，趁热过滤，合并 2 次滤液，减压浓缩至 500mL，即得。

取炙甘草标准汤剂（ZGC-01～ZGC-17）摇匀，分别精密吸取各 1mL，置 50mL 量瓶中，加 50%乙醇稀释至接近刻度，超声处理 30min，冷却，50%乙醇定容，摇匀，0.45µm 微孔滤膜过滤，取续滤液，即得。

4）方法学验证

分别以甘草苷和甘草酸的峰面积积分值为纵坐标（Y），以对照品进样量（µg）为横坐标（X），绘制标准曲线，甘草苷：$Y=1691590X-5665$，$R^2=0.9999$；甘草酸：$Y=586291X-7306$，$R^2=0.9999$，表明线性关系良好。精密度考察合格，RSD%分别为 1.1%和 1.0%。炙甘草标准汤剂供试品溶液制备后 24 小时内稳定性良好，RSD 分别为 1.3%和 1.0%。重复性良好，平行 6 份供试品溶液的 RSD 分别为 1.4%和 1.6%。平均加样回收率分别为 96.4%和 100.6%，RSD 分别为 1.4%和 1.9%。

5）测定法

（1）含量测定

分别精密吸取对照品溶液和供试品溶液各 10µL，注入高效液相色谱仪，测定，即得。按照 4 下的色谱条件测定含量。

（2）pH 值测定

取标准汤剂，用 pH 计测定 pH 值。

（3）总固体测定

参照编写说明【总固体】项下测定方法操作。

（4）甘草苷和甘草酸转移率测定

参照编写说明【转移率】项下公式计算。

6）结果

（1）饮片中甘草苷和甘草酸含量

甘草苷和甘草酸含量测定结果见表 5-13-2、表 5-13-3，以干燥品计，所收集样品均满足《中国药典》中甘草苷（不少于 0.5%）和甘草酸（不少于 1.0%）的限量要求。

表 5-13-2 饮片中甘草苷和甘草酸含量测定

编号	甘草苷		甘草酸	
	含量/%	RSD/%	含量/%	RSD/%
ZGC-01	0.62	1.4	1.91	0.6
ZGC-02	0.45	3.1	1.55	2.5
ZGC-03	0.61	0.4	1.77	1.3
ZGC-04	1.07	2.6	1.65	2.5

续表

编号	甘草苷		甘草酸	
	含量/%	RSD/%	含量/%	RSD/%
ZGC-05	0.63	2.3	1.76	0.8
ZGC-06	0.57	3.1	2.06	0.3
ZGC-07	0.64	1.3	1.36	1.3
ZGC-08	0.98	1.7	1.77	2.7
ZGC-09	0.72	1.1	2.97	0.4
ZGC-10	0.68	2.0	2.94	0.1
ZGC-11	0.72	0.4	3.13	0.9
ZGC-12	1.02	1.2	1.94	0.7
ZGC-13	0.98	0.0	1.93	0.2
ZGC-14	1.17	0.8	1.90	0.4
ZGC-15	1.57	2.6	3.69	2.7
ZGC-16	1.63	0.5	3.67	0.5
ZGC-17	1.49	0.1	3.57	0.6

表 5-13-3　干燥品中甘草苷和甘草酸含量

编号	含水率/%	RSD/%	甘草苷含量/%	甘草酸含量/%
ZGC-01	8.96	1.6	0.68	2.10
ZGC-02	8.82	0.6	0.50	1.70
ZGC-03	9.03	0.3	0.67	1.95
ZGC-04	8.68	0.2	1.18	1.81
ZGC-05	8.36	0.1	0.68	1.92
ZGC-06	7.57	1.4	0.61	2.22
ZGC-07	4.74	0.3	0.67	1.42
ZGC-08	6.98	0.1	1.06	1.90
ZGC-09	5.97	0.2	0.77	3.16
ZGC-10	5.88	0.9	0.72	3.13
ZGC-11	5.86	0.8	0.76	3.33
ZGC-12	6.05	1.3	1.09	2.06
ZGC-13	6.15	1.8	1.05	2.06
ZGC-14	6.09	0.1	1.24	2.02
ZGC-15	8.57	0.4	1.71	4.04
ZGC-16	8.97	0.6	1.79	4.03
ZGC-17	9.01	0.9	1.63	3.93

（2）标准汤剂中甘草苷和甘草酸含量（表 5-13-4）

表 5-13-4 标准汤剂中甘草苷和甘草酸含量测定

编号	甘草苷		甘草酸	
	含量/（mg/mL）	RSD/%	含量/（mg/mL）	RSD/%
ZGC-01	0.82	0.1	1.65	0.4
ZGC-02	0.71	0.6	1.46	1.9
ZGC-03	0.95	1.3	1.98	1.3
ZGC-04	1.47	0.4	1.50	0.0
ZGC-05	0.96	0.1	2.14	0.1
ZGC-06	0.79	0.9	2.03	1.5
ZGC-07	0.89	0.8	1.31	0.0
ZGC-08	1.28	1.0	1.59	1.5
ZGC-09	0.66	1.0	2.35	0.3
ZGC-10	0.67	1.2	2.41	0.5
ZGC-11	0.68	0.1	2.47	0.9
ZGC-12	1.47	0.5	1.79	1.4
ZGC-13	1.23	0.2	1.66	0.3
ZGC-14	1.66	0.2	1.89	2.8
ZGC-15	1.86	0.3	3.72	0.0
ZGC-16	1.831	0.2	3.94	0.6
ZGC-17	2.02	0.6	4.01	0.4

（3）总固体及 pH 值（表 5-13-5）

表 5-13-5 标准汤剂 pH 值及出膏率

编号	pH 值	总固体/g	RSD/%
ZGC-01	5.2	0.65	0.6
ZGC-02	5.2	0.69	0.1
ZGC-03	5.1	0.73	0.2
ZGC-04	4.8	0.66	1.1
ZGC-05	5.1	0.75	0.9
ZGC-06	5.1	0.66	0.2
ZGC-07	5.0	0.60	0.1

编号	pH 值	总固体/g	RSD/%
ZGC-08	5.1	0.66	0.0
ZGC-09	5.0	0.57	0.5
ZGC-10	5.1	0.57	0.2
ZGC-11	5.0	0.57	0.1
ZGC-12	5.4	0.67	0.1
ZGC-13	5.3	0.78	0.5
ZGC-14	5.5	0.85	0.1
ZGC-15	5.7	0.70	0.1
ZGC-16	5.7	0.71	0.7
ZGC-17	5.8	0.69	0.2

（4）甘草苷和甘草酸转移率

根据测定结果，按照转移率计算公式计算甘草苷和甘草酸转移率（表 5-13-6，表 5-13-7）。

表 5-13-6　甘草苷转移率计算结果（$\overline{X} \pm S$）

编号	标准汤剂中甘草苷含量/mg	饮片中甘草苷含量/mg	转移率/%	$(\overline{X} \pm S)$/%
ZGC-01	409	618	66.2	
ZGC-02	353	451	78.3	
ZGC-03	476	612	77.7	
ZGC-04	736	1074	68.5	
ZGC-05	479	625	76.6	
ZGC-06	397	567	69.9	
ZGC-07	443	639	69.2	
ZGC-08	639	982	65.0	
ZGC-09	329	722	45.5	64.9±10.2
ZGC-10	335	680	49.3	
ZGC-11	339	715	47.4	
ZGC-12	737	1020	72.2	
ZGC-13	616	981	62.7	
ZGC-14	832	1165	71.4	
ZGC-15	928	1567	59.2	
ZGC-16	916	1625	56.3	
ZGC-17	1009	1485	67.9	

表 5-13-7 甘草酸转移率计算结果（$\overline{X} \pm S$）

编号	标准汤剂中甘草酸含量/mg	饮片中甘草酸含量/mg	转移率/%	$(\overline{X} \pm S)$/%
ZGC-01	825	1910	43.2	
ZGC-02	730	1550	47.1	
ZGC-03	990	1770	55.9	
ZGC-04	750	1650	45.5	
ZGC-05	1070	1760	60.8	
ZGC-06	1015	2060	49.3	
ZGC-07	655	1360	48.2	
ZGC-08	795	1770	44.9	
ZGC-09	1175	2970	39.6	47.9±6.1
ZGC-10	1205	2940	41.0	
ZGC-11	1235	3130	39.5	
ZGC-12	895	1940	46.1	
ZGC-13	830	1930	43.0	
ZGC-14	945	1900	49.7	
ZGC-15	1860	3690	50.4	
ZGC-16	1970	3670	53.7	
ZGC-17	2005	3570	56.2	

5.标准汤剂特征图谱研究

1）色谱条件

同 4 下的色谱条件。

2）标准汤剂供试品溶液制备

同 4 下的标准汤剂供试品溶液制备。

3）方法学验证

方法学考察合格（具体内容略）。

4）特征图谱的建立及共有峰的标定

按照 4 下的色谱条件，分别精密吸取 17 批炙甘草标准汤剂供试品溶液各 10μL，注入高效液相色谱仪，记录色谱峰信息，生成的特征图谱见图 5-13-3，其中共有峰 10 个，指认 4 个，见图 5-13-4。相似度结果见表 5-13-8。各共有峰峰面积见表 5-13-9，以峰 3 为参照峰，计算其他峰的相对保留时间和相对峰面积见表 5-13-10。

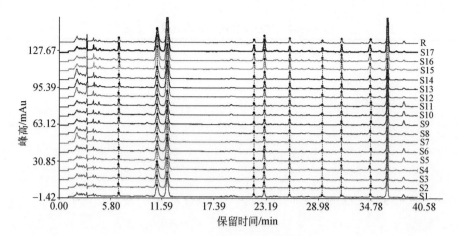

图 5-13-3 炙甘草标准汤剂特征图谱

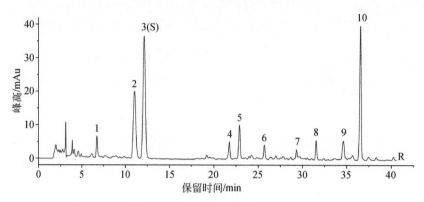

图 5-13-4 对照特征图谱及共有峰

峰 3：甘草苷（liquiritin，$C_{21}H_{22}O_9$）；峰 5：异甘草素（isoliquiritigenin，$C_{15}H_{12}O_4$）；

峰 6：甘草素（liquiritigenin，$C_{15}H_{12}O_4$）；峰 10：甘草酸（glycyrrhizic acid，$C_{42}H_{62}O_{16}$）

表 5-13-8 相似度计算结果

编号	S1	S2	S3	S4	S5	S6	S7	S8	S9	S10	S11	S12	S13	S14	S15	S16	S17	对照特征图谱
S1	1.000	0.996	0.998	0.930	0.988	0.993	0.984	0.964	0.953	0.959	0.963	0.963	0.977	0.953	0.995	0.997	0.996	0.992
S2	0.996	1.000	0.998	0.912	0.989	0.988	0.974	0.947	0.957	0.962	0.963	0.947	0.965	0.936	0.992	0.995	0.990	0.987
S3	0.998	0.998	1.000	0.928	0.993	0.994	0.982	0.960	0.960	0.965	0.967	0.960	0.975	0.949	0.997	0.998	0.996	0.994
S4	0.930	0.912	0.928	1.000	0.927	0.926	0.976	0.992	0.847	0.852	0.858	0.993	0.986	0.996	0.948	0.934	0.949	0.951
S5	0.988	0.989	0.993	0.927	1.000	0.992	0.980	0.956	0.964	0.966	0.969	0.953	0.967	0.942	0.990	0.992	0.992	0.990
S6	0.993	0.988	0.994	0.926	0.992	1.000	0.978	0.957	0.976	0.980	0.983	0.956	0.971	0.945	0.995	0.996	0.995	0.996
S7	0.984	0.974	0.982	0.976	0.980	0.978	1.000	0.994	0.918	0.921	0.927	0.991	0.996	0.987	0.988	0.982	0.989	0.989
S8	0.964	0.947	0.960	0.992	0.956	0.957	0.994	1.000	0.886	0.890	0.897	0.998	0.997	0.997	0.973	0.963	0.974	0.975
S9	0.953	0.957	0.960	0.847	0.964	0.976	0.918	0.886	1.000	0.999	0.998	0.885	0.907	0.869	0.960	0.963	0.957	0.963
S10	0.959	0.962	0.965	0.852	0.966	0.980	0.921	0.890	0.999	1.000	0.999	0.891	0.913	0.875	0.964	0.968	0.962	0.967
S11	0.963	0.963	0.967	0.858	0.969	0.983	0.927	0.897	0.998	0.999	1.000	0.896	0.917	0.880	0.966	0.970	0.964	0.970

编号	S1	S2	S3	S4	S5	S6	S7	S8	S9	S10	S11	S12	S13	S14	S15	S16	S17	对照特征图谱
S12	0.963	0.947	0.960	0.993	0.953	0.956	0.991	0.998	0.885	0.891	0.896	1.000	0.998	0.999	0.974	0.964	0.974	0.975
S13	0.977	0.965	0.975	0.986	0.967	0.971	0.996	0.997	0.907	0.913	0.917	0.998	1.000	0.995	0.986	0.978	0.985	0.986
S14	0.953	0.936	0.949	0.996	0.942	0.945	0.987	0.997	0.869	0.875	0.880	0.999	0.995	1.000	0.965	0.953	0.965	0.967
S15	0.995	0.992	0.997	0.948	0.990	0.995	0.988	0.973	0.960	0.964	0.966	0.974	0.986	0.965	1.000	0.999	0.999	0.998
S16	0.997	0.995	0.998	0.934	0.992	0.996	0.982	0.963	0.963	0.968	0.970	0.964	0.978	0.953	0.999	1.000	0.999	0.995
S17	0.996	0.990	0.996	0.949	0.992	0.995	0.989	0.974	0.957	0.962	0.964	0.974	0.985	0.965	0.999	0.999	1.000	0.997
对照特征图谱	0.992	0.987	0.994	0.951	0.990	0.996	0.989	0.975	0.963	0.967	0.970	0.975	0.986	0.967	0.998	0.995	0.997	1.000

表 5-13-9　各共有峰峰面积

编号	保留时间/min	S1	S2	S3	S4	S5	S6	S7	S8	S9	S10	S11	S12	S13	S14	S15	S16	S17
1	6.74	26286	27351	34012	46355	37780	33048	22595	38520	63416	57977	62944	31387	31170	33583	67070	57948	70439
2	11.08	206822	201852	246224	142978	210523	180220	153238	165328	179501	187828	194230	197195	195248	203392	410706	438817	421542
3	12.19	282098	234832	326484	500971	310298	272374	299233	422973	209602	220263	237443	499328	417642	558984	635598	626782	683062
4	21.79	21919	28807	28524	31297	37929	24908	24133	18923	30770	32626	33624	24391	26870	27318	63166	64703	65515
5	22.94	56986	58312	79134	72163	109167	60200	67196	67247	52380	50086	61379	67626	61180	72519	107858	116480	127977
6	25.72	20125	24897	32936	60536	21786	28890	22581	31857	57040	59640	56324	60099	49642	70620	82164	58025	53831
7	29.36	37452	20467	26394	24736	33171	29322	36592	44869	33422	27278	35214	39325	33223	39497	47246	46443	50418
8	31.49	25501	25265	33167	42815	28795	40562	42796	50185	43793	38294	43817	49907	47117	56524	69642	55973	59652
9	34.72	22220	33408	39564	57991	68560	34272	35449	43342	59813	50555	42712	42180	39844	44445	90447	91385	91536
10	36.58	197267	168345	234448	175169	238010	228944	150429	179103	267805	275635	291603	211950	196681	216244	434604	462106	470766

表 5-13-10　相对保留时间与相对峰面积

峰编号	保留时间/min	相对保留时间	峰面积/mAu×s	相对峰面积
1	6.757	0.553	43640	0.110
2	11.078	0.909	231508	0.584
3	12.192	1.000	396351	1.000
4	21.791	1.788	34437	0.087
5	22.955	1.882	75758	0.191
6	25.729	2.110	46529	0.117
7	29.359	2.409	35592	0.090
8	31.590	2.583	44341	0.112
9	34.705	2.848	52219	0.132
10	36.583	3.001	258771	0.653

5.14 葛 根

5.14.1 葛根标准汤剂质量标准

本品为豆科植物葛根 *Pueraria lobata*（Willd.）Ohwi 的干燥根，经炮制、加工制成的标准汤剂。

【制法】取葛根饮片 100g，加 7 倍量水浸泡 30min，回流 30min，趁热过滤，药渣再加 6 倍量水，回流 20min，趁热过滤，合并 2 次滤液，减压浓缩至 500mL，即得。

【性状】本品为褐色混悬液，静置后会产生沉淀。

【检查】pH 值　应为 4.5～5.5。

　　　　总固体　应为 0.44～0.85g。

　　　　其他　应符合口服混悬剂项下有关的各项规定。

【特征图谱】照高效液相色谱法测定

色谱条件与系统适用性试验　以十八烷基硅烷键合硅胶为填充剂（柱长为 250mm，内径为 4.6mm，粒径为 5μm）；流动相以 0.2%冰醋酸水溶液为流动相 A，以甲醇为流动相 B；流速为 0.8mL/min（表 5-14-1）；进样量为 10μL；柱温为 35℃；检测波长为 250nm。理论塔数按葛根素峰计算应不低于 4000。

表 5-14-1　洗脱条件

时间/min	0.2%冰醋酸水溶液 A/%	甲醇 B/%
0～5	85	15
5～23	85→60	40→15
23～28	60	40
28～46	60→30	40→70
46～56	30→5	70→95
56～60	5	95

参照物溶液的制备　取葛根素对照品适量，精密称定，加 30%乙醇制成每 1mL 含 80μg 的溶液，即得。

供试品溶液的制备　精密吸取葛根标准汤剂（GG-01～GG-10）摇匀，取该浓缩液 1mL 置于 50mL 的量瓶中，用 30%甲醇稀释至刻度，静置 20min，分出上清液，即得供试品，进样前用 0.45μm 滤膜过滤。

测定法　分别精密吸取对照品溶液和供试品溶液（GG-01～GG-10）各 10μL 注入高效液相色谱仪，测定，记录 60min 的色谱图，即得。

葛根标准汤剂特征图谱呈现 5 个特征峰（图 5-14-1），其中峰 1 为 3′-羟基葛根素；峰 2 为葛根素（参照峰）；峰 3 为 3-甲氧基葛根素；峰 4 为大豆苷；峰 5 为大豆苷元。以峰 2 葛根素为 S 峰，计算特征峰峰 1～峰 5 的相对保留时间，其相对保留时间应在规定值的±5%之内。规定值为 0.79（峰 1）、1.00（峰 2）、1.03（峰 3）、1.08（峰 4）、1.15（峰 5）。计算峰 5 与 S 峰的相对峰面积，峰 5 的相对峰面积不得小于 0.22。

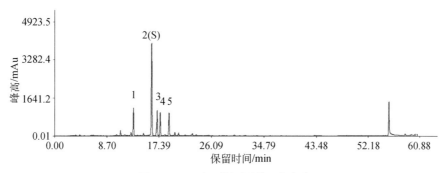

图 5-14-1　对照特征图谱及共有峰

峰 1：3′-羟基葛根素（3′-hydroxy puerarin，$C_{21}H_{20}O_{10}$）；峰 2：葛根素（puerarin，$C_{21}H_{20}O_9$）；峰 3：3-甲氧基葛根素（3′-methoxy puerarin，$C_{22}H_{22}O_{10}$）；

峰 4：大豆苷（daidzin，$C_{21}H_{20}O_9$）；峰 5：大豆苷元（isoflavoues aglycone，$C_{15}H_{10}O_4$）

【含量测定】照高效液相色谱法测定。

色谱条件与系统适用性试验　同【特征图谱】项下。

对照品溶液的制备　取葛根素对照品适量，精密称定，加 30% 乙醇制成每 1mL 含 80μg 的溶液，即得。

供试品溶液的制备　取【特征图谱】项下的供试品溶液，即得。

测定法　分别精密吸取对照品和供试品溶液各 10μL，注入液相色谱仪，测定，即得。

本品每 1mL 含葛根素（puerarin，$C_{21}H_{20}O_9$）计应不低于 3.25mg。

【转移率】葛根素转移率范围为 52.2%～83.2%。

【规格】0.2g/mL（以饮片计）。

【贮藏】冷冻保存，用时复融。

5.14.2　葛根标准汤剂质量标准起草说明

1.仪器与材料

安捷伦 1260Infinity II 型超高效液相色谱仪（美国安捷伦公司，G1313A 型自动进样系统，G1316A 型柱温箱，G1362A 型 DAD 检测器），色谱柱：Thermo-C18（250mm×4.6mm，5μm）Sartorius-WWZA-124S-型电子分析天平（北京赛多利斯科学仪器有限公司）；KQ-5200B 型超声波清洗器（昆山市超声仪器有限公司）；YP502N 型电子天平（上海精密科学仪器有限公司）；D2012 型台式高速离心机（上海洪纪仪器设备有限公司）。

葛根素（含量≥98%，批号 S90068，购自北京索莱宝科技有限公司）甲醇、乙腈为色谱纯（美国，Fisher 公司），水为高纯水，其他试剂为分析纯。

2.样品采集

样品共 10 份，分别采自主产区或道地产区湖北、安徽等地及药材市场，包括符合《中国药典》要求的不同商品规格等级。

3.物种鉴别

经鉴定[31]，所研究样品均为豆科植物葛根 *Pueraria lobata*（Willd.）Ohwi 的干燥根。

4.定量测定

1）色谱条件[32,33]

饮片色谱条件　以十八烷基硅烷键合硅胶为填充剂（柱长为 25mm，内径为 4.6mm，粒径为 5μm）；

以甲醇-水（25：75）为流动相；检测波长为250nm。理论塔板数按葛根素峰计算应不低于4000。

标准汤剂色谱条件

色谱柱：Thermo BDS Hypersil C18（250mm×4.6mm，5μm）；流动相为0.2%冰醋酸水溶液（A）-甲醇（B）；梯度洗脱：0～5min，15% B；5～23min，15%～40% B；23～28min，40% B；28～46min，40%～70% B，46～56min，70%～95% B，56～60min，95%～95% B。流速为0.8mL/min；进样量为10μL；柱温为35℃；检测波长为250nm（图5-14-2）。

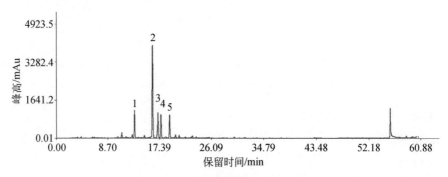

图5-14-2　标准汤剂HPLC色谱图

2）对照品溶液制备

取葛根素（含量≥98%，批号S90068，购自北京索莱宝科技有限公司）对照品适量，精密称定，加30%乙醇制成每1mL含80μg的溶液，即得。

3）供试品溶液制备

（1）饮片供试品溶液制备

取本品粉末（过三号筛）约0.1g，精密称定，置具塞锥形瓶中，精密加入30%乙醇50mL，称定重量，加热回流30min，放冷，再称定重量，用30%乙醇补足减失的重量，摇匀，滤过，取续滤液，即得。

（2）标准汤剂供试品溶液制备

取葛根饮片100g，加7倍量水，浸泡30min，加热并保持微沸60min，趁热过滤，药渣再加6倍水，保持微沸40min，趁热过滤，合并两次滤液，减压浓缩至500mL，即得葛根标准汤剂。

精密吸取葛根标准汤剂（GG-01～GG-10）摇匀，取该浓缩液1mL置50mL的容量瓶中，用30%甲醇稀释至刻度，静置20min，分出上清液，即得供试品，进样前用0.45μm滤膜过滤。

4）方法学验证

以葛根素峰面积积分值为纵坐标（Y），对照品进样量为横坐标（X）进行回归分析，绘制标准曲线，计算回归方程为$Y=6316.3750X-9.7000$，$R^2=0.9999$。精密度考察合格，RSD%为0.1%。葛根标准汤剂供试品溶液制备后24小时内稳定性良好，RSD为0.4%。重复性良好，平行6份供试品溶液的RSD为0.6%。平均加样回收率为97.0%，RSD为1.6%。

5）测定法

（1）含量测定

分别精密吸取对照品溶液、饮片供试品溶液各10μL，注入高效液相色谱仪，测定，即得。

（2）pH值测定

取标准汤剂，用pH计测定pH值。

（3）总固体测定

参照编写说明【总固体】项下测定方法操作。

（4）葛根素的转移率测定

参照编写说明【转移率】项下公式计算。

6）结果

（1）饮片中葛根素的含量

葛根素含量测定结果见表 5-14-2，所收集样品均满足《中国药典》中葛根素（不少于 2.4%）的限量要求。

表 5-14-2　饮片中葛根素含量测定

编号	葛根素含量/%	RSD/%
GG-01	2.89	0.6
GG-02	4.09	0.4
GG-03	3.27	0.8
GG-04	3.26	0.3
GG-05	3.55	0.7
GG-06	4.58	0.6
GG-07	3.69	0.7
GG-08	3.64	0.9
GG-09	3.80	0.3
GG-10	3.64	0.5

（2）标准汤剂中葛根素的含量

取 15 批葛根标准汤剂，按色谱条件测定葛根素含量（表 5-14-3）。

表 5-14-3　标准汤剂中葛根素含量测定

编号	葛根素含量/（mg/mL）	RSD/%
GG-01	4.02	0.5
GG-02	5.84	0.5
GG-03	5.06	0.3
GG-04	5.72	0.6
GG-05	5	1.1
GG-06	4.3	0.7
GG-07	5.4	0.4
GG-08	5.36	0.6
GG-09	3.94	0.5
GG-10	4.8	0.7

（3）总固体及 pH 值（表 5-14-4）

表 5-14-4　标准汤剂 pH 值及总固体

编号	pH 值	总固体/g	RSD/%
GG-01	4.6	0.38	1.3
GG-02	4.8	0.74	1.0
GG-03	5.1	0.57	0.5

编号	pH 值	总固体/g	RSD/%
GG-04	5.5	0.64	0.6
GG-05	4.8	0.73	0.9
GG-06	4.5	0.65	0.7
GG-07	4.9	0.64	1.1
GG-08	5.3	0.69	1.2
GG-09	5.1	0.67	1.0
GG-10	4.8	0.65	0.8

（4）葛根素的转移率（表 5-14-5）

表 5-14-5　葛根素转移率计算结果（$\overline{X} \pm S$）

编号	标准汤剂中葛根素含量/mg	饮片中葛根素含量/mg	转移率/%	($\overline{X} \pm S$)/%
GG-01	2010	2883.79	69.7	
GG-02	2920	4083.92	71.5	
GG-03	2530	3272.96	77.3	
GG-04	2860	3615.68	79.1	
GG-05	2500	3551.14	70.4	67.75±8.18
GG-06	2150	3694.16	58.2	
GG-07	2700	4576.28	59.0	
GG-08	2680	3801.42	70.5	
GG-09	1970	3627.99	54.3	
GG-10	2400	3566.12	67.3	

5.标准汤剂特征图谱研究

1）色谱条件

同 4 下的色谱条件。

2）标准汤剂供试品溶液制备

同 4 下的供试品溶液制备。

3）方法学验证

方法学考察合格（具体内容略）。

4）特征图谱的建立及共有峰的标定

按照色谱条件，分别精密吸取 15 批葛根标准汤剂供试品溶液各 10μL，注入高效液相色谱仪，记录色谱峰信息（图 5-14-3，表 5-14-6 和表 5-14-7），生成的对照特征图谱见图 5-14-4，指认 5 个。以峰 2 为参照峰，计算其他峰的相对保留时间和相对峰面积（表 5-14-8）。

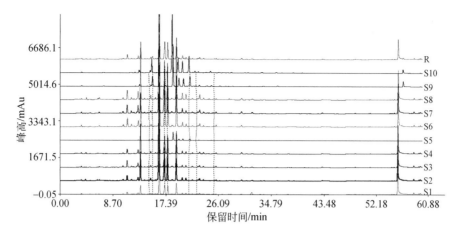

图 5-14-3　葛根标准汤剂特征图谱

表 5-14-6　相似度计算结果

编号	S1	S2	S3	S4	S5	S6	S7	S8	S9	S10	对照特征图谱
S1	1	0.999	0.998	0.995	0.997	0.995	0.997	1	0.999	0.998	0.999
S2	0.999	1	0.999	0.997	0.998	0.997	0.998	0.999	1	0.999	0.999
S3	0.998	0.999	1	0.996	0.998	0.996	0.998	0.998	0.999	1	0.999
S4	0.995	0.997	0.996	1	0.999	1	0.999	0.995	0.997	0.996	0.998
S5	0.997	0.998	0.998	0.999	1	0.999	1	0.997	0.998	0.998	0.999
S6	0.995	0.997	0.996	1	0.999	1	0.999	0.995	0.997	0.996	0.998
S7	0.997	0.998	0.998	0.999	1	0.999	1	0.997	0.998	0.998	0.999
S8	1	0.999	0.998	0.995	0.997	0.995	0.997	1	0.999	0.998	0.999
S9	0.999	1	0.999	0.997	0.998	0.997	0.998	0.999	1	0.999	0.999
S10	0.998	0.999	1	0.996	0.998	0.996	0.998	0.998	0.999	1	0.999
对照特征图谱	0.999	0.999	0.999	0.998	0.999	0.998	0.999	0.999	0.999	0.999	1

表 5-14-7　部分共有峰峰面积

编号	保留时间/min	S1	S2	S3	S4	S5	S6	S7	S8	S9	S10
1	13.13	26537.8	53395.4	47712.8	35944.3	36651.4	49027.5	45671.0	42565.7	42493	15655
2	16.23	63028.9	91472.6	79088.2	78210.5	78316.6	84576.3	77843.1	78608.6	83831	77322.5
3	17.13	33375.5	61287.5	43011.6	48790.7	48031.3	51825.0	42123.6	47880.2	51802	15607.5
4	17.64	28154.2	49399	37091.3	42364.8	39574.4	42647.7	39893.6	40809	42826.4	16527
5	19.10	26274.5	49084.6	41606.4	41494.1	43666.6	50237.6	43221.8	43807.5	46911.9	16575

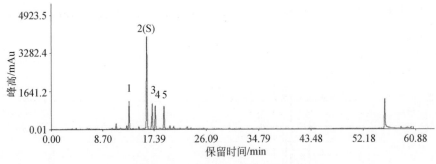

图 5-14-4　对照特征图谱及共有峰

峰 1：3′-羟基葛根素（3′-hydroxy puerarin，$C_{21}H_{20}O_{10}$）；峰 2：葛根素（puerarin，$C_{21}H_{20}O_9$）；峰 3：3′-甲氧基葛根素（3′-methoxy puerarin，$C_{22}H_{22}O_{10}$）；

峰 4：大豆苷（daidzin，$C_{21}H_{20}O_9$）；峰 5：大豆苷元（isoflavoues aglycone，$C_{15}H_{10}O_4$）

表 5-14-8　相对保留时间与相对峰面积

峰编号	保留时间/min	相对保留时间	相对峰面积
1	13.13	0.7900	0.1906
2	16.23	1.0000	1.0000
3	17.13	1.0327	0.1990
4	17.64	1.0865	0.1998
5	19.10	1.1530	0.2185

5.15　黄　　连

5.15.1　黄连标准汤剂质量标准

本品为毛茛科植物黄连 *Coptis chinensis* Franch.的干燥根茎，经炮制、加工制成的标准汤剂。

【制法】取黄连饮片 100g，加 7 倍量水浸泡 30min，回流 30min，趁热过滤，药渣再加 6 倍量水，回流 20min，趁热过滤，合并 2 次滤液，减压浓缩至 500mL，即得。

【性状】本品为褐色混悬液，静置后会产生沉淀。

【检查】pH 值　应为 4.2～5.2。

　　　　总固体　应为 0.33～0.46g。

　　　　其他　应符合口服混悬剂项下有关的各项规定。

【特征图谱】照高效液相色谱法测定

色谱条件与系统适用性试验　以十八烷基硅烷键合硅胶为填充剂（柱长为 250mm，内径为 4.6mm，粒径为 5μm）；以乙腈-0.05mol/L 磷酸二氢钾溶液（50：50）（每 100mL 中加十二烷基硫酸钠 0.4g，再以磷酸调节 pH 值为 3.0）为流动相；流速为 1mL/min；柱温为 30℃；检测波长为 225nm。理论塔板数按盐酸小檗碱峰计算应不低于 3000。

参照物溶液的制备　取表小檗碱、盐酸黄连碱、盐酸巴马汀和盐酸小檗碱对照品适量，精密称定，分别加甲醇制成每 1mL 含表小檗碱 40μg、盐酸黄连碱 40μg、盐酸巴马汀 40μg 和盐酸小檗碱 80μg 的溶液，即得。

供试品溶液的制备　取本品摇匀，精密量取 1mL，置 50mL 量瓶中，加 50%乙醇至接近刻度，超声处理（功率 250W，频率 40kHz）30min，放冷，加 50%乙醇至刻度，摇匀，滤过，取续滤液，即得。

测定法　分别精密吸取参照物溶液和供试品溶液各 5μL，注入液相色谱仪，测定，记录 20min 的色谱图，即得。

供试品特征图谱中应呈现 7 个特征峰（图 5-15-1），其中 4 个峰应分别与对应的参照物峰保留时间相同；与盐酸小檗碱参照物峰相应的峰为 S 峰，计算特征峰峰 1～峰 3 的相对保留时间，其相对保留时间应在规定值的 ±5% 之内。规定值为：0.43（峰 1）、0.58（峰 2）、0.70（峰 3）。计算峰 5 和峰 6 与 S 峰的相对峰面积，峰 5 的相对峰面积不得小于 0.27，峰 6 的相对峰面积不得小于 0.22。

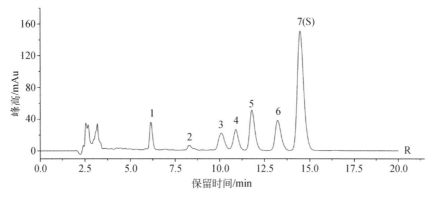

图 5-15-1　对照特征图谱及共有峰

峰 4：表小檗碱（epiberberine，$C_{20}H_{17}NO_4$）；峰 5：盐酸黄连碱（coptisine chloride，$C_{19}H_{14}ClNO_4$）；峰 6：盐酸巴马汀（palmatine chloride，$C_{21}H_{22}ClNO_4$）；

峰 7（S）：盐酸小檗碱（berberine chloride，$C_{20}H_{18}ClNO_4$）

【含量测定】　照高效液相色谱法测定。

色谱条件与系统适用性试验　同【特征图谱】项下。

对照品溶液的制备　同【特征图谱】项下参照物溶液的制备。

供试品溶液的制备　取【特征图谱】项下的供试品溶液，即得。

测定法　分别精密吸取对照品溶液和供试品溶液各 5μL，注入液相色谱仪，测定，即得。

本品每 1mL 含黄连以表小檗碱（$C_{20}H_{17}NO_4$）计应不低于 1.5mg/mL；以盐酸黄连碱（$C_{19}H_{14}ClNO_4$）计应不低于 2.0mg/mL；以盐酸巴马汀（$C_{21}H_{22}ClNO_4$）计应不低于 1.6mg/mL；以盐酸小檗碱（$C_{20}H_{18}ClNO_4$）计应不低于 5.5mg/mL。

【转移率】表小檗碱转移率范围为 78.0%～114.2%；盐酸黄连碱移率范围为 50.7%～72.7%；盐酸巴马汀转移率范围为 42.7%～66.5%；盐酸小檗碱移率范围为 39.5%～61.3%。

【规格】0.2g/mL（以饮片计）。

【贮藏】冷冻保存，用时复融。

5.15.2　黄连标准汤剂质量标准起草说明

1.仪器与材料

Waters Alliance 高效液相色谱仪（美国 Waters 公司，2695 四元溶剂管理系统，2996 二极管阵列检测器，Empower 3 色谱工作站），XS205 型 1/10 万电子分析天平（瑞士，梅特勒-托利多仪器有限公司）；KQ-250DE 型超声波清洗器（昆山市超声仪器有限公司）；Sartorius PB-10 型 pH 计。

对照品盐酸小檗碱（批号 110713-200911，供含量测定用，含量按 86.8% 计）、盐酸巴马汀（批号：110732-200907，供含量测定用，含量按 86.1% 计）均购于中国药品生物制品检定所；盐酸黄连碱（批号：Y-024-151016）、表小檗碱（批号：B-064-150727），均为 HPLC 级，购于成都瑞芬思生物科技有限公司，经 HPLC 面积归一化法测定，含量均> 98%，甲醇、乙腈均为 HPLC 级（美国，Fisher 公司），水为高纯水，其他试剂为分析纯。

2.样品采集

样品共 14 份（编号 HL-01～HL-14），采自主产区或道地产区四川雅安、重庆等地及安国、亳州、樟树等药材市场，包括符合《中国药典》要求的不同商品规格等级。

3.物种鉴别

经鉴定，研究样品均为毛茛科植物黄连 *Coptis chinensis* Franch.。

4.定量测定

1) 色谱条件

色谱柱：Chromegabond WR-C18（250mm×4.6mm，5μm）；流动相：乙腈-0.05mol/L 磷酸二氢钾溶液（50∶50）（每 100mL 中加十二烷基硫酸钠 0.4g，再以磷酸调节 pH 值为 4.0）；柱温为 30℃；流速为 1mL/min；检测波长为 225nm，色谱图见图 5-15-2。理论塔板数按盐酸小檗碱峰计算应不低于 3000。

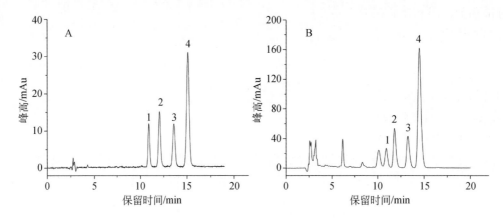

图 5-15-2　标准汤剂 HPLC 色谱图

A：混合对照品；B：标准汤剂

1：表小檗碱（epiberberine，$C_{20}H_{17}NO_4$）；2：盐酸黄连碱（coptisine chloride，$C_{19}H_{14}ClNO_4$）；3：盐酸巴马汀（palmatine chloride，$C_{21}H_{22}ClNO_4$）；

4：盐酸小檗碱（berberine chloride，$C_{20}H_{18}ClNO_4$）

2) 对照品溶液制备

取经五氧化二磷减压干燥器中干燥 36 小时的表小檗碱、盐酸黄连碱、盐酸巴马汀和盐酸小檗碱对照品适量，精密称定，分别加甲醇制成每 1mL 含表小檗碱 34.25μg、盐酸黄连碱 36.25μg、盐酸巴马汀 29.25μg 和盐酸小檗碱 85.25μg 的溶液，即得。

3) 供试品溶液制备

（1）饮片供试品溶液制备

取黄连饮片粉末 0.2g，精密称定，置 100mL 具塞锥形瓶中，精密加入甲醇-盐酸（100∶1）的混合溶液 50mL，密塞，称定重量，超声处理（功率 250W，频率 40kHz）30min，取出，放冷，再称定重量，用甲醇补足减失的重量，摇匀，滤过，精密量取续滤液 2mL，置 10mL 量瓶中，加甲醇至刻度，摇匀，过微孔滤膜，取续滤液，即得。平行 2 份。

（2）标准汤剂供试品溶液制备

取黄连饮片 100g，加 7 倍量水浸泡 30min，回流 30min，趁热过滤，药渣再加 6 倍水，回流 20min，趁热过滤，合并 2 次滤液，减压浓缩至 500mL，即得。

取黄连标准汤剂（HL-01～HL-14）摇匀，分别精密吸取各 1mL，置 50mL 量瓶中，加 50%乙醇稀释至接近刻度，超声处理 30min，冷却，50%乙醇定容，摇匀，0.45μm 微孔滤膜过滤，取续滤液，即得。

4）方法学验证

分别以表小檗碱、盐酸黄连碱、盐酸巴马汀和盐酸小檗碱的峰面积积分值为纵坐标（Y），以对照品进样量（μg）为横坐标（X），绘制标准曲线，表小檗碱：$Y=2433466X-18697$，$R^2=0.9996$；盐酸黄连碱：$Y=3581119X-72$，$R^2=1.0000$；盐酸巴马汀：$Y=3995438X-34235$，$R^2=0.9996$；盐酸小檗碱：$Y=3784028X+12488$，$R^2=0.9998$，表明线性关系良好。精密度考察合格，RSD%均小于 1.0%。黄连标准汤剂供试品溶液制备后 24 小时内稳定性良好，RSD 均小于 1.5%。重复性良好，平行 6 份供试品溶液的 RSD 均小于 1.5%。平均加样回收率分别为 95.3%、100.9%、97.7%和 104.8%，RSD 均小于 2.1%。

5）测定法

（1）含量测定

分别精密吸取对照品溶液 10μL、饮片供试品溶液 10μL 和标准汤剂供试品溶液 5μL，注入高效液相色谱仪，按照 4 下的色谱条件测定含量。

（2）pH 值测定

取标准汤剂，用 pH 计测定 pH 值。

（3）总固体测定

参照编写说明【总固体】项下测定方法操作。

（4）转移率测定

参照编写说明【转移率】项下公式计算。

6）结果

（1）饮片中 4 种生物碱含量

含量测定结果见表 5-15-1，所收集样品均满足《中国药典》中以盐酸小檗碱计，含表小檗碱（不少于 0.8%）、黄连碱（不少于 1.6%）、巴马汀（不少于 1.5%）和小檗碱（不少于 5.5%）的限量要求。

表 5-15-1　黄连饮片含量测定结果

编号	表小檗碱/%	盐酸黄连碱/%	盐酸巴马汀/%	盐酸小檗碱/%
HL-01	1.32	2.55	1.90	8.33
HL-02	1.35	2.18	1.83	7.47
HL-03	1.32	2.40	2.25	8.17
HL-04	1.16	2.17	1.81	7.47
HL-05	1.09	1.83	1.50	5.98
HL-06	1.21	2.20	1.83	7.24
HL-07	1.21	2.17	1.72	7.03
HL-08	1.30	2.27	1.89	7.77
HL-09	1.18	2.25	1.98	7.48
HL-10	1.16	2.28	1.98	7.61
HL-11	1.21	2.23	2.00	7.82
HL-12	1.14	2.27	1.96	7.59
HL-13	1.20	2.35	2.00	8.05
HL-14	1.33	2.31	2.09	8.10

（2）标准汤剂中含量（表 5-15-2）

表 **5-15-2** **标准汤剂中含量测定**

编号	表小檗碱/（mg/mL）	盐酸黄连碱/（mg/mL）	盐酸巴马汀/（mg/mL）	盐酸小檗碱/（mg/mL）
HL-01	2.73	3.12	2.08	8.14
HL-02	2.14	2.55	1.83	6.94
HL-03	2.42	2.88	2.36	8.19
HL-04	2.01	2.38	1.88	6.66
HL-05	2.44	2.79	2.12	7.70
HL-06	2.32	2.72	2.04	7.51
HL-07	2.50	2.85	2.09	7.78
HL-08	2.40	2.78	2.06	7.55
HL-09	2.56	2.92	2.22	8.01
HL-10	2.31	2.69	2.15	7.53
HL-11	2.14	2.57	1.91	6.95
HL-12	2.01	2.48	1.79	6.61
HL-13	2.33	3.11	2.19	8.72
HL-14	2.64	2.86	2.29	8.09

（3）总固体及 pH 值（表 5-15-3）

表 **5-15-3** **标准汤剂总固体及 pH 值**

编号	总固体/g	RSD/%	pH 值
HL-01	0.43	0.4	5.1
HL-02	0.37	0.2	5.2
HL-03	0.44	0.2	4.5
HL-04	0.34	0.1	4.2
HL-05	0.36	0.2	4.6
HL-06	0.36	0.5	4.6
HL-07	0.42	0.5	4.6
HL-08	0.37	1.7	4.4
HL-09	0.45	0.3	4.6
HL-10	0.40	0.1	4.4
HL-11	0.38	0.1	4.4
HL-12	0.38	0.1	4.3
HL-13	0.43	0.1	4.6
HL-14	0.41	0.3	4.9

（4）转移率

根据测定结果，按照转移率计算公式计算 4 种生物碱的转移率（表 5-15-4～表 5-15-7）

表 5-15-4　表小檗碱转移率计算结果（$\overline{X} \pm S$）

编号	标准汤剂中表小檗碱含量/mg	饮片中表小檗碱含量/mg	转移率/%	$(\overline{X} \pm S)$/%
HL-01	1365	1320	103.4	
HL-02	1070	1350	79.3	
HL-03	1210	1320	91.7	
HL-04	1005	1160	86.6	
HL-05	1220	1090	111.9	
HL-06	1160	1210	95.9	
HL-07	1250	1210	103.3	
HL-08	1200	1300	92.3	96.1±9.0
HL-09	1280	1180	108.5	
HL-10	1155	1160	99.6	
HL-11	1070	1210	88.4	
HL-12	1005	1140	88.2	
HL-13	1165	1200	97.1	
HL-14	1320	1330	99.2	

表 5-15-5　盐酸黄连碱转移率计算结果（$\overline{X} \pm S$）

编号	标准汤剂中盐酸黄连碱含量/mg	饮片中盐酸黄连碱含量/mg	转移率/%	$(\overline{X} \pm S)$/%
HL-01	1560	2550	61.2	
HL-02	1275	2180	58.5	
HL-03	1440	2400	60.0	
HL-04	1190	2170	54.8	
HL-05	1395	1830	76.2	
HL-06	1360	2200	61.8	
HL-07	1425	2170	65.7	
HL-08	1390	2270	61.2	61.7±5.5
HL-09	1460	2250	64.9	
HL-10	1345	2280	59.0	
HL-11	1285	2230	57.6	
HL-12	1240	2270	54.6	
HL-13	1555	2350	66.2	
HL-14	1430	2310	61.9	

表 5-15-6 盐酸巴马汀转移率计算结果（$\overline{X} \pm S$）

编号	标准汤剂中盐酸巴马汀含量/mg	饮片中盐酸巴马汀含量/mg	转移率/%	($\overline{X} \pm S$)/%
HL-01	1040	1900	54.7	
HL-02	915	1830	50.0	
HL-03	1180	2250	52.4	
HL-04	940	1810	51.9	
HL-05	1060	1500	70.7	
HL-06	1020	1830	55.7	
HL-07	1045	1720	60.8	
HL-08	1030	1890	54.5	54.6±5.9
HL-09	1110	1980	56.1	
HL-10	1075	1980	54.3	
HL-11	955	2000	47.8	
HL-12	895	1960	45.7	
HL-13	1095	2000	54.8	
HL-14	1145	2090	54.8	

表 5-15-7 盐酸小檗碱转移率计算结果（$\overline{X} \pm S$）

编号	标准汤剂中盐酸小檗碱含量/mg	饮片中盐酸小檗碱含量/mg	转移率/%	($\overline{X} \pm S$)/%
HL-01	4070	8330	48.9	
HL-02	3470	7470	46.5	
HL-03	4095	8170	50.1	
HL-04	3330	7470	44.6	
HL-05	3850	5980	64.4	
HL-06	3755	7240	51.9	
HL-07	3890	7030	55.3	
HL-08	3775	7770	48.6	50.4±5.4
HL-09	4005	7480	53.5	
HL-10	3765	7610	49.5	
HL-11	3475	7820	44.4	
HL-12	3305	7590	43.5	
HL-13	4360	8050	54.2	
HL-14	4045	8100	49.9	

5.标准汤剂特征图谱研究

1）色谱条件

同4下的色谱条件。

2）标准汤剂供试品溶液制备

同4下的标准汤剂供试品溶液制备。

3）方法学验证

方法学考察合格（具体内容略）。

4）特征图谱的建立及共有峰的标定

按照4下的色谱条件，分别精密吸取14批黄连标准汤剂供试品溶液各5μL，注入高效液相色谱仪，记录色谱峰信息，特征图谱见图5-15-3，相似度结果见表5-15-8，生成的对照特征图谱见图5-15-4，其中共有峰7个，指认4个。各共有峰峰面积见表5-15-9，以峰7为参照峰，计算其他峰的相对保留时间和相对峰面积（表5-15-10）。

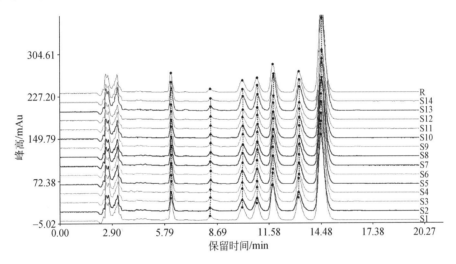

图 5-15-3　黄连标准汤剂特征图谱

表 5-15-8　相似度计算结果

编号	S1	S2	S3	S4	S5	S6	S7	S8	S9	S10	S11	S12	S13	S14	对照特征图谱
S1	1.000	1.000	0.999	0.999	1.000	1.000	1.000	1.000	1.000	0.999	1.000	1.000	0.999	0.999	1.000
S2	1.000	1.000	1.000	1.000	1.000	1.000	1.000	1.000	1.000	1.000	1.000	1.000	1.000	1.000	1.000
S3	0.999	1.000	1.000	1.000	1.000	1.000	1.000	1.000	1.000	1.000	1.000	1.000	0.999	1.000	1.000
S4	0.999	1.000	1.000	1.000	1.000	1.000	1.000	1.000	1.000	1.000	1.000	1.000	1.000	1.000	1.000
S5	1.000	1.000	1.000	1.000	1.000	1.000	1.000	1.000	1.000	1.000	1.000	1.000	0.999	1.000	1.000
S6	1.000	1.000	1.000	1.000	1.000	1.000	1.000	1.000	1.000	1.000	1.000	1.000	1.000	1.000	1.000
S7	1.000	1.000	1.000	1.000	1.000	1.000	1.000	1.000	1.000	1.000	1.000	1.000	1.000	1.000	1.000
S8	1.000	1.000	1.000	1.000	1.000	1.000	1.000	1.000	1.000	1.000	1.000	1.000	0.999	1.000	1.000
S9	1.000	1.000	1.000	1.000	1.000	1.000	1.000	1.000	1.000	1.000	1.000	1.000	0.999	1.000	1.000
S10	0.999	1.000	1.000	1.000	1.000	1.000	1.000	1.000	1.000	1.000	1.000	1.000	0.999	1.000	1.000

续表

编号	S1	S2	S3	S4	S5	S6	S7	S8	S9	S10	S11	S12	S13	S14	对照特征图谱
S11	1.000	1.000	1.000	1.000	1.000	1.000	1.000	1.000	1.000	1.000	1.000	1.000	0.999	1.000	1.000
S12	1.000	1.000	1.000	1.000	1.000	1.000	1.000	1.000	1.000	1.000	1.000	1.000	0.999	1.000	1.000
S13	0.999	1.000	0.999	1.000	0.999	1.000	1.000	0.999	0.999	0.999	0.999	1.000	1.000	0.999	0.999
S14	0.999	1.000	1.000	1.000	1.000	1.000	1.000	1.000	1.000	1.000	1.000	1.000	0.999	1.000	1.000
对照特征图谱	1.000	1.000	1.000	1.000	1.000	1.000	1.000	1.000	1.000	1.000	1.000	1.000	0.999	1.000	1.000

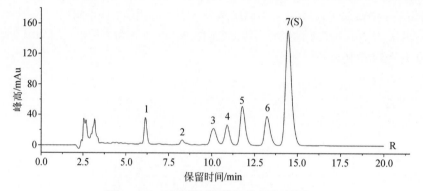

图 5-15-4 对照特征图谱及共有峰的确认

峰 4：表小檗碱（epiberberine, $C_{20}H_{17}NO_4$）；峰 5：盐酸黄连碱（coptisine chloride, $C_{19}H_{14}ClNO_4$）；峰 6：盐酸巴马汀（palmatine chloride, $C_{21}H_{22}ClNO_4$）；峰 7：盐酸小檗碱（berberine chloride, $C_{20}H_{18}ClNO_4$）

表 5-15-9 各共有峰峰面积

编号	保留时间/min	S1	S2	S3	S4	S5	S6	S7	S8	S9	S10	S11	S12	S13	S14
1	6.16	433.8	381.0	413.6	346.2	425.0	403.4	410.2	386.9	412.9	366.6	371.5	316.7	441.1	395.4
2	8.33	130.5	95.3	125.9	57.0	124.0	106.4	118.0	114.7	116.3	63.9	110.1	58.5	77.1	99.3
3	10.13	519.7	435.0	558.1	417.5	511.1	481.7	511.9	482.9	549.0	529.5	493.0	432.5	604.3	553.9
4	10.94	636.9	460.5	543.5	416.8	523.4	502.0	552.6	505.9	546.7	514.1	491.5	427.6	596.6	587.0
5	11.82	1233.1	938.0	1062.4	868.8	1018.8	990.5	1064.9	980.3	1047.9	991.2	987.7	882.7	1317.4	1063.2
6	13.27	911.8	752.4	959.4	762.3	861.2	828.4	873.9	824.4	891.5	876.5	843.5	721.6	1042.9	946.5
7	14.50	4155.8	3331.9	3887.0	3158.5	3675.6	3585.9	3823.9	3543.1	3763.2	3585.5	3524.9	3161.0	4829.0	3859.1

表 5-15-10 相对保留时间与相对峰面积

峰编号	保留时间/min	相对保留时间	峰面积/mAu×s	相对峰面积
1	6.164	0.425	393.2	0.106
2	8.331	0.575	99.8	0.027
3	10.132	0.699	505.7	0.136
4	10.944	0.755	521.8	0.141
5	11.824	0.816	1031.9	0.278
6	13.271	0.915	864.0	0.233
7	14.499	1.000	3706.0	1.000

5.16　黄　芩

5.16.1　黄芩标准汤剂质量标准

本品为唇形科植物黄芩 *Scutellaria baicalensis* Georgi 的干燥根，经炮制、加工制成的标准汤剂。

【制法】取黄芩饮片 100g，加 7 倍量水浸泡 30min，回流 30min，趁热过滤，药渣再加 6 倍量水，回流 20min，趁热过滤，合并 2 次滤液，减压浓缩至 500mL，即得。

【性状】本品为黄褐色混悬液，静置后会产生沉淀。

【检查】pH 值　应为 4.5～5.5。

　　　　总固体　应为 0.57～0.91g。

　　　　其他　应符合口服混悬剂项下有关的各项规定。

【特征图谱】照高效液相色谱法测定

色谱条件与系统适用性试验　以十八烷基硅烷键合硅胶为填充剂（柱长为 250mm，内径为 4.6mm，粒径为 5μm）；以甲醇为流动相 A，以 0.2%磷酸水溶液为流动相 B，按表 5-16-1 中的规定进行梯度洗脱；流速为 1mL/min；柱温为 40℃；检测波长为 280nm。理论塔板数按黄芩苷峰计算应不低于 2500。

表 5-16-1　洗脱条件

时间/min	流动相 A/%	流动相 B/%
0～20	47	53
20～40	47→87	53→13

参照物溶液的制备　取黄芩苷、汉黄芩苷和黄芩素对照品适量，精密称定，分别加甲醇制成每 1mL 含黄芩苷 70μg、汉黄芩苷 30μg 和黄芩素 20μg 的溶液，即得。

供试品溶液的制备　取本品摇匀，精密量取 1mL，置 10mL 量瓶中，加水稀释至刻度，摇匀，再从中精密吸取 2mL，置 50mL 量瓶中，加 20%甲醇至接近刻度，超声处理（功率 250W，频率 40kHz）30min，冷却，20%甲醇定容，滤过，取续滤液，即得。

测定法　分别精密吸取参照物溶液和供试品溶液各 5μL，注入液相色谱仪，测定，记录 40min 的色谱图，即得。

供试品特征图谱中应呈现 8 个特征峰（图 5-16-1），其中 3 个峰应分别与对应的参照物峰保留时间相同；与黄芩苷参照物峰相应的峰为 S 峰，计算特征峰峰 1～峰 6 的相对保留时间，其相对保留时间应在规定值的±5%之内。规定值为：0.36（峰 1）、1.00（峰 2）、1.35（峰 3）、1.46（峰 4）、1.55（峰 5）、1.66（峰 6）。计算峰 7 与 S 峰的相对峰面积，峰 7 的相对峰面积不得小于 0.21。

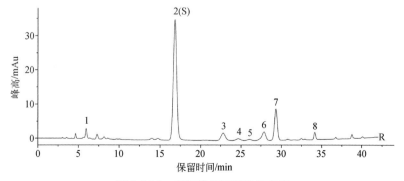

图 5-16-1　对照特征图谱及共有峰

峰 2（S）：黄芩苷（baicalin，$C_{21}H_{18}O_{11}$）；峰 7：汉黄芩苷（wogonoside，$C_{22}H_{20}O_{11}$）；峰 8：黄芩素（baicalein，$C_{15}H_{10}O_5$）

【含量】照高效液相色谱法测定。

色谱条件与系统适用性试验　同【特征图谱】项下。

对照品溶液的制备　取黄芩苷对照品适量，精密称定，加甲醇制成每 1mL 含 70μg 的溶液，即得。

供试品溶液的制备　取【特征图谱】项下的供试品溶液，即得。

测定法　分别精密吸取对照品溶液和供试品溶液各 5μL，注入液相色谱仪，测定，即得。

本品每 1mL 含黄芩以黄芩苷 Baicalin（$C_{21}H_{18}O_{11}$）计应不低于 11mg。

【转移率】黄芩苷转移率范围应为 51.5%～86.4%。

【规格】0.2g/mL（以饮片计）。

【贮藏】冷冻保存，用时复融。

5.16.2　黄芩标准汤剂质量标准起草说明

1.仪器与材料

岛津 LC-20AT 型高效液相色谱仪（日本岛津公司，DGC-20 A 型在线脱气系统，SIL-20 A 型自动进样系统，CTO-20 A 型柱温箱，SPD-M20 A 型二极管阵列检测器），BS224S-型 1/10 万电子分析天平（德国赛多利斯公司）；KQ-250DB 型超声波清洗器（昆山市超声仪器有限公司）；Sartorious BS 210 S 型电子天平；Sartorius PB-10 型 pH 计。

黄芩苷（含量：91.7%，批号：110715-201117，购自中国食品药品检定研究院），甲醇为色谱纯（美国，Fisher 公司），水为高纯水，其他试剂为分析纯。

2.样品采集

样品共 15 份（编号 HQ-01～HQ-15），采自主产区或道地产区内蒙古、甘肃、山西、河北等地及安国等药材市场，包括符合《中国药典》要求的不同商品规格等级。

3.物种鉴别

经鉴定，研究样品均为唇形科植物黄芩 *Scutellaria baicalensis* Georgi。

4.定量测定

1）色谱条件

饮片色谱条件　色谱柱：Diamonsil-C18（250mm×4.6mm，5μm）；流动相：甲醇-水-磷酸（47：53：0.2）；柱温为 40℃；流速为 1mL/min；检测波长为 280nm。理论塔板数按黄芩苷峰计算不低于 2500。

标准汤剂色谱条件　色谱柱：Diamonsil-C18（250mm×4.6mm，5μm）。流动相：（A）甲醇-0.2%磷酸水溶液（B）为流动相；梯度洗脱条件：0～20min，53% B；20～40min，53%～13% B）；柱温为 40℃。流速为 1mL/min；检测波长为 280nm，色谱图见图 5-16-2。理论塔板数按黄芩苷峰计算不低于 2500。

2）对照品溶液制备

取经五氧化二磷减压干燥器中干燥 36 小时的黄芩苷对照品适量，精密称定，加甲醇制成每 1mL 含 68.96μg 的溶液，即得。

3）供试品溶液制备

（1）饮片供试品溶液制备

取黄芩饮片粉末 0.3g，精密称定，精密加入 70%乙醇 40mL，称重，水浴（100℃）回流 3 小时，取出，冷却，补重，滤过，取续滤液 1mL，置 10mL 量瓶中，加甲醇至刻度，过微孔滤膜，取续滤液，即得。

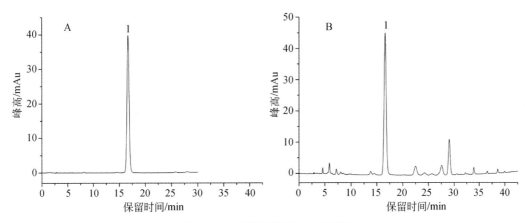

图 5-16-2　标准汤剂 HPLC 色谱图

A：黄芩苷对照品；B：标准汤剂

1：黄芩苷（baicalin, $C_{21}H_{18}O_{11}$）

（2）标准汤剂供试品溶液制备

取黄芩饮片 100g，加 7 倍量水浸泡 30min，回流 30min，趁热过滤，药渣再加 6 倍水，回流 20min，趁热过滤，合并 2 次滤液，减压浓缩至 500mL，即得。

取黄芩标准汤剂（HQ-01～HQ-15）摇匀，分别精密吸取各 1mL，置 10mL 量瓶中，加水稀释至刻度，再从中精密吸取 2mL，置 50mL 量瓶中，加 20%甲醇至接近刻度，超声处理 30min，冷却，20%甲醇定容，0.45μm 微孔滤膜过滤，取续滤液，即得。

4）方法学验证

以黄芩苷的峰面积积分值为纵坐标（Y），以对照品进样量（μg）为横坐标（X），绘制标准曲线，$Y=2798233X+2477$，$R^2=0.9999$，表明线性关系良好。精密度考察合格，RSD%为 0.3%。黄芩标准汤剂供试品溶液制备后 24 小时内稳定性良好，RSD 为 0.4%。重复性良好，平行 6 份供试品溶液的 RSD 为 0.6%。平均加样回收率为 97.6%，RSD 为 0.6%。

5）测定法

（1）含量测定

分别精密吸取对照品溶液 10μL 和供试品溶液 5μL，注入高效液相色谱仪，测定，即得。

（2）pH 值测定

取标准汤剂，用 pH 计测定 pH 值。

（3）总固体测定

参照编写说明【总固体】项下测定方法操作。

（4）黄芩苷转移率计算

参照编写说明【转移率】项下公式计算。

6）结果

（1）饮片中黄芩苷含量

黄芩苷含量测定结果见表 15-16-2，所收集样品均满足药典中黄芩苷（不少于 8.0%）的限量要求。

表 15-16-2　饮片中黄芩苷含量测定

编号	黄芩苷含量/%	RSD/%
HQ-01	18.7	0.9
HQ-02	18.0	0.1

续表

编号	黄芩苷含量/%	RSD/%
HQ-03	10.6	3.4
HQ-04	14.3	0.5
HQ-05	13.2	0.2
HQ-06	12.5	1.3
HQ-07	14.5	0.7
HQ-08	12.9	1.6
HQ-09	12.9	1.0
HQ-10	14.3	0.5
HQ-11	14.4	1.4
HQ-12	13.7	0.2
HQ-13	13.9	0.5
HQ-14	13.8	1.0
HQ-15	12.1	1.1

（2）标准汤剂中黄芩苷含量（表 5-16-3）

表 5-16-3　标准汤剂中黄芩苷含量测定

编号	黄芩苷含量/（mg/mL）	RSD/%
HQ-01	24.37	0.4
HQ-02	21.84	1.0
HQ-03	17.29	1.6
HQ-04	18.26	0.1
HQ-05	19.39	1.6
HQ-06	18.62	1.4
HQ-07	17.38	0.3
HQ-08	14.88	0.7
HQ-09	14.08	0.7
HQ-10	20.33	0.9
HQ-11	19.77	0.1
HQ-12	18.39	0.2
HQ-13	19.96	1.4
HQ-14	22.60	1.0
HQ-15	19.88	1.3

（3）总固体及 pH 值（表 5-16-4）

表 5-16-4　标准汤剂 pH 值及总固体

编号	总固体/g	RSD/%	pH 值
HQ-01	0.81	1.1	5.1
HQ-02	0.74	0.1	5.2
HQ-03	0.88	0.6	4.5
HQ-04	0.71	0.3	5.1
HQ-05	0.75	0.3	5.0
HQ-06	0.86	0.2	4.7
HQ-07	0.64	0.4	5.0
HQ-08	0.59	0.0	5.0
HQ-09	0.57	0.2	5.0
HQ-10	0.74	0.2	4.9
HQ-11	0.77	0.0	5.4
HQ-12	0.73	0.1	5.4
HQ-13	0.74	0.2	5.5
HQ-14	0.80	0.2	5.3
HQ-15	0.77	0.2	5.2

（4）黄芩苷转移率

根据测定结果，按照转移率计算公式计算黄芩苷转移率（表 5-16-5）。

表 5-16-5　黄芩苷转移率计算结果（$\overline{X} \pm S$）

编号	标准汤剂中黄芩苷含量/mg	饮片中黄芩苷含量/mg	转移率/%	$(\overline{X} \pm S)$/%
HQ-01	12185	18670	65.3	
HQ-02	10920	18020	60.6	
HQ-03	8645	10620	81.4	
HQ-04	9130	14310	63.8	
HQ-05	9695	13170	73.6	
HQ-06	9310	12520	74.4	
HQ-07	8690	14500	59.9	
HQ-08	7440	12850	57.9	69.0±8.7
HQ-09	7040	12790	55.0	
HQ-10	10165	14300	71.1	
HQ-11	9885	14380	68.7	
HQ-12	9195	13670	67.3	
HQ-13	9980	13870	72.0	
HQ-14	11300	13820	81.8	
HQ-15	9940	12120	82.0	

5.标准汤剂特征图谱研究

1）色谱条件

同 4 下的色谱条件。

2）参照物溶液的制备

取黄芩苷、汉黄芩苷和黄芩素对照品适量，精密称定，分别加甲醇制成每 1mL 含黄芩苷 70μg、汉黄芩苷 30μg 和黄芩素 20μg 的溶液，即得。

3）标准汤剂供试品溶液制备

同 4 下的标准汤剂供试品溶液制备。

4）方法学验证

方法学考察合格（具体内容略）。

5）特征图谱的建立及共有峰的标定

按照 4 下的色谱条件，分别精密吸取 15 批黄芩标准汤剂供试品溶液各 5μL，注入高效液相色谱仪，记录色谱峰信息（图 5-16-3），相似度结果见表 5-16-6，生成的对照特征图谱见图 5-16-4，其中共有峰 8 个（表 5-16-7），指认 3 个。各共有峰峰面积见表 5-16-7，以峰 2 为参照峰，计算其他峰的相对保留时间和相对峰面积（表 5-16-8）。

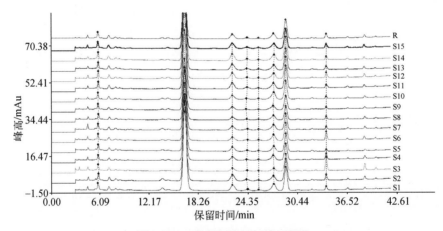

图 5-16-3　黄芩标准汤剂特征图谱

表 5-16-6　相似度计算结果

编号	S1	S2	S3	S4	S5	S6	S7	S8	S9	S10	S11	S12	S13	S14	S15	对照特征图谱
S1	1.000	1.000	0.995	0.999	1.000	0.999	1.000	1.000	1.000	0.999	1.000	0.998	1.000	1.000	1.000	1.000
S2	1.000	1.000	0.996	0.999	0.999	0.999	0.999	0.999	0.999	0.998	1.000	0.998	1.000	1.000	1.000	1.000
S3	0.995	0.996	1.000	0.997	0.995	0.997	0.995	0.995	0.995	0.993	0.995	0.995	0.996	0.995	0.996	0.996
S4	0.999	0.999	0.997	1.000	0.999	1.000	0.999	1.000	0.999	0.999	0.999	0.999	1.000	0.999	1.000	1.000
S5	1.000	0.999	0.995	0.999	1.000	0.999	1.000	1.000	1.000	1.000	1.000	0.999	0.999	1.000	1.000	1.000
S6	0.999	0.999	0.997	1.000	0.999	1.000	0.999	0.999	0.999	0.998	0.999	0.998	0.999	0.999	0.999	0.999
S7	1.000	0.999	0.995	0.999	1.000	0.999	1.000	1.000	1.000	1.000	1.000	0.999	0.999	1.000	1.000	1.000
S8	1.000	0.999	0.995	1.000	1.000	0.999	1.000	1.000	1.000	1.000	1.000	0.999	0.999	0.999	1.000	1.000
S9	1.000	0.999	0.995	0.999	1.000	0.999	1.000	1.000	1.000	1.000	0.999	0.999	0.999	0.999	0.999	1.000

续表

编号	S1	S2	S3	S4	S5	S6	S7	S8	S9	S10	S11	S12	S13	S14	S15	对照特征图谱
S10	0.999	0.998	0.993	0.999	0.999	0.998	1.000	1.000	1.000	1.000	0.999	0.999	0.999	0.999	0.999	0.999
S11	1.000	1.000	0.995	0.999	1.000	0.999	1.000	0.999	0.999	0.999	1.000	0.999	1.000	1.000	1.000	1.000
S12	0.998	0.998	0.995	0.999	0.999	0.998	0.999	0.999	0.999	0.999	0.999	1.000	0.999	0.999	0.998	0.998
S13	1.000	1.000	0.996	1.000	1.000	0.999	1.000	0.999	0.999	0.999	1.000	0.999	1.000	1.000	1.000	1.000
S14	1.000	1.000	0.995	0.999	1.000	0.999	1.000	0.999	0.999	0.999	1.000	0.999	1.000	1.000	1.000	1.000
S15	1.000	1.000	0.996	1.000	1.000	0.999	1.000	0.999	0.999	0.999	1.000	0.998	1.000	1.000	1.000	1.000
对照特征图谱	1.000	1.000	0.996	1.000	1.000	0.999	1.000	1.000	1.000	0.999	1.000	0.998	1.000	1.000	1.000	1.000

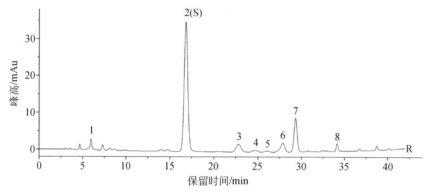

图 5-16-4 对照特征图谱及共有峰

峰 2：黄芩苷（baicalin，$C_{21}H_{18}O_{11}$）；峰 7：汉黄芩苷（wogonoside，$C_{22}H_{20}O_{11}$）；峰 8：黄芩素（baicalein，$C_{15}H_{10}O_5$）

表 5-16-7 各共有峰峰面积

编号	保留时间/min	S1	S2	S3	S4	S5	S6	S7	S8	S9	S10	S11	S12	S13	S14	S15
1	5.92	55385	57635	41235	35332	41830	44381	46491	40856	44846	45012	47711	46197	44072	49954	47608
2	16.60	1315576	1237193	857010	846125	970982	1003243	854570	737888	728470	984718	1138872	1054076	1162389	1293431	1135864
3	22.44	107606	109060	52725	59624	69051	60302	65128	47186	51066	64661	104369	102150	98482	117901	97324
4	24.26	25820	28029	17171	13480	19760	15603	16307	10352	11727	14261	25944	39975	26111	26909	23960
5	25.66	16878	13506	9671	7964	16629	10988	8938	8858	8488	10670	11944	22873	15866	18072	15848
6	27.53	118220	85726	50369	77653	88923	91868	88463	78862	73765	124747	101060	128875	96829	106035	94467
7	29.03	282765	274315	211729	193147	226655	210951	196282	168172	167329	222369	271152	272158	267228	294328	246234
8	33.97	25740	39703	98283	41070	12004	57977	17824	21006	14651	14048	26412	40164	30090	28425	34444

表 5-16-8 相对保留时间与相对峰面积

峰编号	保留时间/min	相对保留时间	峰面积/mAu×s	相对峰面积
1	5.917	0.356	45903	0.045
2	16.600	1.000	1021360	1.000

峰编号	保留时间/min	相对保留时间	峰面积/mAu×s	相对峰面积
3	22.441	1.352	80442	0.079
4	24.258	1.461	21027	0.021
5	25.657	1.546	13146	0.013
6	27.533	1.659	93724	0.092
7	29.029	1.749	233654	0.229
8	33.972	2.047	33456	0.033

5.17　姜　半　夏

5.17.1　姜半夏标准汤剂质量标准

本品为天南星科植物半夏 Pinellia ternata (Thunb.) Breit. 的干燥块茎, 经炮制、加工制成的标准汤剂。

【制法】取姜半夏饮片 100g, 加 7 倍量水浸泡 30min, 回流 30min, 趁热过滤, 药渣再加 6 倍量水, 回流 20min, 趁热过滤, 合并 2 次滤液, 减压浓缩至 500mL, 即得。

【性状】本品为黄色混悬液, 静置后会产生少量沉淀。

【检查】pH 值　应为 2.8～3.9。

　　　　总固体　应为 0.28～0.86g。

　　　　其他　应符合口服混悬剂项下有关的各项规定。

【特征图谱】照高效液相色谱法测定。

色谱条件与系统适应性试验　以十八烷基硅烷键合硅胶为填充剂(柱长为 250mm, 内径为 4.6mm, 粒径为 5μm); 以 0.1%冰醋酸水溶液为流动相 A, 以乙腈为流动相 B, 按表 5-17-1 中的规定进行梯度洗脱; 流速为 1.0mL/min; 柱温为 30℃; 检测波长为 280nm。

表 5-17-1　洗脱条件

时间/min	0.2%冰醋酸水溶液 A/%	乙腈 B/%
0～5	98	2
5～15	98→95	5→2
15～40	95→30	70→5
40～50	30→5	95→70
50～55	5	95

参照物溶液的制备　取腺苷对照品适量, 精密称定, 分别加 90%甲醇制成每 1mL 含腺苷 0.02mg 的溶液, 即得。

供试品溶液的制备　取所得的标准汤剂置于 2mL 离心管中, 12 000r/min。离心 5min, 取上清液, 即得。

测定法　分别精密吸取参照物溶液和供试品溶液各 10μL, 注入液相色谱仪, 测定, 记录 55min 的色谱图, 即得。

姜半夏标准汤剂特征图谱相似度应呈现 8 个特征峰(图 5-17-1), 其中腺苷(峰 1)与峰 7 为 S 峰,计算特征峰峰 1～峰 8 的相对保留时间，其相对保留时间应在规定值的±5%之内。规定值为：0.27（峰 1）、0.70（峰 2）、0.81（峰 3）、0.93（峰 4）、0.96（峰 5）、0.97（峰 6）、1.00（峰 7）、1.11（峰 8）。计算峰 6 与 S 峰的相对峰面积，峰 6 的相对峰面积不得小于 0.63。

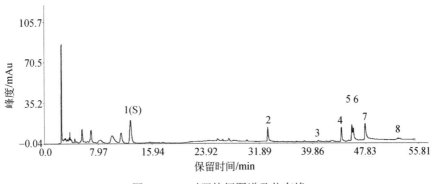

图 5-17-1　对照特征图谱及共有峰

峰 1：腺苷

【规格】0.2g/mL（以饮片计）。

【贮藏】冷冻保存，用时复融。

5.17.2　姜半夏标准汤剂质量标准起草说明

1.仪器与材料

Agilent 1260 高效液相色谱仪（安捷伦公司，HP 真空脱气泵，HP 四元泵，HP 自动进样，HP 柱温箱，UPLC-VWD 检测器）AND GX-600 型电子分析天平（d=0.001g），YP502N 电子天平（上海精密科学仪器有限公司）；KQ5200B 型超声波清洗器（昆山市超声仪器有限公司）；Thermo BDS HYPERSIL C18（250mm× 4.6mm，5μm）；D2012 型离心机。

甲醇、乙腈均为色谱级（美国，Fisher 公司），水为高纯水，其他试剂为分析纯。

2.样品采集

样品共 12 份（编号 JBX-01～JBX-12），采自主产区或道地产区四川安岳、贵州等地及安国等药材市场，包括符合《中国药典》要求的不同商品规格等级。

3.物种鉴别

经鉴定，所研究样品均为天南星科植物半夏 *Pinellia ternata*（Thunb.）Breit。

4.定量测定

1）标准汤剂溶液制备

取姜半夏 100g，置于 1000mL 圆底烧瓶中，加 7 倍量水浸泡 30min，加热回流 30min，趁热过滤，药渣再加 6 倍量水，加热回流 20min，趁热过滤，合并两次滤液，减压浓缩至 500mL，即得姜半夏的标准汤剂。

2）测定法

（1）pH 值测定

取标准汤剂，用 pH 计测定 pH 值。

（2）总固体测定

参照编写说明【总固体】项下测定方法操作。

3）pH 值及总固体（表 5-17-2）

表 5-17-2　标准汤剂 pH 值及总固体

编号	pH 值	总固体/g	RSD/%
JBX-01	3.12	0.75	1.0
JBX-02	3.16	0.83	0.8
JBX-03	3.22	0.82	0.8
JBX-04	3.27	0.37	1.9
JBX-05	2.89	0.33	2.2
JBX-06	2.85	0.33	2.2
JBX-07	2.81	0.41	1.7
JBX-08	3.18	0.41	2.4
JBX-09	3.38	0.49	1.4
JBX-10	3.86	0.31	2.3
JBX-11	3.08	0.39	1.8
JBX-12	3.04	0.39	1.8

5.标准汤剂特征图谱研究

1）色谱条件

以十八烷基硅烷键合硅胶为填充剂（柱长为 250mm，内径为 4.6mm，粒径为 5μm）；以乙腈为流动相 A，以 0.2%冰醋酸水溶液为流动相 B，梯度洗脱条件：0～5min，2% B；5～15min，2%～5% B；15～40min，5%～70% B；40～50min，70%～95% B；50～55min，95%～95% B。流速为 1.0mL/min；检测波长为 280nm；柱温为 30℃；进样量为 10μL（图 5-17-2）。

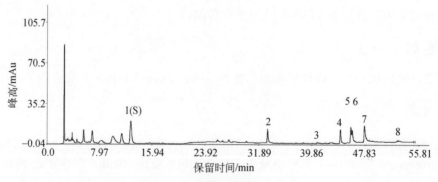

图 5-17-2　标准汤剂 HPLC 图谱

2）标准汤剂供试品溶液制备

将姜半夏标准汤剂摇匀，量取约 1.5mL 于离心管中，12 000r/min 离心 5min，取上清液，即得。

3）参照物溶液的制备

取腺苷对照品适量，精密称定，分别加 90%甲醇制成每 1mL 含腺苷 0.02mg 的溶液，即得。

4）方法学验证

方法学考察合格（具体内容略）。

5）特征图谱的建立及共有峰的标定

按照 4 下的色谱条件，分别精密吸取 12 批姜半夏标准汤剂供试品溶液各 10μL，注入高效液相色谱仪，记录色谱峰信息（图 5-17-3），生成的对照特征图谱见图 5-17-4，其中共有峰 8 个（图 5-17-4）。相似度结果见表 5-17-3。各共有峰峰面积见表 5-17-4，以峰 7 为参照峰，计算其他峰的相对保留时间和相对峰面积（表 5-17-5）。

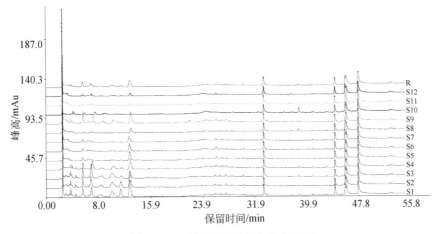

图 5-17-3　姜半夏标准汤剂特征图谱

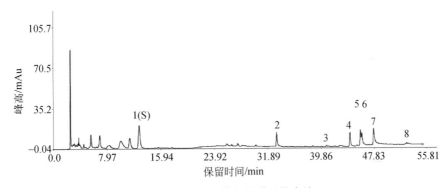

图 5-17-4　对照特征图谱及共有峰

表 5-17-3　相似度计算结果

编号	S1	S2	S3	S4	S5	S6	S7	S8	S9	S10	S11	S12	对照特征图谱
S1	1	0.987	0.928	0.862	0.909	0.866	0.832	0.833	0.828	0.547	0.75	0.812	0.933
S2	0.987	1	0.931	0.826	0.865	0.807	0.761	0.764	0.769	0.506	0.667	0.739	0.887
S3	0.928	0.931	1	0.755	0.835	0.788	0.769	0.773	0.737	0.583	0.74	0.788	0.881
S4	0.862	0.826	0.755	1	0.905	0.892	0.854	0.879	0.908	0.637	0.771	0.822	0.92
S5	0.909	0.865	0.835	0.905	1	0.99	0.971	0.96	0.918	0.662	0.906	0.95	0.987
S6	0.866	0.807	0.788	0.892	0.99	1	0.992	0.97	0.935	0.656	0.944	0.972	0.98
S7	0.832	0.761	0.769	0.854	0.971	0.992	1	0.959	0.938	0.626	0.972	0.99	0.967

续表

编号	S1	S2	S3	S4	S5	S6	S7	S8	S9	S10	S11	S12	对照特征图谱
S8	0.833	0.764	0.773	0.879	0.96	0.97	0.959	1	0.882	0.758	0.928	0.953	0.959
S9	0.828	0.769	0.737	0.908	0.918	0.935	0.938	0.882	1	0.485	0.891	0.912	0.936
S10	0.547	0.506	0.583	0.637	0.662	0.656	0.626	0.758	0.485	1	0.63	0.647	0.67
S11	0.75	0.667	0.74	0.771	0.906	0.944	0.972	0.928	0.891	0.63	1	0.984	0.92
S12	0.812	0.739	0.788	0.822	0.95	0.972	0.99	0.953	0.912	0.647	0.984	1	0.956
对照特征图谱	0.933	0.887	0.881	0.92	0.987	0.98	0.967	0.959	0.936	0.67	0.92	0.956	1

表 5-17-4　各共有峰峰面积

编号	保留时间/min	S1	S2	S3	S4	S5	S6	S7	S8	S9	S10	S11	S12
1	12.83	373.6	375.1	150.0	241.5	206.3	172.1	128.3	107.3	263.3	8.4	16.2	70.4
2	33.27	144.8	107.5	108.1	99.9	104.2	102.4	103.3	110.8	96.9	106.8	103.1	104.6
3	38.61	8.0	8.6	12.5	9.7	6.3	7.3	3.0	25.9	25.4	68.4	4.8	1.7
4	44.17	136.5	90.8	92.3	91.1	91.6	90.6	92.2	91.1	82.7	82.1	82.1	93.0
5	45.75	126.5	108.2	108.5	107	109.1	110.4	113.3	109.2	98.6	106.3	106.2	107.6
6	45.94	155.4	115.7	132.8	141.1	136.5	132.8	127.7	134.3	144.1	127.5	129.2	128.3
7	47.74	227.4	209.6	222.7	209	210.2	210.1	209.2	211.5	211.6	210.3	210.7	222.6
8	52.74	12.4	11.0	12.2	11.2	8.5	10.3	13.4	8.0	11.8	6.0	12.7	12.9

表 5-17-5　相对保留时间与相对峰面积

峰编号	保留时间/min	相对保留时间	峰面积/mAu×s	相对峰面积
1	12.827	0.269	176.1	0.824
2	33.272	0.697	107.7	0.503
3	38.614	0.809	15.1	0.071
4	44.170	0.925	93.0	0.434
5	45.747	0.958	109.2	0.511
6	45.936	0.962	133.8	0.626
7	47.736	1.000	213.7	1.000
8	52.743	1.105	10.9	0.051

5.18　苦　参

5.18.1　苦参标准汤剂质量标准

本品为豆科植物苦参 *Sophora flavescens* Alt.的干燥根，经炮制、加工制成的标准汤剂。

【制法】取苦参饮片 100g，加 7 倍量水浸泡 30min，回流 60min，趁热过滤，药渣再加 6 倍量水，回流 40min，趁热过滤，合并两次煎煮滤液，减压浓缩至 500mL，即得。

【性状】本品为灰棕色或棕黄色的混悬液。

【检查】pH 值　应为 5.3～5.5。

　　　　总固体　应为 0.26～0.59g。

　　　　其他　应符合口服混悬剂项下有关的各项规定。

【特征图谱】照高效液相色谱法测定

色谱条件与系统适应性试验　以十八烷基硅烷键合硅胶为填充剂（柱长为 250mm，内径为 4.6mm，粒径为 5μm）；以甲醇 A-0.1%甲酸水 B 为流动相，梯度洗脱（表 5-18-1）。流速为 0.8mL/min（进入质谱进行分流，分流比为 1∶1）；柱温为 30℃；检测波长为 220nm；进样量为 5μL。

表 5-18-1　洗脱条件

时间/min	甲醇 A/%	0.1%甲酸水 B/%
0～10	1	99
10～34	1→35	99→65
34～59	35→50	65→50
59～69	50→55	50→45
69～70	55→100	45→0

参照物溶液的制备　取苦参碱对照品、氧化苦参碱对照品适量，精密称定，加乙腈-无水乙醇（80∶20）混合溶液分别制成每 1mL 含苦参碱 50μg 和氧化苦参碱 0.15mg 的溶液，即得。

供试品溶液的制备　取所得的标准煎剂置于 2mL 离心管中，12 000r/min，离心 5min，取上清液，即得。

测定法　精密吸取参照物溶液 5μL 和供试品溶液各 5μL，注入液相色谱仪，测定，记录 70min 的色谱图，即得。

供试品特征图谱中应呈现 10 个特征峰（图 5-18-1），其中 2 个峰与对应的参照物峰保留时间相同，与氧化苦参碱参照物峰相应的峰为 S 峰，计算特征峰峰 1～峰 3、峰 5～峰 10 的相对保留时间，其相对保留时间应在规定值的 ±5% 之内。规定值为：5.47（峰 1）、21.50（峰 2）、23.08（峰 3）、25.13（峰 4）、41.08（峰 5）、42.46（峰 6）、43.98（峰 7）、50.41（峰 8）、51.89（峰 9）、53.44（峰 10）。

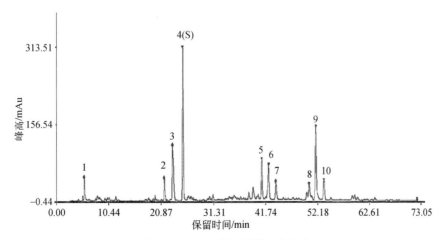

图 5-18-1　对照特征图谱及共有峰

峰 2：苦参碱（matrine，$C_{15}H_{24}N_2O$）；峰 3：N-氧化槐果碱（N-oxysophocarpine，$C_{15}H_{24}N_2O_2$）；峰 4（S）：氧化苦参碱（ammothamnine，$C_{15}H_{24}N_2O_2$）

【含量】照高效液相色谱法测定。

色谱条件与系统适用性试验　同【特征图谱】项下。

对照品溶液的制备　取苦参碱对照品、氧化苦参碱对照品适量，精密称定，加甲醇分别制成每 1mL 含苦参碱 50μg 和氧化苦参碱 0.15mg 的溶液，即得。

供试品溶液的制备　同【特征图谱】项下。

测定法　同【特征图谱】项下。

本品每 1mL 含苦参碱（$C_{15}H_{24}N_2O$）和氧化苦参碱（$C_{15}H_{24}N_2O_2$）合计含量不低于 1.356μg。

【转移率】苦参碱和氧化苦参碱的合计转移率范围为 50.7%～80.8%。

【规格】0.2g/mL（以饮片计）。

【贮藏】冷冻保存，用时复融。

5.18.2　苦参标准汤剂质量标准起草说明

1.仪器与材料

Agilent 1260 高效液相色谱仪，HP 真空脱气泵，HP 四元泵，HP 自动进样，HP 柱温箱，HPLC-DAD 检测器；AND GX-600 型电子分析天平（d=0.001g）；色谱柱：Agilent ZORBAX SB-C18（250mm×4.6mm，5μm）。

苦参碱（纯度：HPLC≥98%，批号：SH0572）和氧化苦参碱（纯度：HPLC≥98%，批号：SH0573），购于北京赛百草科技有限公司。甲醇、乙腈为色谱纯（美国，Fisher，公司），水为高纯水，其他试剂为分析纯。

2.样品采集

样品共 12 份（编号 KS-01～KS-12），采自主产区及道地产区内蒙古赤峰、河北、吉林、江西等地，包括符合《中国药典》要求的不同商品规格等级。

3.物种鉴别

经鉴定，研究样品均为豆科植物苦参 *Sophora flavescens* Alt.。

4.定量测定

1）色谱条件[34]

饮片色谱条件　色谱柱：Agilent ZORBAX SB C18（250mm×4.6mm，5μm）；流动相：乙腈-0.01% 乙酸铵水溶液（氨水调 pH=7.5）（60：40）；柱温为 30℃；流速为 1mL/min；检测波长为 220nm。理论塔板数按苦参碱峰计算不低于 2500。

标准汤剂色谱条件　色谱柱：Agilent ZORBAX SB-C18（250mm×4.6mm，5μm）。流动相：乙腈（A）-0.01%乙酸铵水溶液（氨水调 pH=7.5）（B）为流动相；梯度洗脱条件：0～10min，1% A；10～34min，1%～35% A；34～59min，35%～50% A；59～69min，50%～55% A；69～70min，55%～100% A。柱温为 30℃。流速为 1mL/min（进入质谱进行分流，分流比为 1：1）；检测波长为 220nm，色谱图见图 5-18-2。理论塔板数按苦参碱峰计算不低于 2500。

2）对照品溶液制备

取经五氧化二磷减压干燥器中干燥 36 小时的苦参碱（纯度：HPLC≥98%，批号：SH0572）和氧化苦参碱（纯度：HPLC≥98%，批号：SH0573）对照品适量，精密称定，加甲醇分别制成每 1mL 含苦参碱 50μg 和氧化苦参碱 0.15mg 的溶液，即得。

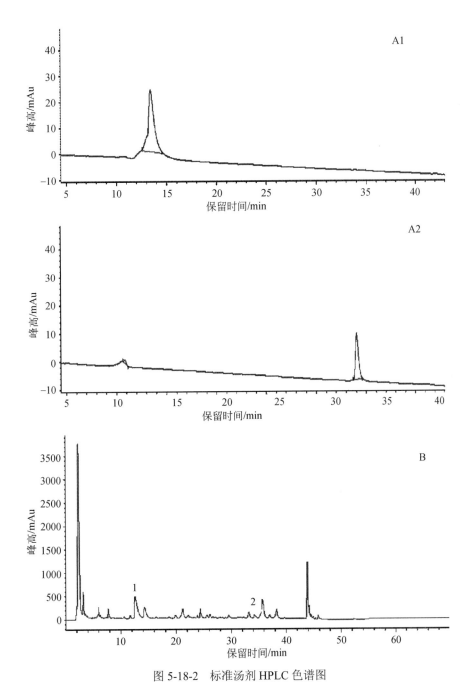

图 5-18-2　标准汤剂 HPLC 色谱图

A1：氧化苦参碱（ammothamnine，$C_{15}H_{24}N_2O_2$）；A2：苦参碱（matrine，$C_{15}H_{24}N_2O$）；B：标准汤剂

3）供试品溶液制备

（1）饮片供试品溶液制备

取本品粉末约 0.1g，精密称定，置于 50mL 具塞锥形瓶中，加稀乙醇 35mL，称定重量，超声处理 30min，放冷，再称定重量，补足减失的重量，摇匀，过微孔滤膜，取续滤液，即得。

（2）标准汤剂供试品溶液的制备

取苦参饮片 100g，加 7 倍量水（依据临床煎煮习惯，选用纯化水）浸泡 30min，加热回流 60min，趁热过滤，药渣再加 6 倍水，回流 40min，趁热过滤（同上），合并两次煎煮滤液，减压浓缩，温度不超过 60℃，使最终体积浓缩至 500mL，摇匀，0.45um 微孔滤膜过滤，取续滤液，即得。

取所得的标准汤剂置于 2mL 离心管中，12 000r/min 离心 5min，取上清液，即得。

4）方法学验证

以氧化苦参碱、苦参碱峰面积积分值为纵坐标（Y），对照品进样量（μg）为横坐标（X），绘制标准曲线，苦参碱 $Y=2114.9X-118.14$，$R^2=0.9999$，氧化苦参碱 $Y=1785.2X-175.28$，$R^2=0.9999$，表明线性关系良好。精密度考察合格，RSD%为 0.4%。苦参标准汤剂供试品制备后 24 小时内稳定性良好，苦参碱 RSD%为 0.5%，氧化苦参碱 RSD%为 0.4%。重复性良好，平行 6 份供试品溶液的苦参碱 RSD%为 1.2%，氧化苦参碱 RSD%为 3.5%。苦参碱、氧化苦参碱平均加样回收率分别为 97.5%和 98.5%，RSD% 分别为 2.8%和 1.0%。

5）测定法

（1）含量测定

分别精密吸取对照品溶液、饮片供试品溶液、标准汤剂供试品溶液各 10μL，注入液相色谱仪，测定，即得。

（2）pH 值测定

取标准汤剂，用 pH 计测定 pH 值。

（3）总固体测定

参照编写说明【总固体】项下测定方法操作。

（4）苦参碱和氧化苦参碱转移率测定

参照编写说明【转移率】项下公式计算。

6）结果

（1）饮片中苦参碱、氧化苦参碱含量

苦参碱和氧化苦参碱含量测定结果见表 5-18-2，所收集样品均满足《中国药典》中苦参碱和氧化苦参碱（不少于 1.0%）的限量要求。

表 5-18-2　饮片中苦参碱和氧化苦参碱含量测定

编号	苦参碱		氧化苦参碱	
	含量/%	RSD/%	含量/%	RSD/%
KS-01	0.62	1.3	1.40	1.5
KS-02	0.65	0.4	1.81	0.8
KS-03	1.09	1.2	1.69	0.3
KS-04	0.92	2.3	1.61	1.8
KS-05	0.90	0.6	1.83	1.3
KS-06	1.26	1.2	1.88	0.4
KS-07	1.03	1.7	1.90	3.0
KS-08	0.87	2.9	1.83	2.1
KS-09	1.03	1.3	1.56	0.7
KS-10	0.96	0.9	1.40	1.4
KS-11	1.03	2.0	1.64	2.1
KS-12	0.71	1.1	1.25	0.4

（2）标准汤剂中苦参碱、氧化苦参碱含量（表 5-18-3）

表 5-18-3 标准汤剂中苦参碱和氧化苦参碱含量测定

编号	苦参碱		氧化苦参碱	
	含量/（mg/mL）	RSD/%	含量/（mg/mL）	RSD/%
KS-01	0.96	0.4	1.68	2.6
KS-02	1.08	1.2	2.50	3.0
KS-03	1.78	0.6	2.22	0.5
KS-04	1.54	1.4	1.64	0.5
KS-05	1.32	1.3	2.06	0.8
KS-06	1.66	2.0	2.40	2.1
KS-07	1.26	0.8	2.60	1.9
KS-08	1.12	0.4	2.42	1.5
KS-09	1.26	0.7	1.72	0.9
KS-10	1.24	1.1	2.10	0.5
KS-11	1.26	1.9	1.88	0.6
KS-12	1.08	2.3	2.10	1.3

（3）pH 值及总固体（表 5-18-4）

表 5-18-4 pH 值及总固体

编号	pH 值	总固体/g	RSD/%
KS-01	5.46	0.29	0.9
KS-02	5.51	0.49	0.2
KS-03	5.43	0.55	0.2
KS-04	5.31	0.41	0.1
KS-05	5.42	0.43	2.2
KS-06	5.41	0.40	0.2
KS-07	5.39	0.42	1.1
KS-08	5.40	0.43	0.8
KS-09	5.41	0.26	0.8
KS-10	5.42	0.52	1.0
KS-11	5.43	0.42	0.2
KS-12	5.40	0.46	2.3

（4）转移率（表 5-18-5）

表 5-18-5　苦参碱和氧化苦参碱的合计转移率计算

编号	标准汤剂中的合计含量/mg	饮片中的合计含量/mg	合计转移率/%	（$\overline{X} \pm 2S$）/%
KS-01	620	480	69.3	
KS-02	650	540	75.8	
KS-03	1090	890	73.9	
KS-04	920	770	67.6	
KS-05	900	660	64.7	
KS-06	1260	830	65.1	67.8±13.1
KS-07	1030	630	65.0	
KS-08	870	560	65.2	
KS-09	1030	630	57.9	
KS-10	960	620	69.8	
KS-11	1030	630	58.9	
KS-12	710	540	80.2	

5.标准汤剂特征图谱研究

1）色谱条件

HPLC 色谱条件　同 4 下的色谱条件。

LC-MS 色谱条件　色谱柱：Agilent ZORBAX SB-C18（250mm×4.6mm，5μm）；流动相：乙腈（A），0.1%甲酸水为流动相 B；梯度洗脱条件：0～5min，5% A；5～15min，5%～25% A；45～65min，45% A；65～90min，45%～100% A。柱温为 30℃；流速为 0.8mL/min（进入质谱进行分流，分流比为 1∶1）；检测波长为 212nm；进样量为 5μL。

2）质谱条件

离子模式：正离子模式，加热器温度为 350℃，毛细管温度为 350℃，毛细管电压为 35V，喷雾电压为 3.5kV，鞘气（N_2）流速为 35arb，辅助气（N_2）流速为 10arb；质量数扫描范围为 50～1500，分辨率为 30 000。

3）标准汤剂供试品溶液制备

同 4 下的标准汤剂供试品溶液制备。

4）方法学验证

方法学考察合格（具体内容略）。

5）特征图谱的建立及共有峰的标定

按照 4 下的色谱条件，分别精密吸取 12 批苦参标准汤剂供试品溶液各 5μL，注入高效液相色谱仪，记录色谱峰信息（图 5-18-3），相似度结果见表 5-18-6，生成的对照特征图谱见图 5-18-4，其中共有峰 10 个（表 5-18-7），指认 3 个。各共有峰峰面积见表 5-18-7，以峰 4 为参照峰，计算其他峰的相对保留时间和相对峰面积（表 5-18-8）。

通过 UPLC-ESI-MS/MS 指认 3 个峰，分别是峰 2：苦参碱（RT=21.50，249.20119 [M+H]$^+$）；峰 3：N-氧化槐果碱（RT=23.08，265.19636 [M+H]$^+$）；峰 4：氧化苦参碱（RT=25.13，265.19659 [M+H]$^+$）。

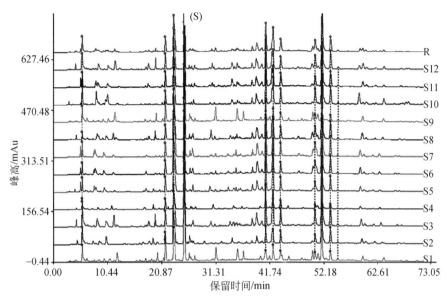

图 5-18-3　苦参标准汤剂特征图谱

表 5-18-6　相似度计算结果

编号	1	2	3	4	5	6	7	8	9	10	11	12	对照特征图谱
1	1	0.938	0.890	0.947	0.907	0.901	0.906	0.91	0.968	0.889	0.917	0.917	0.943
2	0.938	1	0.946	0.956	0.946	0.949	0.951	0.948	0.921	0.940	0.953	0.955	0.974
3	0.890	0.946	1	0.919	0.972	0.972	0.973	0.968	0.874	0.962	0.954	0.965	0.979
4	0.947	0.956	0.919	1	0.931	0.922	0.924	0.916	0.939	0.915	0.932	0.934	0.955
5	0.907	0.946	0.972	0.931	1	0.985	0.986	0.959	0.890	0.960	0.965	0.955	0.983
6	0.901	0.949	0.972	0.922	0.985	1	0.997	0.976	0.876	0.975	0.966	0.965	0.987
7	0.906	0.951	0.973	0.924	0.986	0.997	1	0.977	0.882	0.975	0.969	0.968	0.989
8	0.910	0.948	0.968	0.916	0.959	0.976	0.977	1	0.892	0.966	0.979	0.980	0.985
9	0.968	0.921	0.874	0.939	0.890	0.876	0.882	0.892	1	0.861	0.905	0.907	0.926
10	0.889	0.940	0.962	0.915	0.960	0.975	0.975	0.966	0.861	1	0.972	0.974	0.979
11	0.917	0.953	0.954	0.932	0.965	0.966	0.969	0.979	0.905	0.972	1	0.987	0.986
12	0.917	0.955	0.965	0.934	0.955	0.965	0.968	0.980	0.907	0.974	0.987	1	0.987
对照特征图谱	0.943	0.974	0.979	0.955	0.983	0.987	0.989	0.985	0.926	0.979	0.986	0.987	1

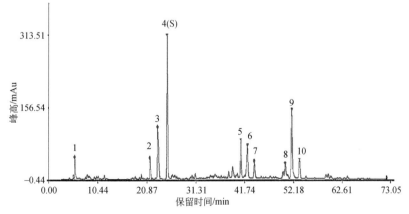

图 5-18-4　对照特征图谱及共有峰

峰 2：苦参碱（matrine，$C_{15}H_{24}N_2O$）；峰 3：N-氧化槐果碱（N-oxysophocarpine，$C_{15}H_{24}N_2O_2$）；峰 4（S）：氧化苦参碱（ammothamnine，$C_{15}H_{24}N_2O_2$）

表 5-18-7 各共有峰峰面积

编号	保留时间/min	S1	S2	S3	S4	S5	S6	S7	S8	S9	S10	S11	S12
1	5.583	483.533	656.128	1191.992	337.725	395.986	331.317	421.183	233.675	432.385	779.243	462.451	1002.362
2	21.494	1042.790	370.360	580.173	387.529	567.287	521.379	538.336	547.333	900.725	499.970	544.871	564.866
3	23.079	1989.355	1666.284	2740.484	826.208	2473.654	2460.927	2976.619	2676.290	1767.549	2275.206	2284.367	2552.910
4	25.125	3994.669	4491.776	4273.082	1745.837	3482.877	3972.361	4432.900	4262.734	3446.291	3804.262	3642.614	4303.367
5	40.943	671.460	745.395	1567.755	310.380	1270.351	1479.030	1520.446	1549.600	588.614	1305.564	1312.793	1336.673
6	42.365	646.254	1099.928	2179.320	361.996	1696.904	1550.164	1606.701	949.759	512.653	1224.457	883.948	858.873
7	43.852	390.949	591.757	792.729	430.008	611.295	500.432	573.591	599.036	559.156	728.362	649.529	592.822
8	50.414	438.029	472.774	945.393	214.023	590.288	680.023	1009.142	738.257	356.970	842.778	540.016	722.839
9	51.756	1715.359	2418.818	3820.571	843.554	2455.666	3515.453	3802.996	3636.844	1180.324	3598.529	2538.491	3363.851
10	53.444	487.591	838.792	992.860	253.004	773.973	893.939	1005.799	959.304	334.466	965.802	805.293	954.841

表 5-18-8 苦参标准汤剂共有特征峰指标参数

峰编号	保留时间/min	相对保留时间	峰面积/mAu×s	相对峰面积
1	5.470	0.218	560.7	0.148
2	21.495	0.856	588.8	0.160
3	23.081	0.919	2224.2	0.579
4	25.126	1.000	3821.1	1.000
5	41.076	1.636	1138.2	0.292
6	42.463	1.692	1130.9	0.292
7	43.981	1.752	585.0	0.159
8	50.414	2.008	629.2	0.162
9	51.893	2.067	2740.9	0.701
10	53.444	2.129	772.1	0.198

5.19 蜜麸炒苍术

5.19.1 蜜麸炒苍术标准汤剂质量标准

本品为菊科植物北苍术 *Atractylodes chinensis*（DC.）Koidz.的干燥根茎，经炮制、加工制成的标准汤剂。

【制法】取蜜麸炒苍术饮片 100g，加 7 倍量水浸泡 30min，回流 30min，趁热过滤，药渣再加 6 倍量水，回流 20min，趁热过滤，合并 2 次滤液，减压浓缩至 500mL，即得。

【性状】本品为浅黑色混悬液，静置后会产生沉淀。

【检查】pH 值　应为 6.3～7.5。

总固体　应为 0.36～0.74g。

其他　应符合口服混悬剂项下有关的各项规定。

【特征图谱】照高效液相色谱法测定

色谱条件与系统适用性试验　以十八烷基硅烷键合硅胶为填充剂（柱长为 150mm，内径为 2.1mm，粒径为 2.6μm）；以乙腈为流动相 A，以 0.1%甲酸水溶液为流动相 B，按表 5-19-1 中的规定进行梯度洗脱；流速为 0.4mL/min；柱温为 30℃；检测波长为 340nm。理论塔板数按苍术素峰计算应不低于 5000。

表 5-19-1　洗脱条件

时间/min	流动相 A/%	流动相 B/%
0~2	2→5	98→95
2~12	5→25	95→75
12~15	25→35	75→65
15~18	35→50	65→50
18~20	50→80	50→20

参照物溶液的制备　取苍术素对照品适量，精密称定，加甲醇制成每 1mL 含苍术素 0.53mg 的溶液，即得。

供试品溶液的制备　本品摇匀，量取 1mL，超声 5min，12 000r/min，离心 5min，放冷，取上清液，0.22μm 滤膜过滤，取续滤液，即得。

测定法　分别精密吸取参照物溶液 2μL 和供试品溶液各 5μL，注入液相色谱仪，测定，记录 20min 的色谱图，即得。

供试品特征图谱中呈现 13 个特征峰（图 5-19-1），以峰面积最大的峰 5 为 S 峰，计算特征峰峰 1~峰 5、峰 6~峰 18 的相对保留时间，其相对保留时间应在规定值的±5%之内。规定值为：0.34（峰 1）、0.51（峰 2）、0.74（峰 3）、0.84（峰 4）、1.00（峰 5）、1.10（峰 6）、1.13（峰 7）、1.24（峰 8）、1.62（峰 9）、1.87（峰 10）、1.93（峰 11）、2.05（峰 12）、2.15（峰 13）。

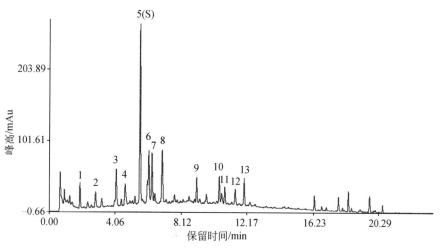

图 5-19-1　对照特征图谱及共有峰

【含量测定】苍术素　照高效液相色谱法测定。

色谱条件与系统适用性试验　同【特征图谱】项下。

对照品溶液的制备　同【特征图谱】项下参照物溶液的制备。

供试品溶液的制备　同【特征图谱】项下。

测定法　同【特征图谱】项下。

本品不含苍术素，或苍术素含量极低，未能检测到。

【转移率】本品中未能检测到苍术素，未计算转移率。

【规格】0.2g/mL（以饮片计）。

【贮藏】冷冻保存，用时复融。

5.19.2　蜜麸炒苍术标准汤剂质量标准起草说明

1.仪器与材料

安捷伦 1290InfinityⅡ型超高效液相色谱仪（美国安捷伦公司，G7167B 型自动进样系统，G7166B 型柱温箱，G7117A 型 DAD 检测器），色谱柱：Thermo-C18（150mm×2.1mm，2.6μm）Sartorius-BS-210S-型电子分析天平（北京赛多利斯天平有限公司）；KQ-100E 型超声波清洗器（昆山市超声仪器有限公司）；LD510-2 型电子天平（沈阳龙腾电子有限公司）；H1650-W 型台式高速离心机（湖南湘仪实验室仪器开发有限公司）。

苍术素（含量≥98%，批号 130789），购自成都普菲德生物技术有限公司，甲醇、乙腈为色谱纯（美国，Fisher 公司），水为高纯水，其他试剂为分析纯。

2.样品采集

样品共 15 份（编号 MFCCZ-01～MFCCZ-15），采自主产区及道地产区内蒙古赤峰、河北、辽宁等地及安国药材市场、成都荷花池药材市场，包括符合《中国药典》要求的不同商品规格等级。

3.物种鉴别

经鉴定，研究样品均为菊科植物北苍术 *Atractylodes chinensis*（DC.）Koidz.。

4.定量测定

1）色谱条件

饮片色谱条件　以十八烷基硅烷键合硅胶为填充剂（柱长为 150mm，内径为 2.1mm，粒径为 2.6μm）；以甲醇-水（79:21）为流动相；检测波长为 340nm，理论塔板数按苍术素峰计算应不低于 5000。

标准汤剂色谱条件　以十八烷基硅烷键合硅胶为填充剂（柱长为 150mm，内径为 2.1mm，粒径为 2.6μm）；以乙腈为流动相 A，以 0.1%甲酸水溶液为流动相 B，梯度洗脱条件：0～2min，2%～5% A；2～12min，5%～25% A；12～15min，25%～35% A；15～18min，35%～40% A；18～20min，50%～80% A。流速为 0.4mL/min；柱温为 30℃；检测波长为 340nm。理论塔板数按苍术素峰计算应不低于 5000（图 5-19-2）。

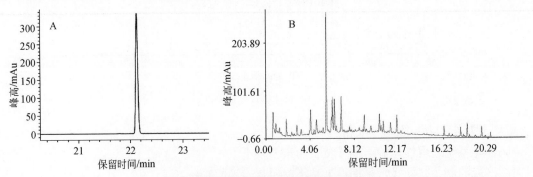

图 5-19-2　蜜麸炒苍术标准汤剂 UPLC 图

A：苍术素；B：标准汤剂

2）对照品溶液制备

取经五氧化二磷减压干燥器中干燥 36 小时的苍术素对照品适量，精密称定，加甲醇制成每 1mL 含 0.53mg 的溶液，即得。

3）供试品溶液制备

（1）饮片供试品溶液制备

本品粉末（过三号筛）约 0.2g，精密称定，置具塞锥形瓶中，精密加入甲醇 50mL，密塞，称定重量，超声处理（功率 250W，频率 40kHz）1 小时，放冷，再称定重量，用甲醇补足减失的重量，摇匀，滤过，取续滤液，即得。

（2）标准汤剂供试品溶液制备

取蜜麸炒苍术饮片 100g，加 7 倍量水浸泡 30min，回流 30min，趁热过滤，药渣再加 6 倍水，回流 20min，趁热过滤，合并 2 次滤液，减压浓缩至 500mL，即得蜜麸炒苍术标准汤剂。

精密吸取 MFCCZ-01～MFCCZ-15 标准汤剂各 1mL，超声 5min，12 000r/min，离心 5min，0.22μm 滤膜过滤，取续滤液，即得标准汤剂供试品溶液。

4）方法学验证

以苍术素峰面积积分值为纵坐标（Y），对照品进样量（μg）为横坐标（X），绘制标准曲线，$Y=24471607.402X+11.945$，$R^2=0.998$，表明线性关系良好。精密度考察、稳定性试验及重复性实验均未检测到苍术素。平均加样回收率为 99.7%，RSD% 为 0.3%。

5）测定法

（1）含量测定

分别精密吸取对照品溶液 2μL、饮片供试品溶液 5μL 和标准汤剂供试品溶液 5μL，注入高效液相色谱仪，按照 4 下的色谱条件测定含量。

（2）pH 值测定

取标准汤剂，用 pH 计测定 pH 值。

（3）总固体测定

参照编写说明【总固体】项下测定方法操作。

（4）苍术素转移率测定

参照编写说明【转移率】项下公式计算。

6）结果

（1）饮片中苍术素含量

苍术素含量测定结果见表 5-19-2。所收集样品均满足《中国药典》中苍术素（不少于 0.2%）的限量要求。

表 5-19-2 饮片中苍术素含量测定

编号	苍术素含量/%	RSD/%
MFCCZ-01	0.31	1.0
MFCCZ-02	0.48	1.3
MFCCZ-03	0.34	12
MFCCZ-04	0.50	1.8
MFCCZ-05	0.52	1.3
MFCCZ-06	0.49	1.7

编号	苍术素含量/%	RSD/%
MFCCZ-07	0.46	1.5
MFCCZ-08	0.22	1.8
MFCCZ-09	0.44	1.7
MFCCZ-10	0.48	1.9
MFCCZ-11	0.50	1.3
MFCCZ-12	0.64	1.6
MFCCZ-13	0.51	2.1
MFCCZ-14	0.68	1.2
MFCCZ-15	0.33	2.4

（2）标准汤剂中苍术素含量

取 15 批蜜麸炒苍术标准汤剂，按 4 下的色谱条件测定苍术素含量，结果：标准汤剂中未检测到苍术素存在或者含量极低。

（3）pH 值及总固体（表 5-19-3）

表 5-19-3　pH 值及总固体

编号	pH 值	总固体/g	RSD/%
MFCCZ-01	7.3	0.52	2.3
MFCCZ-02	6.9	0.48	1.6
MFCCZ-03	6.7	0.39	2.4
MFCCZ-04	6.6	0.53	2.1
MFCCZ-05	6.4	0.55	1.7
MFCCZ-06	7.5	0.43	1.6
MFCCZ-07	7.3	0.64	2.1
MFCCZ-08	7.1	0.65	1.5
MFCCZ-09	7.1	0.69	1.8
MFCCZ-10	6.3	0.39	1.1
MFCCZ-11	6.4	0.58	2.3
MFCCZ-12	6.8	0.58	1.9
MFCCZ-13	6.8	0.65	2.5
MFCCZ-14	7.2	0.64	1.8
MFCCZ-15	6.9	0.56	1.9

5.标准汤剂特征图谱研究

1）色谱条件

同 4 下的色谱条件。

2）参照物溶液的制备

同 4 下的对照品溶液制备。

3）标准汤剂供试品溶液制备

同 4 下的标准汤剂供试品溶液制备。

4）方法学验证

方法学考察合格（具体内容略）。

5）特征图谱的建立及共有峰的标定

按照 4 下的色谱条件，分别精密吸取 15 批蜜麸炒苍术标准汤剂供试品溶液各 5μL，注入高效液相色谱仪，记录色谱峰信息，特征图谱见图 5-19-3，相似度结果见表 5-19-4，生成的对照特征图谱见图 5-19-4，共有峰 13 个。各共有峰峰面积见表 5-19-5，以峰 5 为参照峰，计算其他峰的相对保留时间和相对峰面积（表 5-19-6）。

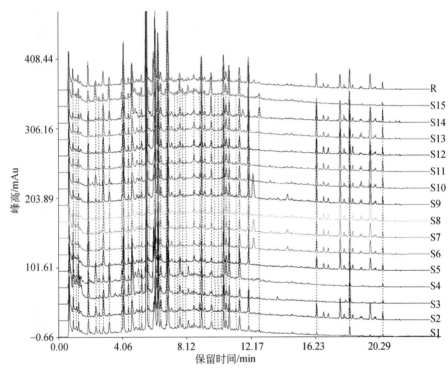

图 5-19-3　蜜麸炒苍术标准汤剂特征图谱

表 5-19-4　相似度计算结果

编号	S1	S2	S3	S4	S5	S6	S7	S8	S9	S10	S11	S12	S13	S14	S15	对照特征图谱
S1	1.000	0.895	0.981	0.976	0.857	0.869	0.841	0.906	0.944	0.843	0.860	0.946	0.890	0.915	0.994	0.972
S2	0.895	1.000	0.898	0.826	0.960	0.965	0.948	0.973	0.949	0.938	0.961	0.956	0.951	0.890	0.877	0.963
S3	0.981	0.898	1.000	0.950	0.876	0.872	0.852	0.898	0.937	0.831	0.852	0.942	0.874	0.894	0.981	0.965
S4	0.976	0.826	0.950	1.000	0.784	0.803	0.761	0.848	0.907	0.784	0.808	0.909	0.844	0.902	0.977	0.936
S5	0.857	0.960	0.876	0.784	1.000	0.985	0.984	0.931	0.908	0.893	0.927	0.916	0.916	0.843	0.835	0.932
S6	0.869	0.965	0.872	0.803	0.985	1.000	0.990	0.945	0.941	0.905	0.936	0.925	0.931	0.853	0.847	0.943
S7	0.841	0.948	0.852	0.761	0.984	0.990	1.000	0.930	0.918	0.900	0.916	0.892	0.914	0.803	0.819	0.918

续表

编号	S1	S2	S3	S4	S5	S6	S7	S8	S9	S10	S11	S12	S13	S14	S15	对照特征图谱
S8	0.906	0.973	0.898	0.848	0.931	0.945	0.930	1.000	0.968	0.974	0.984	0.964	0.987	0.900	0.888	0.972
S9	0.944	0.949	0.937	0.907	0.908	0.941	0.918	0.968	1.000	0.920	0.940	0.969	0.949	0.916	0.934	0.982
S10	0.843	0.938	0.831	0.784	0.893	0.905	0.900	0.974	0.920	1.000	0.969	0.898	0.982	0.821	0.827	0.923
S11	0.860	0.961	0.852	0.808	0.927	0.936	0.916	0.984	0.940	0.969	1.000	0.947	0.988	0.905	0.836	0.950
S12	0.946	0.956	0.942	0.909	0.916	0.925	0.892	0.964	0.969	0.898	0.947	1.000	0.946	0.967	0.930	0.986
S13	0.890	0.951	0.874	0.844	0.916	0.931	0.914	0.987	0.949	0.982	0.988	0.946	1.000	0.898	0.869	0.961
S14	0.915	0.890	0.894	0.902	0.843	0.853	0.803	0.900	0.916	0.821	0.905	0.967	0.898	1.000	0.896	0.946
S15	0.994	0.877	0.981	0.977	0.835	0.847	0.819	0.888	0.934	0.827	0.836	0.930	0.869	0.896	1.000	0.960
对照特征图谱	0.972	0.963	0.965	0.936	0.932	0.943	0.918	0.972	0.982	0.923	0.950	0.986	0.961	0.946	0.960	1.000

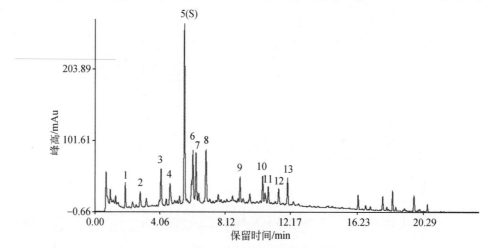

图 5-19-4　对照特征图谱及共有峰

表 5-19-5　各共有峰峰面积

编号	保留时间/min	S1	S2	S3	S4	S5	S6	S7	S8	S9	S10	S11	S12	S13	S14	S15
1	1.90	88.8	98.1	159.0	81.6	308.7	274.0	328.5	66.8	67.4	52.7	97.9	59.4	108.6	53.3	72.9
2	2.85	50.3	144.1	62.4	51.6	124.4	119.1	128.7	131.0	148.3	141.2	149.4	115.0	129.6	114.7	53.7
3	4.13	181.1	178.7	349.1	300.6	176.9	148.4	158.4	212.1	237.7	186.0	230.6	302.4	241.8	533.7	257.5
4	4.67	175.3	121.2	377.4	366.2	96.2	89.2	99.8	120.7	173.9	102.7	111.7	144.7	130.8	289.6	278.7
5	5.57	1025.0	764.5	1705.7	1913.9	588.9	618.2	565.3	768.1	994.4	624.0	827.5	1043.4	854.1	2038.3	1543.8
6	6.12	227.9	276.0	481.9	416.1	281.1	237.5	213.6	273.4	321.1	247.5	329.0	384.4	309.0	800.1	343.0
7	6.31	279.3	357.1	522.6	158.8	273.5	290.1	331.5	356.6	364.1	278.8	261.4	315.3	281.6	304.9	424.8
8	6.93	493.3	104.8	859.4	1025.8	116.8	112.9	122.0	193.0	342.9	201.7	106.0	234.0	217.5	294.3	864.4

续表

编号	保留时间/min	S1	S2	S3	S4	S5	S6	S7	S8	S9	S10	S11	S12	S13	S14	S15
9	9.05	114.9	93.5	211.4	89.7	121.1	113.6	108.5	141.2	140.5	155.4	158.6	124.0	167.7	165.8	207.9
10	10.43	106.9	159.9	132.3	286.3	103.6	183.7	143.0	171.8	218.6	166.8	134.8	158.1	175.4	119.3	180.7
11	10.77	127.2	85.0	69.3	301.4	60.0	77.5	68.5	73.1	94.1	76.8	79.1	67.4	104.4	111.7	160.0
12	11.42	104.7	92.4	65.0	232.7	86.3	113.7	88.5	109.0	121.0	102.3	96.7	92.8	117.1	117.8	119.5
13	11.99	36.4	166.1	9.4	7.5	114.6	122.0	157.7	259.1	151.9	401.5	335.4	76.7	390.5	98.2	7.8

表 5-19-6　相对保留时间与相对峰面积

峰编号	保留时间/min	相对保留时间	峰面积/mAu×s	相对峰面积
1	1.899	0.341	127.8	0.121
2	2.851	0.511	110.9	0.105
3	4.128	0.741	246.3	0.233
4	4.665	0.837	178.6	0.169
5	5.574	1.000	1058.3	1.000
6	6.120	1.098	342.8	0.324
7	6.313	1.133	320.0	0.302
8	6.925	1.242	352.6	0.333
9	9.049	1.623	140.9	0.133
10	10.426	1.870	162.7	0.154
11	10.773	1.933	103.7	0.098
12	11.419	2.049	110.6	0.105
13	11.991	2.151	155.7	0.147

5.20　蜜　紫　菀

5.20.1　蜜紫菀标准汤剂质量标准

本品为菊科植物紫菀 Aster tataricus L.f.的干燥根和根茎，经炮制、加工制成的标准汤剂。

【制法】取蜜紫菀饮片 100g，加 8 倍量水浸泡 30min，回流 30min，趁热过滤，药渣再加 7 倍量水，回流 20min，趁热过滤，合并两次滤液，减压浓缩至 500mL，即得。

【性状】本品为褐色混悬液，静置后会产生沉淀。

【检查】pH 值　应为 4.5～4.8。

总固体　应为 0.90～1.29g。

其他　应符合口服混悬剂项下有关的各项规定。

【特征图谱】照高效液相色谱法测定

色谱条件与系统适用性试验 以十八烷基硅烷键合硅胶为填充剂（柱长为250mm，内径为4.6mm，粒径为5μm）；以甲醇为流动相A，以0.4%磷酸水溶液为流动相B，按表5-20-1中的规定进行梯度洗脱；流速为1mL/min；柱温为30℃；检测波长为360nm。

表5-20-1 洗脱条件

时间/min	流动相A/%	流动相B/%
0~14	5→10	95→90
14~33	10→14.8	90→85.2
33~45	14.8→15.5	85.2→84.5
45~73	15.5→30	84.5→70
73~113	30→37	70→63
113~138	37→48	63→52

参照物溶液的制备 取槲皮素和山奈酚对照品适量，精密称定，加甲醇制成每1mL含槲皮素10μg和山奈酚20μg的混合溶液，即得。

取绿原酸对照品适量，精密称定，加20%甲醇制成每1mL含绿原酸20μg的对照品溶液，即得。

供试品溶液的制备 取本品摇匀，精密量取1mL，置于2mL离心管中，12 000r/min离心5min，0.45μm滤膜过滤，即得。

测定法 精密吸取参照物溶液和供试品溶液各20μL，注入高效液相色谱仪，测定，记录138min的色谱图，即得。

供试品特征图谱中应呈现12个特征峰（图5-20-1），其中3个峰与对应的参照物峰保留时间相同；与绿原酸参照物峰相应的峰为S峰，计算特征峰峰1~峰3、峰5~峰12的相对保留时间，其相对保留时间应在规定值的±5%之内。规定值为：0.43（峰1）、0.54（峰2）、0.95（峰3）、1.00（峰4）、1.11（峰5）、1.61（峰6）、2.40（峰7）、2.47（峰8）、2.79（峰9）、3.04（峰10）、3.25（峰11）、3.76（峰12）。计算峰3与S峰的相对峰面积，峰3的相对峰面积不得小于0.25；计算峰5与S峰的相对峰面积，峰5的相对峰面积不得小于0.21；计算峰8与S峰的相对峰面积，峰8的相对峰面积不得小于0.44。

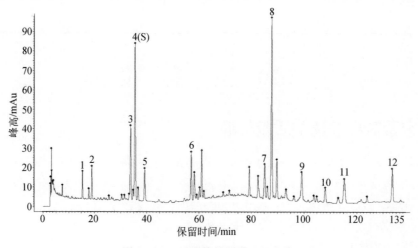

图5-20-1 对照特征图谱及共有峰

峰4：绿原酸（chlorogenic acid，$C_{16}H_{18}O_9$）；峰11：槲皮素（quercetin，$C_{15}H_{10}O_7$）；峰12：山奈酚（kaempferol，$C_{15}H_{10}O_6$）

【含量测定】紫菀酮 照高效液相色谱法测定。

色谱条件与系统适用性试验 同《中国药典》项下。

对照品溶液的制备　同《中国药典》项下。

供试品溶液的制备　同【特征图谱】项下。

测定法　同《中国药典》项下。

本品不含紫菀酮，或紫菀酮含量极低，未能检测到。

【转移率】本品中未能检测到紫菀酮，未计算转移率。

【规格】0.2g/mL（以饮片计）。

【贮藏】冷冻保存，用时复融。

5.20.2　蜜紫菀标准汤剂质量标准起草说明

1.仪器与材料

安捷伦 1260 型高效液相色谱仪（美国安捷伦公司，G7129A 型自动进样系统，G1311B 型四元泵，G1314F 型 VWD 检测器），色谱柱：Thermo-C18（250mm×4.6mm，5.0μm）；Sartorius-BS-210S-型电子分析天平（北京赛多利斯天平有限公司）；YP6001 型电子天平（上海佑科仪器仪表有限公司）；KQ-100DE 型数控超声波清洗器（昆山市超声仪器有限公司）；LD510-2 型电子天平（沈阳龙腾电子有限公司）；Scanspeed mini 型高速离心机（丹麦 Labogene 公司）；pH 计（METTLER TOLEDO，FE20-FiveEasy）。

紫菀酮对照品（含量≥98.76%，批号 MUST-16032208），绿原酸对照品（批号 MUST-17030620，含量≥99.39%），槲皮素对照品（批号 MUST-16111114，含量≥99.35%），山奈酚对照品（批号 MUST-17032911，含量≥99.40%），购自成都曼思特生物科技有限公司），实验所用乙腈、甲醇为色谱纯（美国，Fisher 公司），水为高纯水，其他试剂为分析纯。

2.样品采集

样品共 14 份（编号 MZW-01～MZW-14），采自主产区或道地产区河北保定、安徽等地及安国等药材市场，包括符合《中国药典》要求的不同商品规格等级。

3.物种鉴别

经鉴定，研究样品均为菊科植物紫菀 *Aster tataricus* L.f.。

4.定量测定

1）色谱条件

色谱柱：Thermo-C18（250mm×4.6mm，5.0μm）；流动相：水（A）-乙腈（B）；等度洗脱条件：乙腈-水（96：4）；柱温为 40℃；流速为 1.0mL/min；检测波长为 200nm，色谱图见图 5-20-2。理论塔板数按紫菀酮峰计算应不低于 3500。

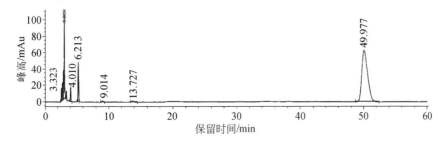

图 5-20-2　紫菀酮（shionone，$C_{30}H_{50}O$）HPLC 色谱图

2）对照品溶液制备

取紫菀酮对照品适量，精密称定，加乙腈制成每 1mL 含 0.1mg 的溶液，即得。

3）供试品溶液制备

（1）饮片供试品溶液制备

取本品粉末（过三号筛）约 1g，精密称定，置于 50mL 具塞锥形瓶中，精密加入甲醇 20mL，称定重量，40℃温浸 1 小时，超声处理 15min，取出，放冷，再称定重量，用甲醇补足减失的重量，摇匀，滤过，取续滤液，即得。

（2）标准汤剂供试品溶液制备

取蜜紫菀饮片 100g，加 8 倍量水浸泡 30min，回流 30min，趁热过滤，药渣再加 7 倍水，回流 20min，趁热过滤，合并 2 次滤液，减压浓缩至 500mL，即得。

精密量取蜜紫菀标准汤剂 1mL，置于 2mL 离心管中，12 000r/min，离心 5min，取上清液并用 0.45μm 滤膜过滤，即得供试品溶液。

4）测定法

（1）含量测定

分别精密吸取对照品溶液、饮片供试品溶液和标准汤剂供试品溶液各 20μL，注入高效液相色谱仪，按照 4 下的项下饮片色谱条件测定蜜紫菀饮片紫菀酮含量。

（2）pH 值测定

取标准汤剂，用 pH 计测定 pH 值。

（3）总固体测定

参照编写说明【总固体】项下测定方法操作。

5）结果

（1）饮片中紫菀酮含量

紫菀酮含量测定结果见表 5-20-2，所收集蜜紫菀样品均满足《中国药典》中紫菀酮（不得少于 0.10%）的限量要求。

表 5-20-2 饮片中紫菀酮含量测定

编号	紫菀酮含量/%	RSD/%
MZW-01	0.19	0.5
MZW-02	0.11	1.5
MZW-03	0.19	0.7
MZW-04	0.17	1.2
MZW-05	0.13	0.5
MZW-06	0.15	0.01
MZW-07	0.16	1.7
MZW-08	0.16	0.6
MZW-09	0.17	0.3
MZW-10	0.14	1.1
MZW-11	0.13	0.6
MZW-12	0.13	1.0
MZW-13	0.12	2.3
MZW-14	0.13	0.2

（2）标准汤剂中紫菀酮含量

取 14 批蜜紫菀标准汤剂，按 4 下的色谱条件测定紫菀酮含量，结果：标准汤剂中因紫菀酮含量极低而检测困难。

（3）总固体及 pH 值（表 5-20-3）

表 5-20-3　标准汤剂总固体及 pH 值

编号	总固体/g	RSD/%	pH 值
MZW-01	1.18	1.0	4.60
MZW-02	0.97	0.6	4.50
MZW-03	0.92	0.0	4.68
MZW-04	1.13	0.7	4.62
MZW-05	1.23	0.5	4.73
MZW-06	1.21	0.9	4.71
MZW-07	1.18	0.0	4.76
MZW-08	1.19	1.2	4.69
MZW-09	1.02	0.8	4.81
MZW-10	0.99	0.3	4.74
MZW-11	1.10	0.5	4.61
MZW-12	1.07	0.0	4.70
MZW-13	1.08	1.6	4.67
MZW-14	1.07	0.3	4.65

5.标准汤剂特征图谱研究

1）色谱条件

Thermo-C18 色谱柱（250mm×4.6mm，5.0μm）；以甲醇为流动相 A，以 0.4%磷酸水溶液为流动相 B，按表 5-20-4 中的规定进行梯度洗脱；流速为 1mL/min；柱温为 30℃；检测波长为 360nm；进样量为 20μL。

表 5-20-4　洗脱条件

时间/min	流动相 A/%	流动相 B/%
0～14	5→10	95→90
14～33	10→14.8	90→85.2
33～45	14.8→15.5	85.2→84.5
45～73	15.5→30	84.5→70
73～113	30→37	70→63
113～138	37→48	63→52

2）参照物溶液的制备

取槲皮素和山奈酚对照品适量，精密称定，加甲醇制成每 1mL 含槲皮素 10μg 和山奈酚 20μg 的混合溶液，即得。

取绿原酸对照品适量，精密称定，加 20%甲醇制成每 1mL 含绿原酸 20μg 的对照品溶液，即得。

3）标准汤剂供试品溶液制备

同 4 下的标准汤剂供试品溶液制备（图 5-20-3）。

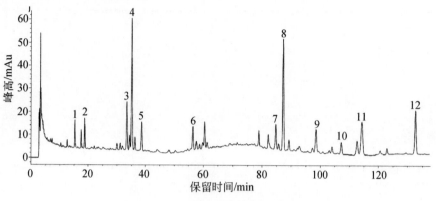

图 5-20-3　蜜紫菀标准汤剂特征图谱

4）方法学验证

方法学考察合格（具体内容略）。

5）特征图谱的建立及共有峰的标定

按照 5 下的项下色谱条件，分别精密吸取 14 批紫菀标准汤剂供试品溶液各 20μL，注入高效液相色谱仪，记录色谱峰信息，特征图谱见图 5-20-4，生成的对照特征图谱见图 5-20-5。相似度结果见表 5-20-5，其中共有峰 12 个，指认 3 个。各共有峰峰面积见表 5-20-6，以峰 4 为参照峰，计算其他峰的相对保留时间和相对峰面积（表 5-20-7）。

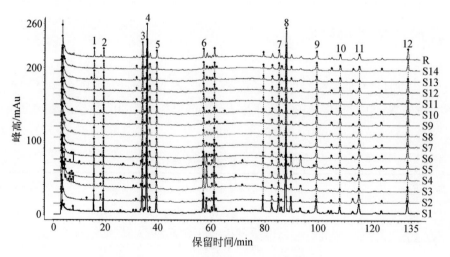

图 5-20-4　14 批蜜紫菀标准汤剂特征图谱

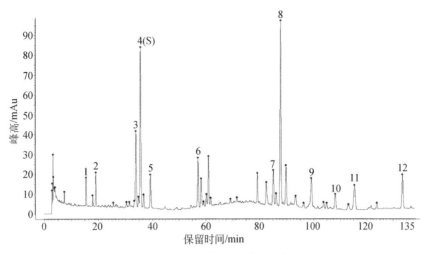

图 5-20-5　对照特征图谱及共有峰

峰 4：绿原酸（chlorogenic acid，$C_{16}H_{18}O_9$）；峰 11：槲皮素（quercetin，$C_{15}H_{10}O_7$）；峰 12：山奈酚（kaempferol，$C_{15}H_{10}O_6$）

表 5-20-5　相似度计算结果

样品	S1	S2	S3	S4	S5	S6	S7	S8	S9	S10	S11	S12	S13	S14	R
S1	1.000	0.946	0.945	0.965	0.972	0.984	0.979	0.982	0.977	0.976	0.986	0.984	0.964	0.986	0.991
S2	0.946	1.000	0.979	0.993	0.981	0.914	0.905	0.905	0.904	0.904	0.945	0.947	0.977	0.942	0.967
S3	0.945	0.979	1.000	0.966	0.990	0.916	0.911	0.907	0.902	0.899	0.958	0.957	0.962	0.947	0.968
S4	0.965	0.993	0.966	1.000	0.983	0.938	0.929	0.930	0.933	0.934	0.960	0.961	0.988	0.960	0.980
S5	0.972	0.981	0.990	0.983	1.000	0.942	0.937	0.935	0.934	0.932	0.976	0.975	0.980	0.968	0.986
S6	0.984	0.914	0.916	0.938	0.942	1.000	0.999	1.000	0.993	0.992	0.982	0.987	0.939	0.991	0.983
S7	0.979	0.905	0.911	0.929	0.937	0.999	1.000	0.999	0.993	0.992	0.981	0.986	0.930	0.990	0.979
S8	0.982	0.905	0.907	0.930	0.935	1.000	0.999	1.000	0.993	0.992	0.979	0.984	0.930	0.989	0.979
S9	0.977	0.904	0.902	0.933	0.934	0.993	0.993	0.993	1.000	1.000	0.982	0.985	0.943	0.991	0.979
S10	0.976	0.904	0.899	0.934	0.932	0.992	0.992	0.992	1.000	1.000	0.980	0.983	0.944	0.990	0.978
S11	0.986	0.945	0.958	0.960	0.976	0.982	0.981	0.979	0.982	0.980	1.000	0.997	0.967	0.995	0.994
S12	0.984	0.947	0.957	0.961	0.975	0.987	0.986	0.984	0.985	0.983	0.997	1.000	0.966	0.999	0.995
S13	0.964	0.977	0.962	0.988	0.980	0.939	0.930	0.930	0.943	0.944	0.967	0.966	1.000	0.966	0.980
S14	0.986	0.942	0.947	0.960	0.968	0.991	0.990	0.989	0.991	0.990	0.995	0.999	0.966	1.000	0.995
R	0.991	0.967	0.968	0.980	0.986	0.983	0.979	0.979	0.979	0.978	0.994	0.995	0.980	0.995	1.000

表 5-20-6　各共有峰峰面积

编号	保留时间 /min	S1	S2	S3	S4	S5	S6	S7	S8	S9	S10	S11	S12	S13	S14	对照特征图谱
1	15.4	175.0	221.9	275.8	192.7	200.8	139.7	134.2	133.0	112.1	114.9	151.5	147.9	160.2	137.8	164.1
2	19.0	198.6	150.8	177.1	196.5	257.5	164.1	161.0	157.1	151.7	152.7	153.8	151.9	144.0	148.2	168.9
3	33.9	474.8	599.1	628.7	731.8	923.6	419.2	409.4	405.8	353.6	357.2	295.2	430.0	446.7	410.0	491.8

续表

编号	保留时间/min	S1	S2	S3	S4	S5	S6	S7	S8	S9	S10	S11	S12	S13	S14	对照特征图谱
4	35.5	1303.1	855.9	974.2	1281.5	1894.5	978.8	966.7	992.2	955.1	925.1	916.4	967.2	862.2	922.4	1056.8
5	39.3	285.9	194.7	244.2	280.5	401.0	228.7	230.6	224.0	218.4	214.2	218.3	221.1	209.9	212.6	241.7
6	57.1	233.4	370.2	508.0	422.4	596.2	186.3	185.0	174.1	181.8	175.6	254.5	237.8	224.3	216.8	283.3
7	85.1	237.9	216.0	350.8	272.4	523.2	246.4	258.6	249.0	209.7	195.9	198.9	213.6	180.6	197.8	253.6
8	87.7	1134.2	1025.2	1596.7	1214.8	2384.2	747.8	754.6	740.1	670.6	629.7	896.4	968.1	805.4	835.3	1028.8
9	99.2	259.9	201.9	360.4	287.9	533.9	385.7	418.7	387.7	323.7	306.5	360.9	432.0	189.0	373.1	344.4
10	108.1	158.5	85.2	142.2	144.0	244.8	223.7	236.7	225.7	271.4	265.7	193.0	213.7	154.6	205.2	197.4
11	115.3	494.5	198.4	356.2	267.1	547.2	410.6	402.9	423.7	237.7	226.7	253.6	275.0	104.5	246.0	317.4
12	133.4	556.6	187.4	326.7	262.7	542.6	544.3	587.0	583.7	522.9	498.4	415.5	491.9	138.7	473.4	438.0

表 5-20-7　相对保留时间与相对峰面积

峰编号	保留时间/min	相对保留时间	峰面积/mAu×s	相对峰面积
1	15.403	0.434	164.1	0.155
2	19.012	0.535	168.9	0.160
3	33.857	0.953	491.8	0.465
4	35.524	1.000	1056.8	1.000
5	39.271	1.105	241.7	0.229
6	57.089	1.607	283.3	0.268
7	85.137	2.397	253.6	0.240
8	87.738	2.470	1028.8	0.973
9	99.181	2.792	344.4	0.326
10	108.067	3.042	197.4	0.187
11	115.258	3.245	317.4	0.300
12	133.440	3.756	438.0	0.414

5.21　牛　　膝

5.21.1　牛膝标准汤剂质量标准

本品为苋科植物牛膝 *Achyranthes bidentata* Bl.的干燥根，经炮制、加工制成的标准汤剂。

【制法】取牛膝饮片 100g，加 7 倍量水浸泡 30min，回流 30min，趁热过滤，药渣再加 6 倍量水，回流 20min，趁热过滤，合并 2 次滤液，减压浓缩至 500mL，即得。

【性状】本品为浅灰色混悬液，静置后会产生沉淀。

【检查】pH 值　应为 6.5~7.5。

　　　　总固体　应为 0.24~0.60g。

　　　　其他　应符合口服混悬剂项下有关的各项规定。

【特征图谱】照高效液相色谱法测定。

色谱条件与系统适用性试验　以十八烷基硅烷键合硅胶为填充剂（柱长为 150mm，内径为 2.1mm，粒径为 2.6μm）；以乙腈为流动相 A，以 0.1% 甲酸水溶液为流动相 B，按表 5-21-1 中的规定进行梯度洗脱；流速为 0.4mL/min；柱温为 30℃；检测波长为 250nm。理论塔板数按 β-蜕皮甾酮峰计算应不低于 4000。

表 5-21-1　洗脱条件

时间/min	流动相 A/%	流动相 B/%
0~15	5→45	95→55
15~20	45→70	55→30

参照物溶液的制备　取 β-蜕皮甾酮对照品适量,精密称定,加甲醇制成每 1mL 含 β-蜕皮甾酮 1.03mg 的溶液，即得。

供试品溶液的制备　本品摇匀，量取 1mL，超声 5min，12 000r/min，离心 5min，放冷，取上清液，0.22μm 滤膜过滤，取续滤液，即得。

测定法　分别精密吸取参照物溶液 5μL、供试品溶液 5μL，注入液相色谱仪，测定，记录 20min 色谱图，即得。

供试品特征图谱中呈现 9 个特征峰（图 5-21-1），其中 1 个峰与对应的参照物峰保留时间相同；与 β-蜕皮甾酮参照物峰相应的峰为 S 峰，计算特征峰峰 1~峰 3、峰 5~峰 9 的相对保留时间，其相对保留时间应在规定值的 ±5% 之内。规定值为：0.53（峰 1）、0.82（峰 2）、0.85（峰 3）、1.00（峰 4）、1.03（峰 5）、1.05（峰 6）、1.26（峰 7）、1.35（峰 8）、1.40（峰 9）。

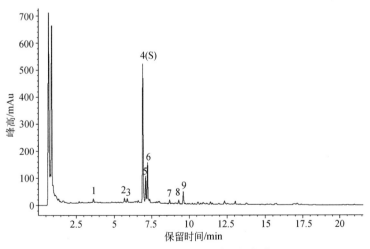

图 5-21-1　对照特征图谱及共有峰

峰 4：β-蜕皮甾酮（β-ecdysone，$C_{27}H_{44}O_7$）

【含量测定】β-蜕皮甾酮　照高效液相色谱法测定。

色谱条件与系统适用性试验　同【特征图谱】项下。

对照品溶液的制备　同【特征图谱】项下参照物溶液的制备。

供试品溶液的制备　同【特征图谱】项下。

测定法　同【特征图谱】项下。

本品每 1mL 含牛膝以β-蜕皮甾酮（$C_{27}H_{44}O_7$）计应不低于 0.04mg。

【转移率】β-蜕皮甾酮转移率范围为 50.8%～83.9%。

【规格】0.2g/mL（以饮片计）。

【贮藏】冷冻保存，用时复融。

5.21.2　牛膝标准汤剂质量标准起草说明

1.仪器与材料

安捷伦 1290Infinity II 型超高效液相色谱仪（美国安捷伦公司，G7167B 型自动进样系统，G7166B 型柱温箱，G7117A 型 DAD 检测器），色谱柱：Thermo-C18（150mm×2.1mm，2.6μm）Sartorius-BS-210S-型电子分析天平(北京赛多利斯天平有限公司)；KQ-100E 型超声波清洗器(昆山市超声仪器有限公司)；LD510-2 型电子天平（沈阳龙腾电子有限公司）；H1650-W 型台式高速离心机（湖南湘仪实验室仪器开发有限公司）。

β-蜕皮甾酮（含量≥98%，批号 130789），购自成都普菲德生物技术有限公司，甲醇、乙腈为色谱纯（美国，Fisher 公司），水为高纯水，其他试剂为分析纯。

2.样品采集

样品共 15 份（编号 NX-01～NX-15），采自主产区及道地产区河南、河北、山东、四川等地及安国药材市场，包括符合《中国药典》要求的不同商品规格等级。

3.物种鉴别

经鉴定，研究样品均为苋科植物牛膝 *Achyranthes bidentata* Bl.。

4.定量测定

1）色谱条件

饮片色谱条件　以十八烷基硅烷键合硅胶为填充剂（柱长为 150mm，内径为 2.1mm，粒径为 2.6μm）；以乙腈-水-甲酸（16：84：0.1）为流动相；检测波长为 250nm。理论塔板数按斤蜕皮甾酮峰计算应不低于 4000。

标准汤剂色谱条件　以十八烷基硅烷键合硅胶为填充剂（柱长为 150mm，内径为 2.1mm，粒径为 2.6μm）；以乙腈为流动相 A，以 0.1%甲酸水溶液为流动相 B，梯度洗脱条件：0～15min，5%～45% A；15～20min，45%～70% A。流速为 0.4mL/min；柱温为 30℃；检测波长为 250nm。理论塔板数按β-蜕皮甾酮峰计算应不低于 4000（图 5-21-2）。

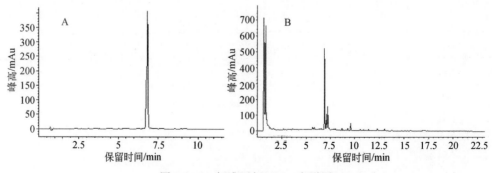

图 5-21-2　标准汤剂 UPLC 色谱图

A：β-蜕皮甾酮（β-ecdysone，$C_{27}H_{44}O_7$）；B：标准汤剂

2）对照品溶液制备

取经五氧化二磷减压干燥器中干燥 36 小时的 β-蜕皮甾酮对照品适量,精密称定,加甲醇制成每 1mL 含 1.03mg 的溶液,即得。

3）供试品溶液制备

（1）饮片供试品溶液制备

取本品粉末（过三号筛）约 1g,精密称定,置具塞锥形瓶中,加水饱和正丁醇 30mL,密塞,浸泡过夜,超声处理（功率 300W,频率 40kHz）30min,滤过,用甲醇 10mL 分数次洗涤容器及残渣,合并滤液和洗液,蒸干,残渣加甲醇使溶解,转移至 5mL 量瓶中,加甲醇至刻度,摇匀,即得

（2）标准汤剂供试品溶液制备

取牛膝饮片 100g,加 7 倍量水浸泡 30min,回流 30min,趁热过滤,药渣再加 6 倍水,回流 20min,趁热过滤,合并 2 次滤液,减压浓缩至 500mL,即得。

精密吸取 NX-01～NX-15 标准汤剂 1mL,超声 5min,12 000r/min,离心 5min,0.22μm 滤膜过滤,取续滤液,即得标准汤剂供试品溶液。

4）方法学验证

以 β-蜕皮甾酮峰面积积分值为纵坐标（Y）,对照品进样量（μg）为横坐标（X）,绘制标准曲线,$Y=3281871.4429X-20.9707$,$R^2=0.9998$,表明线性关系良好。精密度考察合格,RSD% 为 1.9%。牛膝标准汤剂供试品制备后 24 小时内稳定性良好,RSD% 为 2.0%。重复性良好,平行 6 份供试品溶液的 RSD% 为 2.9%,平均加样回收率为 98.2%,RSD% 为 2.4%。

5）测定法

（1）含量测定

分别精密吸取对照品溶液、饮片供试品溶液、标准汤剂供试品溶液各 5μL,分别注入液相色谱仪,按照 4 下的色谱条件测定含量。

（2）pH 值测定

取标准汤剂,用 pH 计测定 pH 值。

（3）总固体测定

参照编写说明【总固体】项下测定方法操作。

（4）β-蜕皮甾酮转移率测定

参照编写说明【转移率】项下公式计算。

6）结果

（1）饮片中 β-蜕皮甾酮含量

β-蜕皮甾酮含量测定结果见表 5-21-2,所收集样品均满足《中国药典》中 β-蜕皮甾酮（不少于 0.03%）的限量要求。

表 5-21-2　饮片中 β-蜕皮甾酮含量测定

编号	β-蜕皮甾酮含量/%	RSD/%
NX-01	0.06	1.2
NX-02	0.08	1.0
NX-03	0.06	0.8
NX-04	0.06	0.8
NX-05	0.07	1.1
NX-06	0.08	1.6

编号	β-蜕皮甾酮含量/%	RSD/%
NX-07	0.07	1.4
NX-08	0.08	1.2
NX-09	0.08	1.2
NX-10	0.08	1.4
NX-11	0.07	1.1
NX-12	0.07	0.9
NX-13	0.09	1.4
NX-14	0.08	1.1
NX-15	0.10	1.3

（2）标准汤剂中芍药苷含量（表 5-21-3）

表 5-21-3　标准汤剂中β-蜕皮甾酮含量测定

编号	β-蜕皮甾酮含量/（mg/mL）	RSD/%
NX-01	0.102	1.4
NX-02	0.103	1.6
NX-03	0.099	1.2
NX-04	0.097	1.6
NX-05	0.102	1.8
NX-06	0.101	1.7
NX-07	0.090	1.6
NX-08	0.102	1.2
NX-09	0.100	1.8
NX-10	0.112	1.9
NX-11	0.083	1.4
NX-12	0.111	1.6
NX-13	0.103	2.1
NX-14	0.106	1.6
NX-15	0.105	2.1

（3）pH 值及总固体（表 5-21-4）

表 5-21-4　pH 值及总固体

编号	pH 值	总固体/g	RSD/%
NX-01	6.5	0.59	1.2
NX-02	7.5	0.43	2.1
NX-03	7.3	0.50	2.3

编号	pH 值	总固体/g	RSD/%
NX-04	7.4	0.49	1.6
NX-05	7.4	0.37	1.0
NX-06	6.7	0.31	1.9
NX-07	7.1	0.33	1.3
NX-08	7.2	0.36	1.2
NX-09	7.1	0.32	1.1
NX-10	6.9	0.51	1.5
NX-11	7.2	0.40	1.2
NX-12	7.4	0.57	1.4
NX-13	7.5	0.41	1.6
NX-14	7.1	0.36	1.7
NX-15	6.9	0.35	1.5

（4）β-蜕皮甾酮转移率（表 5-21-5）

表 5-21-5　β-蜕皮甾酮转移率计算结果（$\overline{X} \pm S$）

编号	标准汤剂中β-蜕皮甾酮含量/mg	饮片中β-蜕皮甾酮含量/mg	转移率/%	（$\overline{X} \pm S$）/%
NX-01	50.9	63.8	79.9	
NX-02	51.6	79.7	64.7	
NX-03	49.3	64.7	76.2	
NX-04	48.5	62.9	77.0	
NX-05	51.1	71.5	71.5	
NX-06	50.5	84.2	59.9	
NX-07	44.8	71.3	62.8	
NX-08	51.2	77.0	66.4	67.4±8.3
NX-09	50.1	76.4	65.5	
NX-10	55.9	76.5	73.0	
NX-11	41.5	69.5	59.7	
NX-12	55.3	70.6	78.3	
NX-13	51.7	86.6	59.7	
NX-14	53.2	82.9	64.1	
NX-15	52.4	101.6	51.6	

5.标准汤剂特征图谱研究

1）色谱条件

同 4 下的色谱条件。

2）参照物溶液制备

同 4 下的对照品溶液制备。

3）标准汤剂供试品溶液制备

同 4 下的标准汤剂供试品溶液制备。

4）方法学验证

方法学考察合格（具体内容略）。

5）特征图谱的建立及共有峰的标定

按照 4 下的色谱条件，分别精密吸取 15 批牛膝标准汤剂供试品溶液各 5μL，注入高效液相色谱仪，记录色谱峰信息，特征图谱见图 5-21-3，相似度结果见表 5-21-6，生成的对照特征图谱见图 5-21-4，共有峰 9 个。各共有峰峰面积见表 5-21-7，以峰 4 为参照峰，计算其他峰的相对保留时间和相对峰面积（表 5-21-8）。

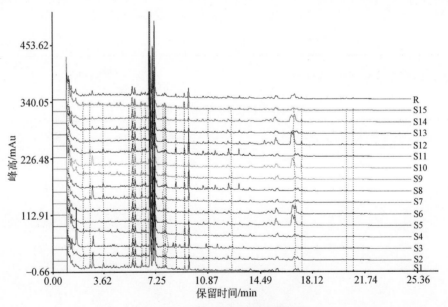

图 5-21-3　牛膝标准汤剂特征图谱

表 5-21-6　相似度计算结果

编号	S1	S2	S3	S4	S5	S6	S7	S8	S9	S10	S11	S12	S13	S14	S15	对照特征图谱
S1	1.000	0.994	0.982	0.994	0.983	0.987	1.000	0.993	0.994	0.992	0.993	0.981	0.993	0.987	0.993	0.995
S2	0.994	1.000	0.985	0.998	0.990	0.993	0.994	0.994	0.998	0.994	0.994	0.989	0.999	0.993	0.997	0.998
S3	0.982	0.985	1.000	0.985	0.974	0.976	0.982	0.983	0.986	0.981	0.983	0.971	0.984	0.976	0.986	0.986
S4	0.994	0.998	0.985	1.000	0.988	0.991	0.994	0.995	0.999	0.992	0.995	0.986	0.998	0.991	0.998	0.998
S5	0.983	0.990	0.974	0.988	1.000	0.999	0.983	0.985	0.988	0.997	0.985	0.999	0.991	0.999	0.988	0.994
S6	0.987	0.993	0.976	0.991	0.999	1.000	0.987	0.988	0.991	0.998	0.988	0.997	0.994	0.999	0.992	0.996

续表

编号	S1	S2	S3	S4	S5	S6	S7	S8	S9	S10	S11	S12	S13	S14	S15	对照特征图谱
S7	1.000	0.994	0.982	0.994	0.983	0.987	1.000	0.993	0.994	0.992	0.993	0.981	0.993	0.987	0.993	0.995
S8	0.993	0.994	0.983	0.995	0.985	0.988	0.993	1.000	0.995	0.991	1.000	0.984	0.994	0.988	0.995	0.996
S9	0.994	0.998	0.986	0.999	0.988	0.991	0.994	0.995	1.000	0.993	0.995	0.987	0.998	0.991	0.999	0.998
S10	0.992	0.994	0.981	0.992	0.997	0.998	0.992	0.991	0.993	1.000	0.991	0.996	0.994	0.998	0.993	0.998
S11	0.993	0.994	0.983	0.995	0.985	0.988	0.993	1.000	0.995	0.991	1.000	0.984	0.994	0.988	0.995	0.996
S12	0.981	0.989	0.971	0.986	0.999	0.997	0.981	0.984	0.987	0.996	0.984	1.000	0.989	0.998	0.987	0.993
S13	0.993	0.999	0.984	0.998	0.991	0.994	0.993	0.994	0.998	0.994	0.994	0.989	1.000	0.993	0.998	0.998
S14	0.987	0.993	0.976	0.991	0.999	0.999	0.987	0.988	0.991	0.998	0.988	0.998	0.993	1.000	0.991	0.996
S15	0.993	0.997	0.986	0.998	0.988	0.992	0.993	0.995	0.999	0.993	0.995	0.987	0.998	0.991	1.000	0.998
对照特征图谱	0.995	0.998	0.986	0.998	0.994	0.996	0.995	0.996	0.998	0.998	0.996	0.993	0.998	0.996	0.998	1.000

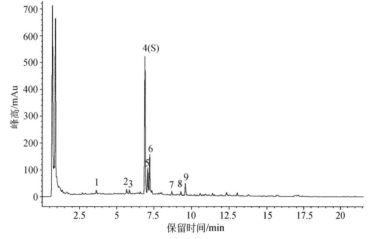

图 5-21-4　对照特征图谱及共有峰

峰 4：β-蜕皮甾酮（β-ecdysone，$C_{27}H_{44}O_7$）

表 5-21-7　各共有峰峰面积

编号	保留时间/min	S1	S2	S3	S4	S5	S6	S7	S8	S9	S10	S11	S12	S13	S14	S15
1	3.61	52.6	10.2	10.8	16.4	14.5	15.3	52.6	35.9	17.8	16.1	35.9	11.3	8.9	19.1	15.7
2	5.66	57.4	57.8	55.8	55.2	57.6	59.7	57.4	60.4	59.0	68.7	60.4	65.3	59.4	66.7	43.8
3	5.85	48.3	57.4	68.0	48.1	56.4	54.7	48.3	59.9	49.9	60.1	59.9	65.7	57.6	60.2	51.3
4	6.87	1448.4	1671.7	1597.6	1569.5	1655.7	1635.1	1448.4	1658.0	1622.4	1812.2	1658.0	1793.9	1674.6	1723.5	1609.0
5	7.07	267.4	321.7	324.0	296.6	320.3	314.8	267.4	310.3	306.1	356.5	310.3	364.3	325.2	349.2	298.3
6	7.20	407.2	522.6	502.6	492.3	531.4	518.4	407.2	503.4	512.3	591.8	503.4	587.2	521.8	563.0	499.8
7	8.69	19.4	29.4	47.7	26.9	19.3	28.7	19.4	51.2	27.6	26.4	51.2	23.8	21.2	32.6	27.1
8	9.29	25.6	21.1	47.2	51.8	10.4	10.6	25.6	47.1	45.9	24.0	47.1	5.7	19.5	11.3	46.3
9	9.59	97.4	34.2	88.9	91.1	26.9	30.8	97.4	171.7	87.5	50.3	171.7	5.6	36.0	31.8	88.7

表 5-21-8　相对保留时间与相对峰面积

峰编号	保留时间/min	相对保留时间	峰面积/mAu×s	相对峰面积
1	3.608	0.525	22.2	0.014
2	5.658	0.823	59.0	0.036
3	5.849	0.851	56.4	0.034
4	6.873	1.000	1638.5	1.000
5	7.072	1.029	315.5	0.193
6	7.198	1.047	511.0	0.312
7	8.689	1.264	30.10	0.018
8	9.290	1.352	29.3	0.018
9	9.589	1.395	74.0	0.045

5.22　人　　参

5.22.1　人参标准汤剂质量标准

本品为五加科植物人参 *Panax ginseng* C.A.Mey.的干燥根和根茎，经炮制、加工制成的标准汤剂。

【制法】取人参饮片 100g，加 7 倍量水浸泡 30min，回流 60min，趁热过滤，药渣再加 6 倍量水，回流 40min，趁热过滤，合并 2 次滤液，减压浓缩至 500mL，即得。

【性状】本品为黄橙色至褐色混悬液，静置后会产生沉淀。

【检查】pH 值　应为 5.6～6.0。

总固体　应为 0.63～1.09g。

其他　应符合口服混悬剂项下有关的各项规定。

【特征图谱】照高效液相色谱法测定

色谱条件与系统适用性试验　以十八烷基硅烷键合硅胶为填充剂（柱长为 250mm，内径为 4.6mm，粒径为 5μm）；以乙腈为流动相 A，以水为流动相 B，按表 5-22-1 中的规定进行梯度洗脱；流速为 1mL/min；柱温为 30℃；检测波长为 203nm。理论塔板数按人参皂苷 Rg_1 峰计算应不低于 6000。

表 5-22-1　洗脱条件

时间/min	流动相 A/%	流动相 B/%
0～35	19	81
35～55	19→29	81→71
55～70	29	71
70～100	29→40	71→60

参照物溶液的制备　取人参皂苷 Rg_1、Re、Rf、Rb_1、Rc、Rb_2、Rd 各对照品适量，精密称定，加甲醇制成每 1mL 各含 0.1mg 的溶液，即得。

供试品溶液的制备　取本品摇匀，精密量取 5mL，置 10mL 量瓶中，加甲醇至接近刻度，超声处理（功率 250W，频率 40kHz）20min，放冷，加甲醇至刻度，摇匀，滤过，取续滤液，即得。

测定法　分别精密吸取参照物溶液和供试品溶液各 10μL，注入液相色谱仪，测定，记录 100min 的色谱图，即得。

供试品特征图谱中应呈现 7 个特征峰（图 5-22-1），应分别与对应的参照物峰保留时间相同；与人参皂苷 Rb₁ 参照物峰相应的峰为 S 峰。计算峰 1、峰 2 与 S 峰的相对峰面积，峰 1 的相对峰面积不得小于 0.52，峰 2 的相对峰面积不得小于 0.40。

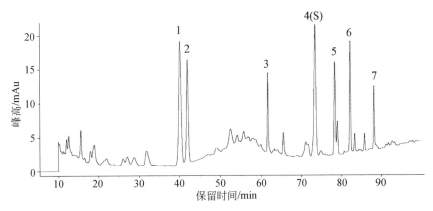

图 5-22-1　对照特征图谱及共有峰

峰 1：人参皂苷 Rg₁（ginsenoside Rg₁，C₄₂H₇₂O₁₄）；峰 2：人参皂苷 Re（ginsenoside Re，C₄₈H₈₂O₁₈）；峰 3：人参皂苷 Rf（ginsenoside Rf，C₄₂H₇₂O₁₄）；峰 4：人参皂苷 Rb₁（ginsenoside Rb₁，C₅₄H₉₂O₂₃）；峰 5：人参皂苷 Rc（ginsenoside Rc，C₅₃H₉₀O₂₂）；峰 6：人参皂苷 Rb₂（ginsenoside Rb₂，C₅₃H₉₀O₂₂）；峰 7：人参皂苷 Rd（ginsenoside Rd，C₄₈H₈₂O₁₈）

【含量测定】照高效液相色谱法测定。

色谱条件与系统适用性试验　同【特征图谱】项下。

对照品溶液的制备　精密称取人参皂苷 Rg₁ 对照品、人参皂苷 Re 对照品及人参皂苷 Rb₁ 对照品，加甲醇制成每 1mL 各含 0.2mg 的混合溶液，摇匀，即得。

供试品溶液的制备　取【特征图谱】项下的供试品溶液，即得。

测定法　分别精密吸取对照品溶液和供试品溶液各 10μL，注入液相色谱仪，测定，即得。

本品每 1mL 含人参以人参皂苷 Rg₁（ginsenoside Rg₁，C₄₂H₇₂O₁₄）和人参皂苷 Re（ginsenoside Re，C₄₈H₈₂O₁₈）的总量计应不低于 0.41mg，以人参皂苷 Rb₁（ginsenoside Rb₁，C₅₄H₉₂O₂₃）计应不低于 0.29mg。

【转移率】人参皂苷 Rg₁ 和人参皂苷 Re 总量转移率范围为 57.6%～94.4%，人参皂苷 Rb₁ 转移率范围为 62.1%～98.5%。

【规格】0.2g/mL（以饮片计）。

【贮藏】冷冻保存，用时复融。

5.22.2　人参标准汤剂质量标准起草说明

1.仪器与材料

1260 型高效液相色谱仪（美国安捷伦公司），超高效液相色谱-串联四级杆飞行时间质谱仪 UPLC H Class+Xevo G2-XS Qtof（美国沃特世公司），BP211D 型 1/10 万电子天平和 BS210S 型 1/1 万电子天平（德国赛多利斯公司），UV-III 型暗箱式三用紫外分析仪（北京恒诚基业科贸有限公司），Classic 型纯水机（PureLab 公司），DGG-9070B 型电热恒温鼓风干燥箱（上海森信实验仪器有限公司），梅特勒 FE20 pH 计。

人参皂苷 Rg₁、Re、Rb₁ 对照品（含量依次为 98.10%、99.52% 和 98.62%，批号依次为 16022407、

16012707 和 16021907，购自上海雅吉生物科技有限公司）；人参对照药材（批号 120917～201110，购自中国食品药品检定研究院），乙腈为色谱纯（美国，Fischer 公司），水为超纯水，其他试剂为分析纯。

2.样品采集

样品共 12 份（编号 RS-01～RS-12），采自主产区或道地产区吉林、黑龙江等地及安国等药材市场，包括符合《中国药典》要求的不同商品规格等级。

3.物种鉴别

经鉴定，研究样品均为五加科植物人参 *Panax ginseng* C.A.Mey.。

4.定量测定

1）色谱条件[35]

饮片色谱条件　色谱柱为 ZORBAX Eclipse XDB-C18（250mm×4.6mm，5μm）。流动相为乙腈（A）-水（B）；梯度洗脱：0～35min，19%A；35～55min，19%～29%A；55～70min，29%A；70～100min，29%～40%A。柱温为30℃；流速为1.0mL/min；检测波长为203nm。色谱图见图5-22-2。理论塔板数按人参皂苷 Rg₁ 峰计算应不低于 6000。

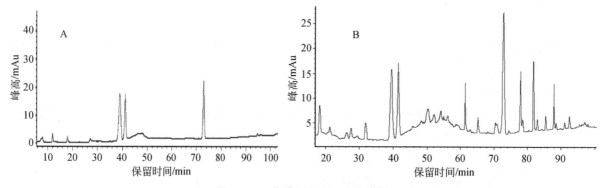

图 5-22-2　标准汤剂 HPLC 色谱图

A：混合对照品；B：标准汤剂

标准汤剂色谱条件　同饮片色谱条件。

2）对照品溶液制备

取经五氧化二磷减压干燥器中干燥 36 小时的人参皂苷 Rg₁、Re 和 Rb₁ 对照品适量，精密称定，加甲醇制成每 1mL 分别含 199.0mg、201.4mg 和 204.6μg 的溶液。

3）供试品溶液制备

（1）饮片供试品溶液制备

取本品粉末（过四号筛）约 1g，精密称定，置索氏提取器中，加三氯甲烷加热回流 3 小时，弃去三氯甲烷液，药渣挥干溶剂，连同滤纸筒移入 100mL 锥形瓶中，精密加水饱和正丁醇 50mL，密塞，放置过夜，超声处理（功率 250W，频率 50kHz）30min，滤过，弃去初滤液，精密量取续滤液 25mL，置蒸发皿中蒸干，残渣加甲醇溶解并转移至 5mL 量瓶中，加甲醇稀释至刻度，摇匀，滤过，取续滤液，即得。

（2）标准汤剂供试品溶液制备

取人参饮片 100g，加 7 倍量水浸泡 30min，回流 60min，趁热过滤，药渣再加 6 倍量水，回流 20min，趁热过滤，合并 2 次滤液，减压浓缩至 500mL，即得。

取人参饮片标准汤剂（RS-01～RS-12）摇匀，分别精密吸取 5mL，加甲醇定容至 10mL，超声 5min，12 000r/min 离心 5min，0.22μm 滤膜过滤，取续滤液，即得。

4）方法学验证

分别以人参皂苷 Rg$_1$、人参皂苷 Re 和人参皂苷 Rb$_1$ 的峰面积积分值为纵坐标（Y），以对照品进样量（μg）为横坐标（X），绘制标准曲线，人参皂苷 Rg$_1$：$Y=368.9X+15.3$，$R^2=0.9995$；人参皂苷 Re：$Y=278.6X-8.7$，$R^2=0.9989$；人参皂苷 Rb$_1$：$Y=258.1X+65.1$，$R^2=0.9991$，表明线性关系良好。精密度考察合格，RSD%均小于 1.9%。人参标准汤剂供试品溶液制备后 24 小时内稳定性良好，RSD 均小于 2.4%。重复性良好，平行 6 份供试品溶液的 RSD 均小于 2.8%。平均加样回收率分别为 102.8%、103.4%和 100.9%，RSD 均小于 2.2%。

5）测定法

（1）含量测定

分别精密吸取对照品溶液 10μL 和饮片供试品溶液 10μL，注入高效液相色谱仪，按照 4 下的色谱条件测定含量。

（2）pH 值测定

取标准汤剂，用 pH 计测定 pH 值。

（3）总固体测定

参照编写说明【总固体】项下测定方法操作。

（4）人参皂苷 Rg$_1$、Re 和 Rb$_1$ 转移率测定

参照编写说明【转移率】项下公式计算。

6）结果

（1）饮片中人参皂苷 Rg$_1$、Re 和 Rb$_1$ 含量

含量测定结果见表 5-22-2，所收集饮片样品均满足《中国药典》中人参皂苷 Rg$_1$、Re、Rb$_1$（人参皂苷 Rg$_1$ 和人参皂苷 Re 的总量不得少于 0.27%，人参皂苷 Rb$_1$ 不得少于 0.18%）的限量要求。

表 5-22-2 饮片中人参皂苷类成分含量测定

编号	人参皂苷 Rg$_1$		人参皂苷 Re		人参皂苷 Rb$_1$	
	含量/%	RSD/%	含量/%	RSD/%	含量/%	RSD/%
RS-01	0.36	1.5	0.23	1.7	0.32	2.4
RS-02	0.21	0.9	0.28	1.4	0.27	2.1
RS-03	0.22	1.7	0.18	1.6	0.20	1.9
RS-04	0.21	2.1	0.21	1.8	0.24	2.5
RS-05	0.29	0.8	0.20	0.5	0.22	1.2
RS-06	0.37	0.5	0.18	1.4	0.28	1.8
RS-07	0.26	0.9	0.38	0.6	0.37	1.3
RS-08	0.30	0.9	0.36	1.1	0.43	0.7
RS-09	0.28	1.6	0.27	1.4	0.39	2.3
RS-10	0.21	0.4	0.23	0.7	0.30	2.6
RS-11	0.40	0.7	0.37	1.0	0.50	1.4
RS-12	0.32	1.9	0.14	0.8	0.25	1.7

（2）标准汤剂中人参皂苷 Rg_1、Re 和 Rb_1 含量（表 5-22-3）

表 5-22-3　标准汤剂中人参皂苷含量测定

编号	人参皂苷 Rg_1		人参皂苷 Re		人参皂苷 Rb_1	
	含量/（mg/mL）	RSD/%	含量/（mg/mL）	RSD/%	含量/（mg/mL）	RSD/%
RS-01	0.38	0.8	0.26	0.8	0.43	1.1
RS-02	0.28	1.1	0.35	1.4	0.33	2.0
RS-03	0.29	1.7	0.24	2.3	0.28	2.1
RS-04	0.33	1.2	0.35	1.5	0.56	1.8
RS-05	0.45	0.9	0.34	1.1	0.39	1.3
RS-06	0.49	1.0	0.33	0.9	0.39	2.5
RS-07	0.33	1.4	0.45	1.7	0.52	1.7
RS-08	0.44	1.0	0.46	1.0	0.68	1.7
RS-09	0.36	0.8	0.37	1.0	0.61	1.5
RS-10	0.30	1.8	0.32	2.1	0.36	0.8
RS-11	0.57	0.5	0.44	0.7	0.81	0.7
RS-12	0.45	0.7	0.22	0.8	0.39	1.9

（3）总固体及 pH 值（表 5-22-4）

表 5-22-4　标准汤剂总固体及 pH 值

编号	总固体/g	RSD/%	pH 值
RS-01	0.85	1.4	5.6
RS-02	0.89	1.4	5.7
RS-03	0.80	2.2	5.9
RS-04	0.83	1.5	5.7
RS-05	1.05	0.6	5.7
RS-06	0.84	0.6	6.0
RS-07	1.12	2.5	5.8
RS-08	0.79	0.2	5.8
RS-09	0.87	0.3	5.9
RS-10	0.82	1.5	6.0
RS-11	0.75	1.3	6.0
RS-12	0.71	1.4	5.9

（4）人参皂苷转移率（表 5-22-5）

表 5-22-5　人参皂苷转移率计算结果（$\overline{X} \pm S$）

编号	饮片中 Rg_1+Re 含量/mg	饮片中 Rb_1 含量/mg	标准汤剂中 Rg_1+Re 含量/mg	标准汤剂中 Rb_1 含量/mg	Rg_1+Re 转移率/%	（$\overline{X} \pm S$）/%	Rb_1 转移率/%	（$\overline{X} \pm S$）/%
RS-01	556	303	320	216	57.5	76.0±9.2	71.0	80.3±9.1
RS-02	426	238	317	165	74.3		69.1	

续表

编号	饮片中 Rg_1+Re 含量/mg	饮片中 Rb_1 含量/mg	标准汤剂中 Rg_1+Re 含量/mg	标准汤剂中 Rb_1 含量/mg	Rg_1+Re 转移率/%	($\overline{X} \pm S$)/%	Rb_1 转移率/%	($\overline{X} \pm S$)/%
RS-03	371	182	265	141	71.3		77.5	
RS-04	383	218	340	279	88.5		127.8*	
RS-05	452	205	396	193	87.6		93.6	
RS-06	506	258	413	197	81.6		76.1	
RS-07	603	349	390	261	64.7	76.0±9.2	74.2	80.3±9.1
RS-08	627	401	452	339	72.0		84.1	
RS-09	497	352	364	303	73.1		85.9	
RS-10	382	262	310	181	81.2		68.7	
RS-11	663	428	507	407	76.4		94.8	
RS-12	404	221	338	196	83.6		88.6	

注: *可能存在转化, 未计入均值及标准差计算。

5.标准汤剂特征图谱研究

1) 色谱条件

同 4 下的色谱条件。

2) 参照物溶液的制备

取人参皂苷 Rg_1、Re、Rf、Rb_1、Rc、Rb_2、Rd 各对照品适量, 精密称定, 加甲醇制成每 1mL 各含 0.1mg 的溶液, 即得。

3) 标准汤剂供试品溶液制备

同 4 下的标准汤剂供试品溶液制备。

4) 方法学验证

方法学考察合格 (具体内容略)。

5) 特征图谱的建立及共有峰的标定

按照色谱条件, 分别精密吸取 12 批人参标准汤剂供试品溶液 10μL, 注入高效液相色谱仪, 记录色谱峰信息, 特征图谱见图 5-22-3, 相似度计算结果见表 5-22-6, 生成的对照特征图谱见图 5-22-4, 其中共有峰 7 个, 指认 7 个。各共有峰峰面积见表 5-22-7, 以峰 4 为参照峰, 计算其他峰的相对保留时间和相对峰面积 (表 5-22-8)。

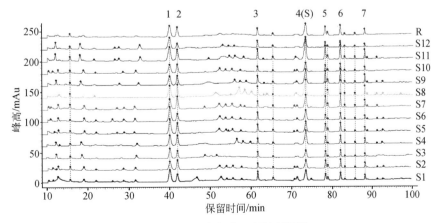

图 5-22-3 人参标准汤剂特征图谱

表 5-22-6　相似度计算结果

编号	S01	S02	S03	S04	S05	S06	S07	S08	S09	S10	S11	S12	对照特征图谱
S01	1.000	0.965	0.990	0.971	0.990	0.982	0.954	0.970	0.965	0.983	0.985	0.984	0.991
S02	0.965	1.000	0.979	0.968	0.976	0.945	0.992	0.986	0.975	0.994	0.974	0.925	0.987
S03	0.990	0.979	1.000	0.972	0.995	0.985	0.966	0.971	0.961	0.992	0.981	0.978	0.993
S04	0.971	0.968	0.972	1.000	0.958	0.944	0.977	0.983	0.981	0.983	0.990	0.944	0.988
S05	0.990	0.976	0.995	0.958	1.000	0.990	0.955	0.963	0.952	0.986	0.974	0.980	0.988
S06	0.982	0.945	0.985	0.944	0.990	1.000	0.917	0.930	0.916	0.968	0.952	0.990	0.970
S07	0.954	0.992	0.966	0.977	0.955	0.917	1.000	0.994	0.990	0.987	0.981	0.905	0.983
S08	0.970	0.986	0.971	0.983	0.963	0.930	0.994	1.000	0.997	0.986	0.992	0.925	0.990
S09	0.965	0.975	0.961	0.981	0.952	0.916	0.990	0.997	1.000	0.976	0.990	0.915	0.984
S10	0.983	0.994	0.992	0.983	0.986	0.968	0.987	0.986	0.976	1.000	0.986	0.955	0.996
S11	0.985	0.974	0.981	0.990	0.974	0.952	0.981	0.992	0.990	0.986	1.000	0.958	0.995
S12	0.984	0.925	0.978	0.944	0.980	0.990	0.905	0.925	0.915	0.955	0.958	1.000	0.966
对照特征图谱	0.991	0.987	0.993	0.988	0.988	0.970	0.983	0.990	0.984	0.996	0.995	0.966	1.000

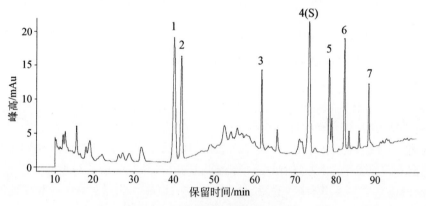

图 5-22-4　对照特征图谱及共有峰

峰 1：人参皂苷 Rg$_1$（ginsenoside Rg$_1$，C$_{42}$H$_{72}$O$_{14}$）；峰 2：人参皂苷 Re（ginsenoside Re，C$_{48}$H$_{82}$O$_{18}$）；峰 3：人参皂苷 Rf（ginsenoside Rf，C$_{42}$H$_{72}$O$_{14}$）；峰 4：人参皂苷 Rb$_1$（ginsenoside Rb$_1$，C$_{54}$H$_{92}$O$_{23}$）；峰 5：人参皂苷 Rc（ginsenoside Rc，C$_{53}$H$_{90}$O$_{22}$）；峰 6：人参皂苷 Rb$_2$（ginsenoside Rb$_2$，C$_{53}$H$_{90}$O$_{22}$）；峰 7：人参皂苷 Rd（ginsenoside Rd，C$_{48}$H$_{82}$O$_{18}$）

表 5-22-7　各共有峰峰面积

编号	保留时间/min	S01	S02	S03	S04	S05	S06	S07	S08	S09	S10	S11	S12
1	40.1	772.0	542.0	556.1	633.6	864.5	938.9	631.4	837.6	678.4	574.8	1 085.1	856.7
2	42.0	366.0	489.9	332.0	484.9	474.5	466.0	629.2	650.2	520.0	446.4	622.1	291.5
3	61.7	261.1	141.4	158.8	165.6	198.2	226.3	196.7	267.4	272.0	160.9	295.1	189.4
4（S）	73.4	614.2	468.5	401.7	793.5	548.4	560.8	741.6	963.6	863.5	513.7	1 159.0	563.1

续表

编号	保留时间/min	S01	S02	S03	S04	S05	S06	S07	S08	S09	S10	S11	S12
5	78.4	224.2	272.8	191.7	239.5	283.4	184.4	420.8	511.4	455.8	236.1	507.6	167.5
6	82.2	259.1	268.4	205.9	289.3	279.8	183.4	400.6	473.0	445.5	220.1	505.9	183.9
7	88.2	163.8	163.9	69.8	132.1	126.7	98.9	189.2	256.3	222.8	120.1	241.0	75.0

表 5-22-8　相对保留时间与相对峰面积

峰编号	保留时间/min	相对保留时间	峰面积/mAu×s	相对峰面积
1	40.1	0.546	747.6	1.095
2	42.0	0.572	481.1	0.705
3	61.7	0.841	211.1	0.309
4（S）	73.4	1.000	682.6	1.000
5	78.4	1.068	307.9	0.451
6	82.2	1.120	309.6	0.454
7	88.2	1.202	155.0	0.227

5.23　山　　药

5.23.1　山药标准汤剂质量标准

本品为薯蓣科植物薯蓣 Dioscotea opposita Thunb.的干燥根茎，经炮制、加工制成的标准汤剂。

【制法】取山药饮片 100g，加 7 倍量水浸泡 30 min，回流 30 min，趁热过滤，药渣再加 6 倍量水，回流 20 min，趁热过滤，合并 2 次滤液，减压浓缩至 500mL，即得。

【性状】本品为乳白色的混悬液，静置后会有沉淀产生。

【检查】pH 值　应为 3.6～5.1。

总固体　应为 0.15～0.24g。

其他　应符合口服混悬剂项下有关的各项规定。

【特征图谱】照高效液相色谱法测定

色谱条件与系统适应性试验　以十八烷基硅烷键合硅胶为填充剂（柱长为 250mm，内径为 4.6mm，粒径为 5μm）；流动相为 0.1%甲酸水（A）-甲醇（B），按表 5-23-1 中的规定进行梯度洗脱；流速为 0.8mL/min；检测波长为 254nm；柱温为 30℃；进样量为 10μL。

表 5-23-1　洗脱条件

时间/min	流动相 A/%	流动相 B/%
0～20	99→99	1→1
20～60	99→40	1→60
60～90	40→30	60→70
90～110	30→0	70→100

供试品溶液的制备　本品摇匀，精密吸取山药标准汤剂 1.5mL，置于 2mL 离心管中，12 000r/min 离心 5min，取上清液过 0.22μm 微孔滤膜，即得。

测定法　分别精密吸取参照物溶液和供试品溶液各 5μL，注入液相色谱仪，测定，记录 111.6min 的色谱图，即得。

供试品特征图谱中应呈现 4 个特征峰（图 5-23-1），峰 2 为 S 峰，计算特征峰 1、峰 3 和峰 4 的相对保留时间，其相对保留时间应在规定值的 ±5% 之内。规定值为：0.732（峰 1）、1.000（峰 2）、4.867（峰 3）、9.773（峰 4）；相对峰面积规定值为：0.39（峰 1）、0.30（峰 4）。

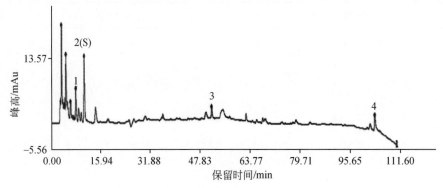

图 5-23-1　对照特征图谱及共有峰

【规格】0.2g/mL（以饮片计）。

【贮藏】冷冻保存，用时复融。

5.23.2　山药标准汤剂质量标准起草说明

1.仪器与材料

Agilent 1260 高效液相色谱仪，HP 真空脱气泵，HP 四元泵，HP 自动进样，HP 柱温箱，HPLC-DAD 检测器；AND GX-600 型电子分析天平（d=0.001g）；色谱柱为 Agilent Extend-C18（250mm×4.6mm，5μm）。甲醇为色谱纯（美国，Fisher 公司），水为高纯水，其他试剂为分析纯。

2.样品采集

样品共 12 份（编号 SY-01～SY-12），采自主产区及道地产区河南、河北保定等地，包括符合《中国药典》要求的不同商品规格等级。

3.物种鉴别

经鉴定，研究样品均为薯蓣科植物薯蓣 *Dioscotea opposita* Thunb.。

4.定量测定

1）标准汤剂供试品溶液制备

取山药饮片 100g，加 8 倍量水浸泡 30min，回流 30min，趁热过滤，药渣再加 7 倍量水，回流 20min，趁热过滤，合并 2 次滤液，减压浓缩至 500mL，即得。

2）测定法

（1）pH 值测定

取标准汤剂，用 pH 计测定 pH 值。

（2）总固体测定

参照编写说明【总固体】项下测定方法操作。

3）结果

pH 值及总固体结果见表 5-23-2。

表 5-23-2　pH 值及总固体

编号	pH 值	总固体/g	RSD/%
SY-01	3.7	0.19	0.6
SY-02	4.4	0.18	0.3
SY-03	4.2	0.18	0.8
SY-04	4.2	0.17	1.2
SY-05	4.2	0.15	1.0
SY-06	3.8	0.19	1.6
SY-07	4.3	0.17	0.8
SY-08	5.0	0.23	2.3
SY-09	4.1	0.21	1.9
SY-10	4.3	0.20	1.7
SY-11	3.8	0.20	0.4
SY-12	3.6	0.22	0.1

5.标准汤剂特征图谱研究

1）色谱条件

色谱柱为 Agilent Extend-C18（250mm×4.6mm，5μm）；流动相为 0.1%甲酸水（A）-甲醇（B），梯度洗脱条件：0～20min，1% B；20～60min，1%～60% B；60～90min，60%～70% B；90～110min，70%～100% B。流速为 0.8mL/min；检测波长为 254nm；柱温为 30℃；进样量为 10μL（图 5-23-2）。

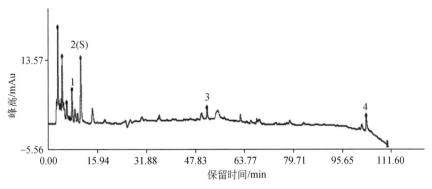

图 5-23-2　标准汤剂 HPLC 色谱图

2）标准汤剂供试品溶液制备

同 4 下的标准汤剂供试品溶液制备。

3）方法学考察

方法学考察合格（具体内容略）。

4）特征图谱的建立及共有峰的标定

按照 5 下的色谱条件，对 12 批山药样品进行特征图谱测定，分别精密吸取 12 批山药标准汤剂供试品溶液 5μL，注入高效液相色谱仪，记录色谱峰信息，特征图谱见图 5-23-3，相似度结果见表 5-23-3，生成的对照特征图谱见图 5-23-4，共有 4 个峰为共有峰，共有峰峰面积见表 5-23-4。以峰 2 作参照，计算 4 个共有峰的保留时间、相对保留时间、峰面积、相对峰面积，见表 5-23-5。

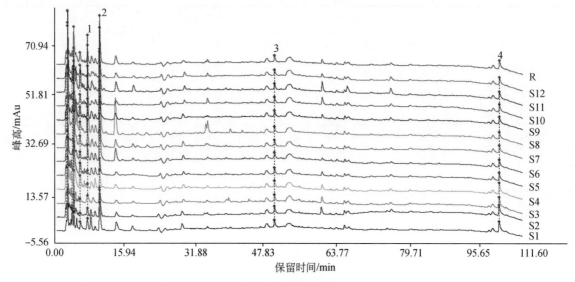

图 5-23-3　山药标准汤剂特征图谱

表 5-23-3　山药药材标准汤剂液相色谱图相似度匹配结果

编号	S1	S2	S3	S4	S5	S6	S7	S8	S9	S10	S11	S12	对照特征图谱
S1	1.000	0.83	0.737	0.767	0.757	0.907	0.836	0.83	0.765	0.725	0.838	0.809	0.888
S2	0.832	1.000	0.926	0.894	0.905	0.857	0.859	0.827	0.923	0.956	0.879	0.955	0.957
S3	0.734	0.925	1.007	0.925	0.918	0.746	0.817	0.732	0.913	0.915	0.800	0.927	0.950
S4	0.704	0.898	0.929	1.007	0.983	0.736	0.814	0.662	0.875	0.962	0.788	0.917	0.884
S5	0.755	0.908	0.913	0.988	1.000	0.78	0.854	0.771	0.906	0.973	0.812	0.942	0.917
S6	0.903	0.859	0.746	0.739	0.783	1.000	0.968	0.908	0.783	0.782	0.828	0.845	0.935
S7	0.832	0.853	0.814	0.801	0.858	0.966	1.000	0.885	0.795	0.813	0.78	0.876	0.946
S8	0.835	0.827	0.734	0.660	0.719	0.905	0.883	1.000	0.807	0.799	0.843	0.843	0.932
S9	0.767	0.927	0.916	0.877	0.908	0.788	0.797	0.807	1.000	0.927	0.905	0.969	0.934
S10	0.728	0.958	0.917	0.925	0.935	0.785	0.812	0.795	0.925	1.000	0.826	0.962	0.935
S11	0.835	0.877	0.809	0.788	0.816	0.825	0.788	0.840	0.907	0.860	1.000	0.893	0.928
S12	0.802	0.955	0.924	0.917	0.947	0.845	0.875	0.844	0.962	0.968	0.809	1.000	0.972
对照特征图谱	0.885	0.954	0.905	0.887	0.917	0.935	0.945	0.933	0.933	0.937	0.922	0.972	1.000

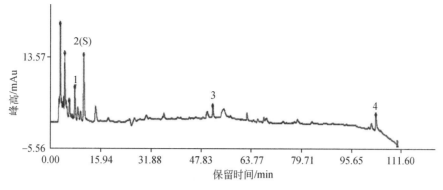

图 5-23-4 对照特征图谱及共有峰

表 5-23-4 各共有峰峰面积

编号	保留时间/min	S1	S2	S3	S4	S5	S6	S7	S8	S9	S10	S11	S12
1	7.7	72.1	44.2	62.0	23.5	22.4	91.8	170.1	619.9	74.2	38.5	93.4	72.3
2	10.6	245.5	238.6	130.9	128.0	137.4	407.7	392.8	965.2	215.2	181.8	311.7	222.8
3	51.5	60.3	59.0	49.7	54.1	42.7	54.2	55.6	45.0	49.5	39.4	52.2	45.5
4	103.4	112.0	112.1	114.3	111.7	79.1	75.2	76.8	75.8	73.5	77.0	76.0	76.4

表 5-23-5 山药标准汤剂共有特征峰指标参数

峰编号	保留时间/min	相对保留时间	峰面积/mAu×s	相对峰面积
1	7.739	0.732	115.4	0.387
2	10.576	1.000	298.1	1.000
3	51.477	4.867	51.0	0.170
4	103.355	9.773	88.3	0.296

5.24 升 麻

5.24.1 升麻标准汤剂质量标准

本品为毛茛科植物兴安升麻 Cimicifuga dahurica（Turcz.）Maxim.的干燥根茎，经炮制、加工制成的标准汤剂。

【制法】取升麻饮片 100g，加 7 倍量水浸泡 30min，回流 30min，趁热过滤，药渣再加 6 倍量水，回流 20min，趁热过滤，合并 2 次滤液，减压浓缩至 500mL，即得。

【性状】本品为褐色混悬液，静置后会产生沉淀。

【检查】pH 值　应为 3.5～5.5。

总固体　应为 0.24～0.58g。

其他　应符合口服混悬剂项下有关的各项规定。

【特征图谱】照高效液相色谱法测定

色谱条件与系统适用性试验　以十八烷基硅烷键合硅胶为填充剂（柱长为 250mm，内径为 4.6mm，粒径为 5μm）；流动相为乙腈（A）-0.2%乙酸水溶液（B）；柱温为 30℃；流速为 0.6mL/min；检测波长为 316nm（表 5-24-1）。

表 5-24-1　洗脱条件

时间/min	乙腈 A/%	0.2%乙酸水溶液 B/%
0~10	10	90
10~15	15→10	90→85
15~35	17→15	85→83
35~40	20→17	83→80
40~58	20	80
58~63	30→20	80→70
63~80	30	70

参照物溶液的制备　取咖啡酸、阿魏酸、异阿魏酸对照品适量，精密称定，置棕色量瓶中，加 10%的乙醇制成每 1mL 分别含咖啡酸 0.5mg、阿魏酸 1mg 和异阿魏酸 20μg 的混合溶液，即得。

供试品溶液制备　精密吸取升麻标准汤剂（SM-01~SM-15）摇匀，精密吸取 1mL，置 10mL 量瓶中，加 20%甲醇至接近刻度，摇匀，超声处理 30min，取出，冷却，20%甲醇定容，摇匀，过微孔滤膜，取续滤液，即得。

测定法　取标准汤剂供试品溶液（SM-01~SM-15）各 10μL，注入高效液相色谱仪，测定，即得。

供试品特征图谱中应呈现 7 个特征峰（图 5-24-1），其中 3 个峰并没有分别与对应的参照峰保留时间相同；与峰 4［异阿魏酸（参照峰）］相应的峰为 S 峰，计算特征峰峰 1~峰 7 的相对保留时间，其相对保留时间应在±5%之内。规定值为 0.36（峰 1）、0.78（峰 2）、0.91（峰 3）、1.00（峰 4）、1.42（峰 5）、1.59（峰 6）、1.71（峰 7）。计算峰 5 与 S 峰的相对峰面积，峰 5 的相对峰面积不得小于 0.51。

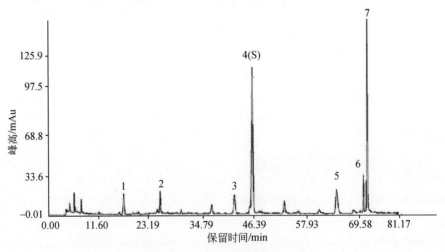

图 5-24-1　对照特征图谱及共有峰

峰 2：咖啡酸（caffeic acid，$C_9H_8O_4$）；峰 3：阿魏酸（ferulic acid，$C_{10}H_{10}O_4$）；峰 4：异阿魏酸（3-hydroxy-4-methoxycinnamic acid，$C_{10}H_{10}O_4$）

【含量测定】照高效液相色谱法测定。

色谱条件与系统适用性试验　同【特征图谱】项下。

对照品溶液的制备　取异阿魏酸对照品适量，精密称定，置棕色量瓶中，加 10%的乙醇制成每 1mL 含异阿魏酸 20μg 的溶液，即得。

供试品溶液的制备　取【特征图谱】项下的供试品溶液，即得。

测定法　取标准汤剂供试品溶液（SM-01~SM-15）各 10μL，注入高效液相色谱仪，测定，即得。

本品每 1mL 含异阿魏酸［3-hydroxy-4-methoxycinnamic acid（$C_{10}H_{10}O_4$）］计应不低于 0.10mg。

【转移率】异阿魏酸转移率范围为 38.0%～62.0%。

【规格】0.2g/mL（以饮片计）。

【贮藏】冷冻保存，用时复融。

5.24.2　升麻标准汤剂质量标准起草说明

1.仪器与材料

安捷伦 1260InfinityⅡ型超高效液相色谱仪（美国安捷伦公司，G1313A 型自动进样系统，G1316A 型柱温箱，G1362A 型 DAD 检测器），色谱柱为 Thermo-C18（250mm×4.6mm，5μm）；Sartorius-WWZA-124S-型电子分析天平（北京赛多利斯科学仪器有限公司）；KQ-5200B 型超声波清洗器（昆山市超声仪器有限公司）；YP502N 型电子天平（上海精密科学仪器有限公司）；D2012 型台式高速离心机（上海洪纪仪器设备有限公司）。

异阿魏酸（纯度≥98%，批号：20160421，购自 Solarbio 公司），阿魏酸（纯度≥98%，批号：20160420，购自 Solarbio 公司），咖啡酸（纯度≥98%，批号：20160505，购自 Solarbio 公司），甲醇为色谱纯（美国，Fischer 公司），水为高纯水，其他试剂为分析纯。

2.样品采集

样品共 10 份，分别采自主产区或道地产区黑龙江、辽宁、吉林等地及药材市场，包括符合《中国药典》要求的不同商品规格等级。

3.物种鉴别

经鉴定，所研究样品均为毛茛科植物兴安升麻 Cimicifuga dahurica（Turcz.）Maxim.的干燥根。

4.定量测定

1）色谱方法

饮片色谱条件　以十八烷基硅烷键合硅胶为填充剂（柱长为 250mm，内径为 4.6mm，粒径为 5μm）；以乙腈-0.1%磷酸溶液（13∶87）为流动相；检测波长为 316nm。理论塔板数按异阿魏酸峰计算应不低于 5000。

标准汤剂色谱条件　以十八烷基硅烷键合硅胶为填充剂（柱长为 250mm，内径为 4.6mm，粒径为 5μm）；流动相为乙腈（A）-0.2%乙酸水溶液（B），梯度洗脱（0～10min，10% A；10～15min，10%～15% A；15～35min，15%～17%；35～40min，17%～20% A；40～58min，20% A；58～63min，20%～29%A；63～75min，29%～30%A；75～80min，30%A）；柱温为 30℃；流速为 0.6mL/min；检测波长为 316nm（图 5-24-2）。

2）对照品溶液制备

取异阿魏酸［3-hydroxy-4-methoxycinnamic acid（$C_{10}H_{10}O_4$）］对照品适量，精密称定，置棕色量瓶中，加 10%的乙醇制成每 1mL 含异阿魏酸 20μg 的溶液，即得。

3）供试品溶液制备

（1）饮片供试品溶液制备

取升麻粉末（过二号筛）约 0.5g，精密称定，置具塞锥形瓶中，精密加入 10%乙醇 25mL，密塞，称定重量，加热回流 2.5 小时，放冷，再称定重量，用 10%乙醇补足减失的重量，摇匀，滤过，取续滤液，即得。

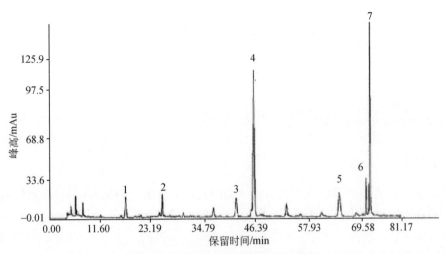

图 5-24-2 标准汤剂 HPLC 色谱图

峰 2：咖啡酸（caffeic acid，$C_9H_8O_4$）；峰 3：阿魏酸（ferulic acid，$C_{10}H_{10}O_4$）；峰 4：异阿魏酸 3-hydroxy-4-methoxycinnamic acid，$C_{10}H_{10}O_4$）

（2）标准汤剂供试品溶液制备

取升麻饮片 100g，加 7 倍量水，浸泡 30min，加热并保持微沸 30min，趁热过滤，药渣再加 6 倍量水，保持微沸 20min，趁热过滤，合并 2 次滤液，减压浓缩至 500mL，即得升麻标准汤剂。

精密吸取升麻标准汤剂（SM-01～SM-15）摇匀，精密吸取 1mL，置 10mL 量瓶中，加 20% 甲醇至接近刻度，摇匀，超声处理 30min，取出，冷却，20% 甲醇定容，摇匀，过微孔滤膜，取续滤液，即得。

4）方法学验证

以异阿魏酸的进样量（μg）为横坐标（X），色谱峰面积为纵坐标（Y），绘制标准曲线，得回归方程 $Y=9856.5X+10.2$，相关系数 $R=0.9999$，表明线性关系良好。精密度考察合格，RSD% 为 0.4%。升麻标准汤剂供试品溶液制备后 24 小时内稳定性良好，RSD 为 1.5%。重复性良好，平行 6 份供试品溶液的 RSD 为 1.5%。平均加样回收率为 96.98%，RSD 为 1.5%。

5）测定法

（1）含量测定

分别精密吸取对照品溶液 10μL、供试品溶液 10μL，注入高效液相色谱仪，测定，即得。

（2）pH 值测定

取标准汤剂，用 pH 计测定 pH 值。

（3）总固体测定

参照编写说明【总固体】项下测定方法操作。

（4）异阿魏酸转移率测定

参照编写说明【转移率】项下公式计算。

6）结果

（1）饮片中异阿魏酸的含量

异阿魏酸含量测定结果见表 5-24-2，所收集样品均满足《中国药典》中异阿魏酸（不少于 0.1%）的限量要求。

表 5-24-2 饮片中异阿魏酸含量测定

编号	异阿魏酸含量/%	RSD/%
SM-01	0.353	1.1
SM-02	0.393	0.9

续表

编号	异阿魏酸含量/%	RSD/%
SM-03	0.245	0.9
SM-04	0.291	0.7
SM-05	0.386	1.0
SM-06	0.308	0.8
SM-07	0.308	1.3
SM-08	0.298	1.1
SM-09	0.400	0.6
SM-10	0.204	0.8

（2）标准汤剂中葛根素的含量

取 15 批升麻标准汤剂，按色谱条件测定异阿魏酸含量（表 5-24-3）。

表 5-24-3　标准汤剂中异阿魏酸含量测定

编号	异阿魏酸含量/（mg/mL）	RSD/%
SM-01	0.350	1.5
SM-02	0.241	1.3
SM-03	0.263	1.2
SM-04	0.263	1.1
SM-05	0.372	1.3
SM-06	0.347	1.4
SM-07	0.335	0.9
SM-08	0.267	1.1
SM-09	0.342	1.2
SM-10	0.176	0.8

（3）pH 值及总固体（表 5-24-4）

表 5-24-4　标准汤剂 pH 值及总固体

编号	pH 值	总固体/g	RSD/%
SM-01	4.5	0.25	1.9
SM-02	4.1	0.52	2.1
SM-03	3.5	0.46	2.0
SM-04	4.7	0.39	1.7
SM-05	5.5	0.58	1.5
SM-06	5.1	0.39	1.7

编号	pH 值	总固体/g	RSD/%
SM-07	4.7	0.25	1.3
SM-08	3.8	0.24	1.1
SM-09	5.1	0.26	1.6
SM-10	4.1	0.45	1.4

（4）异阿魏酸的转移率（表 5-24-5）

表 5-24-5　异阿魏酸转移率计算结果

编号	标准汤剂中异阿魏酸含量/mg	饮片中异阿魏酸含量/mg	转移率/%	$(\overline{X}\pm S)$ /%
SM-01	175	352.96	49.58	
SM-02	120.5	195.81	61.54	
SM-03	131.5	245.02	53.67	
SM-04	131.5	291.06	45.18	
SM-05	186	386.05	48.18	49.96±4.2
SM-06	173.5	308.01	56.33	
SM-07	167.5	308.02	54.38	
SM-08	133.5	297.99	44.80	
SM-09	171	396.38	43.14	
SM-10	88	205.85	42.75	

5.标准汤剂特征图谱研究

1）色谱条件

同 4 下的色谱条件。

2）标准汤剂供试品溶液制备

同 4 下的标准汤剂供试品溶液制备

3）参照物溶液的制备

取咖啡酸、阿魏酸、异阿魏酸对照品适量，精密称定，置棕色量瓶中，加 10%的乙醇制成每 1mL 分别含咖啡酸 0.5mg、阿魏酸 1mg 和异阿魏酸 20μg 的混合溶液，即得。

4）方法学验证

方法学考察合格（具体内容略）

5）特征图谱的建立及共有峰的标定

按照色谱条件，分别精密吸取 15 批升麻标准汤剂供试品溶液 10μL，注入高效液相色谱仪，记录色谱峰信息（图 5-24-3），生成的对照特征图谱见图 5-24-4，指认 5 个。相似度结果见表 5-24-6。以峰 2 为参照峰，计算其他峰的相对保留时间和相对峰面积（表 5-24-7，表 5-24-8）。

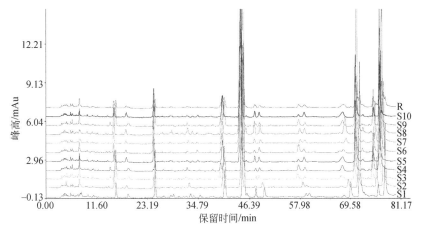

图 5-24-3　升麻标准汤剂特征图谱

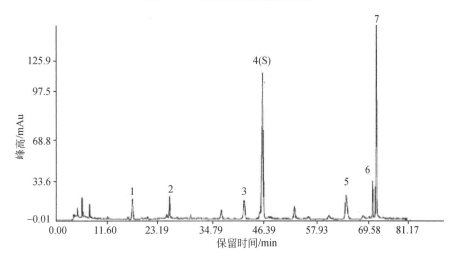

图 5-24-4　对照特征图谱及共有峰

峰 2：咖啡酸（caffeic acid，$C_9H_8O_4$）；峰 3：阿魏酸（ferulic acid，$C_{10}H_{10}O_4$）；峰 4：异阿魏酸（3-hydroxy-4-methoxycinnamic acid，$C_{10}H_{10}O_4$）

表 5-24-6　相似度计算结果

编号	S1	S2	S3	S4	S5	S6	S7	S8	S9	S10	对照特征图谱
S1	1.000	0.910	0.986	0.976	0.909	0.949	0.976	0.947	0.986	0.959	0.936
S2	0.910	1.000	0.900	0.906	0.910	0.922	0.906	0.946	0.984	0.946	0.923
S3	0.986	0.900	1.000	0.966	0.921	0.914	0.966	0.902	1.000	0.902	0.953
S4	0.976	0.906	0.929	0.921	0.987	0.967	1.000	0.945	0.966	0.989	0.973
S5	0.909	0.910	0.921	0.987	1.000	0.945	0.987	0.902	0.921	0.945	0.935
S6	0.910	0.906	0.914	0.967	0.902	1.000	0.967	0.901	0.914	0.902	0.917
S7	0.976	0.946	0.926	1.000	0.945	0.967	1.000	0.945	0.968	0.901	0.968
S8	0.947	0.934	0.902	0.945	0.902	0.901	0.945	1.000	0.902	0.945	0.943
S9	0.986	0.904	1.000	0.926	0.921	0.923	1.000	0.902	1.000	0.902	0.948
S10	0.927	0.946	0.901	0.945	0.942	0.911	0.976	1.000	0.923	1.000	0.937
对照特征图谱	0.936	0.923	0.953	0.973	0.935	0.917	0.968	0.943	0.948	0.937	1.000

表 5-24-7　部分共有峰峰面积

编号	保留时间/min	S1	S2	S3	S4	S5	S6	S7	S8	S9	S10
1	15.5	40.1	38.9	50.6	52.4	58.4	29.7	38.2	34.9	57.0	51.1
2	24.6	57.8	74.6	31.2	32.1	41.1	42.6	70.3	38.6	44.1	34.1
3	40.3	90.9	93.8	52.6	61.9	80.6	87.9	67.1	73.4	73.8	66.6
4	44.3	705.9	798.3	407.8	489.3	580.6	771.1	614.1	594.5	616.4	758.8
5	63.0	148.5	383.9	180.8	150.4	121.3	190.5	164.0	113.3	130.1	116.3
6	72.1	54.6	25.2	60.1	68.8	86.1	37.8	45.6	27.0	44.6	34.5
7	73.1	124.1	176.3	336.3	374.8	427.2	165.6	279.0	177.5	106.3	132.6

表 5-24-8　相对保留时间与相对峰面积

峰编号	保留时间/min	相对保留时间	峰面积/mAu×s	相对峰面积
1	16.71	0.36	21.4	0.056
2	36.20	0.78	36.6	0.096
3	42.23	0.91	61.0	0.16
4	46.31	1.00	381.3	1.00
5	65.90	1.42	194.5	0.51
6	71.78	1.55	156.3	0.41
7	73.79	1.59	4.6	0.012

5.25　石　菖　蒲

5.25.1　石菖蒲标准汤剂质量标准

本品为天南星科植物石菖蒲 *Acorus tatarinowii* 的干燥根茎，经炮制、加工制成的标准汤剂。

【制法】取石菖蒲饮片 100g，加 7 倍量水浸泡 30min，回流 30min，趁热过滤；药渣再加 6 倍量水，回流 20min，趁热过滤，合并 2 次滤液，减压浓缩至 500mL，即得。

【性状】本品为棕褐色混悬液，静置后会产生少量沉淀。

【检查】pH 值　应为 4.6～5.1。

总固体　应为 0.21～0.39g。

其他　应符合口服混悬剂项下有关的各项规定。

【特征图谱】照高效液相色谱法测定

色谱条件与系统适用性试验　以十八烷基硅烷键合硅胶为填充剂（柱长为 250mm，内径为 4.6mm，粒径为 5μm）；以乙腈为流动相 A，以 0.1%甲酸水溶液为流动相 B，按表 5-25-1 中的规定进行梯度洗脱；流速为 1mL/min；柱温为 30℃；检测波长为 270nm。

表 5-25-1　洗脱条件

时间/min	流动相 A/%	流动相 B/%
0～5	5	95
5～15	5→30	95→70

续表

时间/min	流动相 A/%	流动相 B/%
15～40	30→80	70→20
40～45	80	20
45～50	80→5	20→95

参照物溶液的制备 取β-细辛醚适量，精密称定，分别加甲醇制成每 1mL 含 70μg 的混合溶液，即得。

供试品溶液的制备 取所得的标准汤剂置于 2mL 离心管中，12 000r/min，离心 5min，取上清液，即得。

测定法 分别精密吸取参照物溶液和供试品溶液各 10μL，注入液相色谱仪，测定，记录 50min 的色谱图，即得。

石菖蒲标准汤剂特征图谱共有峰 11 个（图 5-25-1），其中峰 9 为β-细辛醚。以峰 9 为 S 峰，计算特征峰峰 7～峰 11 的相对保留时间，其相对保留时间应在规定值的±5%之内。规定值为：0.62（峰 7）、0.73（峰 8）、1.00（峰 9）、1.03（峰 10）、1.27（峰 11）。计算峰 8 与 S 峰的相对峰面积，峰 8 的相对峰面积不得小于 0.24。

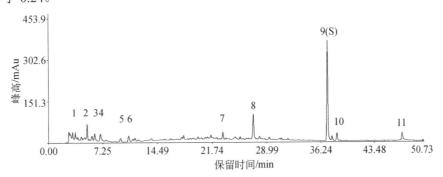

图 5-25-1 对照特征图谱及共有峰

峰 9：β-细辛醚（β-asarone，$C_{12}H_{16}O_3$）

【含量测定】本品含挥发油不低于 1.31%。

【规格】0.2g/mL（以饮片计）。

【贮藏】冷冻保存，用时复融。

5.25.2 石菖蒲标准汤剂质量标准起草说明

1.仪器与材料

Agilent 1260 高效液相色谱仪（安捷伦公司，HP 真空脱气泵，HP 四元泵，HP 自动进样，HP 柱温箱，UPLC-VWD 检测器），AND GX-600 型电子分析天平（d=0.001g），YP502N 电子天平（上海精密科学仪器有限公司）；KQ5200B 型超声波清洗器（昆山市超声仪器有限公司）；Thermo BDS HYPERSIL C18 色谱柱（250mm×4.6mm，5μm）；D2012 型离心机；挥发油提取器。甲醇、乙腈均为色谱纯（美国，Fisher 公司），水为娃哈哈纯净水，其他试剂为分析纯。

2.样品采集

样品共 12 份（编号 SCP-01～SCP-12），采自主产区或道地产区四川、湖南、安徽大别山等地及安国等药材市场，包括符合《中国药典》要求的不同商品规格等级。

3.物种鉴别

经鉴定，所研究样品均为天南星科植物石菖蒲 *Acorus tatarinowii*。

4.定量测定

1）标准汤剂的制备

取石菖蒲饮片 100g，加 7 倍量水浸泡 30min，回流 30min，趁热过滤；药渣再加 6 倍量水，回流 20min，趁热过滤，合并 2 次滤液，减压浓缩至 500mL，即得。

2）饮片供试品溶液制备

按照《中国药典》2015 年版（一部），石菖蒲项下含量测定方法制备。

3）测定法

（1）饮片含量测定

饮片含量测定按照挥发油测定法测定。

甲法　取供试品 100g，置 2000mL 圆底烧瓶中，加纯化水 500mL，振摇混合后，连接挥发油测定器与回流冷凝管。自冷凝管上端加水使充满挥发油测定器的刻度部分，并溢流入烧瓶时为止。置加热套中缓缓加热至沸，并保持微沸约 5 小时，至测定器中油量不再增加，停止加热，放置片刻，读取挥发油量，并计算供试品中挥发油的含量（%）。

（2）pH 值测定

取标准汤剂，用 pH 计测定 pH 值。

（3）总固体测定

参照编写说明【总固体】项下测定方法操作。

4）结果

（1）饮片中挥发油含量（表 5-25-2）

表 5-25-2　饮片中挥发油含量测定

编号	挥发油含量/%
SCP-01	1.38
SCP-02	1.48
SCP-03	1.83
SCP-04	1.59
SCP-05	1.86
SCP-06	1.68
SCP-07	1.71
SCP-08	1.42
SCP-09	1.44
SCP-10	1.69
SCP-11	1.72
SCP-12	1.31

（2）pH 值及总固体（表 5-25-3）

表 5-25-3　标准汤剂 pH 值及总固体

编号	pH 值	总固体/g	RSD/%
SCP-01	4.88	0.37	1.9
SCP-02	4.88	0.31	2.3
SCP-03	4.85	0.29	2.4
SCP-04	4.79	0.29	2.4
SCP-05	4.73	0.25	2.0
SCP-06	4.79	0.31	2.3
SCP-07	5.12	0.27	2.6
SCP-08	4.58	0.33	2.1
SCP-09	4.98	0.33	2.1
SCP-10	4.97	0.29	2.4
SCP-11	4.90	0.31	2.3
SCP-12	4.78	0.17	1.6

5.标准汤剂特征图谱研究

1）色谱条件

以十八烷基硅烷键合硅胶为填充剂（柱长为 250mm，内径为 4.6mm，粒径为 5μm）；以乙腈为流动相 A，以 0.1%甲酸水溶液为流动相 B，梯度洗脱条件：0～5min，5%～5%B；5～15min，5%～30%B；15～40min，30%～80% B；40～45min，80% B；45～50min，80%～5% B。柱温为 30℃；流速为 1.0mL/min；检测波长为 270nm（图 5-25-2）。

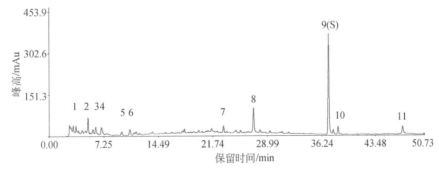

图 5-25-2　标准汤剂高效液相色谱图

2）标准汤剂供试品溶液制备

将提取的挥发油加到对应的石菖蒲标准汤剂中摇匀，量取约 1.5mL 于离心管中，12 000r/min 离心 5min，取上清液，即得。

3）参照物溶液的制备

取β-细辛醚适量，精密称定，分别加甲醇制成每 1mL 含 70μg 的混合溶液，即得。

4）方法学验证

方法学考察合格（具体内容略）。

5）特征图谱的建立及共有峰的标定

按照 4 下的色谱条件，分别精密吸取 12 批石菖蒲标准汤剂供试品溶液 10μL，注入高效液相色谱仪，记录色谱峰信息（图 5-25-3），生成的对照特征图谱中共有峰 11 个（图 5-25-4）。相似度结果见表 5-25-4。各共有峰峰面积见表 5-25-5，以峰 9（β-细辛醚）为参照峰，计算其他峰的相对保留时间和相对峰面积（表 5-25-6）。计算峰 8 与 S 峰的相对峰面积，峰 8 的相对峰面积不得小于 0.24。

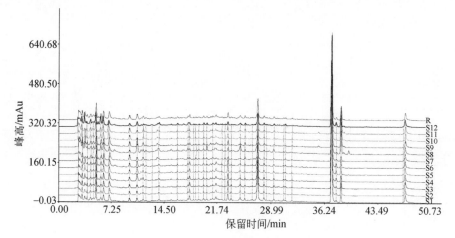

图 5-25-3　石菖蒲标准汤剂特征图谱

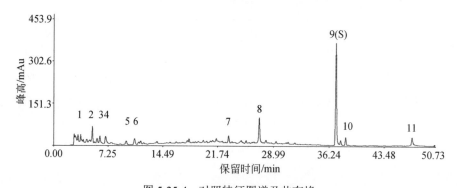

图 5-25-4　对照特征图谱及共有峰

峰 9：β-细辛醚（β-asarone，$C_{12}H_{16}O_3$）

表 5-25-4　相似度计算结果

编号	S1	S2	S3	S4	S5	S6	S7	S8	S9	S10	S11	S12	对照特征图谱
S1	1	0.998	1	0.996	0.995	0.997	0.981	0.953	0.965	0.963	0.948	0.977	0.994
S2	0.998	1	0.999	0.995	0.994	0.997	0.985	0.961	0.973	0.971	0.958	0.983	0.997
S3	1	0.999	1	0.995	0.994	0.997	0.983	0.952	0.964	0.963	0.948	0.979	0.994
S4	0.996	0.995	0.995	1	0.999	0.998	0.978	0.961	0.967	0.96	0.947	0.976	0.994
S5	0.995	0.994	0.994	0.999	1	0.998	0.975	0.962	0.968	0.96	0.947	0.975	0.993
S6	0.997	0.997	0.997	0.998	0.998	1	0.984	0.963	0.968	0.963	0.95	0.98	0.996
S7	0.981	0.985	0.983	0.978	0.975	0.984	1	0.941	0.954	0.956	0.94	0.981	0.984
S8	0.953	0.961	0.952	0.961	0.962	0.963	0.941	1	0.966	0.954	0.951	0.95	0.972

编号	S1	S2	S3	S4	S5	S6	S7	S8	S9	S10	S11	S12	对照特征图谱
S9	0.965	0.973	0.964	0.967	0.968	0.968	0.954	0.966	1	0.983	0.983	0.963	0.983
S10	0.963	0.971	0.963	0.96	0.96	0.963	0.956	0.954	0.983	1	0.996	0.977	0.982
S11	0.948	0.958	0.948	0.947	0.947	0.95	0.94	0.951	0.983	0.996	1	0.964	0.972
S12	0.977	0.983	0.979	0.976	0.975	0.98	0.981	0.95	0.963	0.977	0.964	1	0.988
对照特征图谱	0.994	0.997	0.994	0.994	0.993	0.996	0.984	0.972	0.983	0.982	0.972	0.988	1

表 5-25-5　各共有峰峰面积

编号	保留时间/min	S1	S2	S3	S4	S5	S6	S7	S8	S9	S10	S11	S12
1	5.19	431.5	438.9	391.9	494.0	503.9	484.9	437.8	474.0	592.6	515.2	599.8	385.5
2	5.84	140.5	137.5	110.1	137.5	143.0	182.5	176.7	227.1	259.8	202.2	210.4	336.7
3	6.20	248.4	260.2	235.0	299.7	336.8	300.1	264.8	464.9	303.3	294.7	306.6	390.5
4	6.97	332.3	320.9	327.4	399.6	389.9	356.3	404.6	286.2	490.0	512.6	473.8	282.1
5	9.72	167.4	158.5	159.4	187.9	197.9	181.0	252.1	156.5	226.1	218.7	230.0	128.8
6	10.78	153.4	156.3	129.3	337.6	337.8	283.6	134.0	738.8	115.9	91.7	109.5	208.7
7	23.22	260.2	250.6	231.4	239.1	293.4	235.2	107.4	153.4	184.1	178.0	190.7	122.5
8	27.21	1158.0	986.9	1093.4	1017.3	1086.2	1008.2	480.0	808.8	772.5	745.5	752.8	578.9
9	37.18	3927.0	3962.3	4009.4	3653.0	3825.6	3752.9	3804.4	3433.8	3194.6	3392.2	3140.3	3768.6
10	38.46	298.1	459.9	301.5	254.6	294.0	282.0	192.5	967.9	1020.1	998.9	1093.6	490.1
11	47.19	496.0	491.8	491.6	489.7	490.0	489.9	487.7	490.0	481.7	493.7	497.9	495.6

表 5-25-6　相对保留时间与相对峰面积

峰编号	保留时间/min	相对保留时间	峰面积/mAu×s	相对峰面积
1	5.189	0.140	479.2	0.133
2	5.844	0.157	188.7	0.053
3	6.201	0.167	308.8	0.085
4	6.966	0.187	381.3	0.106
5	9.722	0.261	188.7	0.052
6	10.776	0.290	233.1	0.064
7	23.216	0.624	203.8	0.056
8	27.212	0.732	874.0	0.239
9	37.184	1.000	3655.4	1.000
10	38.464	1.034	554.4	0.159
11	47.192	1.269	491.3	0.135

5.26 太 子 参

5.26.1 太子参标准汤剂质量标准

本品为石竹科植物孩儿参 *Pseudostellaria heterophylla*（Miq.）Pax 的干燥块根，经炮制、加工制成的标准汤剂。

【制法】取太子参饮片 100g，加 7 倍量水浸泡 30min，回流 30min，趁热过滤，药渣再加 6 倍量水，回流 20min，趁热过滤，合并 2 次滤液，减压浓缩至 500mL，即得。

【性状】本品为黄色或棕黄色混悬液，静置时会有沉淀产生。

【检查】pH 值 应为 5.4~6.1。

　　　　总固体 应为 0.40~0.58g。

　　　　其他 应符合口服混悬剂项下有关的各项规定。

【特征图谱】照高效液相色谱法测定。

色谱条件与系统适用性试验 以十八烷基硅烷键合硅胶为填充剂（柱长为 250mm，内径为 4.6mm，粒径为 5μm）；以乙腈为流动相 A，以 0.1%磷酸水溶液为流动相 B，按表 5-26-1 中的规定进行梯度洗脱；流速为 1.0mL/min；检测波长 254nm；柱温为 30℃；进样量为 10μL。

表 5-26-1 洗脱条件

时间/min	流动相 A/%	流动相 B/%
0~8	2	98
8~15	2→15	98→85
15~30	15	85
30~40	15→20	85→80
40~45	20→60	80→40
45~50	60→95	40→5
50~55	95	5

供试品溶液的制备 取所得的标准汤剂置于 2mL 离心管中，12 000r/min 离心 5min，取上清液，即得。

测定法 分别精密吸取对照品溶液和供试品溶液各 10μL，注入液相色谱仪，测定，记录 55min 的色谱图，即得。

太子参标准汤剂特征图谱相似度应呈现 7 个特征峰（图 5-26-1）。以峰 4 为 S 峰，计算特征峰峰 1~峰 7 的相对保留时间，其相对保留时间应在规定值的 ±5% 之内。规定值为：0.23（峰 1）、0.68（峰 2）、0.74（峰 3）、1.00（峰 4）、2.03（峰 5）、2.07（峰 6）、2.23（峰 7）。计算峰 2 与 S 峰的相对峰面积，峰 2 的相对峰面积不得小于 0.62。

【规格】0.2g/mL（以饮片计）。

【贮藏】冷冻保存，用时复融。

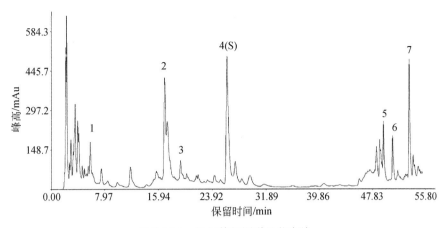

图 5-26-1　对照特征图谱及共有峰

5.26.2　太子参标准汤剂质量标准起草说明

1.仪器与材料

安捷伦 1260Infinity Ⅱ 型超高效液相色谱仪（美国安捷伦公司，G1313A 型自动进样系统，G1316A 型柱温箱，G1362A 型 DAD 检测器），色谱柱为 Thermo-C18（250mm×4.6mm，5μm）Sartorius-TZSA-124S-型电子分析天平（北京赛多利斯科学仪器有限公司）；KQ-5200B 型超声波清洗器（昆山市超声仪器有限公司）；YP502N 型电子天平（上海精密科学仪器有限公司）；D2012 型台式高速离心机（上海洪纪仪器设备有限公司）。

甲醇、乙腈为色谱纯（美国，Fisher 公司），水为高纯水，其他试剂为分析纯。

2.样品采集

样品共 12 份（编号 TZS-01～TZS-12），采自于主产区或道地产区福建、江苏、浙江等地及安国药材市场，包括符合《中国药典》要求的不同商品规格等级。

3.物种鉴别

经鉴定，所研究样品均为石竹科植物孩儿参 *Pseudostellaria heterophylla*（Miq.）Pax。

4.定量测定

1）标准汤剂溶液的制备

取太子参饮片 100g，加 7 倍量水，浸泡 30min，加热并保持微沸 30min，趁热过滤，药渣再加 6 倍量水，保持微沸 20min，趁热过滤，合并 2 次滤液，减压浓缩至 500mL，即得太子参标准汤剂。

2）测定法

（1）pH 值测定

取标准汤剂，用 pH 计测定 pH 值。

（2）总固体测定

参照编写说明【总固体】项下测定方法操作。

3）pH 值及总固体（表 5-26-2）

表 5-26-2 标准汤剂 pH 值及总固体

编号	pH 值	总固体/g	RSD/%
TZS-01	5.7	0.50	1.1
TZS-02	5.65	0.47	1.3
TZS-03	5.56	0.49	0.7
TZS-04	5.48	0.47	0.9
TZS-05	5.48	0.46	0.9
TZS-06	5.46	0.46	0.7
TZS-07	5.69	0.52	1.2
TZS-08	6.02	0.56	1.5
TZS-09	5.89	0.58	1.3
TZS-10	5.72	0.41	0.9
TZS-11	5.76	0.44	0.8
TZS-12	5.89	0.49	1.0

5.标准汤剂特征图谱研究

1）色谱条件

以十八烷基硅烷键合硅胶为填充剂（柱长为 250mm，内径为 4.6mm，粒径为 5μm）；以乙腈为流动相 A，以 0.1%磷酸水溶液为流动相 B，梯度洗脱程序为：0～8min，2%C；8～15min，2%～15%（C）；15～30min，15%；30～40min，15%～20%；40～45min，20%～60%；45～50min，60%～95%；50～55min，95%。流速为 1.0mL/min；检测波长为 254nm；柱温为 30℃；进样量为 10μL（图 5-26-2）。

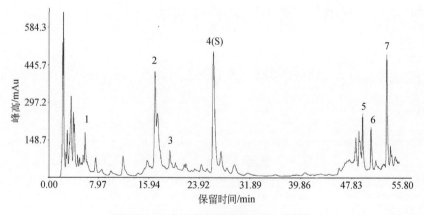

图 5-26-2 太子参标准汤剂 HPLC 图谱

2）标准汤剂供试品溶液制备

精密吸取太子参标准汤剂（TZS-01～TZS-12）各 2mL，12 000r/min 离心 5min，取上清液，即得。

3）方法学验证

方法学考察合格（具体内容略）。

4）特征图谱的建立及共有峰的标定

按照 5 下的色谱条件，分别精密吸取 12 批太子参标准汤剂供试品溶液 10μL，注入高效液相色谱仪，记录色谱峰信息（图 5-26-3），生成的对照特征图谱见图 5-26-4，其中共有峰 5 个。相似度结果见表 5-26-3。各共有峰峰面积见表 5-26-4，以峰 4 为参照峰，计算其他峰的相对保留时间和相对峰面积（表 5-26-5）。

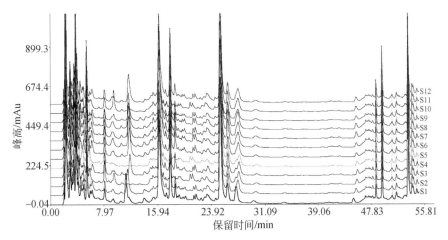

图 5-26-3　太子参标准汤剂特征图谱

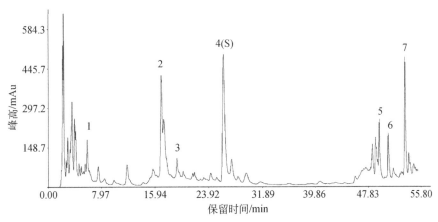

图 5-26-4　对照特征图谱及共有峰

表 5-26-3　相似度计算结果

编号	S1	S2	S3	S4	S5	S6	S7	S8	S9	S10	S11	S12	对照特征图谱
S1	1.000	0.957	0.871	0.880	0.878	0.934	0.861	0.953	0.948	0.909	0.932	0.898	0.959
S2	0.957	1.000	0.882	0.895	0.892	0.951	0.879	0.960	0.955	0.927	0.938	0.914	0.969
S3	0.871	0.882	1.000	0.961	0.936	0.887	0.856	0.876	0.872	0.926	0.894	0.907	0.941
S4	0.880	0.895	0.961	1.000	0.917	0.930	0.883	0.890	0.891	0.933	0.859	0.922	0.949
S5	0.878	0.892	0.936	0.917	1.000	0.882	0.850	0.873	0.869	0.938	0.884	0.923	0.939
S6	0.934	0.951	0.887	0.930	0.882	1.000	0.896	0.954	0.955	0.915	0.938	0.901	0.969
S7	0.861	0.879	0.856	0.883	0.850	0.896	1.000	0.912	0.924	0.908	0.863	0.905	0.933
S8	0.953	0.960	0.876	0.890	0.873	0.954	0.912	1.000	0.995	0.940	0.948	0.937	0.978
S9	0.948	0.955	0.872	0.891	0.869	0.955	0.924	0.995	1.000	0.942	0.945	0.939	0.978

续表

编号	S1	S2	S3	S4	S5	S6	S7	S8	S9	S10	S11	S12	对照特征图谱
S10	0.909	0.927	0.926	0.933	0.938	0.915	0.908	0.940	0.942	1.000	0.902	0.995	0.975
S11	0.932	0.938	0.894	0.859	0.884	0.938	0.863	0.948	0.945	0.902	1.000	0.883	0.955
S12	0.898	0.914	0.907	0.922	0.923	0.901	0.905	0.937	0.939	0.995	0.883	1.000	0.966
对照特征图谱	0.959	0.969	0.941	0.949	0.939	0.969	0.933	0.978	0.978	0.975	0.955	0.966	1.000

表 5-26-4　各共有峰峰面积

编号	保留时间/min	S1	S2	S3	S4	S5	S6	S7	S8	S9	S10	S11	S12
1	5.40	315.7	280.7	182.7	243.3	137.4	336.1	350.5	354.2	370.2	243.3	279.5	354.5
2	16.18	1030.4	922.8	703.6	683.2	921.3	808.9	780.9	1217.1	1111.6	847.3	1009.3	996
3	17.84	544.4	495	145.6	452.9	163.2	517.2	601	629.5	672.6	416.4	95.1	561.4
4	24.39	1413.4	1415.2	1329.8	1523.7	1464.7	1587.9	1341.7	1753.4	1697.6	1295	1499.5	1453.2
5	48.51	81.1	66.3	83.4	86.5	75.9	57	78.9	118.9	118.3	73.3	89.1	85.2
6	49.42	238.5	214.7	278.4	282.7	264.3	266.6	332.9	361.3	367.7	243.5	232	308.3
7	53.21	566.2	515.1	512.8	510.4	509.2	523.6	524	523.8	523.1	523.4	522.1	523.3

表 5-26-5　相对保留时间与相对峰面积

峰编号	保留时间/min	相对保留时间	峰面积/mAu×s	相对峰面积
1	5.400	0.221	287.3	0.194
2	16.180	0.663	919.4	0.621
3	17.840	0.731	441.2	0.298
4	24.390	1.000	1481.3	1.000
5	48.510	1.989	84.5	0.057
6	49.420	2.026	282.6	0.191
7	53.210	2.182	523.1	0.353

5.27　天　麻

5.27.1　天麻标准汤剂质量标准

本品为兰科植物天麻 *Gastrodia elata* Bl.的干燥块茎，经炮制、加工制成的标准汤剂。

【制法】取天麻饮片 100g，加 7 倍量水浸泡 30min，回流 60min，趁热过滤，药渣再加 6 倍量水，回流 40min，趁热过滤，合并 2 次滤液，减压浓缩至 500mL，即得。

【性状】本品为乳白色混悬液，静置后会产生沉淀。

【检查】pH 值　应为 2.5～5.7。

　　　　总固体　应为 0.37～0.98g。

　　　　其他　应符合口服混悬剂项下有关的各项规定。

【特征图谱】照高效液相色谱法测定

色谱条件与系统适用性试验 以十八烷基硅烷键合硅胶为填充剂（柱长为 250mm，内径为 4.6mm，粒径为 5μm）；以乙腈为流动相 A，以 0.1%磷酸水溶液为流动相 B，按表 5-27-1 中的规定进行梯度洗脱；流速为 1mL/min；柱温为 40℃；检测波长为 220nm。理论塔板数按天麻素峰计算应不低于 2000。

表 5-27-1 洗脱条件

时间/min	流动相 A/%	流动相 B/%
0～7	3	97
7～20	3→15	97→85
20～30	15→30	85→70
30～31	30→90	70→10
31～36	90	10

参照物溶液的制备 取天麻素、对羟基苯甲醇、巴利森苷 E、巴利森苷 B、巴利森苷 C 和巴利森苷 A 适量，加乙腈-水（3：97）制成每 1mL 含天麻素 60μg、对羟基苯甲醇 20μg、巴利森苷 E 40μg、巴利森苷 B 40μg、巴利森苷 C 40μg 和巴利森苷 A 40μg 的溶液，即得。

供试品溶液的制备 取本品摇匀，精密量取 1mL，置 25mL 量瓶中，加乙腈-水（3：97）至接近刻度，超声处理（功率 250W，频率 40kHz）20min，放冷，加乙腈-水（3：97）至刻度，摇匀，滤过，取续滤液，即得。

测定法 分别精密吸取参照物溶液和供试品溶液各 5μL，注入液相色谱仪，测定，记录 36min 的色谱图，即得。

供试品特征图谱中应呈现 9 个特征峰（图 5-27-1），其中 6 个峰应分别与对应的参照物峰保留时间相同；与天麻素参照物峰相应的峰为 S 峰，计算特征峰峰 1、峰 3、峰 5 和峰 6 的相对保留时间，其相对保留时间应在规定值的 ±5% 之内。规定值为：1.00（峰 1）、3.22（峰 3）、3.67（峰 5）、4.02（峰 6）。

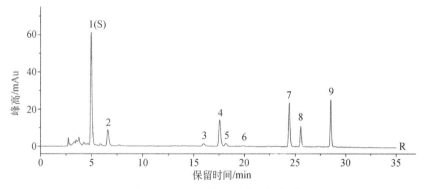

图 5-27-1 对照特征图谱及共有峰

峰 1（S）：天麻素（gastrodin，$C_{13}H_{18}O_7$）；峰 2：对羟基苯甲醇（4-hydroxybenzenemethanol，$C_7H_8O_2$）；峰 4：巴利森苷 E（parishin E，$C_{19}H_{24}O_{13}$）；
峰 7：巴利森苷 B（parishin B，$C_{32}H_{40}O_{19}$）；峰 8：巴利森苷 C（parishin C，$C_{32}H_{40}O_{19}$）；峰 9：巴利森苷 A（parishin A，$C_{45}H_{56}O_{25}$）

【含量测定】 照高效液相色谱法测定。

色谱条件与系统适用性试验 同【特征图谱】项下。

对照品溶液的制备 取天麻素和对羟基苯甲醇对照品适量，精密称定，分别加乙腈-水（3：97）制成每 1mL 含天麻素 60μg 和对羟基苯甲醇 20μg 的溶液，即得。

供试品溶液的制备 取【特征图谱】项下的供试品溶液，即得。

测定法 分别精密吸取对照品溶液和供试品溶液各 5μL，注入液相色谱仪，测定，即得。

本品每 1mL 含天麻以天麻素（$C_{13}H_{18}O_7$）和对羟基苯甲醇（$C_7H_8O_2$）总量计应不低于 0.45mg。

【转移率】天麻素和对羟基苯甲醇总量的转移率范围应为不低于90%。

【规格】0.2g/mL（以饮片计）。

【贮藏】冷冻保存，用时复融。

5.27.2 天麻标准汤剂质量标准起草说明

1.仪器与材料

岛津 LC-20AT 型高效液相色谱仪（日本岛津公司，DGC-20 A 型在线脱气系统，SIL-20 A 型自动进样系统，CTO-20 A 型柱温箱，SPD-M20 A 型二极管阵列检测器），BS224S-型 1/10 万电子分析天平（德国赛多利斯公司）；KQ-250DB 型超声波清洗器（昆山市超声仪器有限公司）；Sartorious BS 210 S 型电子天平；Sartorius PB-10 型 pH 计。

天麻素（含量≥98%，批号：BCY-0647，购自江西佰草源生物科技有限公司）；对羟基苯甲醇（含量≥98%，批号：D11-150210，购自中药固体制剂制造技术国家工程研究中心）；甲醇、乙腈为色谱纯（美国，Fisher 公司），水为高纯水，其他试剂为分析纯。

2.样品采集

样品共 16 份（编号 TM-01～TM-16），采自主产区或道地产区陕西安康、贵州、云南、四川等地及安国、亳州、樟树等药材市场，包括符合《中国药典》要求的不同商品规格等级。

3.物种鉴别

经鉴定[36,37]，研究样品均为兰科植物天麻 *Gastrodia elata* Bl.。

4.定量测定

1）色谱条件[38]

饮片色谱条件　色谱柱为 Thermo-C18（250mm×4.6mm，5μm）；流动相为乙腈-0.2%磷酸溶液（3：97）；柱温为40℃；流速为1mL/min；检测波长为220nm。理论塔板数按天麻素峰计算应不低于2000。

标准汤剂色谱条件　色谱柱为 Thermo-C18（250mm×4.6mm，5μm）；乙腈（A）-0.1%磷酸水溶液（B），梯度洗脱（0～7min，97% B；7～20min，97%～85% B；20～30min，85%～70% B；30～31min，70%～10% B；31～36min，10% B；）；柱温为40℃；流速为1mL/min；检测波长为220nm，色谱图见图 5-27-2。理论塔板数按天麻素峰计算应不低于2000。

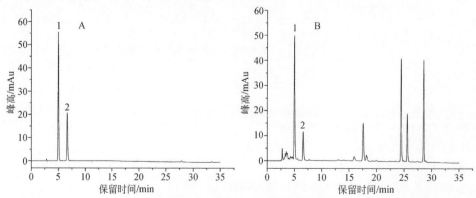

图 5-27-2　标准汤剂 HPLC 色谱图

A：混合对照品；B：标准汤剂

1：天麻素（gastrodin，$C_{13}H_{18}O_7$）；2：对羟基苯甲醇（4-hydroxybenzenemethanol，$C_7H_8O_2$）

2）对照品溶液制备

取经五氧化二磷减压干燥器中干燥 36 小时的天麻素和对羟基苯甲醇适量，精密称定，加乙腈-水（3：97）制成每 1mL 含天麻素 55.968μg 和对羟基苯 18.288μg 甲醇的混合溶液。

3）供试品溶液制备

（1）饮片供试品溶液制备

取本品粉末（过三号筛）约 2g，精密称定，置具塞锥形瓶中，精密加入稀乙醇 50mL，称定重量，超声处理（功率 120W，频率 40kHZ）30min，放冷，再称定重量，用稀乙醇补足减失的重量，滤过，精密量取续滤液 10mL，浓缩至近干无醇味，残渣加乙腈-水（3：97）混合溶液溶解，转移至 25mL 量瓶中，用乙腈-水（3：97）混合溶液稀释至刻度，摇匀，滤过，取续滤液，即得。平行 2 份。

（2）标准汤剂供试品溶液制备

取天麻饮片 100g，加 7 倍量水浸泡 30min，回流 60min，趁热过滤，药渣再加 6 倍水，回流 40min，趁热过滤，合并 2 次滤液，减压浓缩至 500mL，即得。

取天麻标准汤剂（TM-01～TM-16）摇匀，分别精密吸取 1mL，置 25mL 量瓶中，加乙腈-水（3：97）稀释至接近刻度，超声处理 20min，冷却，乙腈-水（3：97）定容，摇匀，0.45μm 微孔滤膜过滤，取续滤液，即得。

4）方法学验证

分别以天麻素和对羟基苯甲醇的峰面积积分值为纵坐标（Y），以对照品进样量（μg）为横坐标（X），绘制标准曲线，天麻素：$Y=1691051X+9222$，$R^2=0.9999$；对羟基苯甲醇：$Y=2504128X+4663$，$R^2=0.9998$，表明线性关系良好。精密度考察合格，RSD%分别为 0.4%和 1.3%。天麻标准汤剂供试品溶液制备后 24 小时内稳定性良好，RSD 分别为 0.5%和 1.0%。重复性良好，平行 6 份供试品溶液的 RSD 分别为 1.0% 和 1.1%。平均加样回收率分别为 102.3%和 100.7%，RSD 分别为 0.6%和 0.5%。

5）测定法

（1）含量测定

分别精密吸取混合对照品溶液和供试品溶液各 5μL，注入高效液相色谱仪，测定，即得。

（2）pH 值测定

取标准汤剂，用 pH 计测定 pH 值。

（3）总固体测定

参照编写说明【总固体】项下测定方法操作。

（4）天麻素和对羟基苯甲醇转移率测定

参照编写说明【转移率】项下公式计算。

6）结果

（1）饮片中天麻素和对羟基苯甲醇含量

天麻素和对羟基苯甲醇含量测定结果见表 5-27-2 和表 5-27-3，以干燥品计，所收集样品均满足《中国药典》中天麻素和对羟基苯甲醇的总量不少于 0.25%的限量要求。

表 5-27-2　饮片中天麻素和对羟基苯甲醇含量测定

编号	天麻素		对羟基苯甲醇		总含量/%
	含量/%	RSD/%	含量/%	RSD/%	
TM-01	1.188	0.4	0.026	2.3	1.214
TM-02	0.574	2.0	0.019	0.5	0.593
TM-03	0.957	2.6	0.021	2.3	0.978

编号	天麻素		对羟基苯甲醇		总含量/%
	含量/%	RSD/%	含量/%	RSD/%	
TM-04	0.849	3.9	0.018	0.6	0.867
TM-05	0.169	2.9	0.078	0.2	0.247
TM-06	0.228	1.0	0.102	0.6	0.330
TM-07	0.372	3.0	0.110	2.5	0.482
TM-08	0.276	0.7	0.055	1.6	0.331
TM-09	0.240	0.8	0.120	0.4	0.360
TM-10	0.296	2.1	0.098	2.1	0.394
TM-11	0.450	1.2	0.032	1.3	0.482
TM-12	0.478	2.8	0.061	0.5	0.539
TM-13	1.080	1.4	0.024	2.1	1.104
TM-14	1.062	0.6	0.026	1.0	1.088
TM-15	0.334	2.7	0.127	0.5	0.461
TM-16	0.688	2.7	0.029	0.7	0.717

表 5-27-3　干燥品中天麻素和对羟基苯甲醇含量

编号	含水率/%	RSD/%	天麻素含量/%	对羟基苯甲醇含量/%	总含量/%
TM-01	9.8	0.3	1.317	0.029	1.346
TM-02	8.6	0.4	0.628	0.021	0.649
TM-03	10.1	0.9	1.065	0.024	1.088
TM-04	9.7	1.0	0.940	0.020	0.960
TM-05	8.5	0.1	0.184	0.085	0.269
TM-06	7.4	0.9	0.247	0.110	0.357
TM-07	8.5	0.7	0.407	0.120	0.527
TM-08	9.0	0.1	0.303	0.061	0.364
TM-09	7.7	0.2	0.260	0.130	0.390
TM-10	8.3	1.0	0.323	0.107	0.430
TM-11	8.8	0.0	0.494	0.035	0.529
TM-12	9.8	0.0	0.530	0.068	0.597
TM-13	9.1	0.2	1.188	0.026	1.214
TM-14	9.1	1.5	1.169	0.028	1.197
TM-15	9.2	0.4	0.367	0.139	0.507
TM-16	13.0	0.2	0.791	0.033	0.824

（2）标准汤剂中天麻素和对羟基苯甲醇含量（表 5-27-4）

表 5-27-4　标准汤剂中天麻素和对羟基苯甲醇含量测定

| 编号 | 天麻素 | | 对羟基苯甲醇 | | 总含量/（mg/mL） |
	含量/（mg/mL）	RSD/%	含量/（mg/mL）	RSD/%	
TM-01	2.027	1.0	0.171	0.8	2.198
TM-02	2.251	0.1	0.169	0.0	2.420
TM-03	2.542	1.2	0.231	0.1	2.773
TM-04	2.319	0.7	0.199	0.9	2.518
TM-05	1.385	0.9	0.283	0.8	1.668
TM-06	1.055	0.3	0.268	0.5	1.323
TM-07	1.145	0.1	0.230	0.4	1.375
TM-08	1.024	1.4	0.142	0.9	1.166
TM-09	0.936	0.1	0.285	0.7	1.221
TM-10	1.303	0.5	0.274	0.3	1.577
TM-11	1.675	0.8	0.231	1.1	1.906
TM-12	1.510	0.2	0.241	0.1	1.751
TM-13	2.460	1.3	0.226	1.2	2.686
TM-14	2.389	1.5	0.188	0.7	2.577
TM-15	1.074	0.7	0.251	0.4	1.325
TM-16	1.803	1.1	0.168	1.3	1.971

（3）总固体及 pH 值（表 5-27-5）

表 5-27-5　标准汤剂 pH 值及总固体

编号	pH 值	总固体/g	RSD/%
TM-01	2.5	0.756	0.4
TM-02	2.9	0.894	1.2
TM-03	2.5	0.900	0.4
TM-04	2.5	0.782	0.6
TM-05	5.4	0.414	0.5
TM-06	5.3	0.558	0.3
TM-07	5.0	0.436	0.6
TM-08	5.4	0.368	0.7
TM-09	5.4	0.558	0.5
TM-10	4.9	0.456	0.2
TM-11	2.9	0.618	0.6

续表

编号	pH 值	总固体/g	RSD/%
TM-12	3.5	0.548	0.8
TM-13	2.5	0.798	2.0
TM-14	2.5	0.776	1.1
TM-15	5.7	0.456	0.2
TM-16	2.7	0.712	0.1

（4）天麻素和对羟基苯甲醇转移率

根据测定结果，按照转移率计算公式计算天麻素和对羟基苯甲醇总量的转移率（表 5-27-6）。

表 5-27-6　转移率计算结果（$\overline{X} \pm S$）

编号	标准汤剂中 2 成分含量合计/mg	饮片中 2 成分含量合计/mg	转移率/%	（$\overline{X} \pm S$）/%
TM-01	1099.0	1214.0	90.5	
TM-02	1210.0	593.0	204.0	
TM-03	1386.5	978.0	141.8	
TM-04	1259.0	867.0	145.2	
TM-05	834.0	247.0	337.7	
TM-06	661.5	330.0	200.5	
TM-07	687.5	482.0	142.6	
TM-08	583.0	331.0	176.1	
TM-09	610.5	360.0	169.6	168.1±56.1
TM-10	788.5	394.0	200.1	
TM-11	953.0	482.0	197.7	
TM-12	875.5	539.0	162.4	
TM-13	1343	1104	121.6	
TM-14	1288.5	1088	118.4	
TM-15	662.5	461	143.7	
TM-16	985.5	717	137.4	

注：由于存在成分转化，转移率大于 100%。

5.标准汤剂特征图谱研究

1）色谱条件

同 4 下的色谱条件。

2）标准汤剂供试品溶液制备

同 4 下的标准汤剂供试品溶液制备。

3）方法学验证

方法学考察合格（具体内容略）。

4）特征图谱的建立及共有峰的标定

按照 4 下的色谱条件，分别精密吸取 16 批天麻标准汤剂供试品溶液 5μL，注入高效液相色谱仪，记录色谱峰信息，生成的对照特征图谱见图 5-27-3，其中共有峰 9 个，指认 6 个，见图 5-27-4。相似度结果见表 5-27-7。各共有峰峰面积见表 5-27-8，以峰 1 为参照峰，计算其他峰的相对保留时间和相对峰面积（表 5-27-9）。

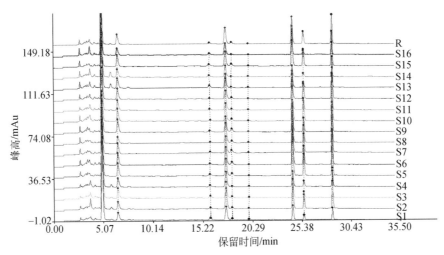

图 5-27-3　天麻标准汤剂特征图谱

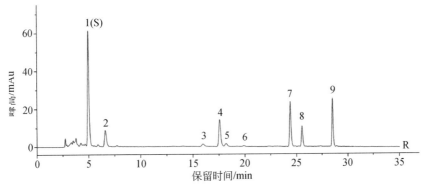

图 5-27-4　对照特征图谱及共有峰

峰 1：天麻素（gastrodin，$C_{13}H_{18}O_7$）；峰 2：对羟基苯甲醇（4-hydroxybenzenemethanol，$C_7H_8O_2$）；峰 4：巴利森苷 E（parishin E，$C_{19}H_{24}O_{13}$）；

峰 7：巴利森苷 B（parishin B，$C_{32}H_{40}O_{19}$）；峰 8：巴利森苷 C（parishin C，$C_{32}H_{40}O_{19}$）；峰 9：巴利森苷 A（parishin A，$C_{45}H_{56}O_{25}$）

表 5-27-7　相似度计算结果

编号	S1	S2	S3	S4	S5	S6	S7	S8	S9	S10	S11	S12	S13	S14	S15	S16	对照特征图谱
S1	1.000	0.968	1.000	1.000	0.812	0.802	0.797	0.806	0.809	0.825	0.945	0.902	1.000	0.997	0.800	0.999	0.928
S2	0.968	1.000	0.971	0.972	0.912	0.900	0.910	0.907	0.902	0.926	0.993	0.977	0.966	0.949	0.898	0.974	0.985
S3	1.000	0.971	1.000	1.000	0.821	0.811	0.807	0.814	0.818	0.834	0.949	0.908	1.000	0.996	0.810	1.000	0.934
S4	1.000	0.972	1.000	1.000	0.816	0.806	0.803	0.811	0.813	0.830	0.949	0.908	0.999	0.996	0.804	0.999	0.932
S5	0.812	0.912	0.821	0.816	1.000	0.995	0.997	0.989	0.992	0.998	0.942	0.962	0.810	0.767	0.999	0.830	0.964
S6	0.802	0.900	0.811	0.806	0.995	1.000	0.991	0.994	0.998	0.994	0.935	0.958	0.798	0.754	0.997	0.820	0.959

续表

编号	S1	S2	S3	S4	S5	S6	S7	S8	S9	S10	S11	S12	S13	S14	S15	S16	对照特征图谱
S7	0.797	0.910	0.807	0.803	0.997	0.991	1.000	0.987	0.989	0.998	0.942	0.968	0.794	0.750	0.993	0.815	0.962
S8	0.806	0.907	0.814	0.811	0.989	0.994	0.987	1.000	0.986	0.988	0.938	0.960	0.800	0.757	0.989	0.824	0.957
S9	0.809	0.902	0.818	0.813	0.992	0.998	0.989	0.986	1.000	0.992	0.940	0.961	0.806	0.762	0.995	0.827	0.961
S10	0.825	0.926	0.834	0.830	0.998	0.994	0.998	0.988	0.992	1.000	0.955	0.976	0.822	0.781	0.994	0.842	0.974
S11	0.945	0.993	0.949	0.949	0.942	0.935	0.942	0.938	0.940	0.955	1.000	0.993	0.942	0.918	0.931	0.953	0.996
S12	0.902	0.977	0.908	0.908	0.962	0.958	0.968	0.960	0.961	0.976	0.993	1.000	0.898	0.867	0.953	0.913	0.995
S13	1.000	0.966	1.000	0.999	0.810	0.798	0.794	0.800	0.806	0.822	0.942	0.898	1.000	0.997	0.798	0.999	0.926
S14	0.997	0.949	0.996	0.996	0.767	0.754	0.750	0.757	0.762	0.781	0.918	0.867	0.997	1.000	0.753	0.994	0.898
S15	0.800	0.898	0.810	0.804	0.999	0.997	0.993	0.989	0.995	0.994	0.931	0.953	0.798	0.753	1.000	0.819	0.956
S16	0.999	0.974	1.000	0.999	0.830	0.820	0.815	0.824	0.827	0.842	0.953	0.913	0.999	0.994	0.819	1.000	0.939
对照特征图谱	0.928	0.985	0.934	0.932	0.964	0.959	0.962	0.957	0.961	0.974	0.996	0.995	0.926	0.898	0.956	0.939	1.000

表 5-27-8 各共有峰峰面积

编号	保留时间/min	S1	S2	S3	S4	S5	S6	S7	S8	S9	S10	S11	S12	S13	S14	S15	S16
1	4.95	702198	775053	866494	793809	473214	363641	393496	355451	321884	449529	572891	520123	853820	830499	367548	625049
2	6.57	86871	85739	117034	100030	142385	136409	117014	72444	143494	139065	115912	121787	115429	95748	126580	85669
3	15.95	23021	17204	28883	23296	33043	19344	17558	13267	24993	17067	16941	10734	32668	23816	27181	25553
4	17.56	151637	237356	185646	177835	200763	206131	191251	228114	177008	203190	223986	242070	165065	135990	169605	138621
5	18.18	16501	22616	20520	13570	38226	43527	38031	31310	48654	33822	18439	23118	13986	12140	33916	12468
6	19.90	8067	9868	8326	7884	5869	6861	5501	4769	4663	5070	7136	9585	8784	7776	3870	7361
7	24.41	121894	207365	158786	131113	396804	320145	312993	307537	270524	331893	193295	209389	147019	97551	338041	126325
8	25.55	37035	116516	49929	47402	181172	155244	158250	145766	115248	169324	95061	124968	43092	33158	141922	37247
9	28.52	85057	284698	116118	109814	326664	233287	318392	221894	208820	317054	251474	298247	103201	66594	244609	86312

表 5-27-9 相对保留时间与相对峰面积

峰编号	保留时间/min	相对保留时间	峰面积/mAu×s	相对峰面积
1	4.954	1.000	579044	1.000
2	6.566	1.327	112600	0.194
3	15.949	3.222	22161	0.038
4	17.559	3.547	189642	0.328
5	18.177	3.673	26303	0.045

续表

峰编号	保留时间/min	相对保留时间	峰面积/mAu×s	相对峰面积
6	19.903	4.020	6962	0.012
7	24.414	4.931	229417	0.396
8	25.552	5.162	103208	0.178
9	28.519	5.762	204515	0.353

5.28　土　茯　苓

5.28.1　土茯苓标准汤剂质量标准

本品为百合科植物光叶菝葜 *Smilax glabra* Roxb.的干燥根茎, 经炮制、加工制成的标准汤剂。

【制法】取土茯苓饮片 100g, 加 7 倍量水浸泡 30min, 回流 30min, 趁热过滤, 药渣再加 6 倍量水, 回流 20min, 趁热过滤, 合并 2 次滤液, 减压浓缩至 500mL, 即得。

【性状】本品为黄棕色混悬液, 静置后会产生沉淀。

【检查】pH 值　应为 2.3~4.2。

　　　　总固体　应为 0.25~0.55g。

　　　　其他　应符合口服混悬剂项下有关的各项规定。

【特征图谱】照高效液相色谱法测定

色谱条件与系统适用性试验　以十八烷基硅烷键合硅胶为填充剂(柱长为 150mm, 内径为 2.1mm, 粒径为 2.6μm); 以甲醇为流动相 A, 以 0.1%甲酸水溶液为流动相 B, 按表 5-28-1 中的规定进行梯度洗脱; 流速为 0.4mL/min; 柱温为 30℃; 检测波长为 291nm。理论塔板数按落新妇苷峰计算应不低于 5000。

表 5-28-1　洗脱条件

时间/min	流动相 A/%	流动相 B/%
0~1	5→25	95→75
1~2	25→27.5	75→72.5
2~4	27.5→30	72.5→60
4~8	30→40	70→60
8~11	40→85	60→15
11~13	85→90	15→10

参照物溶液的制备　取落新妇苷对照品适量, 精密称定, 加甲醇制成每 1mL 含落新妇苷 0.88mg 的溶液, 即得。

供试品溶液的制备　本品摇匀, 精密量取 0.5mL, 加入 0.3mL 甲醇, 超声 5min, 12 000r/min 离心 5min, 0.22μm 滤膜过滤, 取续滤液, 即得标准汤剂供试品溶液。

测定法　分别精密吸取参照物溶液 3μL、饮片供试品溶液各 3μL、标准汤剂供试品溶液各 5μL, 注入液相色谱仪, 测定, 记录 13min 的色谱图, 即得。

供试品特征图谱中呈现 6 个特征峰(图 5-28-1), 其中 1 个峰与对应的参照物峰保留时间相同; 与落新妇苷参照物峰相应的峰为 S 峰，计算特征峰峰 1～峰 5 的相对保留时间，其相对保留时间应在规定值的±5%之内。规定值为：0.10（峰 1）、0.30（峰 2）、0.61（峰 3）、0.77（峰 4）、0.95（峰 5）、1.00（峰 6）。

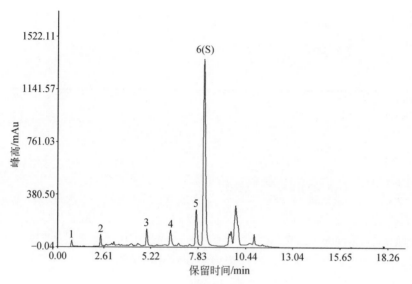

图 5-28-1　对照特征图谱及共有峰

峰 6：落新妇苷（astilbin，$C_{21}H_{22}O_{11}$）

【含量测定】落新妇苷　照高效液相色谱法测定。

色谱条件与系统适用性试验　同【特征图谱】项下。

对照品溶液的制备　同【特征图谱】项下参照物溶液的制备。

供试品溶液的制备　同【特征图谱】项下。

测定法　同【特征图谱】项下。

本品每 1mL 含土茯苓以落新妇苷（$C_{21}H_{22}O_{11}$）计应不低于 0.54mg。

【转移率】落新妇苷转移率范围为 50.8%～69.8%。

【规格】0.2g/mL（以饮片计）。

【贮藏】冷冻保存，用时复融。

5.28.2　土茯苓饮片标准汤剂质量标准起草说明

1.仪器与材料

安捷伦 1290Infinity Ⅱ 型超高效液相色谱仪（美国安捷伦公司，G7167B 型自动进样系统，G7166B 型柱温箱，G7117A 型 DAD 检测器）；色谱柱为 Thermo-C18(150mm×2.1mm,2.6μm)；Sartorius-BS-210S-型电子分析天平（北京赛多利斯天平有限公司）；KQ-100E 型超声波清洗器（昆山市超声仪器有限公司）；LD510-2 型电子天平（沈阳龙腾电子有限公司）；H1650-W 型台式高速离心机（湖南湘仪实验室仪器开发有限公司）。

落新妇苷（含量≥98%，批号 160738），购自成都普菲德生物技术有限公司，甲醇、乙腈为色谱纯（美国，Fisher 公司），水为高纯水，其他试剂为分析纯。

2.样品采集

样品共 15 份（编号 TFL-01～TFL-15），采自主产区及道地产区广东、广西梧州、浙江、江西等地及成都荷花池药材市场，包括符合《中国药典》要求的不同商品规格等级。

3.物种鉴别

经鉴定，研究样品均为百合科植物光叶菝葜 *Smilax glabra* Roxb.。

4.定量测定

1）色谱条件

饮片色谱条件　以十八烷基硅烷键合硅胶为填充剂（柱长为 150mm，内径为 2.1mm，粒径为 2.6μm）；以甲醇-0.1%冰醋酸溶液（39∶61）为流动相；检测波长为 291nm。理论塔板数按落新妇苷峰计算应不低于 5000。

标准汤剂色谱条件　以十八烷基硅烷键合硅胶为填充剂（柱长为 150mm，内径为 2.1mm，粒径为 2.6μm）；以甲醇为流动相 A，以 0.1%甲酸水溶液为流动相 B，梯度洗脱条件：0～1min，5%～25% A；1～2min，25%～27.5% A；2～4min，27.5%～30% A；4～8min，30%～40% A；8～11min，40%～85% A；11～13min，85%～90% A。流速为 0.4mL/min；柱温为 30℃；检测波长为 291nm。理论塔板数按落新妇苷峰计算应不低于 5000（图 5-28-2）。

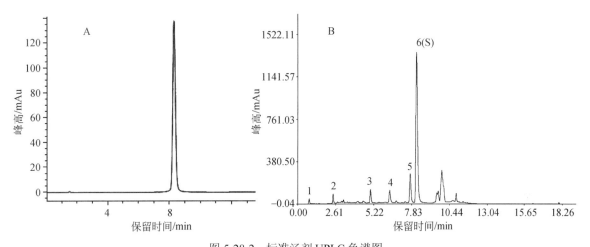

图 5-28-2　标准汤剂 UPLC 色谱图

A：落新妇苷（astilbin，$C_{21}H_{22}O_{11}$）；B：标准汤剂

2）对照品溶液制备

取经五氧化二磷减压干燥器中干燥 36 小时的落新妇苷对照品适量，精密称定，加甲醇制成每 1mL 含 0.88mg 的溶液，即得。

3）供试品溶液制备

（1）饮片供试品溶液制备

取本品粉末（过二号筛）约 0.8g，精密称定，置圆底烧瓶中，精密加入 60%甲醇 100mL，称定重量，加热回流 1 小时，放冷，再称定重量，用 60%甲醇补足减失的重量，摇匀，滤过，取续滤液，即得。

（2）标准汤剂供试品溶液制备

取土茯苓饮片 100g，加 7 倍量水浸泡 30min，回流 30min，趁热过滤，药渣再加 6 倍量水，回流 20min，趁热过滤，合并 2 次滤液，减压浓缩至 500mL，即得。

精密吸取 TFL01～TFL15 标准汤剂 0.5mL，加入 0.3mL 甲醇，超声 5min，12 000r/min，离心 5min，0.22μm 滤膜过滤，取续滤液，即得标准汤剂供试品溶液。

4）方法学验证

以落新妇苷峰面积积分值为纵坐标（Y），对照品进样量（μg）为横坐标（X），绘制标准曲线，$Y=4765585.8150X+10.2509$，$R^2=1.0000$，表明线性关系良好。精密度考察合格，RSD%为 0.8%。土茯苓标准汤剂供试品制备后 24 小时内稳定性良好，RSD%为 1.1%。重复性良好，平行 6 份供试品溶液的 RSD%为 1.4%，平均加样回收率为 99.0%，RSD%为 1.2%。

5）测定法

（1）含量测定

分别精密吸取对照品溶液 5μL、饮片供试品溶液 3μL 和标准汤剂供试品溶液 5μL，注入高效液相色谱仪，按照 4 下的色谱条件测定含量。

（2）pH 值测定

取标准汤剂，用 pH 计测定 pH 值。

（3）总固体测定

参照编写说明【总固体】项下测定方法操作。

（4）落新妇苷转移率测定

参照编写说明【转移率】项下公式计算。

6）结果

（1）饮片中落新妇苷含量

落新妇苷含量测定结果见表 5-28-2，所收集样品均满足《中国药典》中落新妇苷（不少于 0.45%）的限量要求。

表 5-28-2　饮片中落新妇苷含量测定

编号	落新妇苷含量/%	RSD/%
TFL-01	0.67	0.9
TFL-02	0.66	1.2
TFL-03	0.76	1.1
TFL-04	1.05	0.8
TFL-05	1.38	1.3
TFL-06	1.12	1.2
TFL-07	0.87	1.1
TFL-08	1.03	0.7
TFL-09	1.04	1.3
TFL-10	0.72	1.1
TFL-11	1.20	1.2
TFL-12	0.70	1.2
TFL-13	1.30	1.3
TFL-14	1.35	0.9
TFL-15	1.35	1.0

（2）标准汤剂中落新妇苷含量（表 5-28-3）

表 5-28-3　标准汤剂中落新妇苷含量测定

编号	落新妇苷含量/（mg/mL）	RSD/%
TFL-01	0.495	1.1
TFL-02	0.494	1.3
TFL-03	0.556	0.9
TFL-04	0.830	0.8
TFL-05	1.095	0.9
TFL-06	0.695	0.8
TFL-07	0.685	0.9
TFL-08	0.786	0.9
TFL-09	0.773	1.0
TFL-10	0.526	1.1
TFL-11	0.954	1.0
TFL-12	0.551	1.0
TFL-13	1.055	1.1
TFL-14	0.864	1.2
TFL-15	1.135	0.9

（3）pH 值及总固体（表 5-28-4）

表 5-28-4　pH 值及总固体

编号	pH 值	总固体/g	RSD/%
TFL-01	2.6	0.32	1.2
TFL-02	2.5	0.30	1.1
TFL-03	2.5	0.27	1.4
TFL-04	2.3	0.42	0.9
TFL-05	2.6	0.46	0.8
TFL-06	3.6	0.26	1.2
TFL-07	3.4	0.40	1.1
TFL-08	3.8	0.44	1.3
TFL-09	3.4	0.44	1.1
TFL-10	4.2	0.43	1.0
TFL-11	2.8	0.42	0.9
TFL-12	2.7	0.38	0.7
TFL-13	2.9	0.48	0.9
TFL-14	2.4	0.42	1.2
TFL-15	2.7	0.50	1.1

（4）落新妇苷转移率（表 5-28-5）

表 5-28-5　落新妇苷转移率计算结果（$\overline{X} \pm S$）

编号	标准汤剂中落新妇苷含量/mg	饮片中落新妇苷含量/mg	转移率/%	（$\overline{X} \pm S$）/%
TFL-01	396	674	58.7	
TFL-02	395	664	59.6	
TFL-03	445	757	58.7	
TFL-04	664	1054	63.0	
TFL-05	876	1380	63.5	
TFL-06	556	1123	49.5	
TFL-07	548	873	62.7	
TFL-08	629	1030	61.1	60.3±4.8
TFL-09	618	1044	59.2	
TFL-10	421	717	58.7	
TFL-11	764	1201	63.6	
TFL-12	441	700	63.0	
TFL-13	844	1302	64.8	
TFL-14	691	1352	51.1	
TFL-15	908	1355	67.0	

5.标准汤剂特征图谱研究

1）色谱条件

同 4 下的色谱条件。

2）参照物溶液制备

同 4 下的对照品溶液制备。

3）标准汤剂供试品溶液制备

同 4 下的标准汤剂供试品溶液制备。

4）方法学验证

方法学考察合格（具体内容略）。

5）特征图谱的建立及共有峰的标定

按照 4 下的色谱条件，分别精密吸取 15 批土茯苓标准汤剂供试品溶液 5μL，注入高效液相色谱仪，记录色谱峰信息，特征图谱见图 5-28-3，相似度结果见表 5-28-6，生成的对照特征图谱见图 5-28-4，共有峰 6 个，指认 1 个。各共有峰峰面积见表 5-28-7，以峰 6 为参照峰，计算其他峰的相对保留时间和相对峰面积（表 5-28-8）。

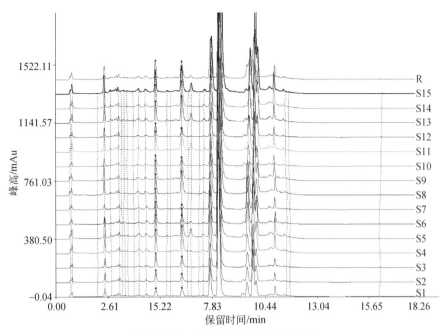

图 5-28-3 土茯苓标准汤剂特征图谱

表 5-28-6 相似度计算结果

编号	S1	S2	S3	S4	S5	S6	S7	S8	S9	S10	S11	S12	S13	S14	S15	对照特征图谱
S1	1.000	0.999	0.997	0.996	0.998	0.988	0.985	0.931	0.932	0.924	0.930	0.931	0.930	0.933	0.947	0.977
S2	0.999	1.000	0.999	0.998	0.999	0.991	0.988	0.938	0.939	0.930	0.937	0.938	0.938	0.940	0.954	0.981
S3	0.997	0.999	1.000	0.999	0.999	0.991	0.988	0.944	0.945	0.935	0.942	0.943	0.943	0.946	0.960	0.985
S4	0.996	0.998	0.999	1.000	0.999	0.987	0.984	0.943	0.944	0.933	0.941	0.941	0.942	0.945	0.961	0.984
S5	0.998	0.999	0.999	0.999	1.000	0.991	0.988	0.940	0.941	0.931	0.939	0.939	0.940	0.942	0.957	0.983
S6	0.988	0.991	0.991	0.987	0.991	1.000	1.000	0.931	0.932	0.924	0.930	0.931	0.931	0.933	0.954	0.976
S7	0.985	0.988	0.988	0.984	0.988	1.000	1.000	0.927	0.929	0.921	0.927	0.929	0.927	0.929	0.952	0.974
S8	0.931	0.938	0.944	0.943	0.940	0.931	0.927	1.000	1.000	0.996	0.999	0.998	0.999	0.999	0.953	0.986
S9	0.932	0.939	0.945	0.944	0.941	0.932	0.929	1.000	1.000	0.996	0.999	0.998	0.999	0.999	0.954	0.986
S10	0.924	0.930	0.935	0.933	0.931	0.924	0.921	0.996	0.996	1.000	0.998	0.998	0.997	0.997	0.948	0.981
S11	0.930	0.937	0.942	0.941	0.939	0.930	0.927	0.999	0.999	0.998	1.000	0.999	1.000	0.998	0.954	0.985
S12	0.931	0.938	0.943	0.941	0.939	0.931	0.929	0.998	0.998	0.998	0.999	1.000	0.999	0.997	0.956	0.985
S13	0.930	0.938	0.943	0.942	0.940	0.931	0.927	0.999	0.999	0.997	1.000	0.999	1.000	0.998	0.955	0.986
S14	0.933	0.940	0.946	0.945	0.942	0.933	0.929	0.999	0.999	0.997	0.998	0.997	0.998	1.000	0.955	0.986
S15	0.947	0.954	0.960	0.961	0.957	0.954	0.952	0.953	0.954	0.948	0.954	0.956	0.955	0.955	1.000	0.976
对照特征图谱	0.977	0.981	0.985	0.984	0.983	0.976	0.974	0.986	0.986	0.981	0.985	0.985	0.986	0.986	0.976	1.000

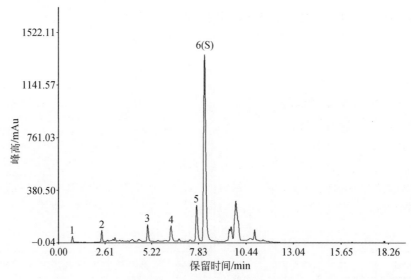

图 5-28-4　对照特征图谱及共有峰

峰 6：落新妇苷（astilbin，$C_{21}H_{22}O_{11}$）

表 5-28-7　各共有峰峰面积

编号	保留时间/min	S1	S2	S3	S4	S5	S6	S7	S8	S9	S10	S11	S12	S13	S14	S15
1	0.802	121	128	121	227	254	160	156	207	201	131	204	160	234	239	237
2	2.440	225	255	251	490	538	193	139	425	401	219	433	255	465	458	469
3	4.995	272	374	482	742	780	762	732	686	655	364	711	482	750	769	834
4	6.299	377	344	484	1255	1255	392	206	1072	1028	359	1057	382	1152	1187	1209
5	7.726	1350	1044	1098	1877	2384	1583	1682	1805	1808	1385	2115	1152	2252	1954	2484
6	8.147	7081	7078	7956	11880	15667	9946	9797	11244	11060	7534	13656	7894	15094	12367	16240

表 5-28-8　相对保留时间与相对峰面积

峰编号	保留时间/min	相对保留时间	峰面积/mAu×s	相对峰面积
1	0.802	0.098	185.3	0.017
2	2.440	0.299	347.8	0.032
3	4.995	0.613	626.2	0.057
4	6.299	0.773	783.9	0.071
5	7.726	0.948	1731.5	0.158
6	8.147	1.000	10966.3	1.000

5.29　威　灵　仙

5.29.1　威灵仙标准汤剂质量标准

　　本品为毛茛科植物威灵仙 *Clematis chinensis* Osbeck 的干燥根和根茎，经炮制、加工制成的标准汤剂。

【制法】取威灵仙饮片 100g，加 7 倍量水浸泡 30min，回流 30min，趁热过滤，药渣再加 6 倍量水，回流 20min，趁热过滤，合并 2 次滤液，减压浓缩至 500mL，即得。

【性状】本品为棕褐色混悬液，静置后会产生沉淀。

【检查】pH 值　应为 4.0～4.7。

　　　　总固体　应为 0.26～0.46g。

　　　　其他　应符合口服混悬剂项下有关的各项规定。

【特征图谱】照高效液相色谱法测定

色谱条件与系统适用性试验　以十八烷基硅烷键合硅胶为填充剂（柱长为 150mm，内径为 4.6mm，粒径为 3μm）；以乙腈为流动相 A，以水为流动相 B，按表 5-29-1 中的规定进行梯度洗脱；流速为 1.0mL/min；柱温为 35℃；检测波长为 205nm。理论塔板数按齐墩果酸峰计算应不低于 3000。

表 5-29-1　洗脱条件

时间/min	流动相 A/%	流动相 B/%
0～15	80→88	20→12
15～16	88→80	12→20
16～22	80	20

参照物溶液的制备　取齐墩果酸对照品适量，精密称定，分别加甲醇制成每 1mL 含齐墩果酸 2mg 的溶液，即得。

供试品溶液的制备　取本品摇匀，精密量取 30mL，置水浴上蒸干，残渣加 2mol/L 盐酸溶液 30mL 盐酸使溶解，加热回流 2 小时，立即冷却，移入分以漏斗中，用水 10mL 分次洗涤容器，洗液并入分液漏斗中。加乙酸乙酯振摇提取 3 次，每次 15mL，合并乙酸乙酯液，70℃以下浓缩至近干，加甲醇溶解，转移至 10mL 量瓶中，加甲醇至刻度，摇匀，用 0.45μm 微孔滤膜过滤，取续滤液，即得。

测定法　分别精密吸取参照物溶液和供试品溶液各 10μL，注入液相色谱仪，测定，记录 22min 的色谱图，即得。

供试品特征图谱中应呈现 3 个特征峰（图 5-29-1），其中 2 个峰应分别与对应的参照物峰保留时间相同；与齐墩果酸参照物峰相应的峰为 S 峰，计算特征峰 2 的相对保留时间，其相对保留时间应在规定值的±5%之内。规定值为：0.55（峰 1）。计算峰 2 与 S 峰的相对峰面积，峰 2 的相对峰面积不得小于 16.89。

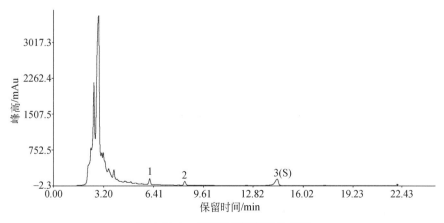

图 5-29-1　对照特征图谱及共有峰

峰 1：常春藤皂苷元（hederagenin，$C_{30}H_{48}O_4$）；峰 3：齐墩果酸（oleanolic acid，$C_{30}H_{48}O_3$）

【含量测定】照高效液相色谱法测定

色谱条件与系统适用性试验　同【特征图谱】项下。

对照品溶液的制备　同【特征图谱】项下。

供试品溶液的制备　同【特征图谱】项下。

测定法　同【特征图谱】项下。

本品每 1mL 含威灵仙以齐墩果酸（oleanolic acid，$C_{30}H_{48}O_3$）计应不低于 0.11mg。

【转移率】齐墩果酸转移率范围应为 8.9%～28.5%。

【规格】0.2g/mL（以饮片计）。

【贮藏】冷冻保存，用时复融。

5.29.2　威灵仙标准汤剂质量标准起草说明

1.仪器与材料

高效液相色谱仪 Shimadzu LC-20AT，配有双泵，SIL-20A 自动进样器，CTI-20AC 柱温箱，SPD-M20A 检测器，LC solution 数据处理工作站；色谱柱：TSKgel ODS-100V（150mm×4.6mm，3.0μm）电子天平（准确至万分之一，北京赛多利斯科学仪器有限公司）；KQ-500DB 型超声波清洗器（昆山市超声仪器有限公司）；溶剂过滤器（天津津腾公司）；循环水真空泵（郑州科创仪器有限公司）；TGL-185 台式高速冷冻离心机（长沙平凡仪器仪表有限公司）；Thermo Scientific Finnpipette F3 单道移液器（赛默飞世尔上海仪器有限公司），PHSJ-4A 型 pH 计。

齐墩果酸（含量≥98%，批号 508-02-1，购自国药集团化学试剂有限公司）甲醇、乙腈为色谱纯（美国，Fisher 公司），其他试剂为分析纯。甲醇（分析纯），无水乙醇（分析纯）购于天津市富宇精细化工有限公司，乙酸乙酯（分析纯）购于北京高纯科技有限公司，盐酸（分析纯）购于莱阳经济技术开发区精细化工厂，水为高纯水。

2.样品采集

样品共 17 份（编号 WLX-01～WLX-17），采自主产区或道地产区河南、安徽、山东等地及安国、亳州等药材市场，包括符合《中国药典》要求的不同商品规格等级。

3.物种鉴别

经鉴定，研究样品均为毛茛科植物威灵仙 *Clematis chinensis* Osbeck。

4.定量测定

1）色谱条件

色谱柱为 TSKgel ODS-100V C18（150mm × 4.6mm，3.0μm）。流动相为水（A）-乙腈（B）为流动相；梯度洗脱（0～15min，80%～88%B；15～16min，88%～80% B；16～22min，80%B）。柱温为 35℃；流速为 1.0mL/min；检测波长为 205nm。理论塔板数按齐墩果酸峰计算应不低于 3000，色谱图见图 5-29-2。

2）对照品溶液制备

取经五氧化二磷减压干燥器中干燥 36 小时的齐墩果酸对照品适量，精密称定，加甲醇制成每 1mL 含齐墩果酸 2mg 的溶液，即得。

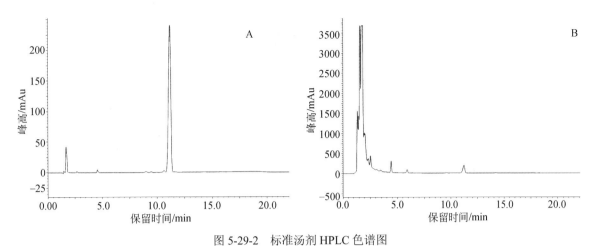

图 5-29-2　标准汤剂 HPLC 色谱图

A：齐墩果酸（oleanolic acid，$C_{30}H_{48}O_3$）；B：标准汤剂

3）供试品溶液制备

（1）饮片供试品溶液制备

取本品粉末（过四号筛）约 4g，精密称定，置索氏提取器中，加乙酸乙酯适量，加热回流 3 小时，弃去乙酸乙酯液，药渣挥干溶剂，连同滤纸筒转移至锥形瓶中，精密加入稀乙醇 50mL，称定重量，加热回流 1 小时，放冷，再称定重量，用稀乙醇补足减失的重量，摇匀，滤过。精密量取续滤液 25mL，置水浴上蒸干，残渣加 2mol/L 盐酸溶液 30mL 使溶解，加热回流 2 小时。立即冷却，移入分液漏斗中，用水 10mL 分次洗涤容器，洗液并入分液漏斗中。加乙酸乙酯振摇提取 3 次，每次 15mL，合并乙酸乙酯液，70℃以下浓缩至近干，加甲醇溶解，转移至 10mL 量瓶中，加甲醇至刻度，摇匀，即得。

（2）标准汤剂供试品溶液制备

取威灵仙饮片 100g，加 7 倍量纯化水浸泡 30min，回流 30min，趁热过滤。残渣中再加 6 倍量纯化水，回流 20min，趁热过滤。合并 2 次滤液，减压浓缩至 500mL，即得。

取威灵仙标准汤剂（WLX-01～WLX-17）摇匀，分别精密吸取 30mL，置水浴上蒸干，残渣加 2mol/L 盐酸溶液 30mL 盐酸使溶解，加热回流 2 小时，立即冷却，移入分以漏斗中，用水 10mL 分次洗涤容器，洗液并入分液漏斗中。加乙酸乙酯振摇提取 3 次，每次 15mL，合并乙酸乙酯液，70℃以下浓缩至近干，加甲醇溶解，转移至 10mL 容量瓶中，加甲醇至刻度，摇匀，即得供试品。进样前用 0.45μm 微孔滤膜过滤，取续滤液，即得威灵仙标准汤剂供试品溶液。

4）方法学验证

以齐墩果酸的峰面积积分值为纵坐标（Y），以对照品进样量（μg）为横坐标（X），绘制标准曲线，$Y=3469.7X+10827$，$R^2=1.0000$，表明线性关系良好。精密度考察合格，RSD% 为 0.5%。威灵仙标准汤剂供试品溶液制备后 48 小时内稳定性良好，RSD 为 0.5%。重复性良好，平行 6 份供试品溶液的 RSD 为 0.6%。平均加样回收率为 99.6%，RSD 为 2.8%。

5）测定法

（1）含量测定

分别精密吸取对照品溶液、饮片供试品溶液和标准汤剂供试品溶液各 10μL，注入高效液相色谱仪，按照 4 下的色谱条件测定含量。

（2）pH 值测定

取标准汤剂，用 pH 计测定 pH 值。

（3）总固体测定

参照编写说明【总固体】项下测定方法操作。

（4）齐墩果酸转移率测定

参照编写说明【转移率】项下公式计算。

6）结果

（1）饮片中齐墩果酸含量

威灵仙饮片中齐墩果酸含量测定结果见表5-29-2，所收集样品均满足《中国药典》中齐墩果酸（不少于0.30%）的限量要求。

表 5-29-2　饮片中齐墩果酸含量测定

编号	齐墩果酸含量/%	RSD/%
WLX-01	0.64	0.4
WLX-02	0.68	1.0
WLX-03	0.69	0.5
WLX-04	0.59	0.6
WLX-05	0.32	1.1
WLX-06	1.28	1.2
WLX-07	1.23	0.6
WLX-08	1.47	1.3
WLX-09	1.03	1.1
WLX-10	1.16	0.6
WLX-11	1.10	1.2
WLX-12	0.69	1.4
WLX-13	0.50	1.1
WLX-14	0.40	1.6
WLX-15	0.33	0.9
WLX-16	0.43	1.1
WLX-17	1.00	1.3

（2）标准汤剂中齐墩果酸含量（表5-29-3）

表 5-29-3　标准汤剂中齐墩果酸含量测定

编号	齐墩果酸含量/（mg/mL）	RSD/%
WLX-01	0.92	1.2
WLX-02	0.77	1.1
WLX-03	0.74	1.7
WLX-04	0.91	2.1
WLX-05	0.41	0.8
WLX-06	1.18	1.7
WLX-07	1.05	1.3
WLX-08	1.27	1.5
WLX-09	1.45	1.6

编号	齐墩果酸含量/（mg/mL）	RSD/%
WLX-10	1.43	1.2
WLX-11	0.68	1.4
WLX-12	0.50	1.2
WLX-13	0.43	1.3
WLX-14	0.54	1.2
WLX-15	0.46	1.4
WLX-16	0.65	0.7
WLX-17	0.90	0.6

（3）pH 值及总固体（表 5-29-4）

表 5-29-4　标准汤剂 pH 值及总固体

编号	pH 值	总固体/g	RSD/%
WLX-01	4.0	0.45	1.2
WLX-02	4.0	0.46	1.3
WLX-03	4.0	0.40	1.5
WLX-04	4.5	0.30	1.1
WLX-05	4.7	0.28	1.2
WLX-06	4.4	0.37	0.9
WLX-07	4.4	0.31	1.2
WLX-08	4.5	0.32	1.5
WLX-09	4.4	0.32	1.2
WLX-10	4.4	0.33	1.3
WLX-11	4.5	0.36	1.2
WLX-12	4.6	0.39	1.0
WLX-13	4.6	0.37	1.5
WLX-14	4.6	0.40	1.1
WLX-15	4.6	0.34	1.4
WLX-16	4.4	0.36	1.1
WLX-17	4.3	0.38	1.5

（4）齐墩果酸转移率（表 5-29-5）

表 5-29-5　齐墩果酸转移率计算结果（$\overline{X} \pm S$）

编号	标准汤剂中齐墩果酸含量/（mg/g）	饮片中齐墩果酸含量/（mg/g）	转移率/%	（$\overline{X} \pm S$）/%
WLX-01	1.54	6.41	24.0	
WLX-02	1.29	6.83	18.9	18.7±4.9
WLX-03	1.23	6.91	17.8	

续表

编号	标准汤剂中齐墩果酸含量/（mg/g）	饮片中齐墩果酸含量/（mg/g）	转移率/%	$(\overline{X} \pm S)$ /%
WLX-04	1.52	5.90	25.8	
WLX-05	0.69	3.23	21.4	
WLX-06	1.97	12.77	15.4	
WLX-07	1.75	12.31	14.2	
WLX-08	2.12	14.68	14.4	
WLX-09	2.41	10.26	23.5	
WLX-10	2.38	11.61	20.5	
WLX-11	1.13	11.02	10.2	18.7±4.9
WLX-12	0.83	6.89	12.0	
WLX-13	0.71	5.00	14.2	
WLX-14	0.90	4.03	22.3	
WLX-15	0.77	3.33	23.1	
WLX-16	1.08	4.33	24.9	
WLX-17	1.50	9.96	15.1	

5.标准汤剂特征图谱研究

1）色谱条件

同 4 下的色谱条件。

2）标准汤剂供试品溶液制备

同 4 下的标准汤剂供试品溶液制备。

3）方法学验证

方法学考察合格（具体内容略）。

4）特征图谱的建立及共有峰的标定

按照 4 下的色谱条件，分别精密吸取 17 批威灵仙标准汤剂供试品溶液 10μL，注入高效液相色谱仪，记录色谱峰信息，特征图谱见图 5-29-3，生成的对照特征图谱见图 5-29-4，其中共有峰 3 个，指认 2 个。相似度结果见表 5-29-6。各共有峰峰面积见表 5-29-7，以峰 3 为参照峰，计算其他峰的相对保留时间和相对峰面积（表 5-29-8）。

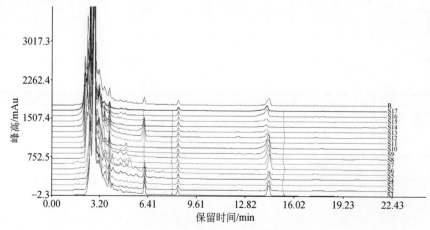

图 5-29-3　威灵仙标准汤剂特征图谱

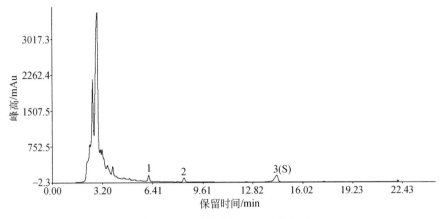

图 5-29-4　对照特征图谱及共有峰

峰 1：常春藤皂苷元（hederagenin，$C_{30}H_{48}O_4$）；峰 3：齐墩果酸（oleanolic acid，$C_{30}H_{48}O_3$）

表 5-29-6　相似度计算结果

编号	S1	S2	S3	S4	S5	S6	S7	S8	S9	S10	S11	S12	S13	S14	S15	S16	S17	对照特征图谱
S1	1	0.996	0.996	0.975	0.935	0.997	0.99	0.928	0.93	0.94	0.957	0.929	0.925	0.89	0.894	0.847	0.909	0.993
S2	0.996	1	0.999	0.97	0.923	0.995	0.994	0.935	0.933	0.945	0.956	0.929	0.924	0.889	0.894	0.85	0.908	0.993
S3	0.996	0.999	1	0.971	0.925	0.994	0.992	0.931	0.93	0.941	0.953	0.926	0.921	0.887	0.89	0.847	0.905	0.991
S4	0.975	0.97	0.971	1	0.983	0.968	0.955	0.881	0.877	0.902	0.919	0.892	0.88	0.851	0.878	0.806	0.883	0.96
S5	0.935	0.923	0.925	0.983	1	0.923	0.904	0.817	0.815	0.846	0.867	0.841	0.826	0.802	0.837	0.756	0.844	0.911
S6	0.997	0.995	0.994	0.968	0.923	1	0.995	0.942	0.941	0.952	0.962	0.936	0.934	0.895	0.901	0.852	0.913	0.996
S7	0.99	0.994	0.992	0.955	0.904	0.995	1	0.955	0.947	0.958	0.966	0.941	0.942	0.898	0.905	0.857	0.913	0.997
S8	0.928	0.935	0.931	0.881	0.817	0.942	0.955	1	0.975	0.979	0.976	0.952	0.972	0.919	0.925	0.877	0.917	0.955
S9	0.93	0.933	0.93	0.877	0.815	0.941	0.947	0.975	1	0.993	0.96	0.919	0.93	0.931	0.931	0.925	0.936	0.947
S10	0.94	0.945	0.941	0.902	0.846	0.952	0.958	0.979	0.993	1	0.964	0.926	0.935	0.929	0.939	0.919	0.944	0.957
S11	0.957	0.956	0.953	0.919	0.867	0.962	0.966	0.976	0.96	0.964	1	0.987	0.965	0.922	0.926	0.876	0.922	0.973
S12	0.929	0.929	0.926	0.892	0.841	0.936	0.941	0.952	0.919	0.926	0.987	1	0.952	0.884	0.889	0.825	0.886	0.949
S13	0.925	0.924	0.921	0.88	0.826	0.934	0.942	0.972	0.93	0.935	0.965	0.952	1	0.947	0.947	0.883	0.939	0.949
S14	0.89	0.889	0.887	0.851	0.802	0.895	0.898	0.919	0.931	0.929	0.922	0.884	0.947	1	0.989	0.978	0.984	0.905
S15	0.894	0.894	0.89	0.878	0.837	0.901	0.905	0.925	0.931	0.939	0.926	0.889	0.947	0.989	1	0.97	0.987	0.91
S16	0.847	0.85	0.847	0.806	0.756	0.852	0.857	0.877	0.925	0.919	0.876	0.825	0.883	0.978	0.97	1	0.978	0.86
S17	0.909	0.908	0.905	0.883	0.844	0.913	0.913	0.917	0.936	0.944	0.922	0.886	0.939	0.984	0.987	0.978	1	0.919
对照特征图谱	0.993	0.993	0.991	0.96	0.911	0.996	0.997	0.955	0.947	0.957	0.973	0.949	0.949	0.905	0.91	0.86	0.919	1

表 5-29-7 各共有峰峰面积

编号	保留时间/min	S1	S2	S3	S4	S5	S6	S7	S8	S9
1	6.16	2669516	2761971	2898374	2859648	2938783	787377.8	621072	3318623	664076.3
2	8.34	1299126	1124340	1216378	2467744	2671117	2149105	854297.4	1378853	1586203
3	15.35	8595082	55763.23	7271713	168049.7	229746.5	21642.85	15493.67	61363.86	2947.235

编号	保留时间/min	S10	S11	S12	S13	S14	S15	S16	S17
1	6.16	422469.8	3352509	3799864	3215736	943101.3	492830.6	164945.9	118798.7
2	8.34	842476.5	988926.3	1102265	1019069	1071521	977530.8	753067.8	587166.3
3	15.35	2565.664	4066.217	4658.827	3231495	2837.446	3144.257	2864.47	2118.445

表 5-29-8 相对保留时间与相对峰面积

峰编号	保留时间/min	相对保留时间	峰面积/mAu×s	相对峰面积
1	6.160	0.401	879149.2	22.184
2	8.399	0.547	669497.1	16.894
3	15.348	1.000	39630.4	1.000

5.30 川 续 断

5.30.1 川续断标准汤剂质量标准

本品为川续断科植物川续断 *Dipsacus asperoides* C.Y.Cheng et T.M.Ai 的干燥根，经炮制、加工制成的标准汤剂。

【制法】取续断饮片 100g，加 7 倍量水浸泡 30min，回流 60min，趁热过滤，药渣再加 6 倍量水，回流 40min，趁热过滤，合并 2 次滤液，减压浓缩至 500mL，即得。

【性状】本品灰褐色或黑褐色的混悬液，静置有沉淀产生。

【检查】pH 值 应为 4.6～5.5。

总固体 应为 0.60～0.98g。

其他 应符合口服混悬剂项下有关的各项规定。

【特征图谱】照高效液相色谱法测定

色谱条件与系统适应性试验 以十八烷基硅烷键合硅胶为填充剂（柱长为 250mm，内径为 4.6mm，粒径为 5μm）；以甲醇为流动相 A，以 0.005%甲酸水溶液为流动相 B，按表 5-30-1 中的规定进行梯度洗脱（表 5-30-1）；流速为 0.8mL/min；柱温为 30℃；检测波长为 220nm。理论塔板数按黄芩苷峰计算应不低于 2500。

表 5-30-1 洗脱条件

时间/min	甲醇 A/%	0.1%甲酸水溶液 B/%
0～5	5→5	95→95
5～15	5→25	95→75
15～30	25→35	75→65

续表

时间/min	甲醇 A/%	0.1%甲酸水溶液 B/%
30～35	35→40	65→60
35～45	40→45	60→55
45～65	45→45	55→55
65～90	45→100	55→0

参照物溶液的制备　取川续断皂苷Ⅵ对照品适量，精密称定，加甲醇制成每 1mL 含 1.5mg 的溶液。精密量取 1mL，置 10mL 量瓶中，加流动相稀释至刻度，摇匀，即得。

供试品溶液的制备　取 1.5mL 样品的水提液置 1.5mL 离心管中，12 000r/min 离心 5min，取上清液过 0.45μm 微孔滤膜，即得所需供试品。

测定法　精密吸取参照物溶液 5μL，注入液相色谱仪，测定，记录色谱图，即得。

供试品特征图谱中应呈现 10 个特征峰（图 5-30-1）。以川续断皂苷Ⅵ参照物相应的峰为 S 峰，计算特征峰峰 1～峰 3、峰 5～峰 10 的相对保留时间，其相对保留时间应在规定值的±5%之内。规定值为：16.10（峰 1）、18.42（峰 2）、19.62（峰 3）、22.57（峰 4）、23.20（峰 5）、26.46（峰 6）、29.52（峰 7）、39.95（峰 8）、40.74（峰 9）、45.48（峰 10）。相对峰面积为：0.76（峰 1）、0.26（峰 2）、0.08（峰 3）、1.00（峰 4）、0.91（峰 5）、0.14（峰 6）、0.39（峰 7）、0.47（峰 8）、0.59（峰 9）、0.97（峰 10）。相对峰面积规定值为：0.70（峰 1）、0.79（峰 2）、0.97（峰 3）、0.44（峰 5）、1.11（峰 6）、1.28（峰 7）、1.73（峰 8）、0.46（峰 9）、0.65（峰 10）。

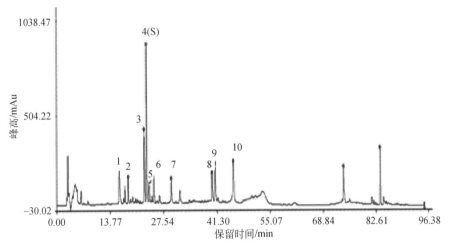

图 5-30-1　对照特征图谱及共有峰

峰 1：绿原酸（Chlorogenic acid，$C_{16}H_{18}O_9$）和隐绿原酸（Cryptochlorogenic acid，$C_{16}H_{18}O_9$）；峰 7：马钱苷酸（loganic acid，$C_{16}H_{24}O_{10}$）；
峰 8：獐牙菜苷（sweroside，$C_{16}H_{22}O_9$）；峰 10：二咖啡酰奎宁酸（dicaffeoylquinic acid，$C_{25}H_{24}O_{12}$）

【含量测定】川续断皂苷Ⅵ　照高效液相色谱法测定。

色谱条件与系统适用性试验　同【特征图谱】项下。

对照品溶液的制备　取川楝素对照品适量，精密称定，加甲醇制成每 1mL 含川续断皂苷Ⅵ1 mg 的溶液，即得。

供试品溶液的制备　取【特征图谱】项下的供试品溶液，即得。

测定法　分别精密吸取对照品溶液和供试品溶液各 5μL，注入液相色谱仪，测定，记录 96min 的色谱图，即得。

本品 1mL 含续断以川续断皂苷VI（$C_{47}H_{76}O_{18}$）计应不低于 1.4mg。

【转移率】川续断皂苷VI的转移率范围为 28.33%～63.41%。

【规格】0.2g/mL（以饮片计）

【贮藏】冷冻保存，用时复融。

5.30.2 续断标准汤剂质量标准起草说明

1.仪器与材料

Agilent 1260 高效液相色谱仪，HP 真空脱气泵，HP 四元泵，HP 自动进样，HP 柱温箱，HPLC-DAD 检测器；AND GX-600 型电子分析天平（d=0.001g）；色谱柱为 Agilent ZORBAX SB-C18（250mm×4.6mm，5μm）。

川续断皂苷VI（纯度：HPLC≥98%，批号：SH0166，购于北京赛百草科技有限公司）。甲醇、乙腈为色谱纯（美国，Fisher 公司），水为高纯水，其他试剂为分析纯。

2.样品采集

样品共 12 份（编号 XD-01～XD-12），采自主产区及道地产区四川、湖北等地，包括符合《中国药典》要求的不同商品规格等级。

3.物种鉴别

经鉴定，研究样品均为川续断科植物川续断 *Dipsacus asperoides* C.Y.Cheng et T.M.Ai。

4.定量测定

1）色谱条件

饮片色谱条件 色谱柱为 Agilent ZORBAX SB-C18（250mm×4.6mm，5μm）；流动相为乙腈（A）-水（B）；梯度洗脱条件：A：B=30：70；柱温为 30℃；流速为 0.8mL/min；检测波长为 212nm，进样量为 5μL。理论塔板数按川续断皂苷VI峰计算应不低于 3000 图 5-30-2A。

标准汤剂色谱条件 色谱柱为 Agilent ZORBAX SB-C18（250mm×4.6mm，5μm）；流动相为乙腈（A），0.1%甲酸水为流动相 B；梯度洗脱条件：0～5min，5% A；5～15min，5%～25% A；45～65min，45% A；65～90min，45%～100% A。柱温为 30℃；流速为 0.8mL/min；检测波长为 212nm；进样量为 5μL 图 5-30-2B。

2）对照品溶液制备

取川续断皂苷VI对照品适量，精密称定，加甲醇制成每 1mL 含 0.9987mg 的溶液。精密量取 1mL，置 10mL 量瓶中，加流动相稀释至刻度，摇匀，即得。

3）供试品溶液制备

（1）饮片供试品溶液制备

取本品粉末约 0.1g，精密称定，置于 50mL 具塞锥形瓶中，加稀乙醇 35mL，称定重量，超声处理 30min，放冷，再称定重量，补足减失的重量，摇匀，0.22μm 滤膜滤过，取续滤液，即得。

（2）标准汤剂供试品溶液制备

取续断饮片 100g，加 7 倍量水（依据临床煎煮习惯，选用纯化水）浸泡 30min，加热回流 60min，趁热过滤，药渣再加 6 倍量水，回流 40min，趁热过滤（同上），合并 2 次煎煮滤液，减压浓缩，温度不超过 60℃，使最终体积浓缩至 500mL。

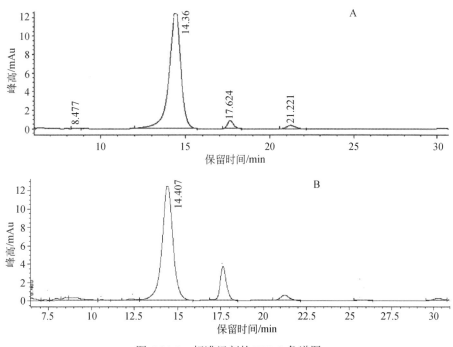

图 5-30-2　标准汤剂的 HPLC 色谱图

A：川续断皂苷Ⅵ（asperosaponin，$C_{47}H_{76}O_{18}$）；B：标准汤剂

精密量取续断标准汤剂（XD-01～XD-12）1mL 至 25mL 容量瓶中，加入甲醇至刻度，超声处理 30min，冷却，甲醇定容，摇匀，过 0.22μm 微孔滤膜，即得所需供试品。

4）方法学验证

以川续断皂苷Ⅵ峰面积积分值为纵坐标（Y），对照品进样量（μg）为横坐标（X），绘制标准曲线，$Y=75.228X+41.4$，$R^2=0.9994$，表明线性关系良好。精密度考察合格，RSD%为 1.2%。续断标准汤剂供试品制备后 24 小时内稳定性良好，RSD%为 1.5%。重复性良好，平行 6 份供试品溶液的 RSD%为 1.1%，平均加样回收率为 99.1%，RSD%为 0.4%。

5）测定法

（1）含量测定

分别精密吸取对照品溶液 20μL、饮片供试品溶液 20μL 和标准汤剂供试品溶液 20μL 注入高效液相色谱仪，按照 4 下的色谱条件测定含量。

（2）标准汤剂 pH 值测定

取标准汤剂，用 pH 计测定 pH 值。

（3）总固体测定

参照编写说明【总固体】项下测定方法操作。

（4）川续断皂苷Ⅵ转移率

参照编写说明【转移率】项下公式计算。

6）结果

（1）饮片中川续断皂苷Ⅵ含量

川续断皂苷Ⅵ含量测定结果见表 5-30-2，所收集样品均满足《中国药典》中川续断皂苷Ⅵ（不低于 1.5%）的限量要求。

表 5-30-2　饮片中川续断皂苷Ⅵ含量测定

编号	川续断皂苷Ⅵ含量/%	RSD/%
XD-01	8.73	1.3
XD-02	9.48	1.4
XD-03	8.16	0.4
XD-04	8.15	0.6
XD-05	13.19	1.8
XD-06	12.41	1.6
XD-07	13.29	1.2
XD-08	2.99	0.6
XD-09	13.81	1.4
XD-10	6.38	1.4
XD-11	10.19	0.8
XD-12	9.46	1.1

（2）标准汤剂中川续断皂苷Ⅵ含量（表 5-30-3）

表 5-30-3　标准汤剂中川续断皂苷Ⅵ的含量测定

编号	川续断皂苷Ⅵ含量/（mg/mL）	RSD/%
XD-01	7.34	1.0
XD-02	9.14	1.1
XD-03	6.14	0.9
XD-04	7.66	0.6
XD-05	10.88	1.8
XD-06	12.56	1.6
XD-07	10.12	1.8
XD-08	2.46	0.7
XD-09	10.54	1.0
XD-10	5.84	1.8
XD-11	10.34	0.7
XD-12	13.1	1.3

（3）pH 值及总固体（表 5-30-4）

表 5-30-4　pH 值及总固体

编号	pH 值	总固体/g	RSD/%
XD-01	4.9	0.76	0.2

编号	pH 值	总固体/g	RSD/%
XD-02	5.3	0.97	0.2
XD-03	4.6	0.80	0.6
XD-04	4.8	0.77	1.1
XD-05	4.9	0.82	0.9
XD-06	5.4	0.92	0.3
XD-07	5.1	0.85	0.1
XD-08	5.2	0.67	2.1
XD-09	5.5	0.72	0.3
XD-10	5.1	0.63	2.1
XD-11	4.7	0.79	2.6
XD-12	5.2	0.82	0.9

（4）川续断皂苷Ⅵ转移率（表 5-30-5）

表 5-30-5　转移率计算

编号	标准汤剂中川续断皂苷含量/mg	饮片中川续断皂苷含量/mg	川续断皂苷Ⅵ转移率/%	$\overline{X} \pm 2S$
XD-01	3670	8730	42.1	
XD-02	4570	9480	48.2	
XD-03	3070	8160	37.7	
XD-04	3830	8150	47.1	
XD-05	5440	13190	41.2	
XD-06	6280	12410	50.6	45.9±17.6
XD-07	5060	13290	38.1	
XD-08	1230	2990	41.1	
XD-09	5270	13810	38.2	
XD-10	2920	6380	45.9	
XD-11	5170	10190	50.7	
XD-12	6550	9460	69.2	

5.标准汤剂特征图谱研究

1）色谱条件

HPLC 色谱条件　同 4 下的色谱条件。

LC/MS 色谱条件　色谱柱为 Agilent ZORBAX SB-C18（250mm×4.6mm，5μm）；流动相为乙腈

（A），0.1%甲酸水为流动相B；梯度洗脱条件：0～5min，5% A；5～15min，5%～25% A；45～65min，45% A；65～90min，45%～100% A，柱温为30℃；流速为0.8mL/min（进入质谱进行分流，分流比为1∶1）；检测波长为212nm；进样量为5μL。

2）质谱条件

离子模式：正离子模式加热器温度350℃；毛细管温度350℃；毛细管电压35V，喷雾电压3.5kV，鞘气（N₂）流速35arb，辅助气（N₂）流速10arb；质量数扫描范围为50～1500，分辨率为30000。

3）参照物溶液的制备

同4下的参照物溶液的制备

4）供试品溶液制备

同4下的供试品溶液制备。

5）方法学验证

方法学验证合格（具体内容略）。

6）特征图谱的建立及共有峰的标定

按照4下的色谱条件，分别将12批次续断饮片标准汤剂供试品溶液进样分析，准确吸取各供试品溶液5μL，注入HPLC记录色谱峰信息，特征图谱见（图5-30-3），相似度结果见表5-30-6，生成的对照特征图谱见图5-30-4，共有峰10个，各共有峰峰面积见表5-30-7，以峰4为参照峰，计算其他峰的相对保留时间和相对峰面积（表5-30-8）。通过UPLC-ESI-MS/MS指认4个峰，分别是峰1：绿原酸和隐绿原酸（RT=16.10，377.08361 [M+Na] ⁺）；峰7：马钱苷酸（RT=29.52，399.12593 [M+Na] ⁺）；峰8：獐牙菜苷（RT=39.95，359.13465 [M+H] ⁺）；峰10：二咖啡酰奎宁酸（RT=45.48，539.11752 [M+Na] ⁺）。

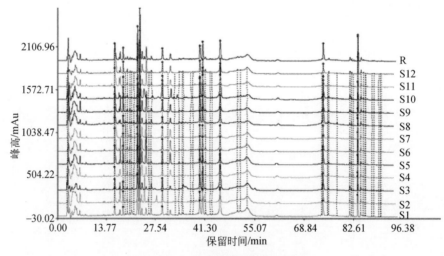

图 5-30-3　续断标准汤剂特征图谱

表 5-30-6　续断药材标准汤剂液相色谱图相似度匹配结果

编号	S1	S2	S3	S4	S5	S6	S7	S8	S9	S10	S11	S12	对照特征图谱
S1	1.000	0.987	0.995	0.987	0.988	0.813	0.816	0.740	0.831	0.864	0.791	0.825	0.959
S2	0.987	1.000	0.979	0.999	0.998	0.820	0.813	0.719	0.810	0.825	0.773	0.828	0.953
S3	0.995	0.979	1.000	0.979	0.978	0.814	0.819	0.749	0.840	0.884	0.805	0.823	0.961

续表

编号	S1	S2	S3	S4	S5	S6	S7	S8	S9	S10	S11	S12	对照特征图谱
S4	0.987	0.999	0.979	1.000	0.997	0.820	0.813	0.720	0.812	0.828	0.774	0.828	0.953
S5	0.988	0.998	0.978	0.997	1.000	0.817	0.811	0.718	0.810	0.828	0.768	0.827	0.952
S6	0.813	0.820	0.814	0.820	0.817	1.000	0.990	0.705	0.949	0.648	0.915	0.941	0.930
S7	0.816	0.813	0.819	0.813	0.811	0.990	1.000	0.710	0.966	0.669	0.945	0.944	0.934
S8	0.740	0.719	0.749	0.720	0.718	0.705	0.710	1.000	0.773	0.780	0.711	0.701	0.804
S9	0.831	0.810	0.840	0.812	0.810	0.949	0.966	0.773	1.000	0.765	0.941	0.901	0.940
S10	0.864	0.825	0.884	0.828	0.828	0.648	0.669	0.780	0.765	1.000	0.727	0.672	0.849
S11	0.791	0.773	0.805	0.774	0.768	0.915	0.945	0.711	0.941	0.727	1.000	0.930	0.911
S12	0.825	0.828	0.823	0.828	0.827	0.941	0.944	0.701	0.901	0.672	0.930	1.000	0.927
对照特征图谱	0.959	0.953	0.961	0.953	0.952	0.930	0.934	0.804	0.940	0.849	0.911	0.927	1.000

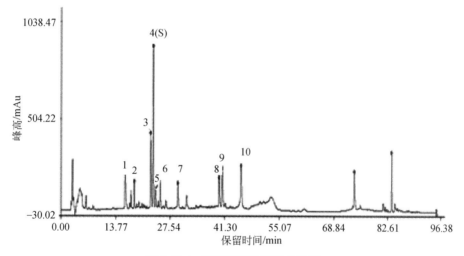

图 5-30-4　对照特征图谱及共有峰

峰 1：绿原酸（Chlorogenic acid，$C_{16}H_{18}O_9$）和隐绿原酸（Cryptochlorogenic acid，$C_{16}H_{18}O_9$）；峰 7：马钱苷酸（loganic acid，$C_{16}H_{24}O_{10}$）；

峰 8：獐牙菜苷（sweroside，$C_{16}H_{22}O_9$）；峰 10：二咖啡酰奎宁酸（dicaffeoylquinic acid，$C_{25}H_{24}O_{12}$）

表 5-30-7　各共有峰峰面积

编号	保留时间/min	S1	S2	S3	S4	S5	S6	S7	S8	S9	S10	S11	S12
1	16.1	1470.8	2899.5	1976.8	1698.9	4377.7	5632.5	5047.5	3726.4	4280.3	2334.9	4299.3	8768.4
2	18.4	925.9	1310.7	907.7	1790.3	2302.1	2207.4	1373.7	948.2	1931.3	1389.0	1055.7	1362.5
3	19.6	409.1	555.0	301.3	719.0	444.4	484.3	48.3	270.6	387.5	487.3	399.7	534.4
4	22.6	6849.3	4669.7	7640.6	7369.6	6331.9	5991.6	5344.7	2952.7	5853.6	7290.8	4127.3	4795.2
5	23.2	7221.3	13407.2	5973.9	10133.5	13837.7	15354.7	13931.8	4020.6	11979.6	6182.4	11254.0	11902.9
6	26.5	1223.0	49.4	1191.1	1322.2	612.4	613.6	592.7	962.2	843.0	439.0	687.2	574.0

编号	保留时间/min	S1	S2	S3	S4	S5	S6	S7	S8	S9	S10	S11	S12
7	29.5	1527.2	2138.4	2261.9	2672.1	2097.7	2067.5	1943.0	1285.2	2409.5	3241.1	2053.0	2316.5
8	40.0	2579.2	2000.5	2824.6	3263.1	2647.9	2839.4	2440.1	2118.3	3092.9	4509.7	1420.0	2155.7
9	40.7	4785.4	2380.4	5746.5	3863.9	2476.6	2604.3	2322.3	2841.1	3126.6	6305.5	1914.9	2430.2
10	45.5	8278.7	3972.1	10642.2	6767.7	3813.6	3889.9	3502.9	4607.4	5019.3	10425.7	3047.8	3829.3

表 5-30-8   续断标准汤剂共有指纹峰指标参数

峰编号	保留时间/min	相对保留时间	峰面积/mAu×s	相对峰面积
1	16.126	0.693	324.2	0.700
2	18.545	0.845	370.4	0.799
3	22.586	0.976	451.0	0.973
4	23.212	1.000	463.5	1.000
5	23.865	1.032	204.0	0.440
6	25.076	1.085	500.4	1.110
7	29.617	1.287	591.2	1.275
8	239.988	1.723	799.4	1.725
9	40.774	1.764	214.2	0.462
10	45.522	1.966	302.5	0.653

5.31 玄 参

5.31.1 玄参标准汤剂质量标准

本品为玄参科植物玄参 *Scrophularia ningpoensis* Hemsl.的干燥根，经炮制、加工制成的标准汤剂。

【制法】取玄参饮片 100g，加 7 倍量水浸泡 30min，回流 30min，趁热过滤，药渣再加 6 倍量水，回流 20min，趁热过滤，合并 2 次滤液，减压浓缩至 500mL，即得。

【性状】本品为黑色溶液。

【检查】pH 值   应为 4.5～5.7。

总固体   应为 0.94～1.3g。

其他   应符合口服混悬剂项下有关的各项规定。

【特征图谱】照高效液相色谱法测定

色谱条件与系统适用性试验   以十八烷基硅烷键合硅胶为填充剂（柱长为 250mm，内径为 4.6mm，粒径为 5μm）；以乙腈为流动相 A，以 0.03%磷酸水溶液为流动相 B，按表 5-31-1 中的规定进行梯度洗脱；流速为 1mL/min；柱温为 40℃；检测波长为 210nm。理论塔板数按哈巴苷峰计算应不低于 5000。

表 5-31-1　洗脱条件

时间/min	流动相 A/%	流动相 B/%
0～10	3→10	97→90
10～30	10→30	90→70
30～40	30→90	70→10

　　参照物溶液的制备　取哈巴苷、哈巴俄苷和肉桂酸对照品适量，精密称定，分别加 25%甲醇制成每 1mL 含哈巴苷 80μg、哈巴俄苷 10μg 和肉桂酸 40μg 的溶液，即得。

　　供试品溶液的制备　取本品摇匀，精密量取 1mL，置 25mL 量瓶中，加 25%甲醇至接近刻度，超声处理（功率 250W，频率 40kHz）20min，放冷，加 25%甲醇至刻度，摇匀，滤过，取续滤液，即得。

　　测定法　分别精密吸取参照物溶液和供试品溶液各 10μL，注入液相色谱仪，测定，记录 40min 的色谱图，即得。

　　供试品特征图谱中应呈现 10 个特征峰（图 5-31-1），其中 3 个峰应分别与对应的参照物峰保留时间相同；与哈巴苷参照物峰相应的峰为 S 峰，计算特征峰峰 1～峰 8 的相对保留时间，其相对保留时间应在规定值的±5%之内。规定值为：0.38（峰 1）、0.68（峰 2）、0.76（峰 3）、1.00（峰 4）、1.21（峰 5）、2.42（峰 6）、2.45（峰 7）、2.76（峰 8）。计算峰 1，峰 8～峰 10 与 S 峰的相对峰面积，峰 1 的相对峰面积不得小于 0.46，峰 8 的相对峰面积不得小于 0.49，峰 9 的相对峰面积不得小于 0.21，峰 10 的相对峰面积不得小于 0.47。

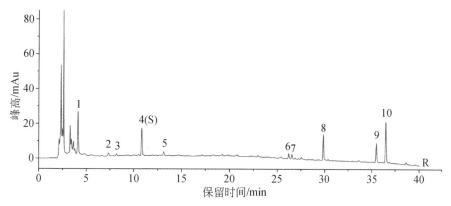

图 5-31-1　对照特征图谱及共有峰确认

峰 4（S）：哈巴苷（harpagide，$C_{15}H_{24}O_{10}$）；峰 9：哈巴俄苷（harpagoside，$C_{24}H_{30}O_{11}$）；峰 10：肉桂酸（*trans*-cinnamic acid，$C_9H_8O_2$）

【含量测定】　照高效液相色谱法测定

色谱条件与系统适用性试验　同【特征图谱】项下。

　　对照品溶液的制备　取哈巴苷、哈巴俄苷对照品适量，精密称定，加 25%甲醇制成每 1mL 含哈巴苷 80μg 和哈巴俄苷 10μg 的溶液，即得。

　　供试品溶液的制备　取【特征图谱】项下的供试品溶液，即得。

　　测定法　分别精密吸取对照品溶液和供试品溶液各 10μL，注入液相色谱仪，测定，即得。

　　本品每 1mL 含玄参以哈巴苷（$C_{15}H_{24}O_{10}$）和哈巴俄苷（$C_{24}H_{30}O_{11}$）总量计应不低于 0.75mg。

【转移率】哈巴苷和哈巴俄苷总量的转移率范围应为 74.1%～92.5%。

【规格】0.2g/mL（以饮片计）。

【贮藏】冷冻保存，用时复融。

5.31.2 玄参标准汤剂质量标准起草说明

1.仪器与材料

岛津 LC-20AT 型高效液相色谱仪（日本岛津公司，DGC-20 A 型在线脱气系统，SIL-20 A 型自动进样系统，CTO-20 A 型柱温箱，SPD-M20 A 型二极管阵列检测器），BS224S-型 1/10 万电子分析天平（德国赛多利斯公司）；KQ-250DB 型超声波清洗器（昆山市超声仪器有限公司）；Sartorious BS 210 S 型电子天平；Sartorius PB-10 型 pH 计。

哈巴苷和哈巴俄苷（批号分别为：BCTG-G252 和 1282-051218，含量分别为：≥92%和≥98%，均购自中药固体制剂制造技术国家工程研究中心），甲醇、乙腈为色谱纯（美国，Fisher 公司），水为高纯水，其他试剂为分析纯。

2.样品采集

样品共 15 份（编号 XS-01～XS-15），采自主产区或道地产区浙江、湖北等地及安国、樟树等药材市场，包括符合《中国药典》要求的不同商品规格等级。

3.物种鉴别

经鉴定，研究样品均为玄参科植物玄参 *Scrophularia ningpoensis* Hemsl.。

4.定量测定

1）色谱条件

饮片色谱条件 色谱柱为 Diamonsil-C18（250mm×4.6mm，5μm）；流动相为乙腈（A）-0.03%磷酸水溶液（B），梯度洗脱（0～10min，97%～90% B；10～20min，90%～67% B；20～25min，67%～50% B；25～30min，50%～20% B；30～35min，20% B；35～37min，20%～97% B）。柱温为 40℃；流速为 1mL/min；检测波长为 210nm。理论塔板数按哈巴苷峰计算不低于 5000。

标准汤剂色谱条件 色谱柱为 Diamonsil-C18，（250mm×4.6mm，5μm）；流动相为乙腈（A）-0.03%磷酸水溶液（B），梯度洗脱（0～10min，97%～90% B；10～30min，90%～70% B；30～40min，70%～10% B）。柱温为 40℃；流速为 1mL/min；检测波长为 210nm，色谱图见图 5-31-2。理论塔板数按哈巴苷峰计算应不低于 5000。

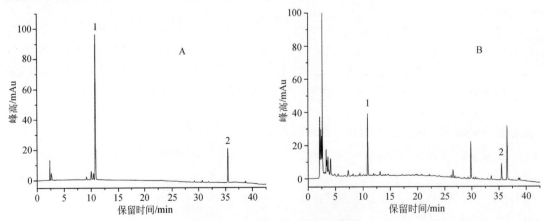

图 5-31-2 标准汤剂 HPLC 色谱图

A：混合对照品；B：标准汤剂

1：哈巴苷（harpagide，$C_{15}H_{24}O_{10}$）；2：哈巴俄苷（harpagoside，$C_{24}H_{30}O_{11}$）；

2）对照品溶液制备

取经五氧化二磷减压干燥器中干燥 36 小时的哈巴苷和哈巴俄苷对照品适量，精密称定，加 25%甲醇制成每 1mL 分别含哈巴苷 93.20μg 和哈巴俄苷 8.00μg 的溶液。

3）饮片供试品溶液制备

（1）饮片供试品溶液制备

取玄参饮片粉末 0.5g，精密称定，精密加入 50%甲醇 50mL，称重，浸泡 1 小时，超声处理 45min，冷却、补重，过微孔滤膜，取续滤液，即得。

（2）标准汤剂供试品溶液制备

取玄参饮片 100g，加 7 倍量水浸泡 30min，回流 30min，趁热过滤，药渣再加 6 倍量水，回流 20min，趁热过滤，合并 2 次滤液，减压浓缩至 500mL，即得。

取玄参标准汤剂（XS-01～XS-15）摇匀，分别精密吸取 1mL，置 25mL 量瓶中，加 25%甲醇稀释至接近刻度，超声处理 20min，冷却，25%甲醇定容，摇匀，0.45μm 微孔滤膜过滤，取续滤液，即得。

4）方法学验证

分别以哈巴苷和哈巴俄苷的峰面积积分值为纵坐标（Y），以对照品进样量（μg）为横坐标（X），绘制标准曲线，哈巴苷：$Y=277730X+471$，$R^2=0.9999$；哈巴俄苷：$Y=1487625X-34$，$R^2=1.0000$，表明线性关系良好。精密度考察合格，RSD%分别为 0.4%和 0.6%。玄参标准汤剂供试品溶液制备后 24 小时内稳定性良好，RSD 分别为 0.3%和 0.7%。重复性良好，平行 6 份供试品溶液的 RSD 分别为 0.6%和 0.9%。平均加样回收率分别为 102.7%和 101.0%，RSD 分别为 0.9%和 1.7%。

5）测定法

（1）含量测定

分别精密吸取对照品溶液和供试品溶液各 10μL，注入高效液相色谱仪，测定，即得。

（2）pH 值测定

取标准汤剂，用 pH 计测定 pH 值。

（3）总固体测定

参照编写说明【总固体】项下测定方法操作。

（4）哈巴苷和哈巴俄苷转移率测定

参照编写说明【转移率】项下公式计算。

6）结果

（1）饮片中哈巴苷和哈巴俄苷含量

哈巴苷和哈巴俄苷含量测定结果见表 5-31-2、表 5-31-3，以干燥品计，所收集样品均满足《中国药典》中哈巴苷和哈巴俄苷（合计不少于 0.45%）的限量要求。

表 5-31-2　饮片中哈巴苷和哈巴俄苷含量测定

编号	哈巴苷		哈巴俄苷		总含量/%
	含量/%	RSD/%	含量/%	RSD/%	
XS-01	0.61	1.2	0.07	2.8	0.68
XS-02	0.57	0.9	0.09	0.3	0.66
XS-03	0.58	0.7	0.09	0.2	0.67
XS-04	0.70	0.8	0.08	0.6	0.78
XS-05	0.67	0.2	0.11	0.2	0.78
XS-06	0.79	2.5	0.08	1.2	0.87

编号	哈巴苷		哈巴俄苷		总含量/%
	含量/%	RSD/%	含量/%	RSD/%	
XS-07	0.69	0.4	0.05	1.7	0.74
XS-08	0.67	1.9	0.10	1.5	0.77
XS-09	0.29	0.5	0.13	0.3	0.42
XS-10	0.51	0.1	0.14	1.1	0.65
XS-11	0.39	0.4	0.06	0.7	0.45
XS-12	0.54	0.8	0.10	2.0	0.64
XS-13	0.40	0.3	0.07	0.4	0.47
XS-14	0.41	0.2	0.09	1.0	0.50
XS-15	0.50	1.4	0.11	1.0	0.61

表 5-31-3　干燥品中哈巴苷和哈巴俄苷含量

编号	含水率/%	RSD/%	哈巴苷含量/%	哈巴俄苷含量/%	总含量/%
XS-01	10.2	0.1	0.68	0.08	0.76
XS-02	9.7	0.5	0.63	0.10	0.73
XS-03	9.6	0.3	0.64	0.10	0.74
XS-04	10.1	0.4	0.78	0.09	0.87
XS-05	9.9	0.9	0.74	0.12	0.86
XS-06	9.9	0.4	0.88	0.09	0.97
XS-07	11.8	0.6	0.78	0.05	0.83
XS-08	13.2	0.3	0.77	0.12	0.89
XS-09	9.9	0.4	0.33	0.14	0.47
XS-10	9.7	0.2	0.57	0.15	0.72
XS-11	9.5	0.4	0.43	0.07	0.50
XS-12	9.1	0.6	0.59	0.11	0.70
XS-13	9.5	0.2	0.44	0.08	0.52
XS-14	9.5	0.5	0.46	0.10	0.55
XS-15	11.4	0.9	0.56	0.13	0.69

（2）标准汤剂中哈巴苷和哈巴俄苷含量（表 5-31-4）

表 5-31-4　标准汤剂中哈巴苷和哈巴俄苷含量测定

编号	哈巴苷		哈巴俄苷		总含量/（mg/mL）
	含量/（mg/mL）	RSD/%	含量/（mg/mL）	RSD/%	
XS-01	1.10	1.7	0.09	0.4	1.19
XS-02	0.99	1.5	0.12	1.7	1.11
XS-03	1.02	0.8	0.11	1.5	1.13

编号	哈巴苷		哈巴俄苷		总含量/（mg/mL）
	含量/（mg/mL）	RSD/%	含量/（mg/mL）	RSD/%	
XS-04	1.20	2.8	0.13	1.5	1.33
XS-05	1.12	1.0	0.13	1.1	1.25
XS-06	1.38	2.4	0.15	2.4	1.53
XS-07	1.02	1.1	0.05	3.8	1.07
XS-08	1.09	2.0	0.15	0.5	1.24
XS-09	0.52	0.3	0.18	0.2	0.70
XS-10	0.92	0.8	0.19	0.8	1.11
XS-11	0.69	1.1	0.11	0.1	0.80
XS-12	0.97	2.3	0.14	2.9	1.11
XS-13	0.69	0.6	0.10	0.5	0.79
XS-14	0.72	0.8	0.12	0.0	0.84
XS-15	0.81	0.1	0.11	1.3	0.92

（3）总固体及 pH 值（表 5-31-5）

表 5-31-5　标准汤剂 pH 值及总固体

编号	pH 值	总固体/g	RSD/%
XS-01	5.6	1.12	0.2
XS-02	5.4	1.14	0.1
XS-03	5.4	1.17	0.0
XS-04	5.6	1.03	0.3
XS-05	5.5	1.04	0.1
XS-06	5.7	1.11	0.4
XS-07	4.9	0.96	0.1
XS-08	4.9	1.03	1.3
XS-09	4.5	1.15	0.1
XS-10	4.7	1.05	0.7
XS-11	4.7	1.20	1.3
XS-12	5.1	1.25	0.5
XS-13	5.5	1.05	0.2
XS-14	5.3	1.05	0.1
XS-15	5.5	1.04	0.0

（4）哈巴苷和哈巴俄苷转移率

根据测定结果，按照转移率计算公式计算哈巴苷和哈巴俄苷总含量的转移率（表 5-31-6）。

表 5-31-6　哈巴苷、哈巴俄苷总含量转移率计算结果（$\overline{X} \pm S$）

编号	标准汤剂中 2 成分含量/mg	饮片中 2 成分含量/mg	转移率/%	（$\overline{X} \pm S$）/%
XS-01	595.0	680.0	87.5	
XS-02	555.0	660.0	84.1	
XS-03	565.0	670.0	84.3	
XS-04	665.0	780.0	85.3	
XS-05	625.0	780.0	80.1	
XS-06	765.0	870.0	87.9	
XS-07	535.0	740.0	72.3	
XS-08	620.0	770.0	80.5	83.3±4.6
XS-09	350.0	420.0	83.3	
XS-10	555.0	650.0	85.4	
XS-11	400.0	450.0	88.9	
XS-12	555.0	640.0	86.7	
XS-13	395	470	84.0	
XS-14	420	500	84.0	
XS-15	460	610	75.4	

5.标准汤剂特征图谱研究

1）色谱条件

同 4 下的色谱条件

2）标准汤剂供试品溶液制备

同 4 下的标准汤剂供试品溶液制备。

3）方法学验证

方法学考察合格（具体内容略）

4）特征图谱的建立及共有峰的标定

按照 4 下的色谱条件，分别精密吸取 15 批玄参标准汤剂供试品溶液 10μL，注入高效液相色谱仪，记录色谱峰信息，生成的特征图谱见图 5-31-3，其中共有峰 10 个，指认 3 个，见图 5-31-4。相似度结果见表 5-31-7。各共有峰峰面积见表 5-31-8，以峰 3 为参照峰，计算其他峰的相对保留时间和相对峰面积（表 5-31-9）。

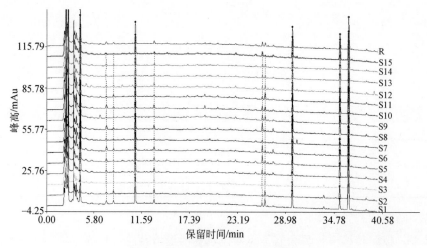

图 5-31-3　玄参标准汤剂特征图谱

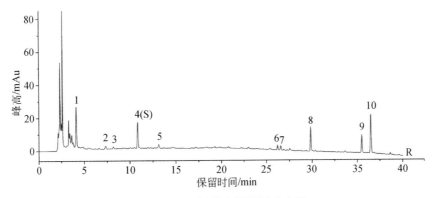

图 5-31-4　对照特征图谱及共有峰

峰 4：哈巴苷（harpagide，$C_{15}H_{24}O_{10}$）；峰 9：哈巴俄苷（harpagoside，$C_{24}H_{30}O_{11}$）；峰 10：肉桂酸（trans-cinnamic acid，$C_9H_8O_2$）

表 5-31-7　相似度计算结果

编号	S1	S2	S3	S4	S5	S6	S7	S8	S9	S10	S11	S12	S13	S14	S15	对照特征图谱
S1	1.000	0.975	0.976	0.907	0.911	0.894	0.828	0.855	0.941	0.934	0.982	0.992	0.954	0.944	0.930	0.956
S2	0.975	1.000	0.998	0.828	0.824	0.845	0.703	0.812	0.913	0.929	0.935	0.963	0.902	0.873	0.878	0.902
S3	0.976	0.998	1.000	0.822	0.820	0.836	0.702	0.799	0.903	0.918	0.933	0.962	0.897	0.868	0.869	0.896
S4	0.907	0.828	0.822	1.000	0.997	0.976	0.969	0.962	0.927	0.932	0.949	0.929	0.978	0.986	0.979	0.985
S5	0.911	0.824	0.820	0.997	1.000	0.962	0.972	0.946	0.930	0.923	0.954	0.933	0.978	0.990	0.978	0.984
S6	0.894	0.845	0.836	0.976	0.962	1.000	0.919	0.995	0.917	0.943	0.925	0.912	0.956	0.952	0.960	0.966
S7	0.828	0.703	0.702	0.969	0.972	0.919	1.000	0.898	0.836	0.819	0.884	0.848	0.915	0.943	0.915	0.926
S8	0.855	0.812	0.799	0.962	0.946	0.995	0.898	1.000	0.905	0.937	0.896	0.881	0.938	0.932	0.950	0.948
S9	0.941	0.913	0.903	0.927	0.930	0.917	0.836	0.905	1.000	0.963	0.977	0.972	0.981	0.966	0.980	0.973
S10	0.934	0.929	0.918	0.932	0.923	0.943	0.819	0.937	0.963	1.000	0.948	0.955	0.968	0.947	0.968	0.964
S11	0.982	0.935	0.933	0.949	0.954	0.925	0.884	0.896	0.977	0.948	1.000	0.992	0.987	0.982	0.973	0.986
S12	0.992	0.963	0.962	0.929	0.933	0.912	0.848	0.881	0.972	0.955	0.992	1.000	0.978	0.967	0.963	0.976
S13	0.954	0.902	0.897	0.978	0.978	0.956	0.915	0.938	0.981	0.968	0.987	0.978	1.000	0.996	0.997	0.998
S14	0.944	0.873	0.868	0.986	0.990	0.952	0.943	0.932	0.966	0.947	0.982	0.967	0.996	1.000	0.992	0.996
S15	0.930	0.878	0.869	0.979	0.978	0.960	0.915	0.950	0.980	0.968	0.973	0.963	0.997	0.992	1.000	0.994
对照特征图谱	0.956	0.902	0.896	0.985	0.984	0.966	0.926	0.948	0.973	0.964	0.986	0.976	0.998	0.996	0.994	1.000

表 5-31-8　各共有峰峰面积

编号	保留时间/min	S1	S2	S3	S4	S5	S6	S7	S8	S9	S10	S11	S12	S13	S14	S15
1	4.12	143345	61107	60966	179912	239464	182587	236424	151654	146517	96984	162884	174682	135021	155946	169923
2	7.30	20245	12639	12914	15192	19114	30251	10766	28600	7015	25500	10399	13286	10373	14680	12058
3	8.16	16188	18788	7020	8530	7548	12189	6339	8960	4745	9249	13810	9302	3577	5485	5632

编号	保留时间/min	S1	S2	S3	S4	S5	S6	S7	S8	S9	S10	S11	S12	S13	S14	S15
4	10.81	116080	88493	91004	112203	134602	148577	120563	119662	54422	95883	82549	114258	75829	78483	90247
5	13.09	19997	22400	20742	22367	21007	19999	7090	22456	4472	18496	9902	20426	8589	10103	10106
6	26.15	12894	6411	5059	19159	37262	28820	8635	37376	24776	22079	11956	15577	12006	14064	20532
7	26.50	35895	27052	30277	10656	15551	8870	2249	6001	21315	21618	36021	23142	12706	15445	5792
8	29.77	75971	66849	62072	92573	102378	175404	86474	160611	93633	81225	80447	90054	69978	66222	93187
9	35.44	51375	58678	50420	65191	78327	82332	28388	86296	111022	105908	67674	88768	73063	65014	103001
10	36.47	246059	204734	206408	116934	155598	148855	94082	110245	181955	138517	195846	262637	132333	128879	151211

表 5-31-9　相对保留时间与相对峰面积

峰编号	保留时间/min	相对保留时间	峰面积/mAu×s	相对峰面积
1	4.117	0.381	153161	1.509
2	7.295	0.675	16202	0.160
3	8.157	0.755	9158	0.090
4	10.800	1.000	101524	1.000
5	13.093	1.212	15877	0.156
6	26.154	2.421	18440	0.182
7	26.496	2.452	18173	0.179
8	29.772	2.755	93139	0.917
9	35.432	3.280	74364	0.732
10	36.469	3.376	164953	1.625

5.32　远　　志

5.32.1　远志标准汤剂质量标准

本品为远志科植物远志 *Polygala tenuifolia* Willd.的干燥根，经炮制、加工制成的标准汤剂。

【制法】取远志饮片 100g，加 7 倍量水浸泡 30min，回流 30min，趁热过滤，药渣再加 6 倍量水，回流 20min，趁热过滤，合并 2 次滤液，减压浓缩至 500mL，即得。

【性状】本品为红棕色混悬液，静置后会产生沉淀。

【检查】pH 值　应为 5.0～5.9。

　　　　总固体　应为 0.27～0.61g。

　　　　其他　应符合口服混悬剂项下有关的各项规定。

【特征图谱】照高效液相色谱法测定。

色谱条件与系统适用性试验　远志𠮡酮Ⅲ、3，6′-二芥子酰基蔗糖　以十八烷基硅烷键合硅胶为填充剂（柱长 150mm，内径 4.6mm，粒径 3μm）；以乙腈为流动相 A，以 0.05%磷酸溶液为流动相 B，按表 5-32-1 中的规定进行梯度洗脱；流速为 1.0mL/min；柱温为 35℃，检测波长为 320nm。理论塔板数按 3，6′-二芥子酰基蔗糖峰计算应不低于 3000。

表 5-32-1 洗脱条件

时间/min	流动相 A/%	流动相 B/%
0～20	18→26	82→74
20～21	26→90	74→10
21～27	90	10
27～28	90→18	10→82
28～34	18	82

参照物溶液的制备　取远志𠮿酮Ⅲ、3，6′-二芥子酰基蔗糖对照品适量，精密称定，分别加甲醇制成每 1mL 含远志𠮿酮Ⅲ150μg、3，6′-二芥子酰基蔗糖 200μg 的溶液，即得。

供试品溶液的制备　取本品摇匀，精密吸取 10mL，置具塞锥形瓶中，精密加入甲醇 15mL，称定重量，加热回流 1.5 小时，放冷，再称定重量，用甲醇补足减失的重量，摇匀，过滤，滤过，取续滤液，即得。

测定法　分别精密吸取对照品溶液和供试品溶液各 10μL，注入液相色谱仪，测定，记录 34min 的色谱图，即得。

供试品特征图谱中应呈现 7 个特征峰（图 5-32-1），其中 2 个峰应分别与对应的参照物峰保留时间相同；与 3，6′-二芥子酰基蔗糖参照物峰相应的峰为 S 峰，计算特征峰峰 1、峰 2、峰 4～峰 7 的相对保留时间，其相对保留时间应在规定值的 ±5% 之内。规定值为：0.19（峰 1）、0.37（峰 2）、1.00（峰 4）、1.09（峰 5）、1.44（峰 6）、2.01（峰 7）。计算峰 3 与 S 峰的相对峰面积，峰 3 的相对峰面积不得小于 0.34。

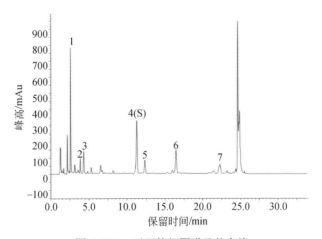

图 5-32-1 对照特征图谱及共有峰

峰 3：远志𠮿酮Ⅲ（polygalaxanthone Ⅲ，$C_{25}H_{28}O_{15}$）；峰 4：3, 6′-二芥子酰基蔗糖（3, 6′-disinapoyl sucrose，$C_{36}H_{46}O_{17}$）

【含量测定】照高效液相色谱法测定

色谱条件与系统适用性试验　细叶远志皂苷　以十八烷基硅烷键合硅胶为填充剂（柱长 150mm，内径 4.6mm，粒径为 3μm）；以乙腈（A）-0.05% 磷酸溶液（B）为流动相，（表 5-32-2）梯度洗脱；流速为 1.0mL/min；进样量为 10μL；柱温为 35℃，检测波长为 210nm。理论塔板数按细叶远志皂苷峰计算应不低于 3000。

表 5-32-2　洗脱条件

时间/min	流动相 A/%	流动相 B/%
0～20	30→41	70→59
20～21.5	41→95	59→5
21.5～28.5	95	5
28.5～30	95→30	5→70
30～37	30	70

远志䁔酮Ⅲ、3，6′-二芥子酰基蔗糖　同【特征图谱】项下

对照品溶液的制备　取细叶远志皂苷元、远志䁔酮Ⅲ、3，6′-二芥子酰基蔗糖对照品适量，精密称定，加甲醇制成每 1mL 含细叶远志皂苷元 1000μg、远志䁔酮Ⅲ150μg、3，6′-二芥子酰基蔗糖 200μg 的溶液，即得。

供试品溶液的制备　取【特征图谱】项下的供试品溶液，即得。

测定法　分别精密吸取对照品溶液和供试品溶液各 10μL，注入液相色谱仪，测定，即得。

本品每 1mL 含远志以细叶远志皂苷元（tenuifolin，$C_{36}H_{56}O_{12}$）计应不低于 0.58mg，以远志䁔酮Ⅲ（polygalaxanthone Ⅲ，$C_{25}H_{28}O_{15}$）计应不低于 0.11mg，以 3，6′-二芥子酰基蔗糖（3，6′-disinapoyl sucrose，$C_{36}H_{46}O_{17}$）计应不低于 0.38mg。

【转移率】细叶远志皂苷元转移率范围应为 3.1%～30.0%，远志䁔酮Ⅲ转移率范围应为 19.0%～55.1%，3，6′-二芥子酰基蔗糖转移率范围应为 14.0%～62.5%

【规格】0.2g/mL（以饮片计）。

【贮藏】冷冻保存，用时复融。

5.32.2　远志标准汤剂质量标准起草说明

1.仪器与材料

高效液相色谱仪 Shimadzu LC-20AT，配有双泵，SIL-20A 自动进样器，CTI-20AC 柱温箱，SPD-M20A 检测器，LC solution 数据处理工作站；Phenomenex Luna C18（2）（250mm×4.6mm，5.0μm）色谱柱；Phenomenex Luna C18（2）（150mm×4.6mm，3.0μm）色谱柱；电子天平（准确至万分之一，北京赛多利斯科学仪器有限公司）；KQ-500DB 型超声波清洗器（昆山市超声仪器有限公司）；溶剂过滤器（天津津腾公司）；循环水真空泵（郑州科创仪器有限公司）；TGL-185 台式高速冷冻离心机（长沙平凡仪器仪表有限公司）；Thermo Scientific Finnpipette F3 单道移液器（赛默飞世尔上海仪器有限公司）；PHSJ-4A 型 pH 计。

细叶远志皂苷（HPLC 纯度大于 98%，批号：20183-47-5，购于南京春秋生物公司）、远志䁔酮Ⅲ（HPLC 纯度大于 98%，批号：162857-78-5，购于南京春秋生物公司）、3，6′-二芥子酰基蔗糖（HPLC 纯度大于 98%，批号：139891-98-8，购于南京春秋生物公司）。乙腈（色谱级）购于 Burdick & Jackson 公司，水为高纯水，正丁醇和甲醇为分析纯，购自北京化工厂。

2.样品采集

样品共 15 份（编号 YZ-01～YZ-15），采自主产区或道地产区山西、陕西等地及安国等药材市场，包括符合《中国药典》要求的不同商品规格等级。

3.物种鉴别

经鉴定，研究样品均为远志科植物远志 *Polygala tenuifolia* Willd.。

4.定量测定

1）色谱条件

细叶远志皂苷：色谱柱为 Phenomenex Luna C18（2）（250mm×4.6mm，5.0μm）；以乙腈（A）-0.05% 磷酸溶液（B）为流动相、梯度洗脱：0～20min，70%～59% B；20～21.5min，59%～5% B；21.5～28.5min，5% B；28.5～30min，5%～70% B；30～37min，70% B。流速为 1.0mL/min；进样量为 10μL；柱温为 35℃；检测波长为 210nm。理论塔板数按细叶远志皂苷峰计算应不低于 3000。

远志𠯟酮Ⅲ、3,6′-二芥子酰基蔗糖：色谱柱为 Phenomenex Luna C18（2）（150mm × 4.6mm，3.0μm）；以乙腈（A）-0.05%磷酸溶液（B）为流动相；梯度洗脱：0～20min，82%～74% B；20～21min，74%～10% B；21～27min，10% B；27～28min，10%～82% B；28～34min，82% B。流速为 1.0mL/min；进样量为 10μL；柱温为 35℃；检测波长为 320nm。理论塔板数按 3,6′-二芥子酰基蔗糖峰计算应不低于3000，色谱图见 5-32-2。

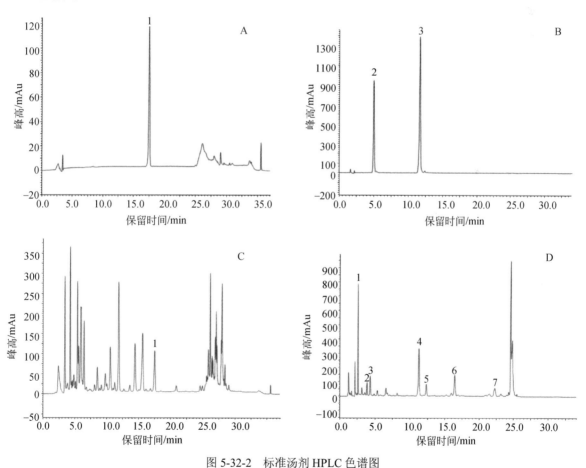

图 5-32-2　标准汤剂 HPLC 色谱图

A：细叶远志皂苷元（tenuifolin，$C_{36}H_{56}O_{12}$）；B：远志𠯟酮Ⅲ（polygalaxanthone Ⅲ，$C_{25}H_{28}O_{15}$）；3, 6′-二芥子酰基蔗糖（3, 6′-disinapoyl sucrose，$C_{36}H_{46}O_{17}$）；C：标准汤剂-皂苷类成分；D：标准汤剂-糖苷类成分

2）对照品溶液制备

取经五氧化二磷减压干燥器中干燥 36 小时的细叶远志皂苷元、远志𠯟酮Ⅲ和 3, 6′-二芥子酰基蔗

糖对照品适量，精密称定，分别加甲醇制成每 1mL 含细叶远志皂苷元 1000μg、远志𠮷酮III150μg、3，6′-二芥子酰基蔗糖 200μg 的溶液，即得。

3）供试品溶液制备

（1）饮片供试品溶液制备

细叶远志皂苷：取本品粉末（过三号筛）约 1g，精密称定，置具塞锥形瓶中，精密加入 70% 甲醇 50mL，称定重量，超声处理（功率 400W，频率 40kHz）1 小时，放冷，再称定重量，用 70%甲醇补足减失的重量，摇匀，滤过，精密量取续滤液 25mL，置圆底烧瓶中，蒸干，残渣加 10%氢氧化钠溶液 50mL，加热回流 2 小时，放冷，用盐酸调节 pH 值为 4～5，用水饱和的正丁醇振摇提取 3 次，每次 50mL，合并正丁醇液，回收溶剂至干，残渣加甲醇适量使溶解，转移至 25mL 量瓶中，加甲醇至刻度，摇匀，0.45μm 微孔滤膜滤过，取续滤液，即得。

远志𠮷酮III、3，6′-二芥子酰基蔗糖：取本品粉末（过三号筛）约 1g，精密称定，置具塞锥形瓶中，精密加入 70%甲醇 25mL，称定重量，加热回流 1.5 小时，放冷，再称定重量，用 70%甲醇补足减失的重量，摇匀，0.45μm 微孔滤膜滤过，取续滤液，即得。

（2）标准汤剂供试品溶液制备

取远志仙饮片 100g，加 7 倍量纯化水浸泡 30min，回流 30min，趁热过滤。残渣中再加 6 倍量纯化水，回流 20min，趁热过滤。合并 2 次滤液，减压浓缩至 500mL，即得。

细叶远志皂苷供试品溶液制备：取远志饮片标准汤剂（YZ-01～YZ-15）摇匀，分别精密吸取 5mL，置水浴上蒸干，残渣加 10%氢氧化钠溶液 50mL，加热回流 2 小时，放冷，用盐酸调节 pH 值为 4～5，用水饱和的正丁醇振摇提取 3 次，每次 50mL，合并正丁醇液，回收溶剂至干，残渣加甲醇适量使溶解，转移至 25mL 量瓶中，加甲醇至刻度，摇匀，滤过，取续滤液，即得。

远志𠮷酮III、3,6′-二芥子酰基蔗糖供试品溶液制备：取远志饮片标准汤剂（YZ-01～YZ-15）摇匀，分别精密吸取 10mL，置具塞锥形瓶中，精密加入甲醇 15mL，称定重量，加热回流 1.5 小时，放冷，再称定重量，用甲醇补足减失的重量，摇匀，滤过，取续滤液，即得。

4）方法学验证

细叶远志皂苷　以细叶远志皂苷的峰面积积分值为纵坐标（Y），以对照品进样量（μg）为横坐标（X），绘制标准曲线，$Y=2745.6X+5816.8$，$R^2=1.0000$，表明线性关系良好。精密度考察合格，RSD%为 1.8%。远志标准汤剂供试品溶液制备后 48 小时内稳定性良好，RSD 为 2.1%。重复性良好，平行 6 份供试品溶液的 RSD 为 2.0%。平均加样回收率为 98.2%，RSD 为 2.6%。

远志𠮷酮III、3，6′-二芥子酰基蔗糖　分别以远志𠮷酮III和 3，6′-二芥子酰基蔗糖的峰面积积分值为纵坐标（Y），以对照品进样量（μg）为横坐标（X），绘制标准曲线，远志𠮷酮III：$Y=16967X+2551.3$，$R^2=0.9999$；3，6′-二芥子酰基蔗糖：$Y=26126X+101873$，$R^2=0.9997$，表明线性关系良好。精密度考察合格，RSD%分别为 1.8%和 1.0%。远志标准汤剂供试品溶液制备后 48 小时内稳定性良好，RSD 分别为 2.0%和 0.6%。重复性良好，平行 6 份供试品溶液的 RSD 分别为 2.4%和 1.5%。平均加样回收率分别为 101.1%和 98.9%，RSD 分别为 3.1%和 3.0%。

5）测定法

（1）含量测定

分别精密吸取上述对照品溶液 10μL、饮片供试品溶液 10μL 和标准汤剂供试品溶液 10μL，注入高效液相色谱仪，按照色谱条件测定含量。

（2）pH 值测定

取标准汤剂，用 pH 计测定 pH 值。

（3）总固体测定

参照编写说明【总固体】项下测定方法操作。

（4）细叶远志皂苷、远志𠮿酮Ⅲ、3,6′-二芥子酰基蔗糖转移率测定

参照编写说明【转移率】项下公式计算。

6）结果

（1）饮片中细叶远志皂苷、远志𠮿酮Ⅲ、3,6′-二芥子酰基蔗糖含量

细叶远志皂苷、远志𠮿酮Ⅲ、3,6′-二芥子酰基蔗糖含量测定结果见表 5-32-3～表 5-32-5，所收集样品均满足《中国药典》中细叶远志皂苷（不少于 2.0%）、远志𠮿酮Ⅲ（不少于 0.15%）的限量要求，3,6′-二芥子酰基蔗糖（不少于 0.50%）的限度要求。

表 5-32-3　饮片中细叶远志皂苷含量测定

编号	细叶远志皂苷含量/%	RSD/%
YZ-01	2.29	1.1
YZ-02	3.09	0.8
YZ-03	3.04	1.3
YZ-04	2.31	0.9
YZ-05	2.62	0.6
YZ-06	2.50	1.0
YZ-07	2.15	1.5
YZ-08	2.95	1.2
YZ-09	4.26	1.4
YZ-10	2.19	0.8
YZ-11	2.44	0.9
YZ-12	2.54	1.4
YZ-13	3.03	1.2
YZ-14	2.04	1.0
YZ-15	3.66	0.9

表 5-32-4　饮片中远志𠮿酮Ⅲ含量测定

编号	远志𠮿酮Ⅲ含量/%	RSD/%
YZ-01	0.22	1.4
YZ-02	0.31	1.2
YZ-03	0.22	1.2
YZ-04	0.15	1.6
YZ-05	0.16	1.5
YZ-06	0.17	1.2
YZ-07	0.15	0.9
YZ-08	0.18	0.8
YZ-09	0.15	1.1

编号	远志𠮿酮III含量/%	RSD/%
YZ-10	0.18	1.4
YZ-11	0.25	1.3
YZ-12	0.35	1.3
YZ-13	0.20	1.6
YZ-14	0.15	1.2
YZ-15	0.17	1.0

表 5-32-5　饮片中 3,6′-二芥子酰基蔗糖含量测定

编号	3,6′-二芥子酰基蔗糖含量/%	RSD/%
YZ-01	0.51	1.4
YZ-02	0.62	1.2
YZ-03	0.62	1.4
YZ-04	0.72	1.5
YZ-05	0.55	1.6
YZ-06	0.58	1.3
YZ-07	0.79	1.0
YZ-08	0.60	1.1
YZ-09	0.65	1.1
YZ-10	0.67	1.2
YZ-11	0.74	1.4
YZ-12	0.74	1.5
YZ-13	0.61	0.9
YZ-14	0.52	1.2
YZ-15	0.56	0.9

（2）标准汤剂中细叶远志皂苷、远志𠮿酮III、3,6′-二芥子酰基蔗糖含量（表 5-32-6～表 5-32-8）

表 5-32-6　标准汤剂中细叶远志皂苷含量测定

编号	细叶远志皂苷含量/（mg/mL）	RSD/%
YZ-01	0.26	1.1
YZ-02	1.06	0.9
YZ-03	0.34	1.0
YZ-04	0.72	1.3
YZ-05	0.18	1.2
YZ-06	0.79	0.8

续表

编号	细叶远志皂苷含量/（mg/mL）	RSD/%
YZ-07	0.61	1.4
YZ-08	1.22	1.2
YZ-09	1.10	1.3
YZ-10	0.25	1.2
YZ-11	1.36	1.0
YZ-12	1.02	0.9
YZ-13	0.92	1.4
YZ-14	0.99	1.0
YZ-15	0.81	1.4

表 5-32-7 标准汤剂中远志山酮Ⅲ含量测定

编号	远志山酮Ⅲ含量/（mg/mL）	RSD/%
YZ-01	0.17	0.8
YZ-02	0.24	1.1
YZ-03	0.17	1.0
YZ-04	0.11	0.9
YZ-05	0.14	1.3
YZ-06	0.11	1.2
YZ-07	0.07	0.9
YZ-08	0.14	0.8
YZ-09	0.13	0.9
YZ-10	0.14	1.3
YZ-11	0.21	1.2
YZ-12	0.14	1.3
YZ-13	0.13	1.6
YZ-14	0.08	1.3
YZ-15	0.14	1.4

表 5-32-8 标准汤剂中 3,6′-二芥子酰基蔗糖含量测定

编号	3,6′-二芥子酰基蔗糖含量/（mg/mL）	RSD/%
YZ-01	0.34	0.8
YZ-02	0.56	0.6
YZ-03	0.48	0.9
YZ-04	0.38	1.2

编号	3,6′-二芥子酰基蔗糖含量/（mg/mL）	RSD/%
YZ-05	0.25	0.8
YZ-06	0.36	1.3
YZ-07	0.30	1.2
YZ-08	0.52	1.3
YZ-09	0.48	1.6
YZ-10	0.47	0.8
YZ-11	0.66	1.2
YZ-12	0.30	1.3
YZ-13	0.35	0.9
YZ-14	0.33	1.5
YZ-15	0.42	1.0

（3）pH 值及总固体（表 5-32-9）

表 5-32-9　标准汤剂 pH 值及总固体

编号	pH 值	总固体/g	RSD/%
YZ-01	5.9	0.43	1.0
YZ-02	5.1	0.46	0.9
YZ-03	5.2	0.47	1.1
YZ-04	5.5	0.40	0.8
YZ-05	5.0	0.44	1.5
YZ-06	5.4	0.46	1.3
YZ-07	5.1	0.26	1.1
YZ-08	5.1	0.50	1.5
YZ-09	5.4	0.48	1.2
YZ-10	5.5	0.53	1.0
YZ-11	5.4	0.51	0.8
YZ-12	5.2	0.38	1.1
YZ-13	5.5	0.41	1.3
YZ-14	5.5	0.56	0.9
YZ-15	5.6	0.47	0.9

（4）细叶远志皂苷、远志𠮿酮Ⅲ、3,6′-二芥子酰基蔗糖转移率（表 5-32-10～表 5-32-12）

表 5-32-10　远志中细叶远志皂苷的转移率

编号	标准汤剂中细叶远志皂苷含量/（mg/500mL）	饮片中细叶远志皂苷苷含量/（mg/100g）	转移率/%	（$\overline{X} \pm S$）/%
YZ-01	128	2291	5.6	
YZ-02	530	3090	17.2	14.5±7.8
YZ-03	172	3040	5.7	
YZ-04	358	2311	15.5	

续表

编号	标准汤剂中细叶远志皂苷含量/（mg/500mL）	饮片中细叶远志皂苷苷含量/（mg/100g）	转移率/%	（$\overline{X}\pm S$）/%
YZ-05	88	2625	3.4	
YZ-06	397	2498	15.9	
YZ-07	306	2147	14.3	
YZ-08	609	2950	20.6	
YZ-09	549	4265	12.9	
YZ-10	127	2192	5.8	14.5±7.8
YZ-11	679	2443	27.8	
YZ-12	513	2544	20.2	
YZ-13	462	3029	15.2	
YZ-14	494	2038	24.2	
YZ-15	405	3658	11.1	

表 5-32-11　远志中远志𠮿酮Ⅲ的转移率

编号	标准汤剂中远志𠮿酮Ⅲ含量/（mg/500mL）	饮片中远志𠮿酮Ⅲ含量/（mg/100g）	转移率/%	（$\overline{X}\pm S$）/%
YZ-01	86	216	40.1	
YZ-02	118	313	37.8	
YZ-03	85	215	39.7	
YZ-04	53	150	35.7	
YZ-05	35	158	22.0	
YZ-06	54	169	32.1	
YZ-07	35	146	24.1	
YZ-08	72	183	39.1	37.1±9.0
YZ-09	65	146	44.1	
YZ-10	70	184	38.1	
YZ-11	105	250	42.2	
YZ-12	73	347	21.0	
YZ-13	67	198	33.8	
YZ-14	39	147	26.6	
YZ-15	71	174	41.0	

表 5-32-12　远志中 3,6'-二芥子酰基蔗糖的转移率

编号	标准汤剂中 3,6'-二芥子酰基蔗糖含量/（mg/500mL）	饮片中 3,6'-二芥子酰基蔗糖含量/（mg/100g）	转移率/%	（$\overline{X}\pm S$）/%
YZ-01	172	434	39.5	
YZ-02	281	593	47.4	38.3±12.1
YZ-03	241	601	40.1	

续表

编号	标准汤剂中3,6′-二芥子酰基蔗糖含量/(mg/500mL)	饮片中3,6′-二芥子酰基蔗糖含量/(mg/100g)	转移率/%	($\overline{X}\pm S$)/%
YZ-04	188	691	27.2	
YZ-05	124	598	20.7	
YZ-06	182	559	32.6	
YZ-07	148	762	19.5	
YZ-08	262	578	45.4	
YZ-09	240	623	38.6	38.3±12.1
YZ-10	234	648	36.1	
YZ-11	331	709	46.8	
YZ-12	151	708	21.4	
YZ-13	175	583	30.0	
YZ-14	166	496	33.5	
YZ-15	211	538	39.3	

5. 标准汤剂特征图谱研究

1）色谱条件

同4下的色谱条件。

2）标准汤剂供试品溶液制备

同4下的标准汤剂供试品溶液制备。

3）方法学验证

方法学考察合格（具体内容略）。

4）特征图谱的建立及共有峰的标定

按照4下的远志𠮷酮Ⅲ、3,6′-二芥子酰基蔗糖色谱条件，分别精密吸取15批远志标准汤剂供试品溶液10μL，注入高效液相色谱仪，记录色谱峰信息（图5-32-3），相似度结果见表5-32-13，生成的对照特征图谱见图5-32-4，其中共有峰7个，指认2个。各共有峰峰面积见表5-32-14，以峰4为参照峰，计算其他峰的相对保留时间和相对峰面积（表5-32-15）。

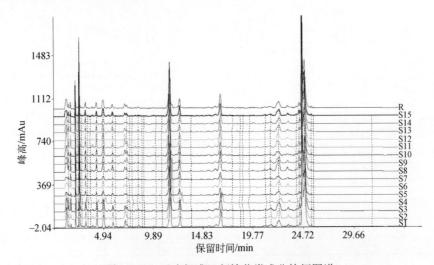

图 5-32-3　远志标准汤剂糖苷类成分特征图谱

表 5-32-13 相似度计算结果

编号	S1	S2	S3	S4	S5	S6	S7	S8	S9	S10	S11	S12	S13	S14	S15	对照特征图谱
S1	1.000	0.992	0.963	0.744	0.974	0.961	0.951	0.954	0.962	0.971	0.971	0.991	0.963	0.953	0.962	0.974
S2	0.992	1.000	0.978	0.746	0.985	0.973	0.970	0.972	0.978	0.976	0.978	0.995	0.981	0.962	0.980	0.986
S3	0.963	0.978	1.000	0.783	0.979	0.982	0.975	0.986	0.987	0.981	0.982	0.965	0.993	0.971	0.985	0.993
S4	0.744	0.746	0.783	1.000	0.774	0.790	0.740	0.793	0.768	0.726	0.728	0.722	0.787	0.764	0.775	0.779
S5	0.974	0.985	0.979	0.774	1.000	0.994	0.986	0.991	0.993	0.971	0.973	0.967	0.978	0.987	0.996	0.994
S6	0.961	0.973	0.982	0.790	0.994	1.000	0.985	0.996	0.993	0.967	0.967	0.950	0.976	0.992	0.995	0.994
S7	0.951	0.970	0.975	0.740	0.986	0.985	1.000	0.983	0.994	0.980	0.978	0.952	0.968	0.980	0.991	0.987
S8	0.954	0.972	0.986	0.793	0.991	0.996	0.983	1.000	0.994	0.963	0.964	0.950	0.984	0.985	0.997	0.994
S9	0.962	0.978	0.987	0.768	0.993	0.993	0.994	0.994	1.000	0.980	0.980	0.961	0.983	0.984	0.997	0.996
S10	0.971	0.976	0.981	0.726	0.971	0.967	0.980	0.963	0.980	1.000	0.999	0.971	0.968	0.967	0.973	0.983
S11	0.971	0.978	0.982	0.728	0.973	0.967	0.978	0.964	0.980	0.999	1.000	0.972	0.969	0.969	0.975	0.984
S12	0.991	0.995	0.965	0.722	0.967	0.950	0.952	0.950	0.961	0.971	0.972	1.000	0.971	0.940	0.960	0.971
S13	0.963	0.981	0.993	0.787	0.978	0.976	0.968	0.984	0.983	0.968	0.969	0.971	1.000	0.957	0.983	0.989
S14	0.953	0.962	0.971	0.764	0.987	0.992	0.980	0.985	0.984	0.967	0.969	0.940	0.957	1.000	0.988	0.986
S15	0.962	0.980	0.985	0.775	0.996	0.995	0.991	0.997	0.997	0.973	0.975	0.960	0.983	0.988	1.000	0.996
对照指纹图谱	0.974	0.986	0.993	0.779	0.994	0.994	0.987	0.994	0.996	0.983	0.984	0.971	0.989	0.986	0.996	1.000

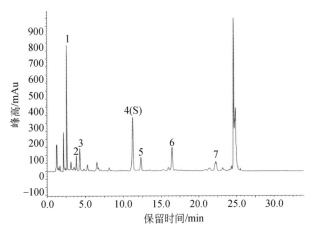

图 5-32-4 对照特征图谱及共有峰

峰 3：远志𠮶酮Ⅲ（polygalaxanthone Ⅲ，$C_{25}H_{28}O_{15}$）；峰 4：3,6'-二芥子酰基蔗糖（3,6'-disinapoyl sucrose，$C_{36}H_{46}O_{17}$）

表 5-32-14 各共有峰峰面积

编号	保留时间/min	S1	S2	S3	S4	S5	S6	S7	S8	S9	S10	S11	S12	S13	S14	S15
1	2.17	844088.2	1344128	1120328	784712.4	573482.5	1051855	525098.4	1431262	939198.5	777983.2	938587.6	775404.7	943223.6	1034945	968617.5
2	4.29	433933	936867	708847.6	78492.42	307274	479546.1	207665.2	626725.4	487007.2	322834.8	502022.9	563779.9	483501.3	329797.1	372492.8
3	4.95	1195114	1791443	1241827	39654.71	521492.2	805799.1	496685.7	1076486	873951.8	1025183	1546593	996708.3	822811	587014	864424.3

编号	保留时间/min	S1	S2	S3	S4	S5	S6	S7	S8	S9	S10	S11	S12	S13	S14	S15
4	11.55	3549633	6181776	5128389	4390275	2644696	3890682	3315230	5592224	5156715	4991006	7040314	3255898	3549430	3604681	4463952
5	12.56	1216532	1819976	1683586	169568	742261.8	1487636	827340.9	1422199	1205628	1461669	1981184	856388.8	684923.4	1432633	1086573
6	16.57	1867988	2890181	1893661	1404394	786300.2	1270719	729060.5	1945562	1310089	1347926	2024787	1557326	1304154	1078521	1308260
7	23.22	352577.7	553755.1	480530.7	439060.2	249819.7	441862	205651.2	567145.7	437865.5	220264.6	430985.8	295566.9	253546.4	345700.3	371268.4

表 5-32-15　相对保留时间与相对峰面积

峰编号	保留时间/min	相对保留时间	峰面积/mAu×s	相对峰面积
1	2.166	0.188	844088	0.238
2	4.287	0.371	433933	0.122
3	4.951	0.429	1195114	0.337
4	11.548	1.000	3549633	1.000
5	12.555	1.087	1216532	0.343
6	16.568	1.435	1867988	0.526
7	23.215	2.010	352578	0.099

5.33　泽　泻

5.33.1　泽泻标准汤剂质量标准

本品为泽泻科植物泽泻 Alisma orientale（Sam.）Juzep.的干燥块茎，经炮制、加工制成的标准汤剂。

【制法】取泽泻 100g，加 7 倍量水浸泡 30min，回流 30min，趁热过滤，药渣再加 6 倍量水，回流 20min，趁热过滤，合并 2 次滤液，减压浓缩至 500mL，即得。

【性状】本品为棕黄色混悬液，静置后会产生沉淀。

【检查】pH 值　应为 4.1～5.6。

总固体　应为 0.17～0.43g。

其他　应符合口服混悬剂项下有关的各项规定。

【特征图谱】照高效液相色谱法测定

色谱条件与系统适用性试验　以十八烷基硅烷键合硅胶为填充剂（柱长为 250mm，内径为 4.6mm，粒径为 5μm）；以乙腈为流动相 A，以水为流动相 B，按表 5-33-1 中的规定进行梯度洗脱；流速为 1mL/min；柱温为 40℃；检测波长为 210nm。理论塔板数按 23-乙酰泽泻醇 B 计算应不低于 3000。

表 5-33-1　洗脱条件

时间/min	流动相 A/%	流动相 B/%
0～5	35	65
5～20	35→55	65→45
20～35	55→65	45→35

续表

时间/min	流动相 A/%	流动相 B/%
35～45	65→75	35→25
45～55	75→90	25→10
55～60	90	10
60～61	90→35	10→65
61～65	35	65

参照物溶液的制备　取泽泻醇 A、24-乙酰泽泻醇 A、泽泻醇 B 和 23-乙酰泽泻醇 B 对照品适量，精密称定，分别加乙腈制成每 1mL 含泽泻醇 A 20μg、24-乙酰泽泻醇 A 20μg、泽泻醇 B 20μg 和 23-乙酰泽泻醇 B 20μg 的溶液，即得。

供试品溶液的制备　取本品摇匀，精密量取 5mL，置 25mL 量瓶中，加乙腈至接近刻度，超声处理（功率 250W，频率 40kHz）10min，放冷，加乙腈至刻度，摇匀，滤过，取续滤液，即得。

测定法　分别精密吸取参照物溶液 10μL 和供试品溶液 20μL，注入液相色谱仪，测定，记录 65min 的色谱图，即得。

供试品特征图谱中应呈现 10 个特征峰（图 5-33-1），其中 4 个峰应分别与对应的参照物峰保留时间相同；与 23-乙酰泽泻醇 B 参照物峰相应的峰为 S 峰，计算特征峰峰 1～峰 4、峰 8～峰 10 的相对保留时间，其相对保留时间应在规定值的 ±5% 之内。规定值为：0.17（峰 1）、0.51（峰 2）、0.52（峰 3）、0.53（峰 4）、1.00（峰 8）、1.10（峰 9）、1.23（峰 10）。计算峰 7 与 S 峰的相对峰面积，峰 7 的相对峰面积不得小于 1.1。

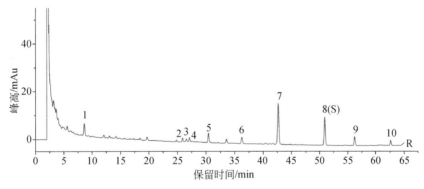

图 5-33-1　对照特征图谱及共有峰

峰 5：泽泻醇 A（alisol A，$C_{30}H_{50}O_5$）；峰 6：24-乙酰泽泻醇 A（alisol A 24-acetate，$C_{32}H_{52}O_6$）；峰 7：泽泻醇 B（alisol B，$C_{30}H_{48}O_4$）；峰 8（S）：23-乙酰泽泻醇 B（alisol B 23-acetate，$C_{32}H_{50}O_5$）

【规格】0.2g/mL（以饮片计）。

【贮藏】冷冻保存，用时复融。

5.33.2　泽泻标准汤剂质量标准起草说明

1.仪器与材料

岛津 LC-20AT 型高效液相色谱仪（日本岛津公司，DGC-20 A 型在线脱气系统，SIL-20 A 型自动进样系统，CTO-20 A 型柱温箱，SPD-M20 A 型二极管阵列检测器），BS224S-型 1/10 万电子分析天平（德国赛多利斯公司）；KQ-250DB 型超声波清洗器（昆山市超声仪器有限公司）；Sartorious BS 210 S

型电子天平；Sartorius PB-10 型 pH 计。

23-乙酰泽泻醇 B（纯度：99%，批号：1105-080317，购自中国食品药品检定研究院）甲醇、乙腈为色谱纯（美国，Fisher 公司），水为高纯水，其他试剂为分析纯。

2.样品采集

样品共 12 份（编号 ZX-01～ZX-12），采自主产区或道地产区福建、四川眉山等地及安国等药材市场，包括符合《中国药典》要求的不同商品规格等级。

3.物种鉴别

经鉴定，研究样品均为泽泻科植物泽泻 Alisma orientale（Sam.）Juzep.。

4.定量测定

1）色谱条件

饮片色谱条件　色谱柱为 Agilent Eclipse XDB-C18（250mm×4.6mm，5μm）；流动相为乙腈-水（73∶27）；柱温为 30℃；流速为 1mL/min；检测波长为 208nm。理论塔板数按 23-乙酰泽泻醇 B 峰计算应不低于 3000。

标准汤剂色谱条件　色谱柱为 Agilent Eclipse XDB-C18（250mm×4.6mm，5μm）；流动相为乙腈（A）-水（B），梯度洗脱（0～5min，65% B；5～20min，65%～45% B；20～35min，45%～35% B；35～45min，35%～25% B；45～55min，25%～10% B；55～60min，10% B；60～61min，10%～65% B；61-75min，65% B）；柱温为 40℃；流速为 1mL/min；检测波长为 210nm。理论塔板数按 23-乙酰泽泻醇 B 峰计算应不低于 3000（图 5-33-2）。

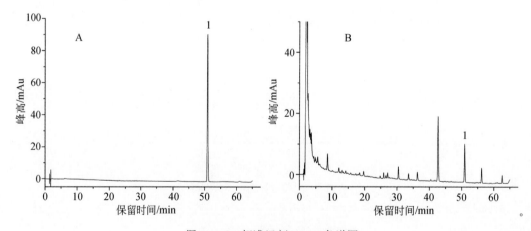

图 5-33-2　标准汤剂 HPLC 色谱图

A：对照品溶液；B：标准汤剂

1：23-乙酰泽泻醇 B（alisol B 23-acetate，$C_{32}H_{50}O_5$）

2）对照品溶液制备

取经五氧化二磷减压干燥器中干燥 36 小时的 23-乙酰泽泻醇 B 对照品适量，精密称定，加乙腈制成每 1mL 含 21.52μg 的溶液，即得。

3）供试品溶液制备

（1）饮片供试品溶液制备

泽泻饮片粉末约 0.5g，精密称定，置具塞锥形瓶中，精密加入乙腈 25mL，密塞，称定重量，超声处理（功率 250W，频率 50kHz）30min，放冷，再称定重量，用乙腈补足减失的重量，摇匀，滤过，取续滤液，即得。

（2）标准汤剂供试品溶液制备

取泽泻饮片 100g，加 7 倍量水浸泡 30min，回流 30min，趁热过滤，药渣再加 6 倍量水，回流 20min，趁热过滤，合并 2 次滤液，减压浓缩至 500mL，即得。

取泽泻标准汤剂（ZX-01～ZX-12）摇匀，分别精密吸取 5mL，置 25mL 量瓶中，加乙腈至接近刻度，超声处理 10min，冷却，乙腈定容，摇匀，微孔滤膜过滤，取续滤液，即得。

4）方法学验证

以 23-乙酰泽泻醇 B 的峰面积积分值为纵坐标（Y），以对照品进样量（μg）为横坐标（X），绘制标准曲线，$Y=698803X-840$，$R^2=1.0000$，表明线性关系良好。精密度考察合格，RSD% 为 0.5%。泽泻标准汤剂供试品溶液制备后 24 小时内稳定性良好，RSD 为 1.0%。重复性良好，平行 6 份供试品溶液的 RSD 为 2.9%。平均加样回收率为 99.9%，RSD 为 3.2%。

5）测定法

（1）含量测定

分别精密吸取对照品溶液 10μL 和供试品溶液 20μL，注入高效液相色谱仪，测定，即得。

（2）pH 值测定

取标准汤剂，用 pH 计测定 pH 值。

（3）总固体测定

参照编写说明【总固体】项下测定方法操作。

（4）23-乙酰泽泻醇 B 转移率测定

参照编写说明【转移率】项下公式计算。

6）结果

（1）饮片中 23-乙酰泽泻醇 B 含量

23-乙酰泽泻醇 B 含量测定结果见表 5-33-2，以干燥品计，所收集样品均满足《中国药典》中 23-乙酰泽泻醇 B（不少于 0.05%）的限量要求。

表 5-33-2　饮片中 23-乙酰泽泻醇 B 含量测定

编号	23-乙酰泽泻醇 B		含水率/%	干燥品中 23-乙酰泽泻醇 B 含量/%
	含量/%	RSD/%		
ZX-01	0.240	0.1	10.1	0.267
ZX-02	0.252	0.2	9.8	0.280
ZX-03	0.267	0.6	10.0	0.296
ZX-04	0.183	0.2	9.5	0.202
ZX-05	0.158	0.2	10.2	0.176
ZX-06	0.224	0.8	9.9	0.249
ZX-07	0.243	0.5	9.1	0.267
ZX-08	0.230	1.1	9.6	0.255
ZX-09	0.087	0.3	8.5	0.095
ZX-10	0.145	0.5	12.7	0.166
ZX-11	0.137	0.5	12.7	0.157
ZX-12	0.198	0.5	9.4	0.218

（2）标准汤剂中 23-乙酰泽泻醇 B 含量（表 5-33-3）

表 5-33-3　标准汤剂中 23-乙酰泽泻醇 B 含量测定

编号	23-乙酰泽泻醇 B 含量/（mg/mL）	RSD/%
ZX-01	0.064	1.0
ZX-02	0.0778	4.1
ZX-03	0.053	2.1
ZX-04	0.043	3.3
ZX-05	0.022	1.0
ZX-06	0.064	0.8
ZX-07	0.130	1.7
ZX-08	0.106	1.4
ZX-09	0.028	7.8
ZX-10	0.021	0.2
ZX-11	0.030	0.1
ZX-12	0.052	0.8

（3）总固体及 pH 值（表 5-33-4）

表 5-33-4　标准汤剂 pH 值及总固体

编号	pH 值	总固体/g	RSD/%
ZX-01	4.1	0.314	0.1
ZX-02	4.1	0.268	0.7
ZX-03	4.2	0.234	0.6
ZX-04	4.2	0.310	0.3
ZX-05	5.6	0.286	0.8
ZX-06	5.5	0.268	1.4
ZX-07	4.9	0.422	0.3
ZX-08	4.1	0.368	0.3
ZX-09	5.0	0.302	0.3
ZX-10	5.0	0.172	0.1
ZX-11	4.5	0.174	0.0
ZX-12	5.2	0.192	0.1

（4）23-乙酰泽泻醇 B 转移率

根据测定结果，按照转移率计算公式计算 23-乙酰泽泻醇 B 转移率（表 5-33-5）。

表 5-33-5 23-乙酰泽泻醇 B 转移率计算结果（$\overline{X} \pm S$）

编号	标准汤剂中 23-乙酰泽泻醇 B 含量/mg	饮片中 23-乙酰泽泻醇 B 含量/mg	转移率/%	（$\overline{X} \pm S$）/%
ZX-01	32.0	240.0	13.4	
ZX-02	38.9	252.0	15.5	
ZX-03	26.5	267.0	9.9	
ZX-04	21.5	183.0	11.6	
ZX-05	11.0	158.0	6.8	
ZX-06	32.0	224.0	14.4	14.0±5.9
ZX-07	65.0	243.0	26.8	
ZX-08	53.0	230.0	23.0	
ZX-09	14.0	87.0	15.9	
ZX-10	10.5	145.0	7.1	
ZX-11	15.0	137.0	11.0	
ZX-12	26.0	198.0	13.1	

由于 23-乙酰泽泻醇 B 在药材中含量很低，在 0.1%左右，成分的极性又较小，因此最终的转移率很低且波动很大，为 6.8%～26.8%。因此，转移率不作为考察指标。

5.标准汤剂特征图谱研究

1）色谱条件

同 4 下的色谱条件。

2）标准汤剂供试品溶液制备

同 4 下的标准汤剂供试品溶液制备。

3）方法学验证

方法学考察合格（具体内容略）。

4）特征图谱的建立及共有峰的标定

按照 4 下的色谱条件，分别精密吸取 12 批泽泻标准汤剂供试品溶液 20μL，注入高效液相色谱仪，记录色谱峰信息见图 5-33-3，生成的对照特征图谱，其中共有峰 10 个，指认 4 个，见图 5-33-4。相似度结果见表 5-33-6。各共有峰峰面积见表 5-33-7，以峰 8 为参照峰，计算其他峰的相对保留时间和相对峰面积（表 5-33-8）。

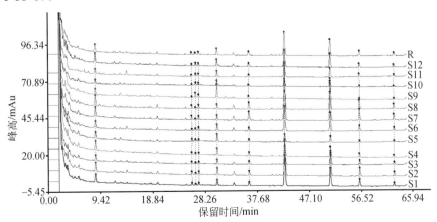

图 5-33-3 泽泻标准汤剂特征图谱

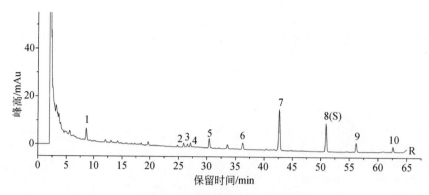

图 5-33-4 对照特征图谱及共有峰

峰 5：泽泻醇 A（alisol A，$C_{30}H_{50}O_5$）；峰 6：24-乙酰泽泻醇 A（alisol A 24-acetate，$C_{32}H_{52}O_6$）；峰 7：泽泻醇 B（alisol B，$C_{30}H_{48}O_4$）；

峰 8：23-乙酰泽泻醇 B（alisol B 23-acetate，$C_{32}H_{50}O_5$）

表 5-33-6　相似度计算结果

编号	S1	S2	S3	S4	S5	S6	S7	S8	S9	S10	S11	S12	对照特征图谱
S1	1.000	0.998	0.994	0.976	0.874	0.995	0.993	0.995	0.758	0.925	0.987	0.972	0.990
S2	0.998	1.000	0.998	0.975	0.876	0.999	0.995	0.997	0.764	0.930	0.986	0.976	0.992
S3	0.994	0.998	1.000	0.980	0.893	0.998	0.992	0.995	0.785	0.942	0.986	0.985	0.996
S4	0.976	0.975	0.980	1.000	0.953	0.973	0.953	0.963	0.849	0.969	0.990	0.992	0.992
S5	0.874	0.876	0.893	0.953	1.000	0.881	0.834	0.851	0.955	0.979	0.932	0.946	0.927
S6	0.995	0.999	0.998	0.973	0.881	1.000	0.993	0.996	0.780	0.938	0.987	0.979	0.993
S7	0.993	0.995	0.992	0.953	0.834	0.993	1.000	0.999	0.712	0.897	0.967	0.958	0.979
S8	0.995	0.997	0.995	0.963	0.851	0.996	0.999	1.000	0.729	0.910	0.975	0.968	0.985
S9	0.758	0.764	0.785	0.849	0.955	0.780	0.712	0.729	1.000	0.942	0.851	0.850	0.831
S10	0.925	0.930	0.942	0.969	0.979	0.938	0.897	0.910	0.942	1.000	0.972	0.974	0.966
S11	0.987	0.986	0.986	0.990	0.932	0.987	0.967	0.975	0.851	0.972	1.000	0.986	0.995
S12	0.972	0.976	0.985	0.992	0.946	0.979	0.958	0.968	0.850	0.974	0.986	1.000	0.993
对照特征图谱	0.990	0.992	0.996	0.992	0.927	0.993	0.979	0.985	0.831	0.966	0.995	0.993	1.000

表 5-33-7　各共有峰峰面积

编号	保留时间/min	S1	S2	S3	S4	S5	S6	S7	S8	S9	S10	S11	S12
1	8.59	75289	82651	53192	85975	61950	58532	90810	99379	54843	37808	46581	90128
2	25.88	17333	21302	14487	16646	15203	9890	28366	25320	8106	7333	8604	13674
3	26.57	8851	12536	7907	11744	13861	13387	6048	7704	36677	20154	17740	23677
4	27.11	21486	24106	15480	16110	12880	23903	26968	30506	24745	18690	19407	22229
5	30.40	49971	57999	36002	57148	65186	49320	38129	39978	114728	48020	50024	53460
6	36.23	40510	44231	32334	39037	28457	34224	93562	69172	29536	17304	20927	36594

编号	保留时间/min	S1	S2	S3	S4	S5	S6	S7	S8	S9	S10	S11	S12
7	42.63	350196	391258	210132	193753	86601	284975	620408	514813	83598	82853	162971	196361
8	50.89	186848	239039	142283	109122	61109	189396	388764	322798	74816	61861	90839	146372
9	56.17	67398	79246	44395	38357	17138	52080	109569	86184	12033	15290	26551	39612
10	62.57	33109	37272	21959	20940	9561	26566	52841	43297	9900	9239	15800	23789

表 5-33-8 相对保留时间与相对峰面积

峰编号	保留时间/min	相对保留时间	峰面积/mAu×s	相对峰面积
1	8.585	0.169	69761	0.416
2	25.871	0.509	15522	0.093
3	26.562	0.522	15024	0.090
4	27.100	0.533	21376	0.127
5	30.391	0.597	54997	0.328
6	36.223	0.712	40491	0.241
7	42.623	0.838	264827	1.579
8	50.885	1.000	167771	1.000
9	56.166	1.104	48988	0.292
10	62.567	1.230	25356	0.151

第6章 种子果实类

本章所选16味饮片均来自于种子果实类药材，经炮制而得。按照入药部位分为果实（包括炒牛蒡子、川楝子、醋五味子、大枣、麸炒枳壳、瓜蒌、连翘、女贞子、青皮、山楂炭、菟丝子、栀子、焦栀子）；果肉（包括山茱萸）；果穗（包括桑椹）；种子（包括焯桃仁）。

种子果实类饮片头煎加7倍量水，煎煮30min，二煎加6倍量水，煎煮20min即可。传统煎煮认为"逢壳必捣，逢籽必破"，因而种子果实类饮片在煎煮时，应该进行适当的破碎，以获得较好的有效成分溶出率。

6.1 焯桃仁

6.1.1 焯桃仁标准汤剂质量标准

本品为蔷薇科李属植物桃 *Prunus persica* (L.) Batsch.的干燥成熟种子，经炮制、加工制成的标准汤剂。

【制法】取焯桃仁饮片100g，加7倍量水浸泡30min，回流30min，趁热过滤，药渣再加6倍量水，回流20min，趁热过滤，合并2次滤液，减压浓缩至500mL，即得。

【性状】本品为浅黄色混悬液，静置后会产生沉淀。

【检查】pH值 应为4.6~5.4。

总固体 应为0.08~0.18g。

其他 应符合口服混悬剂项下有关的各项规定。

【特征图谱】照高效液相色谱法测定

色谱条件与系统适用性试验 以十八烷基硅烷键合硅胶为填充剂（柱长为250mm，内径为4.6mm，粒径为5μm）；以乙腈为流动相A，以水为流动相B，按表6-1-1中的规定进行梯度洗脱；流速为1mL/min；柱温为20℃；检测波长为210nm。理论塔板数按苦杏仁苷峰计算应不低于3000。

表 6-1-1 洗脱条件

时间/min	流动相 A/%	流动相 B/%
0~25	5→15	95→85
25~40	15→40	85→60
40~42	40→95	60→5
42~50	95	5
50~52	95→5	5→95
52~60	5	95

参照物溶液的制备 取苦杏仁苷对照品适量，精密称定，加70%甲醇制成每1mL含苦杏仁苷1mg的溶液，即得。

供试品溶液的制备 取本品摇匀，精密量取3mL，加70%甲醇定容至10mL，摇匀，用0.45μm微孔滤膜滤过，取续滤液，即得。

测定法 分别精密吸取对照品溶液和供试品溶液各 10μL，注入液相色谱仪，测定，记录 60min 的色谱图，即得。

供试品特征图谱中应呈现 2 个特征峰，其中峰 1 为 L-苦杏仁苷；峰 2 为 D-苦杏仁苷（参照峰）（图 6-1-1）。计算特征峰 1 的相对保留时间，其相对保留时间应在规定值的 ±5% 之内。规定值为：0.98（峰 1）、1.00（峰 2）。

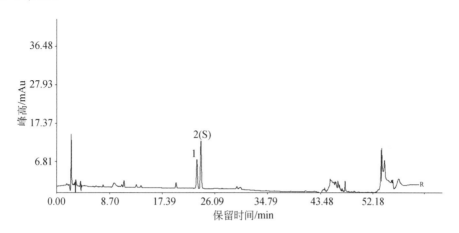

图 6-1-1 对照特征图谱及共有峰

峰 1：L-苦杏仁苷（L-amygdalin，$C_{20}H_{27}NO_{11}$）；峰 2：D-苦杏仁苷（D-amygdalin，$C_{20}H_{27}NO_{11}$）

【含量测定】照高效液相色谱法测定

色谱条件与系统适用性试验 同【特征图谱】项下。

对照品溶液的制备 同【特征图谱】项下。

供试品溶液的制备 同【特征图谱】项下。

测定法 同【特征图谱】项下。

本品每 1mL 含燀桃仁以苦杏仁苷（$C_{20}H_{27}NO_{11}$）计应不低于 0.11 mg。

【转移率】苦杏仁苷转移率范围应为 1.5%～5.8%。

【规格】0.2g/mL（以饮片计）。

【贮藏】冷冻保存，用时复融。

6.1.2 燀桃仁标准汤剂质量标准起草说明

1.仪器与材料

安捷伦 1260 Infinity 高效液相色谱仪（美国安捷伦公司，G1312B 型双泵，G7166B 型柱温箱，G1315D 型 DAD 检测器，G1322A 型脱气机，Agilent OpenLAB CDS ChemStation 数据处理工作站）；色谱柱为 Luna phenomenex C18（250mm×4.6mm，5μm）；电子天平（准确至万分之一，常州奥豪斯仪器有限公司）；KQ-500DB 型超声波清洗器（昆山市超声仪器有限公司）；TGL-185 台式高速冷冻离心机（长沙平凡仪器仪表有限公司）；Thermo Scientific Finnpipette F3 单道移液器（赛默飞世尔上海仪器有限公司）；DHG-9240A 电热恒温鼓风干燥箱（上海精宏实验设备有限公司），PHSJ-4A 型 pH 计。

苦杏仁苷（含量≥98%，批号 29883-15-6，购自南京春秋生物工程有限公司）、无水乙醇（分析纯）、甲醇（分析纯）和乙腈（色谱纯）购于 Burdick & Jackson 公司，水为高纯水。

2.样品采集

样品共 15 份（编号 CTR-01～CTR-15），采自主产区或道地产区山西、陕西、河北、江西等地及安国等药材市场，包括符合《中国药典》要求的不同商品规格等级。

3.物种鉴别

经鉴定，研究样品均为蔷薇科李属植物桃 *Prunus persica*（L.）Batsch.。

4.定量测定

1）色谱条件

色谱柱为 Luna phenomenex C18（250mm × 4.6mm，5μm）。流动相为水（A）-乙腈（B）；梯度洗脱（0～25min，5%～15% B；25～40min，15%～40% B；40～42min，40%～95% B；42～50min，95% B；50～52min，95%～5% B；52～60min，5% B）；柱温为 20℃；流速为 1mL/min；检测波长为 210nm；理论塔板数按苦杏仁苷峰计算应不低于 3000。色谱图见图 6-1-2。

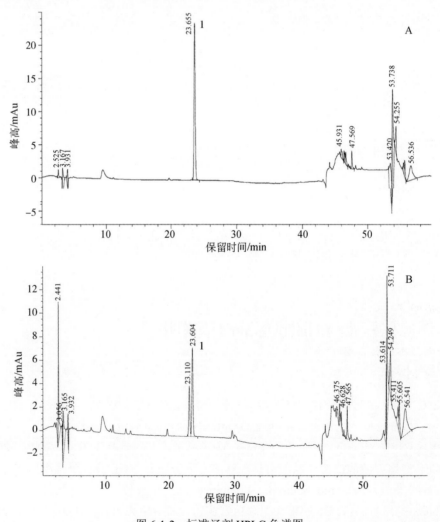

图 6-1-2　标准汤剂 HPLC 色谱图

A：D-苦杏仁苷（amygdalin，$C_{20}H_{27}NO_{11}$）；B：标准汤剂

2）对照品溶液制备

取经五氧化二磷减压干燥器中干燥 36 小时的苦杏仁苷对照品适量，精密称定，加 70%甲醇制成每 1mL 含苦杏仁苷 1mg 的溶液，即得。

3）供试品溶液制备

（1）饮片供试品溶液制备

取本品粗粉约 0.3g，精密称定，置具塞锥形瓶中，加石油醚（60～90°C）50mL，加热回流 1 小时，放冷，滤过，弃去石油醚液，药渣及滤纸挥干溶剂，放入原锥形瓶中，精密加入 70%甲醇 50mL，称定重量，加热回流 1 小时，放冷，再称定重量，用 70%甲醇补足减失的重量，摇匀，滤过。精密量取续滤液 5mL，置 10mL 量瓶中，加 50%甲醇至刻度，摇匀，即得。

（2）标准汤剂供试品溶液制备

取燀桃仁饮片 100g，加 7 倍量纯化水浸泡 30min，回流 30min，趁热过滤。残渣中再加 6 倍量纯化水，回流 20min，趁热过滤。合并 2 次滤液，减压浓缩至 500mL，即得。

取燀桃仁饮片标准汤剂（CTR-01～CTR-15）摇匀，分别精密吸取 3mL，加 70%甲醇定容至 10mL，摇匀，用 0.45μm 微孔滤膜滤过，取续滤液，即得燀桃仁饮片标准汤剂供试品溶液。

4）方法学验证

以苦杏仁苷的峰面积积分值为纵坐标（Y），以对照品进样量（μg）为横坐标（X），绘制标准曲线，$Y=2.3178X+10.852$，$R^2=0.994$，表明线性关系良好。精密度考察合格，RSD%为 3.4%。燀桃仁标准汤剂供试品溶液制备后 24 小时内稳定性良好，RSD 为 3.3%。重复性良好，平行 6 份供试品溶液的 RSD 为 3.6%。平均加样回收率为 103.9%，RSD 为 2.7%。

5）测定法

（1）含量测定

分别精密吸取对照品溶液、饮片供试品溶液、标准汤剂供试品溶液 10μL，注入高效液相色谱仪，按照 4 下的色谱条件测定含量。

（2）pH 值测定

取标准汤剂，用 pH 计测定 pH 值。

（3）总固体测定

参照编写说明【总固体】项下测定方法操作。

（4）苦杏仁苷转移率

参照编写说明【转移率】项下公式计算。

6）结果

（1）饮片中苦杏仁苷含量

苦杏仁苷含量测定结果见表 6-1-2，所收集样品均满足《中国药典》中苦杏仁苷（不少于 1.5%）的限量要求。

表 6-1-2　饮片中苦杏仁苷含量测定

编号	苦杏仁苷含量/%	RSD/%
CTR-01	1.58	1.1
CTR-02	1.82	1.2
CTR-03	2.21	1.7
CTR-04	2.51	1.0
CTR-05	2.85	1.9

续表

编号	苦杏仁苷含量/%	RSD/%
CTR-06	1.56	1.4
CTR-07	1.84	1.2
CTR-08	1.96	0.9
CTR-09	2.11	1.3
CTR-10	2.09	1.5
CTR-11	2.72	1.2
CTR-12	2.29	1.9
CTR-13	1.57	1.2
CTR-14	2.99	1.1
CTR-15	3.50	1.2

（2）标准汤剂中苦杏仁苷苷含量（表 6-1-3）

表 6-1-3　标准汤剂中苦杏仁苷含量测定

编号	苦杏仁苷含量/（mg/mL）	RSD/%
CTR-01	0.11	1.1
CTR-02	0.12	0.8
CTR-03	0.20	0.7
CTR-04	0.26	1.2
CTR-05	0.23	0.8
CTR-06	0.11	1.3
CTR-07	0.09	1.4
CTR-08	0.13	1.0
CTR-09	0.16	1.5
CTR-10	0.12	1.1
CTR-11	0.08	0.9
CTR-12	0.18	1.5
CTR-13	0.11	1.2
CTR-14	0.13	1.4
CTR-15	0.19	0.9

（3）pH 值及总固体（表 6-1-4）

表 6-1-4　标准汤剂 pH 值及总固体

编号	pH 值	总固体/g	RSD/%
CTR-01	5.0	0.16	1.3

编号	pH 值	总固体/g	RSD/%
CTR-02	4.7	0.14	1.2
CTR-03	5.0	0.14	1.5
CTR-04	5.0	0.17	1.2
CTR-05	5.1	0.16	1.4
CTR-06	4.7	0.13	1.8
CTR-07	4.6	0.12	1.2
CTR-08	4.5	0.13	1.1
CTR-09	5.0	0.13	1.8
CTR-10	5.1	0.11	1.6
CTR-11	5.4	0.07	1.9
CTR-12	4.6	0.11	1.2
CTR-13	4.8	0.11	1.5
CTR-14	4.7	0.11	1.2
CTR-15	5.2	0.11	1.1

（4）苦杏仁苷转移率（表 6-1-5）

表 6-1-5　苦杏仁苷转移率计算结果

编号	标准汤剂中苦杏仁苷含量/（mg/g）	饮片中苦杏仁苷含量/（mg/g）	转移率/%	$(\overline{X} \pm S)$/%
CTR-01	0.54	15.77	3.4	
CTR-02	0.60	18.16	3.3	
CTR-03	0.98	22.07	4.4	
CTR-04	1.29	25.07	5.2	
CTR-05	1.17	28.54	4.1	
CTR-06	0.54	15.60	3.5	
CTR-07	0.46	18.39	2.5	
CTR-08	0.64	19.63	3.2	3.6±1.1
CTR-09	0.80	21.08	3.8	
CTR-10	0.59	20.91	2.8	
CTR-11	0.38	27.16	1.4	
CTR-12	0.93	22.86	4.1	
CTR-13	0.57	15.71	3.6	
CTR-14	0.65	29.94	2.2	
CTR-15	0.97	34.98	2.8	

5.标准汤剂特征图谱研究

1）色谱条件

同 4 下的色谱条件。

2）参照物溶液制备

同 4 下的对照品溶液制备。

3）标准汤剂供试品溶液制备

同 4 下的标准汤剂供试品溶液制备。

4）方法学验证

方法学考察合格（具体内容略）。

5）特征图谱的建立及共有峰的标定

按照色谱条件，分别精密吸取 15 批燀桃仁标准汤剂供试品溶液 10μL，注入高效液相色谱仪，记录色谱峰信息（图 6-1-3），生成的对照特征图谱见图 6-1-4，其中共有峰 2 个，指认 2 个。相似度结果见表 6-1-6。各共有峰峰面积见表 6-1-7，以峰 2 为参照峰，计算其他峰的相对保留时间和相对峰面积（表 6-1-8）。

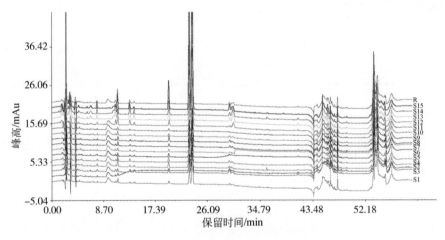

图 6-1-3　燀桃仁标准汤剂特征图谱

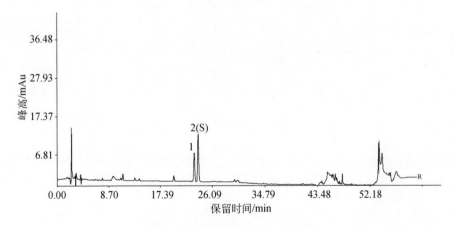

图 6-1-4　对照特征图谱及共有峰

峰 1：L-苦杏仁苷 L-amygdalin，$C_{20}H_{27}NO_{11}$）；峰 2：D-苦杏仁苷（D-amygdalin，$C_{20}H_{27}NO_{11}$）

表 6-1-6　相似度计算结果

编号	S1	S2	S3	S4	S5	S6	S7	S8	S9	S10	S11	S12	S13	S14	S15	对照特征图谱
S1	1	0.784	0.785	0.774	0.8	0.831	0.805	0.846	0.856	1	0.966	0.953	0.717	0.682	0.666	0.851
S2	0.784	1	0.854	0.815	0.851	0.815	0.78	0.813	0.835	0.784	0.764	0.719	0.672	0.645	0.629	0.824
S3	0.785	0.854	1	0.949	0.955	0.94	0.925	0.94	0.948	0.785	0.744	0.728	0.859	0.847	0.814	0.955
S4	0.774	0.815	0.949	1	0.992	0.911	0.889	0.942	0.955	0.774	0.709	0.777	0.926	0.917	0.906	0.958
S5	0.8	0.851	0.955	0.992	1	0.915	0.89	0.944	0.953	0.8	0.732	0.789	0.919	0.907	0.9	0.961
S6	0.831	0.815	0.94	0.911	0.915	1	0.994	0.99	0.973	0.831	0.839	0.76	0.829	0.773	0.72	0.982
S7	0.805	0.78	0.925	0.889	0.89	0.994	1	0.984	0.96	0.805	0.821	0.73	0.816	0.758	0.694	0.968
S8	0.846	0.813	0.94	0.942	0.944	0.99	0.984	1	0.986	0.846	0.835	0.797	0.873	0.826	0.782	0.993
S9	0.856	0.835	0.948	0.955	0.953	0.973	0.96	0.986	1	0.856	0.834	0.814	0.882	0.845	0.816	0.989
S10	1	0.784	0.785	0.774	0.8	0.831	0.805	0.846	0.856	1	0.966	0.953	0.717	0.682	0.666	0.851
S11	0.966	0.764	0.744	0.709	0.732	0.839	0.821	0.835	0.834	0.966	1	0.901	0.642	0.575	0.548	0.825
S12	0.953	0.719	0.728	0.777	0.789	0.76	0.73	0.797	0.814	0.953	0.901	1	0.779	0.745	0.73	0.81
S13	0.717	0.672	0.859	0.926	0.919	0.829	0.816	0.873	0.882	0.717	0.642	0.779	1	0.968	0.937	0.896
S14	0.682	0.645	0.847	0.917	0.907	0.773	0.758	0.826	0.845	0.682	0.575	0.745	0.968	1	0.969	0.854
S15	0.666	0.629	0.814	0.906	0.9	0.72	0.694	0.782	0.816	0.666	0.548	0.73	0.937	0.969	1	0.82
对照指纹图谱	0.851	0.824	0.955	0.958	0.961	0.982	0.968	0.993	0.989	0.851	0.825	0.81	0.896	0.854	0.82	1

表 6-1-7　各共有峰峰面积

编号	保留时间/min	S1	S2	S3	S4	S5	S6	S7	S8	S9	S10	S11	S12	S13	S14	S15
1	23.133	45.799	139.843	72.408	34.276	55.052	113.444	72.64	106.818	53.365	53.863	37.239	247.246	49.032	50.157	37.372
2	23.627	105.699	190.293	99.634	67.512	94.793	173.025	122.23	164.93	96.328	86.412	75.303	395.092	146.726	74.734	90.07

表 6-1-8　相对保留时间与相对峰面积

峰编号	保留时间/min	相对保留时间	峰面积/mAu×s	相对峰面积
1	23.133	0.979	95.4	0.588
2	23.627	1.000	162.1	1.000

6.2　炒牛蒡子

6.2.1　炒牛蒡子标准汤剂质量标准

本品为菊科植物牛蒡 Arctium lappa L.的干燥成熟果实。经炮制、加工制成的标准汤剂。

【制法】取炒牛蒡子100g，捣破，加 7 倍量水浸泡 30min，回流 30min，趁热过滤，药渣再加 6 倍量水，回流 20min，趁热过滤，合并 2 次滤液，减压浓缩至 500mL，即得。

【性状】本品为褐色混悬液，静置后会产生沉淀。

【检查】pH 值　应为 5.4～6.9。

　　　　总固体　应为 0.20～0.37g。

　　　　其他　应符合口服混悬剂项下有关的各项规定。

【特征图谱】照高效液相色谱法测定。

色谱条件与系统适用性试验　以十八烷基硅烷键合硅胶为填充剂（柱长为 250mm，内径为 4.6mm，粒径为 5μm）；以乙腈为流动相 A，以 0.1%磷酸水溶液为流动相 B，按表 6-2-1 中的规定进行梯度洗脱；流速为 1mL/min；柱温为 40℃；检测波长为 280nm。理论塔板数按牛蒡苷峰计算应不低于 1500。

表 6-2-1　洗脱条件

时间/min	流动相 A/%	流动相 B/%
0～10	7	93
10～13	7→21	93→79
13～35	21	79
35～40	21→33	79→67

参照物溶液的制备　取绿原酸、异绿原酸 B、异绿原酸 A、异绿原酸 C 和牛蒡苷对照品适量，精密称定，分别加甲醇制成每 1mL 含绿原酸 50μg、异绿原酸 B 50μg、异绿原酸 A 50μg、异绿原酸 C 50μg 和牛蒡苷 0.4mg 的溶液，即得。

供试品溶液的制备　取本品摇匀，精密量取 1mL，置 50mL 量瓶中，加 50%甲醇至接近刻度，超声处理（功率 250W，频率 40kHz）10min，放冷，加 50%甲醇至刻度，摇匀，滤过，取续滤液，即得。

测定法　分别精密吸取参照物溶液 5μL 和供试品溶液 10μL，注入液相色谱仪，测定，记录 40min 的色谱图，即得。

供试品特征图谱中应呈现 11 个特征峰（图 6-2-1），其中 5 个峰应分别与对应的参照物峰保留时间相同；与牛蒡苷参照物峰相应的峰为 S 峰，计算特征峰峰 1、峰 3、峰 6、峰 8～峰 11 的相对保留时间，其相对保留时间应在规定值的±5%之内。规定值为：0.21（峰 1）、0.43（峰 3）、0.70（峰 6）、0.77（峰 8）、0.93（峰 9）、0.97（峰 10）、1.00（峰 11）。

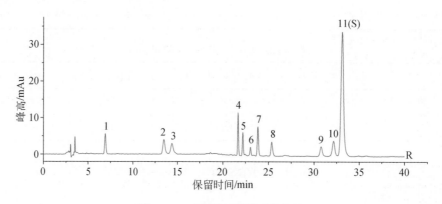

图 6-2-1　对照特征图谱及共有峰

峰 2：绿原酸（chlorogenic acid，$C_{16}H_{18}O_9$）；峰 4：异绿原酸 B（isochlorogenic acid B，$C_{25}H_{24}O_{12}$）；峰 5：异绿原酸 A（isochlorogenic acid A，$C_{25}H_{24}O_{12}$）；峰 7：异绿原酸 C（isochlorogenic acid C；$C_{25}H_{24}O_{12}$）；峰 11（S）：牛蒡苷（arctiin，$C_{27}H_{34}O_{11}$）

【含量测定】照高效液相色谱法测定。

色谱条件与系统适用性试验　同【特征图谱】项下。

对照品溶液的制备　取牛蒡苷对照品适量，精密称定，加甲醇制成每 1mL 含 0.4mg 的溶液，即得。

供试品溶液的制备　取【特征图谱】项下的供试品溶液，即得。

测定法　分别精密吸取对照品溶液 5μL 和供试品溶液 10μL，注入液相色谱仪，测定，即得。

本品每 1mL 含炒牛蒡子以牛蒡苷（$C_{27}H_{34}O_{11}$）计应不低于 0.22mg。

【转移率】牛蒡苷转移率范围应为 42.4%～65.3%。

【规格】0.2g/mL（以饮片计）。

【贮藏】冷冻保存，用时复融。

6.2.2　炒牛蒡子标准汤剂质量标准起草说明

1.仪器与材料

岛津 LC-20AT 型高效液相色谱仪（日本岛津公司，DGC-20 A 型在线脱气系统，SIL-20 A 型自动进样系统，CTO-20 A 型柱温箱，SPD-M20 A 型二极管阵列检测器），BS224S-型 1/10 万电子分析天平（德国赛多利斯公司）；KQ-250DB 型超声波清洗器（昆山市超声仪器有限公司）；Sartorious BS 210 S 型电子天平；Sartorius PB-10 型 pH 计。

牛蒡苷（含量：98%，批号：BCTG-0484，购自中药固体制剂制造技术国家工程研究中心），甲醇、乙腈为色谱纯（美国，Fisher 公司），水为高纯水，其他试剂为分析纯。

2.样品采集

样品共 17 份（编号 CNBZ-01～CNBZ-17），采自主产区或道地产区山西、新疆、吉林等地及安国、樟树等药材市场，包括符合《中国药典》要求的不同商品规格等级。

3.物种鉴别

经鉴定，研究样品均为菊科植物牛蒡 *Arctium lappa* L.。

4.定量测定

1）色谱条件

饮片色谱条件　色谱柱为 Thermo-C18（250mm×4.6mm，5μm）；流动相为甲醇-水（1∶1.1）；柱温为 40℃，流速为 1mL/min；检测波长为 280nm。理论塔板数按牛蒡苷峰计算应不低于 1500。

标准汤剂色谱条件　色谱柱为 Thermo-C18（250mm×4.6mm，5μm）；流动相为乙腈（A）-0.1%磷酸水溶液（B），梯度洗脱（0～10min，93% B；10～13min，93%～79% B；13～35min，79% B；3～40min，79%～67% B）；柱温为 40℃；流速为 1mL/min；检测波长为 280nm。色谱图见图 6-2-2。理论塔板数按牛蒡苷峰计算应不低于 1500。

2）对照品溶液制备

取经五氧化二磷减压干燥器中干燥 36 小时的牛蒡苷对照品适量，精密称定，加甲醇制成每 1mL 含 0.4436mg 的溶液，即得。

3）饮片供试品溶液制备

（1）饮片供试品溶液制备

取炒牛蒡子饮片粉末 0.5g，精密称定，置 50mL 量瓶中，加甲醇约 45mL，超声处理（功率 150 W，频率 20kHz）20min，放冷，加甲醇至刻度，摇匀，过微孔滤膜，取续滤液，即得。

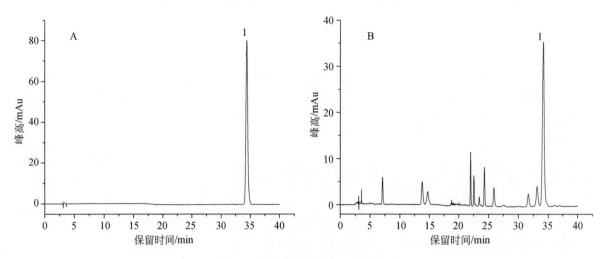

图 6-2-2　标准汤剂 HPLC 色谱图

A：对照品溶液；B：标准汤剂

1：牛蒡苷（arctiin，$C_{27}H_{34}O_{11}$）

（2）标准汤剂供试品溶液制备

取炒牛蒡子 100g，捣破，加 7 倍量水浸泡 30min，回流 30min，趁热过滤，药渣再加 6 倍量水，回流 20min，趁热过滤，合并 2 次滤液，减压浓缩至 500mL，即得。

取炒牛蒡子标准汤剂（CNBZ-01～CNBZ-17）摇匀，分别精密吸取 1mL，置 50mL 量瓶中，加 50%甲醇至接近刻度，超声处理 10min，冷却，50%甲醇定容，摇匀，微孔滤膜过滤，取续滤液，即得。

4）方法学验证

以牛蒡苷的峰面积积分值为纵坐标（Y），以对照品进样量（μg）为横坐标（X），绘制标准曲线，$Y = 483351X + 21146$，$R^2 = 0.9999$，表明线性关系良好。精密度考察合格，RSD%为 0.5%。炒牛蒡子标准汤剂供试品溶液制备后 24 小时内稳定性良好，RSD 为 0.8%。重复性良好，平行 6 份供试品溶液的 RSD 为 1.8%。平均加样回收率为 103.4%，RSD 为 1.8%。

5）测定法

（1）含量测定

分别精密吸取对照品溶液 10μL 和供试品溶液 10μL，注入高效液相色谱仪，测定，即得。按照 4 下的色谱条件测定含量。

（2）pH 值测定

取标准汤剂，用 pH 计测定 pH 值。

（3）总固体测定

参照编写说明【总固体】项下测定方法操作。

（4）牛蒡苷转移率测定

参照编写说明【转移率】项下公式计算。

6）结果

（1）饮片中牛蒡苷含量

牛蒡苷含量测定结果见表 6-2-2，所收集样品均满足《中国药典》中牛蒡苷（不少于 0.2%）的限量要求。

表 6-2-2　饮片中牛蒡苷含量测定

编号	牛蒡苷含量/%	RSD/%
CNBZ-01	7.25	0.9
CNBZ-02	7.20	0.8
CNBZ-03	6.39	0.5
CNBZ-04	6.60	0.1
CNBZ-05	6.72	1.9
CNBZ-06	6.61	1.5
CNBZ-07	6.32	1.1
CNBZ-08	6.88	0.9
CNBZ-09	7.68	0.1
CNBZ-10	7.75	1.4
CNBZ-11	7.06	0.2
CNBZ-12	6.27	0.0
CNBZ-13	6.23	0.9
CNBZ-14	6.80	0.5
CNBZ-15	6.78	1.2
CNBZ-16	6.68	2.8
CNBZ-17	6.29	2.1

（2）标准汤剂中牛蒡苷含量（表 6-2-3）

表 6-2-3　标准汤剂中炒牛蒡子药苷含量测定

编号	牛蒡苷含量 /（mg/mL）	RSD / %
CNBZ-01	7.70	1.5
CNBZ-02	7.83	0.8
CNBZ-03	7.90	0.2
CNBZ-04	7.58	0.6
CNBZ-05	8.17	0.4
CNBZ-06	8.23	0.3
CNBZ-07	7.13	0.8
CNBZ-08	7.66	0.7
CNBZ-09	7.43	0.3
CNBZ-10	7.30	0.8
CNBZ-11	8.38	0.5

续表

编号	牛蒡苷含量 /（mg/mL）	RSD / %
CNBZ-12	6.92	1.0
CNBZ-13	5.10	0.2
CNBZ-14	6.98	0.8
CNBZ-15	6.75	0.5
CNBZ-16	6.81	0.3
CNBZ-17	6.30	0.3

（3）总固体及 pH 值（表 6-2-4）

表 6-2-4　标准汤剂 pH 值及总固体

编号	pH 值	总固体/g	RSD/%
CNBZ-01	6.8	0.29	2.4
CNBZ-02	6.9	0.33	1.0
CNBZ-03	6.8	0.33	0.3
CNBZ-04	6.9	0.31	0.4
CNBZ-05	6.8	0.31	1.0
CNBZ-06	6.8	0.35	0.1
CNBZ-07	6.4	0.27	0.2
CNBZ-08	6.3	0.31	1.6
CNBZ-09	6.6	0.28	0.7
CNBZ-10	5.4	0.26	0.4
CNBZ-11	6.7	0.31	2.4
CNBZ-12	6.5	0.33	2.1
CNBZ-13	6.5	0.24	0.3
CNBZ-14	6.7	0.29	0.7
CNBZ-15	6.8	0.23	1.3
CNBZ-16	6.8	0.23	1.1
CNBZ-17	6.8	0.21	1.6

（4）牛蒡苷转移率

根据测定结果，按照转移率计算公式计算牛蒡苷转移率（表 6-2-5）。

5.标准汤剂特征图谱研究

1）色谱条件

同 4 下的色谱条件。

表 6-2-5　牛蒡苷转移率计算结果（$\overline{X} \pm S$）

编号	标准汤剂中牛蒡苷含量/mg	饮片中牛蒡苷含量/mg	转移率/%	（$\overline{X} \pm S$）/%
CNBZ-01	3850	7250	53.1	
CNBZ-02	3915	7200	54.4	
CNBZ-03	3950	6390	61.8	
CNBZ-04	3790	6600	57.4	
CNBZ-05	4085	6720	60.8	
CNBZ-06	4115	6610	62.3	
CNBZ-07	3565	6320	56.4	
CNBZ-08	3830	6880	55.7	
CNBZ-09	3715	7680	48.4	53.8±5.7
CNBZ-10	3650	7750	47.1	
CNBZ-11	4190	7060	59.3	
CNBZ-12	3460	6270	55.2	
CNBZ-13	2550	6230	40.9	
CNBZ-14	3490	6800	51.3	
CNBZ-15	3375	6780	49.8	
CNBZ-16	3405	6680	51.0	
CNBZ-17	3150	6290	50.1	

2）标准汤剂供试品溶液制备

同 4 下的标准汤剂供试品溶液制备。

3）方法学验证

方法学考察合格（具体内容略）。

4）特征图谱的建立及共有峰的标定

按照 4 下的色谱条件，分别精密吸取 17 批炒牛蒡子标准汤剂供试品溶液各 10μL，注入高效液相色谱仪，记录色谱峰信息，生成的特征图谱见图 6-2-3，其中共有峰 11 个，指认 5 个，见图 6-2-4。相似度结果见表 6-2-6。各共有峰峰面积见表 6-2-7，以峰 11 为参照峰，计算其他峰的相对保留时间和相对峰面积（表 6-2-8）。

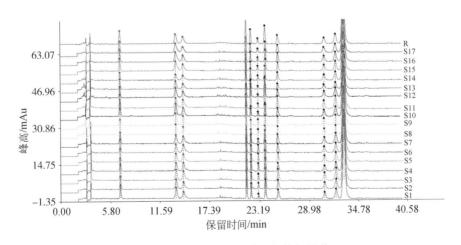

图 6-2-3　炒牛蒡子标准汤剂特征图谱

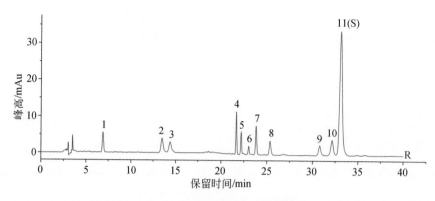

图 6-2-4 对照特征图谱及共有峰

峰 2：绿原酸（chlorogenic acid，$C_{16}H_{18}O_9$）；峰 4：异绿原酸 B（isochlorogenic acid B，$C_{25}H_{24}O_{12}$）；峰 5：异绿原酸 A（isochlorogenic acid A，$C_{25}H_{24}O_{12}$）；峰 7：异绿原酸 C（isochlorogenic acid C，$C_{25}H_{24}O_{12}$）；峰 11：牛蒡苷（arctiin，$C_{27}H_{34}O_{11}$）

表 6-2-6 相似度计算结果

编号	S1	S2	S3	S4	S5	S6	S7	S8	S9	S10	S11	S12	S13	S14	S15	S16	S17	对照特征图谱
S1	1.000	1.000	0.999	0.999	0.999	0.999	1.000	1.000	0.999	0.997	0.997	1.000	1.000	0.998	0.998	0.999	0.999	1.000
S2	1.000	1.000	1.000	1.000	0.999	0.999	1.000	1.000	0.999	0.996	0.998	1.000	0.999	0.998	0.997	0.997	0.997	1.000
S3	0.999	1.000	1.000	0.999	0.998	0.999	1.000	0.999	0.999	0.996	0.998	0.999	0.998	0.996	0.997	0.997	0.997	0.999
S4	0.999	1.000	0.999	1.000	1.000	1.000	0.999	0.999	0.998	0.994	0.997	0.999	0.999	0.998	0.996	0.996	0.996	0.999
S5	0.999	0.999	0.998	1.000	1.000	1.000	0.999	0.999	0.997	0.994	0.996	0.999	0.998	0.999	0.996	0.996	0.996	0.999
S6	0.999	0.999	0.999	1.000	1.000	1.000	0.999	0.999	0.998	0.993	0.997	0.999	0.998	0.998	0.996	0.996	0.996	0.999
S7	1.000	1.000	1.000	0.999	0.999	0.999	1.000	0.999	0.998	0.996	0.998	0.999	0.999	0.998	0.998	0.998	0.998	1.000
S8	1.000	1.000	0.999	0.999	0.999	0.999	0.999	1.000	0.999	0.997	0.997	0.999	1.000	0.998	0.998	0.998	0.998	1.000
S9	0.999	0.999	0.999	0.998	0.997	0.998	0.998	0.999	1.000	0.998	0.997	0.999	0.999	0.995	0.998	0.998	0.998	0.999
S10	0.997	0.996	0.996	0.994	0.994	0.993	0.996	0.997	0.998	1.000	0.991	0.995	0.998	0.992	0.999	0.999	0.999	0.997
S11	0.997	0.998	0.998	0.997	0.996	0.997	0.998	0.997	0.997	0.991	1.000	0.998	0.995	0.993	0.992	0.992	0.992	0.998
S12	1.000	1.000	0.999	0.999	0.999	0.999	0.999	0.999	0.999	0.995	0.998	1.000	0.999	0.998	0.997	0.997	0.997	1.000
S13	1.000	0.999	0.998	0.999	0.998	0.998	0.999	1.000	0.999	0.998	0.995	0.999	1.000	0.998	0.999	0.999	0.999	1.000
S14	0.998	0.998	0.996	0.998	0.999	0.998	0.998	0.998	0.995	0.992	0.993	0.998	0.998	1.000	0.996	0.996	0.996	0.998
S15	0.998	0.997	0.997	0.996	0.996	0.996	0.998	0.998	0.998	0.999	0.992	0.997	0.999	0.996	1.000	1.000	1.000	0.998
S16	0.999	0.997	0.997	0.996	0.996	0.996	0.998	0.998	0.998	0.999	0.992	0.997	0.999	0.996	1.000	1.000	1.000	0.998
S17	0.999	0.997	0.997	0.996	0.996	0.996	0.998	0.998	0.998	0.999	0.992	0.997	0.999	0.996	1.000	1.000	1.000	0.998
对照特征图谱	1.000	1.000	0.999	0.999	0.999	0.999	1.000	1.000	0.999	0.997	0.998	1.000	1.000	0.998	0.998	0.998	0.998	1.000

表 6-2-7 各共有峰峰面积

编号	保留时间/min	S1	S2	S3	S4	S5	S6	S7	S8	S9	S10	S11	S12	S13	S14	S15	S16	S17
1	6.92	57018	54303	68474	54426	54812	56447	50052	65924	73994	71050	57248	47266	42413	32840	56221	55399	51520
2	13.49	77521	65100	67668	54599	55287	53827	59115	69903	88706	89434	66864	66283	55131	38169	84344	83574	78427

续表

编号	保留时间/min	S1	S2	S3	S4	S5	S6	S7	S8	S9	S10	S11	S12	S13	S14	S15	S16	S17
3	14.35	58299	50492	67608	57220	60167	61414	53502	66233	72014	67989	64443	45982	41431	40848	54552	53782	50229
4	21.67	81360	87992	101604	93977	95633	102076	79813	84837	91238	53504	133206	77685	49128	61477	51750	52650	48438
5	22.21	49496	52820	60667	53160	52702	56712	46515	48267	55825	32302	79882	52648	30196	38434	32830	34242	31905
6	23.05	14766	19430	23972	26542	28087	27947	16634	20050	19700	13674	17642	9953	9845	16373	20079	19356	18410
7	23.85	78584	80791	88082	83245	83497	90360	74485	79093	84629	53288	123321	83530	49167	58571	49586	51268	46597
8	25.35	53355	50205	67062	47520	50026	51197	55570	52718	50700	47802	69552	43241	31836	44572	48656	49762	44978
9	30.75	48246	46564	60096	43356	43928	48040	53026	45078	49614	50403	63735	45769	31357	42914	45923	47572	43150
10	32.12	81715	76347	98202	70503	70516	76169	87321	73688	83366	82333	107010	72557	53235	68945	81890	82633	73440
11	33.05	733383	687627	761399	732039	790979	793274	682060	733141	714009	611777	803997	670379	491830	674930	648394	653134	601552

表 6-2-8　相对保留时间与相对峰面积

峰编号	保留时间/min	相对保留时间	峰面积/mAu×s	相对峰面积
1	6.922	0.209	55847	0.081
2	13.486	0.408	67879	0.098
3	14.352	0.434	56836	0.082
4	21.674	0.656	79198	0.114
5	22.212	0.672	47565	0.069
6	23.048	0.697	18968	0.027
7	23.854	0.722	74005	0.107
8	25.345	0.767	50515	0.073
9	30.746	0.930	47575	0.069
10	32.116	0.972	78816	0.114
11	33.053	1.000	693171	1.000

6.3　川　楝　子

6.3.1　川楝子标准汤剂质量标准

本品为楝科植物川楝 *Melia toosendan* Sieb.et Zucc.的干燥成熟果实,经炮制、加工制成的标准汤剂。

【制法】取川楝子饮片 100 g,加 7 倍量水浸泡 30min,回流 60min,趁热过滤,药渣再加 6 倍量水,回流 40min,趁热过滤,合并 2 次滤液,减压浓缩至 500mL,即得。

【性状】本品为金黄色或棕黄色混悬液,静置后会有沉淀产生。

【检查】pH 值　应为 4.0~4.5。

总固体　应为 0.36~0.44g。

其他　应符合口服混悬剂项下有关的各项规定。

【特征图谱】照高效液相色谱法测定。

色谱条件与系统适用性试验　以十八烷基硅烷键合硅胶为填充剂（柱长为 250mm，内径为 4.6mm，粒径为 5μm）；以甲醇为流动相 A，以 0.3% 甲酸水溶液为流动相 B，按表 6-3-1 中的规定进行梯度洗脱；流速为 0.8mL/min；柱温为 30℃；检测波长为 310nm。

表 6-3-1　洗脱条件

时间/min	流动相 A/%	流动相 B/%
1～12	1	99
12～35	1→12	99→88
35～55	12→20	88→80
55～65	20→25	80→75
65～67	25	75
67～72	25→100	75→0

参照物溶液的制备　取川楝素对照品适量，精密称定，加甲醇制成每 1mL 含川楝素 2μg 的溶液，即得。

供试品溶液的制备　取本品摇匀，精密吸取川楝子标准煎剂置于 2mL 离心管中，12 000r/min 离心 5min，放冷，取上清液，0.22μm 滤膜过滤，取续滤液，即得。

测定法　分别精密吸取参照物溶液和供试品溶液各 20μL，注入液相色谱仪，测定，记录色谱图，即得。

供试品特征图谱中应呈现 7 个特征峰（图 6-3-1）。峰 1 为 S 峰，计算特征峰峰 1～峰 7 的相对保留时间，其相对保留时间应在规定值的 ±5% 之内。规定值为：1.00（峰 1）、1.39（峰 2）、4.11（峰 3）、4.23（峰 4）、4.77（峰 5）、4.99（峰 6）、6.27（峰 7）；相对峰面积规定值为：1.00（峰 1）、0.55（峰 2）、0.30（峰 3）、0.40（峰 4）、0.48（峰 5）、0.69（峰 6）、0.29（峰 7）。

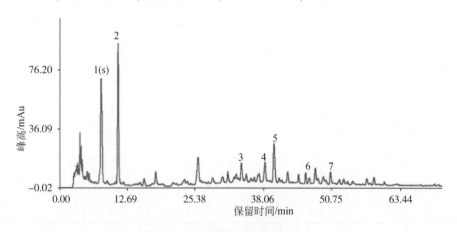

图 6-3-1　对照特征图谱及共有峰

【含量测定】照高效液相色谱法测定。

色谱条件与系统适用性试验　同【特征图谱】项下。

对照品溶液的制备　取川楝素对照品适量，精密称定，加甲醇制成每 1mL 含川楝素 2μg 的溶液，即得。

供试品溶液的制备　取【特征图谱】项下的供试品溶液，即得。

测定法　分别精密吸取对照品溶液和供试品溶液各 5μL，注入液相色谱仪，测定，记录 72min 的色谱图，即得。

本品每 1mL 含川楝子以川楝素（$C_{30}H_{38}O_{11}$）计应不低于 0.015mg。

【转移率】川楝素转移率范围为 8.6%～27.9%。

【规格】0.2g/mL（以饮片计）。

【贮藏】冷冻保存，用时复融。

6.3.2 川楝子标准汤剂质量标准起草说明

1.仪器与材料

Agilent 1260 高效液相色谱仪，HP 真空脱气泵，HP 四元泵，HP 自动进样，HP 柱温箱，UPLC-VWD 检测器；AND GX--600 型电子分析天平（d=0.001 g）；色谱柱为 Agilent ZORBAX Extend-C18（250mm ×4.6mm，5μm）。

川楝素（纯度：HPLC≥98%，批号：SH0198），购于北京赛百草科技有限公司。甲醇为色谱纯（美国，Fisher 公司），水为高纯水，其他试剂为分析纯。

2.样品采集

样品共 12 份（编号 CLZ-01～CLZ-12），采自主产区及道地产区四川成都、河北、内蒙古、黑龙江等地，包括符合《中国药典》要求的不同商品规格等级。

3.物种鉴别

经鉴定，研究样品均为楝科植物川楝 *Melia toosendan* Sieb.et Zucc.。

4.定量测定

1）色谱条件

饮片色谱条件 含量测定采用单级四极杆质谱检测器，电喷雾离子化（ESI）负离子模式下选择质荷比（m/z）573 离子进行检测。色谱柱为 Agilent ZORBAX Extend-C18（250mm×4.6mm，5μm）；流动相为乙腈-0.01%甲酸溶液（31∶69）；柱温为 30℃；流速为 0.3mL/min；进样量为 5μL。

标准汤剂色谱条件 色谱柱为 Agilent ZORBAX Extend-C18（250mm×4.6mm，5μm）；流动相为甲醇（A）- 0.3%甲酸水（B），梯度洗脱条件：0～12min，1% A；12～35min，1%～12% A；35～55min，12%～20% A；55～65min，20%～25% A；65～67min，25% A；67～72min，25%～100% A。柱温为 30℃；流速为 0.8mL/min；检测波长为 310nm；进样量为 20μL（图 6-3-2）。

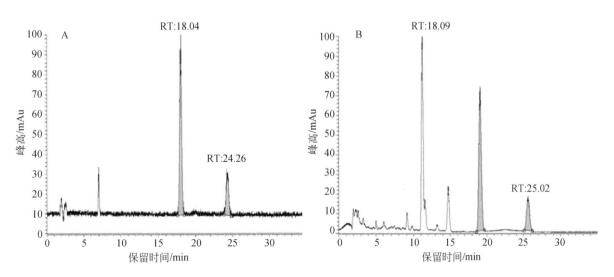

图 6-3-2 标准汤剂 HPLC 色谱图

A：川楝素（$C_{30}H_{38}O_{11}$）；B：标准汤剂

2）对照品溶液的制备

取经五氧化二磷减压干燥器中干燥 36 小时后的川楝素对照品适量，精密称定，加甲醇制成每 1mL 含 2μg 的溶液，即得。

3）供试品溶液的制备

（1）饮片供试品溶液制备

取本品中粉约 0.25 g，精密称定，置具塞锥形瓶中，精密加入甲醇 50mL，称定重量，超声提取 1 小时，放冷，再称定重量，用甲醇补足减失的重量，摇匀，过微孔滤膜，取续滤液，即得。

（2）标准汤剂供试品溶液制备

取川楝子饮片 100 g，加 7 倍量水浸泡 30min，回流 60min，趁热过滤，药渣再加 6 倍量水，回流 40min，趁热过滤，合并 2 次滤液，减压浓缩至 500mL，即得。

精密吸取川楝子标准汤剂 1mL，置 25mL 容量瓶中，加入甲醇至刻度，超声处理 30min，冷却，甲醇定容，摇匀，过 0.45 μm 微孔滤膜过滤，取续滤液，即得。

4）方法学验证

以川楝素峰面积积分值为纵坐标（Y），对照品进样量（μg）为横坐标（X），绘制标准曲线，$Y=22079X+1051.2$，$R^2=1.000$，表明线性关系良好。精密度考察合格，RSD%为 0.7%。川楝子标准汤剂供试品制备后 24 小时内稳定性良好，RSD%为 2.5%。重复性良好，平行 6 份供试品溶液的 RSD%为 0.2%，平均加样回收率为 97.3%，RSD%为 3.8%。

5）测定法

（1）含量测定

分别精密吸取对照品溶液和饮片供试品溶液 5 μL，注入高效液相色谱仪，测定，即得。

（2）pH 值测定

取标准汤剂，用 pH 计测定 pH 值。

（3）总固体测定

参照编写说明【总固体】项下测定方法操作。

（4）川楝素转移率测定

参照编写说明【转移率】项下公式计算。

6）结果

（1）饮片中川楝素含量

川楝素含量测定结果见表 6-3-2，所收集样品均满足《中国药典》中川楝素（0.040%～0.20%）的限量要求。

表 6-3-2　饮片中川楝素含量测定

编号	川楝素含量/%	RSD/%
CLS-01	0.10	0.5
CLS-02	0.07	0.4
CLS-03	0.12	2.4
CLS-04	0.09	0.2
CLS-05	0.08	0.4
CLS-06	0.12	1.0
CLS-07	0.11	0.3

编号	川楝素含量/%	RSD/%
CLS-08	0.15	1.2
CLS-09	0.12	1.0
CLS-10	0.11	0.5
CLS-11	0.11	1.4
CLS-12	0.11	0.2

（2）标准汤剂中川楝素含量（表 6-3-3）

表 6-3-3 标准汤剂中川楝素含量测定

编号	川楝素含量/（mg/mL）	RSD/%
CLS-01	0.03	0.4
CLS-02	0.04	1.0
CLS-03	0.03	1.6
CLS-04	0.03	0.1
CLS-05	0.02	1.6
CLS-06	0.04	1.4
CLS-07	0.04	0.3
CLS-08	0.05	0.7
CLS-09	0.02	0.7
CLS-10	0.03	0.9
CLS-11	0.04	0.1
CLS-12	0.05	0.2

（3）pH 值及总固体（表 6-3-4）

表 6-3-4 pH 值及总固体

编号	总固体/g	RSD/%	pH 值
CLS-01	0.38	1.3	4.3
CLS-02	0.38	0.9	4.5
CLS-03	0.43	1.0	4.3
CLS-04	0.38	1.5	4.4
CLS-05	0.38	0.8	4.4
CLS-06	0.40	1.5	4.2
CLS-07	0.43	1.3	4.4
CLS-08	0.42	1.0	4.3

续表

编号	总固体/g	RSD/%	pH 值
CLS-09	0.39	1.0	4.0
CLS-10	0.40	0.7	4.2
CLS-11	0.40	1.8	4.1
CLS-12	0.41	0.6	4.1

（4）川楝素转移率（表6-3-5）

表6-3-5　川楝素转移率计算结果（$\overline{X} \pm S$）

编号	标准汤剂中川楝素含量/mg	饮片中川楝素含量/mg	转移率/%	（$\overline{X} \pm S$）/%
CLS-01	15	100	15.0	
CLS-02	20	70	28.6	
CLS-03	15	120	12.5	
CLS-04	15	90	16.7	
CLS-05	10	80	12.5	
CLS-06	20	120	16.7	16.6±5.2
CLS-07	20	110	18.2	
CLS-08	25	150	16.7	
CLS-09	10	120	8.3	
CLS-10	15	110	13.6	
CLS-11	20	110	18.2	
CLS-12	25	110	22.7	

5.标准汤剂特征图谱研究

1）色谱条件

HPLC 色谱条件　同 4 下的色谱条件。

LC/MS 色谱条件　色谱柱为 Agilent ZORBAX Extend-C18（250mm×4.6mm，5μm）；流动相为甲醇（A）-0.3%甲酸水（B），梯度洗脱：0～12min，1% A；12～35min，1%～12% A；35～55min，12%～20% A；55～65min，20%～25% A；65～67min，25% A；67～72min，25%～100% A。柱温为 30℃；流速为 0.8mL/min（进入质谱进行分流，分流比为 1∶1）；检测波长为 310nm；进样量为 20μL。

2）质谱条件

离子模式：正离子模式，加热器温度为 350℃，毛细管温度为 350℃，毛细管电压为 35V，喷雾电压为 3.5 kV，鞘气（N_2）流速为 35 arb，辅助气（N_2）流速为 10 arb，质量数扫描范围为 50～1500，分辨率为 30 000。

3）参照物溶液的制备

同 4 下的对照品溶液的制备。

4）供试品溶液的制备

同 4 下的标准汤剂供试品溶液制备。

5）方法学验证

方法学考察合格（具体内容略）。

6）特征图谱的建立及共有峰的标定

按照 4 下的色谱条件，分别精密吸取 12 批川楝子标准汤剂供试品溶液 5μL，注入高效液相色谱仪，记录色谱峰信息，特征图谱见图 6-3-3，相似度结果见表 6-3-6，生成的对照特征图谱见图 6-3-4，其中共有峰 7 个，各共有峰峰面积见表 6-3-7，以峰 1 为参照峰，计算其他峰的相对保留时间和相对峰面积（表 6-3-8）。

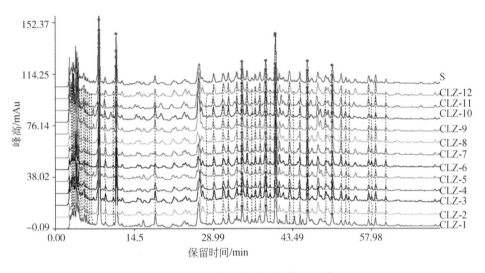

图 6-3-3　川楝子标准汤剂特征图谱

表 6-3-6　相似度计算结果

编号	S1	S2	S3	S4	S5	S6	S7	S8	S9	S10	S11	S12	对照特征图谱
S1	1.000	0.728	0.753	0.777	0.794	0.725	0.655	0.637	0.886	0.871	0.816	0.671	0.853
S2	0.728	1.000	0.981	0.977	0.921	0.955	0.922	0.887	0.746	0.739	0.802	0.968	0.958
S3	0.753	0.981	1.000	0.991	0.952	0.933	0.896	0.862	0.779	0.762	0.786	0.953	0.962
S4	0.777	0.977	0.991	1.000	0.955	0.939	0.893	0.857	0.794	0.775	0.793	0.943	0.966
S5	0.794	0.921	0.952	0.955	1.000	0.889	0.832	0.824	0.807	0.772	0.782	0.881	0.944
S6	0.725	0.955	0.933	0.939	0.889	1.000	0.971	0.942	0.742	0.736	0.841	0.942	0.955
S7	0.655	0.922	0.896	0.893	0.832	0.971	1.000	0.973	0.683	0.692	0.808	0.956	0.922
S8	0.637	0.887	0.862	0.857	0.824	0.942	0.973	1.000	0.672	0.685	0.807	0.924	0.904
S9	0.886	0.746	0.779	0.794	0.807	0.742	0.683	0.672	1.000	0.929	0.751	0.716	0.873
S10	0.871	0.739	0.762	0.775	0.772	0.736	0.692	0.685	0.929	1.000	0.828	0.713	0.871
S11	0.816	0.802	0.786	0.793	0.782	0.841	0.808	0.807	0.751	0.828	1.000	0.769	0.885
S12	0.671	0.968	0.953	0.943	0.881	0.942	0.956	0.924	0.716	0.713	0.769	1.000	0.939
对照特征图谱	0.853	0.958	0.962	0.966	0.944	0.955	0.922	0.904	0.873	0.871	0.885	0.939	1.000

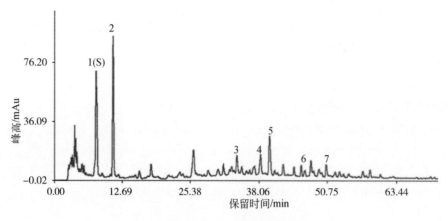

图 6-3-4　对照特征图谱及共有峰

表 6-3-7　各共有峰峰面积

编号	保留时间/min	S1	S2	S3	S4	S5	S6	S7	S8	S9	S10	S11	S12
1	8.08	1406.5	1005.8	1377.4	1088.9	1496.0	832.1	799.0	736.6	1395.3	1238.1	964.6	1066.2
2	11.22	1411.3	376.3	621.0	592.2	887.9	332.6	282.4	261.4	952.5	796.0	405.5	401.7
3	33.20	183.5	358.5	359.9	337.0	306.1	285.4	351.9	370.3	223.4	581.7	233.8	466.7
4	34.16	392.8	460.9	548.9	407.9	517.9	359.5	399.9	427.8	441.5	473.1	439.8	525.4
5	38.57	488.1	513.6	607.1	457.6	553.0	467.1	528.5	624.3	472.6	587.2	509.2	649.6
6	40.32	702.7	801.0	802.9	576.1	706.5	753.8	936.0	1048.7	561.7	600.9	846.7	964.3
7	50.70	211.1	283.8	348.8	261.4	271.9	250.1	354.8	494.8	282.3	404.3	351.8	401.5

表 6-3-8　相对保留时间与相对峰面积

峰编号	保留时间/min	相对保留时间	峰面积/mAu×s	相对峰面积
1	8.081	1.000	1117.2	1.000
2	11.223	1.389	610.1	0.546
3	33.204	4.109	338.2	0.303
4	34.163	4.228	449.6	0.402
5	38.572	4.773	538.1	0.482
6	40.321	4.990	775.1	0.694
7	50.704	6.274	326.4	0.292

6.4　醋　五　味　子

6.4.1　醋五味子标准汤剂质量标准

本品为木兰科植物五味子 *Schisandra chinensis* 干燥成熟果实，经炮制、加工制成的标准汤剂。

【制法】取醋五味子饮片 100g，加 7 倍量水，浸泡 30min，回流 30min，趁热过滤，药渣再加 6 倍量水，回流 20min，趁热过滤，合并 2 次滤液，减压浓缩至 500mL，即得。

【性状】本品为黄褐色混悬液，静置后会有沉淀产生。

【检查】pH 值　应为 2.5～2.8。

总固体　应为 0.66～0.98 g。

其他　应符合口服混悬剂项下有关的各项规定。

【特征图谱】照高效液相色谱法测定

色谱条件与系统适用性试验　以十八烷基键合硅胶为填充剂（250mm×4.6mm，5μm）；以 0.2%冰醋酸水溶液（A）-乙腈（B）为流动相；流速为 1.0mL/min；检测波长为 254nm；柱温为 30℃。理论塔板数按五味子醇甲峰计算应不低于 2000（表 6-4-1）。

表 6-4-1　洗脱条件

时间	0.2%冰醋酸水溶液 A/%	乙腈 B/%
0～5	97	3
5～30	97→75	25→3
30～35	75→35	65→25
35～45	35→5	95→65
45～55	5	95

参照物溶液的制备　取五味子醇甲适量，精密称定，置棕色量瓶中，加甲醇制成每 1mL 含五味子醇甲 0.3mg 的溶液，即得。

供试品溶液的制备　精密吸取醋五味子标准汤剂各 2mL，12 000r/min 离心 5min，取上清液，即得。

测定法　分别精密吸取标准汤剂供试品溶液各 10μL，注入液相色谱仪，测定，记录 55min 的色谱图，即得。

供试品特征图谱中应呈现 5 个特征峰（图 6-4-1），其中 1 个峰应与对应的参照物峰五味子醇甲保留时间相同；以 2 号参照物峰相应的峰为 S 峰，计算特征峰峰 1～峰 5 的相对保留时间，其相对保留时间应在规定值的±5%之内。规定值为：0.41（峰 1）、1.00（峰 2）、1.40（峰 3）、1.87（峰 4）、3.96（峰 5）。

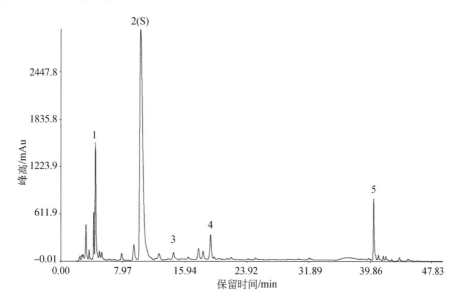

图 6-4-1　对照特征图谱

峰 5：五味子醇甲（schizandrol，$C_{24}H_{12}O_7$）

【含量测定】照高效液相色谱法测定。

色谱条件与系统适用性试验　同【特征图谱】项下。

对照品溶液的制备　取五味子醇甲适量，精密称定，置棕色量瓶中，加甲醇制成每 1mL 含五味子醇甲 0.3mg 的溶液，即得。

供试品溶液的制备　取【特征图谱】项下的供试品溶液，即得。

测定法　分别精密吸取对照品溶液 10μL 和饮片供试品溶液 15μL，注入高效液相色谱仪，测定，即得。

本品每 1mL 含五味子以五味子醇甲（schizandrol，$C_{24}H_{12}O_7$）计应不低于 0.055mg。

【转移率】五味子醇甲转移率范围为 3.1%～13.7%。

【规格】0.2g/mL（以饮片计）。

【贮藏】冷冻保存，用时复融。

6.4.2　醋五味子标准汤剂质量标准起草说明

1.仪器与材料

安捷伦 1260Infinity Ⅱ型超高效液相色谱仪（美国安捷伦公司，G1313A 型自动进样系统，G1316A 型柱温箱，G1362A 型 DAD 检测器），色谱柱为 Thermo-C18（250mm×4.6mm，5μm）；Sartorius-WWZA-124S-型电子分析天平（北京赛多利斯科学仪器有限公司）；KQ-5200B 型超声波清洗器（昆山市超声仪器有限公司）；YP502N 型电子天平（上海精密科学仪器有限公司）；D2012 型台式高速离心机（上海洪纪仪器设备有限公司）。

五味子醇甲（含量≥98%，批号：O0715A5，购于北京美仑生物公司），甲醇、乙腈为色谱纯（美国，Fisher 公司），水为高纯水，其他试剂为分析纯。

2.样品采集

样品共 12 份，分别采自主产区或道地产区辽宁、吉林等地及药材市场，包括符合《中国药典》要求的不同商品规格等级。

3.物种鉴别

经鉴定，所研究样品均为木兰科植物五味子 *Schisandra chinensis*。

4.定量测定

1）色谱条件

饮片色谱条件　色谱柱为 Thermo-C18（250mm×4.6mm，5μm）；流动相为甲醇-水（65：35）；流速为 0.8mL/min；检测波长为 250nm；柱温为 30℃；进样量为 10μL。理论塔板数按五味子醇甲峰计算应不低于 2000。

标准汤剂色谱条件　色谱柱为 Thermo-C18（250mm×4.6mm，5μm）；流动相为乙腈（C）-0.2%冰醋酸水（D）；梯度洗脱程序：0～5min，3%（C）；5～30min，3%～25%C；30～35min，25%～65%C；35～45min，65%～95%C；45～55min，95% C。流速为 1.0mL/min；检测波长为 254nm；柱温为 30℃；进样量为 15μL。理论塔板数按五味子醇甲峰计算应不低于 2000（图 6-4-2）。

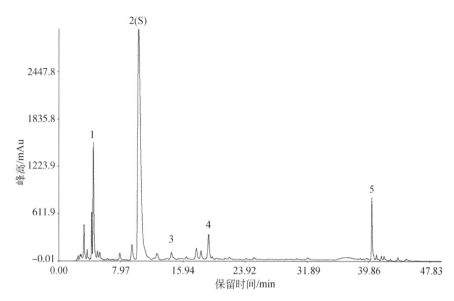

图 6-4-2　标准汤剂 HPLC 色谱图

2）对照品溶液的制备

取五味子醇甲对照品适量，精密称定，置棕色量瓶中，加甲醇制成每 1mL 含五味子醇甲 0.3mg 的溶液，即得。

3）供试品溶液的制备

（1）饮片供试品溶液制备

取本品粉末（过三号筛）约 0.625g，精密称定，置 50mL 量瓶中，加甲醇约 45mL，超声处理（功率 250W，频率 20kHz）20min，取出，加甲醇至刻度摇匀，滤过，取续滤液，即得。

（2）标准汤剂供试品溶液制备

取醋五味子饮片 100g，置于 1000mL 圆底烧瓶中，加 7 倍量水，浸泡 30min，回流 30min，趁热过滤，药渣再加 6 倍量水，回流 20min，趁热过滤，合并 2 次滤液，减压浓缩至 500mL，即得醋五味子标准汤剂。

精密吸取醋五味子标准汤剂各 2mL，12 000r/min 离心 5min，取上清液，即得。

4）方法学验证

以五味子醇甲峰面积积分值为纵坐标（Y），对照品进样量（μg）为横坐标（X），绘制标准曲线，计算回归方程 $Y=2218.8X-5.9$，$R^2=0.9999$，表明线性关系良好。精密度考察合格，RSD%为 0.3%。醋五味子标准汤剂供试品溶液制备后 24 小时内稳定性良好，RSD 为 0.4%。重复性良好，平行 6 份供试品溶液的 RSD 为 1.5%。平均加样回收率为 97.0%，RSD 为 1.5%。

5）测定法

（1）含量测定

分别精密吸取对照品溶液和供试品溶液各 10μL，注入高效液相色谱仪，测定，即得。

（2）pH 值测定

取标准汤剂，用 pH 计测定 pH 值。

（3）总固体测定

参照编写说明【总固体】项下测定方法操作。

（4）五味子醇甲转移率测定

参照编写说明【转移率】项下公式计算。

6）结果

（1）饮片中五味子醇甲的含量

五味子醇甲含量测定结果见表 6-4-2，所收集样品均满足《中国药典》中五味子醇甲（不少于 0.4%）的限量要求。

表 6-4-2　饮片中五味子醇甲含量测定

编号	五味子醇甲含量/%	RSD/%
WWZ-01	0.56	0.9
WWZ-02	0.73	0.6
WWZ-03	0.78	0.7
WWZ-04	0.85	1.1
WWZ-05	0.78	1.3
WWZ-06	0.67	1.5
WWZ-07	0.49	0.9
WWZ-08	0.73	0.7
WWZ-09	0.74	0.5
WWZ-10	0.86	1.0
WWZ-11	0.80	1.1
WWZ-12	0.50	1.2

（2）标准汤剂中五味子醇甲的含量

取 12 批醋五味子标准汤剂，按色谱条件测定五味子醇甲含量（表 6-4-3）。

表 6-4-3　标准汤剂中五味子醇甲含量测定

编号	五味子醇甲含量/（mg/mL）	RSD/%
WWZ-01	0.11	1.3
WWZ-02	0.12	1.5
WWZ-03	0.08	0.9
WWZ-04	0.06	0.7
WWZ-05	0.06	1.3
WWZ-06	0.06	1.1
WWZ-07	0.08	1.3
WWZ-08	0.23	1.6
WWZ-09	0.05	0.9
WWZ-10	0.06	0.9
WWZ-11	0.08	0.9
WWZ-12	0.11	1.1

（3）pH 值及总固体（表 6-4-4）

表 6-4-4 标准汤剂 pH 值及总固体

编号	pH 值	总固体/g	RSD/%
WWZ-01	2.6	0.94	1.0
WWZ-02	2.6	0.90	0.7
WWZ-03	2.8	0.89	0.9
WWZ-04	2.7	0.85	1.1
WWZ-05	2.7	0.82	1.4
WWZ-06	2.7	0.75	0.8
WWZ-07	2.8	0.86	0.5
WWZ-08	2.8	0.88	1.0
WWZ-09	2.8	0.66	0.9
WWZ-10	2.7	0.80	1.1
WWZ-11	2.6	0.72	0.5
WWZ-12	2.6	0.98	0.6

（4）五味子醇甲的转移率（表 6-4-5）

表 6-4-5 五味子醇甲转移率计算结果（$\overline{X} \pm S$）

编号	标准汤剂中五味子醇甲含量/mg	饮片中五味子醇甲含量/mg	转移率/%	$(\overline{X} \pm S)$/%
WWZ-01	55.72	564	9.9	
WWZ-02	59.81	734	8.2	
WWZ-03	40.70	776	5.2	
WWZ-04	29.53	846	3.5	
WWZ-05	28.51	784	3.6	
WWZ-06	28.96	672	4.3	6.9±3.5
WWZ-07	40.36	485	8.3	
WWZ-08	115.68	733	15.8	
WWZ-09	23.32	742	3.1	
WWZ-10	32.28	861	3.8	
WWZ-11	42.29	795	5.3	
WWZ-12	56.39	498	11.3	

5.标准汤剂特征图谱研究

1）色谱条件

同 4 下的色谱条件。

2）标准汤剂供试品溶液制备

同 4 下的标准汤剂供试品溶液制备。

3）方法学验证

方法学考察合格（具体内容略）。

4）特征图谱的建立及共有峰的标定

按照色谱条件，分别精密吸取 12 批醋五味子标准汤剂供试品溶液 10μL，注入高效液相色谱仪，记录色谱峰信息（图 6-4-3），生成的对照特征图谱见图 6-4-4，其中共有峰 5 个（表 6-4-6），指认 1 个。相似度结果见表 6-4-7。各共有峰峰面积见表 6-4-6，以峰 3 为参照峰，计算其他峰的相对保留时间和相对峰面积（表 6-4-8）。

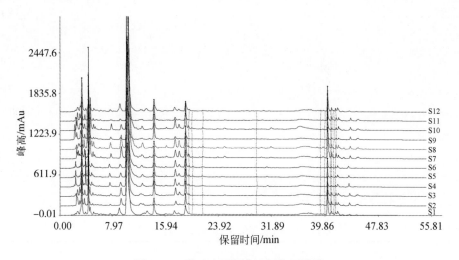

图 6-4-3　醋五味子标准汤剂特征图谱

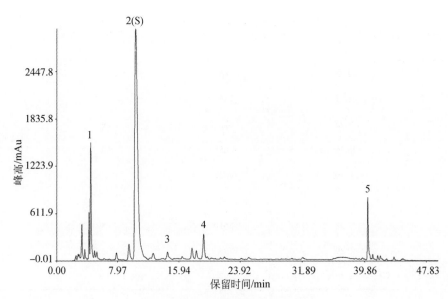

图 6-4-4　对照特征图谱及共有峰

峰 5：五味子醇甲（schizandrol，$C_{24}H_{12}O_7$）

表 6-4-6　各共有峰峰面积

编号	保留时间/min	S1	S2	S3	S4	S5	S6	S7	S8	S9	S10	S11	S12
1	4.12	4061.5	3588.3	3530.3	3033.1	3029.6	2943.3	3781.1	3237.3	2261.1	2280.1	3089.9	4132.8
2	10.17	26550.8	16862.5	26502.8	41775	41883.7	39001.1	62982.4	82261.7	14142.5	63494.6	8672.5	26503.6
3	14.25	2334.7	1363	2890.5	2846	2617.6	2521.3	2583.9	1616.2	3086.8	3150.4	3020.6	2732.8
4	18.97	2069.4	1950	2767.8	3131.1	3090.4	2929.7	4000.3	4440.9	1176.2	4833.9	1283.2	2211.9
5	40.22	3214.4	3450.1	2347.9	1081.9	1061.8	1076.2	8096.9	6673.6	1345	1862.4	2439.5	3253

表 6-4-7　相似度计算结果

编号	S1	S2	S3	S4	S5	S6	S7	S8	S9	S10	S11	S12	对照特征图谱
S1	1	0.979	0.987	0.981	0.979	0.979	0.982	0.98	0.969	0.975	0.934	0.993	0.989
S2	0.979	1	0.984	0.957	0.954	0.955	0.97	0.965	0.963	0.953	0.951	0.985	0.974
S3	0.987	0.984	1	0.986	0.985	0.986	0.986	0.984	0.975	0.983	0.93	0.993	0.993
S4	0.981	0.957	0.986	1	1	0.999	0.99	0.99	0.966	0.997	0.885	0.984	0.996
S5	0.979	0.954	0.985	1	1	0.999	0.99	0.992	0.964	0.997	0.879	0.982	0.996
S6	0.979	0.955	0.986	0.999	0.999	1	0.991	0.991	0.963	0.997	0.881	0.982	0.996
S7	0.982	0.97	0.986	0.99	0.99	0.991	1	0.996	0.963	0.991	0.896	0.986	0.996
S8	0.98	0.965	0.984	0.99	0.992	0.991	0.996	1	0.96	0.992	0.889	0.984	0.996
S9	0.969	0.963	0.975	0.966	0.964	0.963	0.963	0.96	1	0.961	0.938	0.974	0.973
S10	0.975	0.953	0.983	0.997	0.997	0.997	0.991	0.992	0.961	1	0.874	0.979	0.995
S11	0.934	0.951	0.93	0.885	0.879	0.881	0.896	0.889	0.938	0.874	1	0.939	0.908
S12	0.993	0.985	0.993	0.984	0.982	0.982	0.986	0.984	0.974	0.979	0.939	1	0.992
对照特征图谱	0.989	0.974	0.993	0.996	0.996	0.996	0.996	0.996	0.973	0.995	0.908	0.992	1

表 6-4-8　相对保留时间与相对峰面积

峰编号	保留时间/min	相对保留时间	峰面积/mAu×s	相对峰面积
1	4.120	0.410	3247.4	0.130
2	10.170	1.000	37552.8	1.000
3	14.250	1.400	2653.7	0.100
4	18.970	1.870	2823.7	0.090
5	40.220	3.960	2991.9	0.100

6.5　大　枣

6.5.1　大枣标准汤剂质量标准

本品为鼠李科植物枣 *Ziziphus jujuba* Mill.的干燥成熟果实，经炮制、加工制成的标准汤剂。

【制法】取大枣饮片 100g，加 7 倍量水浸泡 30min，回流 60min，趁热过滤，药渣再加 6 倍量水，回流 40min，趁热过滤，合并 2 次滤液，减压浓缩至 500mL，即得。

【性状】本品为棕褐色至黑色混悬液，静置后会产生沉淀。

【检查】pH 值　应为 4.2～4.6。

　　　　总固体　应为 0.64～0.89g。

　　　　其他　应符合口服混悬剂项下有关的各项规定。

【特征图谱】照高效液相色谱法测定。

色谱条件与系统适用性试验　以十八烷基硅烷键合硅胶为填充剂（柱长为 150mm，内径为 2.1mm，粒径为 2.6μm）；以乙腈为流动相 A，以 0.1%甲酸水溶液为流动相 B，按表 6-5-1 中的规定进行梯度洗脱；流速为 0.4mL/min；柱温为 30℃；检测波长为 300nm。

表 6-5-1　洗脱条件

时间/min	流动相 A/%	流动相 B/%
0～6	5→10	95→90
6～12	10→17	90→83
12～13	17→20	83→80

供试品溶液的制备　取本品摇匀，精密量取 0.5mL，加甲醇 1.0mL，摇匀，超声 5min，12 000r/min 离心 5min，放冷，取上清液，0.22μm 滤膜滤过，取续滤液，即得。

测定法　分别精密吸取供试品溶液各 5μL，注入液相色谱仪，测定，记录 13min 的色谱图，即得。

供试品特征图谱中呈现 4 个特征峰（图 6-5-1），峰 4 为 S 峰，计算特征峰峰 1～峰 3 的相对保留时间，其相对保留时间应在规定值的±5% 之内。规定值为：0.05（峰 1）、0.15（峰 2）、0.20（峰 3）、1.00（峰 4）。

【规格】0.2g/mL（以饮片计）。

【贮藏】冷冻保存，用时复融。

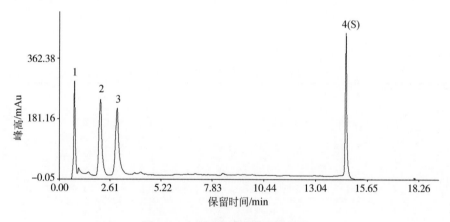

图 6-5-1　对照特征图谱及共有峰

峰 4：参照峰

6.5.2　大枣标准汤剂质量标准起草说明

1.仪器与材料

安捷伦 1290Infinity II 型超高效液相色谱仪（美国安捷伦公司，G7167B 型自动进样系统，G7166B 型柱温箱，G7117A 型 DAD 检测器），色谱柱为 Thermo-C18（150mm×2.1mm，2.6μm）；Sartorius-DZ-210S-型电子分析天平（北京赛多利斯天平有限公司）；KQ-100E 型超声波清洗器（昆山市超声仪器有限公司）；

LD510-2 型电子天平（沈阳龙腾电子有限公司）；H1650-W 型台式高速离心机（湖南湘仪+实验室仪器开发有限公司）。

甲醇、乙腈为色谱纯（美国，Fisher 公司），水为高纯水，其他试剂为分析纯。

2.样品采集

样品共 13 份（编号 DZ-01～DZ-13），采自主产区及道地产区山东、河北保定、河南等地，包括符合《中国药典》要求的不同商品规格等级。

3.物种鉴别

经鉴定，研究样品均为鼠李科植物枣 *Ziziphus jujuba* Mill.。

4.定量测定

1）标准汤剂溶液制备

取大枣饮片 100g，加 7 倍量水浸泡 30min，回流 60min，趁热过滤，药渣再加 6 倍量水，回流 40min，趁热过滤，合并 2 次滤液，减压浓缩至 500mL，即得。

2）测定法

（1）pH 值测定

取标准汤剂，用 pH 计测定 pH 值。

（2）总固体测定

参照编写说明【总固体】项下测定方法操作。

3）结果

pH 值及总固体结果见表 6-5-2。

表 6-5-2　pH 值及总固体

编号	pH 值	总固体/g	RSD/%
DZ-01	4.2	0.74	1.3
DZ-02	4.6	0.77	1.5
DZ-03	4.3	0.79	1.3
DZ-04	4.4	0.82	1.9
DZ-05	4.3	0.76	2.1
DZ-06	4.5	0.72	1.5
DZ-07	4.2	0.69	1.7
DZ-08	4.6	0.86	1.6
DZ-09	4.2	0.85	1.2
DZ-10	4.6	0.71	1.5
DZ-11	4.3	0.65	1.2
DZ-12	4.5	0.82	1.4
DZ-13	4.6	0.77	1.5

5.标准汤剂特征图谱研究

1）色谱条件

以十八烷基硅烷键合硅胶为填充剂（柱长为 150mm，内径为 2.1mm，粒径为 2.6μm）；以乙腈为流动相 A，以 0.1%甲酸水溶液为流动相 B，梯度洗脱条件：0～6min，5%～10% A；6～12min，10%～17% A；12～13min，17%～20% A。

　　流速为 0.4mL/min；柱温为 30℃；检测波长为 300nm（图 6-5-2）。

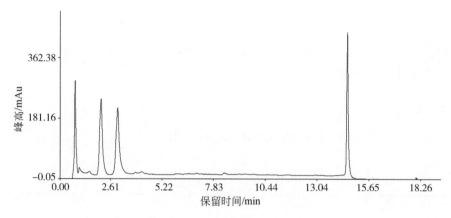

图 6-5-2　标准汤剂 UPLC 色谱图

　　2）供试品溶液制备

　　精密吸取大枣标准汤剂（DZ-01～DZ-13）各 0.5mL，分别加甲醇 1.0mL，超声 5min，12 000r/min 离心 5min，0.22μm 滤膜过滤，取续滤液，即得标准汤剂供试品溶液。

　　3）方法学验证

　　方法学考察合格（具体内容略）。

　　4）特征图谱的建立及共有峰的标定

　　按照 4 下的色谱条件，分别精密吸取 13 批大枣标准汤剂供试品溶液 5μL，注入高效液相色谱仪，记录色谱峰信息（图 6-5-3），生成的对照特征图谱见图 6-5-4，其中共有峰 4 个。相似度结果见表 6-5-3。各共有峰峰面积见表 6-5-4，以峰 4 为参照峰，计算其他峰的相对保留时间和相对峰面积（表 6-5-5）。

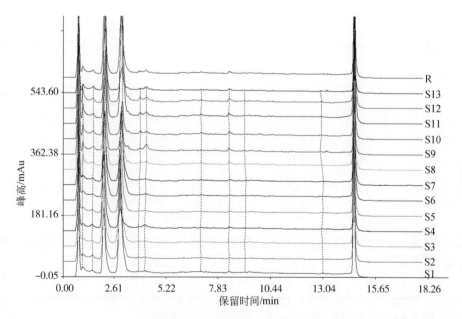

图 6-5-3　大枣标准汤剂特征图谱

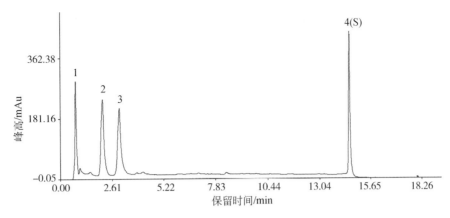

图 6-5-4　大枣标准汤剂对照特征图谱

表 6-5-3　相似度计算结果

编号	S1	S2	S3	S4	S5	S6	S7	S8	S9	S10	S11	S12	S13	对照特征图谱
S1	1.000	0.999	0.999	0.789	0.987	0.978	0.966	0.874	0.817	0.834	0.954	0.942	0.831	0.957
S2	0.999	1.000	0.999	0.800	0.990	0.984	0.972	0.888	0.828	0.848	0.965	0.953	0.844	0.965
S3	0.999	0.999	1.000	0.815	0.992	0.986	0.976	0.895	0.838	0.856	0.964	0.953	0.853	0.969
S4	0.789	0.800	0.815	1.000	0.868	0.879	0.910	0.961	0.986	0.978	0.876	0.875	0.986	0.918
S5	0.987	0.990	0.992	0.868	1.000	0.994	0.994	0.934	0.893	0.907	0.979	0.968	0.904	0.988
S6	0.978	0.984	0.986	0.879	0.994	1.000	0.994	0.951	0.895	0.915	0.990	0.980	0.913	0.993
S7	0.966	0.972	0.976	0.910	0.994	0.994	1.000	0.967	0.932	0.946	0.988	0.981	0.944	0.999
S8	0.874	0.888	0.895	0.961	0.934	0.951	0.967	1.000	0.972	0.989	0.967	0.969	0.987	0.977
S9	0.817	0.828	0.838	0.986	0.893	0.895	0.932	0.972	1.000	0.993	0.903	0.906	0.996	0.938
S10	0.834	0.848	0.856	0.978	0.907	0.915	0.946	0.989	0.993	1.000	0.930	0.937	0.999	0.955
S11	0.954	0.965	0.964	0.876	0.979	0.990	0.988	0.967	0.903	0.930	1.000	0.997	0.925	0.992
S12	0.942	0.953	0.953	0.875	0.968	0.980	0.981	0.969	0.906	0.937	0.997	1.000	0.929	0.988
S13	0.831	0.844	0.853	0.986	0.904	0.913	0.944	0.987	0.996	0.999	0.925	0.929	1.000	0.953
对照特征图谱	0.957	0.965	0.969	0.918	0.988	0.993	0.999	0.977	0.938	0.955	0.992	0.988	0.953	1.000

表 6-5-4　各共有峰峰面积

编号	保留时间/min	S1	S2	S3	S4	S5	S6	S7	S8	S9	S10	S11	S12	S13
1	0.768	1371.7	1116.0	1257.2	1222.4	1343.8	1455.4	1542.3	1914.4	1583.6	1842.1	2263.2	2267.1	2142.1
2	2.121	2003.0	1616.6	1978.0	2508.5	1995.8	2812.1	2352.5	3233.0	2226.6	2523.3	3493.1	2833.7	2541.2
3	2.965	3719.2	2903.9	3263.5	767.0	2679.4	3361.9	2488.3	1790.6	893.9	1094.3	4067.8	3240.0	1438.5
4	14.570	2247.3	1933.7	2133.5	1363.1	1981.2	3013.9	2308.8	3249.6	1499.7	2125.8	4892.6	4336.2	3325.1

表 6-5-5　相对保留时间与相对峰面积

峰编号	保留时间/min	相对保留时间	峰面积/mAu×s	相对峰面积
1	0.768	0.053	1598.3	0.617
2	2.121	0.146	2464.7	0.951
3	2.965	0.204	2522.5	0.974
4	14.570	1.000	2590.4	1.000

6.6　麸炒枳壳

6.6.1　麸炒枳壳标准汤剂质量标准

本品为芸香科植物酸橙 *Citrus aurantium* L. 及其栽培品的干燥未成熟果实,经炮制、加工制成的标准汤剂。

【制法】取麸炒枳壳 100g,加 7 倍量水浸泡 30min,回流 30min,趁热过滤,药渣再加 6 倍量水,回流 20min,趁热过滤,合并 2 次滤液,减压浓缩至 500mL,即得。

【性状】本品为黄褐色混悬液,静置后会产生沉淀。

【检查】pH 值　应为 3.9～4.7。

总固体　应为 0.42～0.55g。

其他　应符合口服混悬剂项下有关的各项规定。

【特征图谱】照高效液相色谱法测定。

色谱条件与系统适用性试验　以十八烷基硅烷键合硅胶为填充剂(柱长为 250mm,内径为 4.6mm,粒径为 5μm);以乙腈为流动相 A,以 0.1%磷酸水溶液为流动相 B,按表 6-6-1 中的规定进行梯度洗脱;流速为 1mL/min;柱温为 40℃;检测波长为 283nm。理论塔板数按柚皮苷峰计算应不低于 3000。

表 6-6-1　洗脱条件

时间/min	流动相 A/%	流动相 B/%
0～25	12→37	88→63
25～30	37→90	63→10
30～35	90	10

参照物溶液的制备　取柚皮苷、橙皮苷和新橙皮苷对照品适量,精密称定,分别加稀乙醇制成每 1mL 含柚皮苷 80μg、橙皮苷 10μg 和新橙皮苷 80μg 的溶液,即得。

供试品溶液的制备　取本品摇匀,精密量取 1mL,置 50mL 量瓶中,加无水乙醇至接近刻度,超声处理(功率 250W,频率 40kHz)30min,放冷,加无水乙醇至刻度,摇匀,滤过,取续滤液,即得。

测定法　分别精密吸取参照物溶液和供试品溶液各 5μL,注入液相色谱仪,测定,记录 35min 的色谱图,即得。

供试品特征图谱中应呈现 9 个特征峰(图 6-6-1),其中 3 个峰应分别与对应的参照物峰保留时间相同;与柚皮苷参照物峰相应的峰为 S 峰,计算特征峰峰 1～峰 6、峰 9 的相对保留时间,其相对保留时间应在规定值的±5%之内。规定值为:0.52(峰 1)、0.66(峰 2)、0.77(峰 3)、0.83(峰 4)、0.94(峰 5)、1.00(峰 6)、1.47(峰 9)。计算峰 8 与 S 峰的相对峰面积,峰 8 的相对峰面积不得小于 0.49。

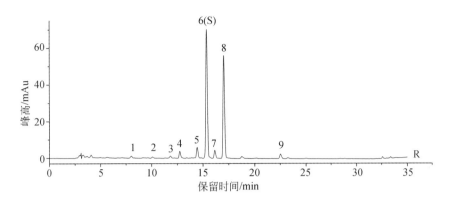

图 6-6-1 对照特征图谱及共有峰

峰 6（S）：柚皮苷（naringin，$C_{27}H_{32}O_{14}$）；峰 7：橙皮苷（hesperidin，$C_{28}H_{34}O_{15}$）；峰 8：新橙皮苷（neohesperidin，$C_{28}H_{34}O_{15}$）

【含量测定】照高效液相色谱法测定。

色谱条件与系统适用性试验　同【特征图谱】项下。

对照品溶液的制备　取柚皮苷和新橙皮苷对照品适量，精密称定，分别加甲醇制成每 1mL 含柚皮苷 80μg 和新橙皮苷 80μg 的溶液，即得。

供试品溶液的制备　取【特征图谱】项下的供试品溶液，即得。

测定法　分别精密吸取对照品溶液和供试品溶液各 5μL，注入液相色谱仪，测定，即得。

本品每 1mL 含麸炒枳壳以柚皮苷（$C_{27}H_{32}O_{14}$）计应不低于 3.8mg/mL；以新橙皮苷（$C_{28}H_{34}O_{15}$）计应不低于 2.8mg/mL。

【转移率】柚皮苷转移率范围应为 29.0%～65.4%；新橙皮苷移率范围应为 26.1%～65.9%。

【规格】0.2g/mL（以饮片计）。

【贮藏】冷冻保存，用时复融。

6.6.2　麸炒枳壳标准汤剂质量标准起草说明

1.仪器与材料

岛津 LC-20AT 型高效液相色谱仪（日本岛津公司，DGC-20 A 型在线脱气系统，SIL-20 A 型自动进样系统，CTO-20 A 型柱温箱，SPD-M20 A 型二极管阵列检测器），BS224S-型 1/10 万电子分析天平（德国赛多利斯公司）；KQ-250DB 型超声波清洗器（昆山市超声仪器有限公司）；Sartorious BS 210 S 型电子天平；Sartorius PB-10 型 pH 计。

柚皮苷（含量：98%，批号：110722-200309，购自中国食品药品检定研究院）；新橙皮苷（含量：98%，批号：BCTG-0713 购自中药固体制剂制造技术国家工程研究中心，）；乙腈为色谱纯（美国，Fisher 公司），水为高纯水，其他试剂为分析纯。

2.样品采集

样品共 12 份（编号 FCZQ-01～FCZQ-12），采自主产区或道地产区江西赣南、湖南等地及安国等药材市场，包括符合《中国药典》要求的不同商品规格等级。

3.物种鉴别

经鉴定，研究样品均为芸香科植物酸橙 *Citrus aurantium* L.。

4.定量测定

1）色谱条件[39]

饮片色谱条件　色谱柱为 Thermo，BDS HYPERSIL-C18（250mm×4.6mm，5μm）；流动相为乙腈-水（20：80）（用磷酸调节 pH 值至 3）；柱温为 40℃；流速为 1mL/min；检测波长为 283nm。理论塔板数按柚皮苷峰计算应不低于 3000。

标准汤剂色谱条件　色谱柱为 Thermo，BDS HYPERSIL-C18 色谱柱（250mm×4.6mm，5μm）；流动相为乙腈（A）-0.1%磷酸水溶液（B），梯度洗脱条件：（0～25min，88%～63% B；25～30min，63%～10% B；30～35min，10% B）；柱温为 40℃；流速为 1mL/min；检测波长为 283nm；色谱图见图 6-6-2。理论塔板数按柚皮苷峰计算应不低于 3000。

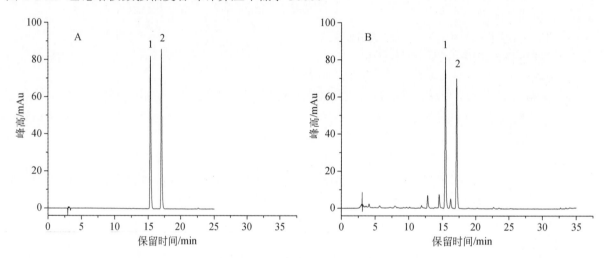

图 6-6-2　标准汤剂 HPLC 色谱图

A：混合对照品；B：标准汤剂

1：柚皮苷（naringin，$C_{27}H_{32}O_{14}$）；　2：新橙皮苷（neohesperidin，$C_{28}H_{34}O_{15}$）

2）对照品溶液制备

取经五氧化二磷减压干燥器中干燥 36 小时的柚皮苷和新橙皮苷对照品适量，精密称定，加甲醇制成每 1mL 分别含 85.8μg 和 84.2μg 的溶液。

3）饮片供试品溶液制备

（1）饮片供试品溶液制备

取麸炒枳壳饮片粉末 0.2g，精密称定，置具塞锥形瓶中，精密加入甲醇 50mL，称定重量，加热回流 1.5 小时，放冷，再称定重量，用甲醇补足减失的重量，摇匀，滤过，精密量取续滤液 10mL，置 25mL 量瓶中，加甲醇至刻度，摇匀，过微孔滤膜，取续滤液，即得。

（2）标准汤剂供试品溶液制备

取麸炒枳壳饮片 100 g，加 7 倍量水浸泡 30min，回流 30min，趁热过滤，药渣再加 6 倍量水，回流 20min，趁热过滤，合并 2 次滤液，减压浓缩至 500mL，即得。

取麸炒枳壳标准汤剂（FCZQ-01～FCZQ-12）摇匀，分别精密吸取 1mL，置 50mL 量瓶中，加无水乙醇稀释至接近刻度，超声处理 30min，冷却，无水乙醇定容，摇匀，0.45μm 微孔滤膜过滤，取续滤液，即得。

4）方法学验证

分别以柚皮苷和新橙皮苷的峰面积积分值为纵坐标（Y），以对照品进样量（μg）为横坐标（X），绘制标准曲线，柚皮苷：$Y=1603872X-23120$，$R^2=1.0000$；新橙皮苷：$Y=1\ 742\ 812X-23\ 246$，$R^2=0.9999$，表明线性关系良好。精密度考察合格，RSD%分别为 1.6%和 1.4%。麸炒枳壳标准汤剂供试品溶液制备后 24 小时内稳定性良好，RSD 分别为 2.5%和 2.2%。重复性良好，平行 6 份供试品溶液的 RSD 分别为 1.5%和 1.6%。平均加样回收率分别为 96.3%和 97.1%，RSD 分别为 4.3%和 4.5%。

5）测定法

（1）含量测定

分别精密吸取对照品溶液和供试品溶液各 10μL，注入高效液相色谱仪，测定，即得。按照 4 下的色谱条件测定含量。

（2）pH 值测定

取标准汤剂，用 pH 计测定 pH 值。

（3）总固体测定

参照编写说明【总固体】项下测定方法操作。

（4）柚皮苷和新橙皮苷转移率测定

参照编写说明【转移率】项下公式计算。

6）结果

（1）饮片中柚皮苷和新橙皮苷含量

柚皮苷和新橙皮苷含量测定结果见表 6-6-2、表 6-6-3，以干燥品计，所收集样品均满足《中国药典》中柚皮苷（不少于 4.0%）和新橙皮苷（不少于 3.0%）的限量要求。

表 6-6-2 饮片中柚皮苷和新橙皮苷含量测定

编号	柚皮苷		新橙皮苷	
	含量/%	RSD/%	含量/%	RSD/%
FCZQ-01	5.12	1.0	3.76	2.1
FCZQ-02	6.64	2.5	3.73	2.3
FCZQ-03	4.05	1.5	3.41	0.9
FCZQ-04	4.08	1.3	3.11	1.6
FCZQ-05	4.40	1.8	3.72	1.9
FCZQ-06	4.61	1.1	3.71	1.2
FCZQ-07	5.99	0.8	3.18	1.3
FCZQ-08	5.73	0.3	3.49	2.2
FCZQ-09	4.60	0.6	4.86	0.7
FCZQ-10	3.93	0.9	3.45	0.6
FCZQ-11	3.92	2.0	3.65	0.9
FCZQ-12	4.08	0.1	3.64	0.6

表 6-6-3 干燥品中柚皮苷和新橙皮苷含量

编号	含水率/%	RSD/%	柚皮苷/%	新橙皮苷/%
FCZQ-01	8.1	1.4	5.57	4.10
FCZQ-02	8.0	0.4	7.22	4.06
FCZQ-03	8.5	0.8	4.42	3.72

续表

编号	含水率/%	RSD/%	柚皮苷/%	新橙皮苷/%
FCZQ-04	9.7	1.0	4.52	3.44
FCZQ-05	9.2	0.3	4.84	4.09
FCZQ-06	7.5	0.4	4.98	4.01
FCZQ-07	7.5	0.5	6.48	3.44
FCZQ-08	8.3	0.4	6.25	3.81
FCZQ-09	4.2	0.5	4.80	5.08
FCZQ-10	7.6	0.3	4.25	3.74
FCZQ-11	7.4	0.1	4.23	3.95
FCZQ-12	4.2	0.3	4.26	3.80

（2）标准汤剂中柚皮苷和新橙皮苷含量（表 6-6-4）

表 6-6-4　标准汤剂中柚皮苷和新橙皮苷含量测定

编号	柚皮苷		新橙皮苷	
	含量 /（mg/mL）	RSD / %	含量 /（mg/mL）	RSD / %
FCZQ-01	5.25	0.4	3.73	0.1
FCZQ-02	4.29	1.1	2.34	0.9
FCZQ-03	3.29	0.2	2.40	0.1
FCZQ-04	4.23	1.0	3.15	1.0
FCZQ-05	2.64	1.5	2.03	1.5
FCZQ-06	4.86	0.4	3.97	0.4
FCZQ-07	7.44	0.2	3.90	0.2
FCZQ-08	6.00	0.1	3.81	0.0
FCZQ-09	4.15	0.4	4.41	0.6
FCZQ-10	4.10	0.2	3.27	0.3
FCZQ-11	3.73	0.5	3.52	0.5
FCZQ-12	3.92	0.2	3.48	0.2

（3）总固体及 pH 值（表 6-6-5）

表 6-6-5　标准汤剂 pH 值及总固体

编号	pH 值	总固体/g	RSD/%
FCZQ-01	4.2	0.53	0.3
FCZQ-02	3.9	0.53	2.3
FCZQ-03	4.1	0.46	0.4

编号	pH 值	总固体/g	RSD/%
FCZQ-04	4.0	0.48	0.1
FCZQ-05	4.0	0.48	2.4
FCZQ-06	4.2	0.47	0.0
FCZQ-07	3.9	0.54	0.1
FCZQ-08	4.6	0.46	0.2
FCZQ-09	4.7	0.43	0.1
FCZQ-10	4.2	0.47	0.1
FCZQ-11	4.2	0.47	0.2
FCZQ-12	4.7	0.48	0.0

（4）柚皮苷和新橙皮苷转移率

根据测定结果，按照公式计算柚皮苷和新橙皮苷转移率（表 6-6-6，表 6-6-7）：

表 6-6-6 柚皮苷转移率计算结果$(\overline{X}\pm S)$

编号	标准汤剂中柚皮苷含量/mg	饮片中柚皮苷含量/mg	转移率/%	$(\overline{X}\pm S)$/%
FCZQ-01	2625	5120	51.3	
FCZQ-02	2145	6640	32.3	
FCZQ-03	1645	4050	40.6	
FCZQ-04	2115	4080	51.8	
FCZQ-05	1320	4400	30.0	
FCZQ-06	2430	4610	52.7	47.2±9.1
FCZQ-07	3720	5990	62.1	
FCZQ-08	3000	5730	52.4	
FCZQ-09	2075	4600	45.1	
FCZQ-10	2050	3930	52.2	
FCZQ-11	1865	3920	47.6	
FCZQ-12	1960	4080	48.0	

表 6-6-7 新橙皮苷转移率计算结果$(\overline{X}\pm S)$

编号	标准汤剂中新橙皮苷含量/mg	饮片中新橙皮苷含量/mg	转移率/%	$(\overline{X}\pm S)$/%
FCZQ-01	1865	3760	49.6	
FCZQ-02	1170	3730	31.4	
FCZQ-03	1200	3410	35.2	
FCZQ-04	1575	3110	50.6	
FCZQ-05	1015	3720	27.3	
FCZQ-06	1985	3710	53.5	46.0±9.9
FCZQ-07	1950	3180	61.3	
FCZQ-08	1905	3490	54.6	
FCZQ-09	2205	4860	45.4	
FCZQ-10	1635	3450	47.4	
FCZQ-11	1760	3650	48.2	
FCZQ-12	1740	3640	47.8	

5.标准汤剂特征图谱研究

1）色谱条件

同 4 下的色谱条件

2）标准汤剂供试品溶液制备

同 4 下的标准汤剂供试品溶液制备。

3）方法学验证

方法学考察合格（具体内容略）。

4）特征图谱的建立及共有峰的标定

按照 4 下的色谱条件，分别精密吸取 12 批麸炒枳壳标准汤剂供试品溶液 5μL，注入高效液相色谱仪，记录色谱峰信息，生成的特征图谱见图 6-6-3，其中共有峰 9 个，指认 3 个，见图 6-6-4。相似度结果见表 6-6-8。各共有峰峰面积见表 6-6-9，以峰 6 为参照峰，计算其他峰的相对保留时间和相对峰面积见表 6-6-10。

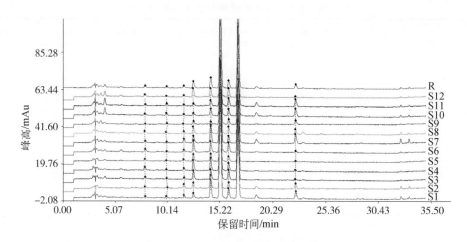

图 6-6-3　麸炒枳壳标准汤剂特征图谱

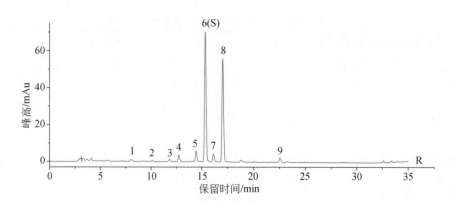

图 6-6-4　对照特征图谱及共有峰

峰 6：柚皮苷（naringin，$C_{27}H_{32}O_{14}$）；峰 7：橙皮苷（hesperidin，$C_{28}H_{34}O_{15}$）；峰 8：新橙皮苷（neohesperidin，$C_{28}H_{34}O_{15}$）

表 6-6-8　相似度计算结果

编号	S1	S2	S3	S4	S5	S6	S7	S8	S9	S10	S11	S12	对照特征图谱
S1	1.000	0.992	0.997	0.998	0.997	0.996	0.989	0.997	0.978	0.997	0.989	0.991	0.996
S2	0.992	1.000	0.988	0.988	0.987	0.980	0.999	0.996	0.947	0.981	0.964	0.970	0.981
S3	0.997	0.988	1.000	0.999	0.999	0.998	0.984	0.995	0.979	0.995	0.988	0.994	0.997
S4	0.998	0.988	0.999	1.000	1.000	0.999	0.984	0.995	0.982	0.996	0.990	0.995	0.998
S5	0.997	0.987	0.999	1.000	1.000	0.999	0.983	0.995	0.983	0.996	0.991	0.996	0.999
S6	0.996	0.980	0.998	0.999	0.999	1.000	0.976	0.992	0.990	0.997	0.995	0.999	1.000
S7	0.989	0.999	0.984	0.984	0.983	0.976	1.000	0.995	0.941	0.978	0.959	0.965	0.977
S8	0.997	0.996	0.995	0.995	0.995	0.992	0.995	1.000	0.970	0.993	0.982	0.985	0.993
S9	0.978	0.947	0.979	0.982	0.983	0.990	0.941	0.970	1.000	0.990	0.997	0.995	0.991
S10	0.997	0.981	0.995	0.996	0.996	0.997	0.978	0.993	0.990	1.000	0.997	0.996	0.999
S11	0.989	0.964	0.988	0.990	0.991	0.995	0.959	0.982	0.997	0.997	1.000	0.998	0.996
S12	0.991	0.970	0.994	0.995	0.996	0.999	0.965	0.985	0.995	0.996	0.998	1.000	0.999
对照特征图谱	0.996	0.981	0.997	0.998	0.999	1.000	0.977	0.993	0.991	0.999	0.996	0.999	1.000

表 6-6-9　各共有峰峰面积

编号	保留时间/min	S1	S2	S3	S4	S5	S6	S7	S8	S9	S10	S11	S12
1	7.97	12360	8110	14280	21800	13564	16129	11272	15619	5273	11552	10409	11808
2	10.09	10735	5503	5485	6107	6672	4760	5561	9528	5761	13815	14943	6430
3	11.76	16468	25405	7260	12494	9578	11813	24843	11413	5067	7736	6939	8893
4	12.68	33348	35462	53787	62588	41728	73634	49120	41414	21920	19703	18740	53762
5	14.38	109080	77315	57656	75726	42587	62837	99107	49112	14952	36173	32244	51400
6	15.27	902250	723789	554518	714170	451713	824396	1143143	998056	720103	677709	641582	656772
7	16.08	56781	36626	59654	49389	31372	61757	42532	41435	30178	40998	46052	53815
8	16.95	691370	423662	438605	576394	368636	724357	637244	687425	814358	585272	649610	637710
9	22.46	53897	33916	5635	9313	3889	9233	65103	34002	25818	56460	51358	6901

表 6-6-10　相对保留时间与相对峰面积

峰编号	保留时间/min	相对保留时间	峰面积/mAu×s	相对峰面积
1	7.966	0.522	12681	0.017
2	10.086	0.661	7942	0.011
3	11.764	0.770	12326	0.016

续表

峰编号	保留时间/min	相对保留时间	峰面积/mAu×s	相对峰面积
4	12.682	0.830	42100	0.056
5	14.379	0.942	59016	0.079
6	15.273	1.000	750683	1.000
7	16.075	1.053	45882	0.061
8	16.947	1.110	602887	0.803
9	22.463	1.471	29627	0.039

6.7 瓜　蒌

6.7.1 瓜蒌标准汤剂质量标准

本品为葫芦科植物栝楼 *Trichosanthes kirilowii* Maxim.的干燥成熟果实，经炮制、加工制成的标准汤剂。

【制法】取瓜蒌饮片 100g，加 7 倍量水浸泡 30min，回流 60min，趁热过滤，药渣再加 6 倍量水，回流 40min，趁热过滤，合并 2 次滤液，减压浓缩至 500mL，即得。

【性状】本品为橙红色或橙黄色的混悬液。

【检查】pH 值　应为 4.7～5.2。

总固体　应为 0.57～0.95g。

其他　应符合口服混悬剂项下有关的各项规定。

【特征图谱】照高效液相色谱法测定。

色谱条件与系统适用性试验　以十八烷基硅烷键合硅胶为填充剂（柱长为 250mm，内径为 4.6mm，粒径为 5μm）；以甲醇为流动相 A，以 0.1% 甲酸水溶液为流动相 B，，按表 6-7-1 中的规定进行梯度洗脱；流速为 0.8mL/min；柱温为 30℃；检测波长为 260nm。

表 6-7-1　洗脱条件

时间/min	流动相 A/%	流动相 B/%
0～2	1→15	99→85
2～6	15	85
6～25	15→28	85→72
25～27	28	72
27～32	28→40	72→60
32～42	40	60
42～45	40→45	60→55
45～54	45→65	55→35
54～65	65	35
65～70	65→70	35→30
70～75	70→100	30→0

供试品溶液的制备　本品摇匀，精密量取 1.5mL，加甲醇 0.5mL，超声 5min，12 000r/min 离心 5min，0.45μm 滤膜过滤，取续滤液，即得。

测定法　分别精密吸取参照物溶液各 5μL，注入液相色谱仪，测定并记录色谱图，即得。

瓜蒌标准汤剂特征图谱中呈现 4 个特征峰（图 6-7-1），峰 2 为 S 峰，计算特征峰峰 1～峰 4 的相对保留时间，其相对保留时间应在规定值的±5% 之内。规定值为：0.85（峰 1）、1.00（峰 2）、2.01（峰 3）、2.50（峰 4）；相对峰面积规定值为：1.00（峰 2）、0.22（峰 3）、0.25（峰 4）。

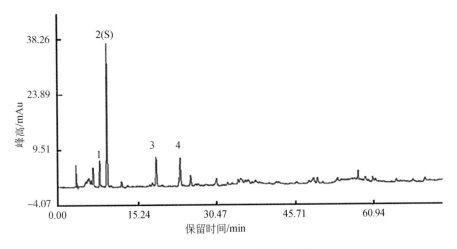

图 6-7-1　对照特征图谱及共有峰

【规格】0.2g/mL（以饮片计）。

【贮藏】冷冻保存，用时复融。

6.7.2　瓜蒌标准汤剂质量标准起草说明

1.仪器与材料

Agilent 1100 高效液相色谱仪，HP 真空脱气泵，HP 四元泵，HP 自动进样，HP 柱温箱，HPLC-VWD 检测器；AND GX-600 型电子分析天平（d=0.001g）；色谱柱为 Agilent ZORBAX SB-C18（250mm×4.6mm，5μm）。

甲醇为色谱纯（美国，Fisher 公司），水为高纯水，其他试剂为分析纯。

2.样品采集

样品共 11 份（编号 GL-01～GL-11），采自主产区及道地产区河北保定、山东、湖北等地及安国药材市场，包括符合《中国药典》要求的不同商品规格等级。

3.物种鉴别

经鉴定，研究样本均为葫芦科植物栝楼 *Trichosanthes kirilowii* Maxim.。

4.定量测定

1）标准汤剂制备

取瓜蒌饮片 100g，加 7 倍量水浸泡 30min，回流 60min，趁热过滤，药渣再加 6 倍量水，回流 40min，网趁热过滤，合并 2 次滤液，减压浓缩至 500mL，即得。

2）测定法

（1）pH 值测定

取标准汤剂，用 pH 计测定 pH 值。

（2）总固体测定

参照编写说明【总固体】项下测定方法操作。

3）结果

pH 值及总固体结果见表 6-7-2。

表 6-7-2　pH 值及总固体

编号	总固体/g	RSD/%	pH 值
1	0.58	0.1	4.91
2	0.86	0.1	5.11
3	0.81	0.2	5.05
4	0.72	0.5	4.73
5	0.60	0.1	5.05
6	0.82	2.1	5.09
7	0.83	0.4	5.03
8	0.78	1.6	5.23
9	0.69	0.1	4.89
10	0.74	0.3	5.08
11	0.78	2.1	4.98
12	0.87	0.8	5.11

5.标准汤剂特征图谱研究

1）色谱条件

色谱柱为 Agilent ZORBAX SB- C18 柱（250mm×4.6mm，5μm）；流动相为甲醇（A）–0.1% 甲酸水（B），梯度洗脱条件：0～2min，1%～15% A；2～6min，15% A；6～25min，15%～28% A；25～27min，28% A；27～32min，28%～40% A；32～42min，40% A；42～45min，40%～45% A；45～54min，45%～65% A；54～65min，65% A；65～70min，65%～70% A；70～75min，70%～100% A。柱温为 30℃；流速为 0.8mL/min；检测波长为 260nm。

2）供试品溶液制备

精密吸取瓜蒌标准汤剂（GL-01～GL-15）各 1.5mL，分别加甲醇 0.5mL，超声 5min，12 000g 离心 5min，0.45μm 滤膜过滤，取续滤液，即得标准汤剂供试品溶液。

3）方法学验证

方法学考察合格（具体内容略）。

4）特征图谱的建立及共有峰的标定

按照 5 下的色谱条件，分别精密吸取 12 批瓜蒌标准汤剂供试品溶液 10μL，注入高效液相色谱仪，记录色谱峰信息，特征图谱见图 6-7-2，相似度结果见表 6-7-3，生成的对照特征图谱见图 6-7-3，其中共有峰 4 个，共有峰峰面积见表 6-7-4。以峰 2 为参照峰，计算其他峰的相对保留时间和相对峰面积（表 6-7-5）。

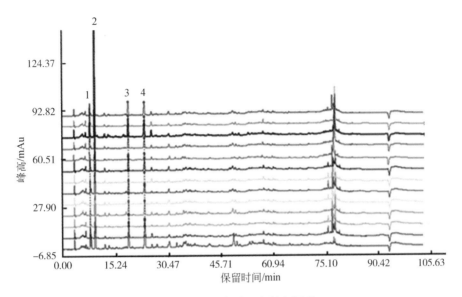

图 6-7-2　瓜蒌标准汤剂特征图谱

表 6-7-3　相似度计算结果

编号	S1	S2	S3	S4	S5	S6	S7	S8	S9	S10	S11	S12	对照特征图谱
S1	1.000	0.805	0.777	0.876	0.841	0.809	0.805	0.827	0.806	0.765	1.000	1.000	0.918
S2	0.805	1.000	0.957	0.914	0.929	0.957	0.962	0.785	0.876	0.921	0.805	0.805	0.944
S3	0.777	0.957	1.000	0.906	0.933	0.947	0.942	0.756	0.841	0.931	0.777	0.777	0.924
S4	0.876	0.914	0.906	1.000	0.923	0.945	0.958	0.832	0.955	0.944	0.876	0.876	0.984
S5	0.841	0.929	0.933	0.923	1.000	0.927	0.919	0.751	0.827	0.898	0.842	0.842	0.932
S6	0.809	0.957	0.947	0.945	0.927	1.000	0.983	0.765	0.918	0.944	0.809	0.809	0.959
S7	0.805	0.962	0.942	0.958	0.919	0.983	1.000	0.782	0.948	0.961	0.805	0.805	0.968
S8	0.827	0.785	0.756	0.832	0.751	0.765	0.782	1.000	0.812	0.744	0.827	0.827	0.862
S9	0.806	0.876	0.841	0.955	0.827	0.918	0.948	0.812	1.000	0.909	0.806	0.806	0.952
S10	0.765	0.921	0.931	0.944	0.898	0.944	0.961	0.744	0.909	1.000	0.765	0.765	0.937
S11	1.000	0.805	0.777	0.876	0.842	0.809	0.805	0.827	0.806	0.765	1.000	1.000	0.918
S12	1.000	0.805	0.777	0.876	0.842	0.809	0.805	0.827	0.806	0.765	1.000	1.000	0.918
对照特征图谱	0.918	0.944	0.924	0.984	0.932	0.959	0.968	0.862	0.952	0.937	0.918	0.918	1.000

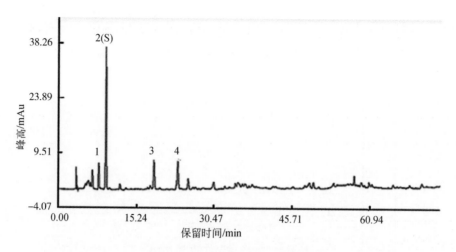

图 6-7-3 对照特征图谱及共有峰

表 6-7-4 各共有峰峰面积

编号	保留时间/min	S1	S2	S3	S4	S5	S6	S7	S8	S9	S10	S11	S12
1	8.06	80.4	63.5	61.6	35.7	17.4	86.3	53.3	70.3	60.3	85.1	183.8	129.7
2	9.48	567.3	424.4	339.0	707.3	357.1	589.5	593.4	396.8	384.5	374.4	1824.9	574.6
3	19.07	259.6	113.2	116.0	141.5	107.8	128.3	114.3	157.5	28.0	129.5	173.7	103.9
4	23.71	330.7	125.6	90.5	169.2	206.7	108.8	112.3	138.4	74.5	120.7	195.5	108.3

表 6-7-5 相对保留时间与相对峰面积

峰编号	保留时间/min	相对保留时间	峰面积/mAu×s	相对峰面积
1	8.064	0.851	77.3	0.130
2	9.477	1.000	594.4	1.000
3	19.072	2.012	131.1	0.221
4	23.708	2.502	148.4	0.250

6.8 连 翘

6.8.1 连翘标准汤剂质量标准

本品为木犀科植物连翘 *Forsythia suspensa*（Thunb.）Vahl 的干燥果实，经炮制、加工制成的标准汤剂。

【制法】取连翘饮片 100 g，加 8 倍量水浸泡 30min，回流 30min，趁热过滤，药渣再加 6 倍量水，回流 20min，趁热过滤，合并 2 次滤液，减压浓缩至 500mL，即得。

【性状】本品为黄褐色混悬液，静置后会产生沉淀。

【检查】pH 值　应为 4.0～5.0。

　　　　总固体　应为 0.08～0.45 g。

　　　　其他　应符合口服混悬剂项下有关的各项规定。

【特征图谱】照高效液相色谱法测定。

色谱条件与系统适用性试验　以十八烷基硅烷键合硅胶为填充剂（柱长为 250mm，内径为 4.6mm，粒径为 5μm）；以甲醇为流动相 A，以水为流动相 B，按表 6-8-1 中的规定进行梯度洗脱；流速为 1mL/min；柱温为 30℃；检测波长为 235nm。

表 6-8-1　洗脱条件

时间/min	流动相 A/%	流动相 B/%
0～10	10→25	90→75
10～40	25→40	75→60
40～60	40→60	60→40

参照物溶液的制备　取连翘苷和连翘酯苷 A 对照品适量，精密称定，置棕色量瓶中，加甲醇制成 1mL 含连翘苷 0.2 mg，连翘酯苷 A 0.1 mg 的混合标品溶液，摇匀，作为对照品溶液。

供试品溶液的制备　取本品摇匀，精密吸取 500μL，加水 500μL，摇匀，过微孔滤膜，取续滤液，即得。

测定法　分别精密吸取参照物溶液与供试品溶液各 10μL，注入液相色谱仪，测定，记录 60min 的色谱图，即得

供试品特征图谱中应呈现 8 个特征峰（图 6-8-1），其中 2 个峰应分别与对应的参照物峰保留时间相同；与连翘酯苷 A 参照物峰相应的峰为 S 峰，计算特征峰峰 1～峰 6、峰 8 的相对保留时间，其相对保留时间应在规定值的 ±5% 之内。规定值为：0.12（峰 1）、0.17（峰 2）、0.29（峰 3）、0.36（峰 4）、0.72（峰 5）、0.9（峰 6）、1.32（峰 8）、1.60（峰 9）。

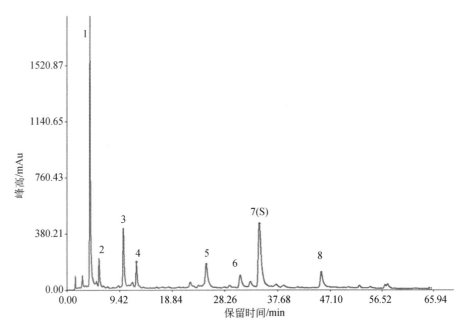

图 6-8-1　对照特征图谱及共有峰

峰 7（S）：连翘酯苷 A（forsythiaside A，$C_{29}H_{36}O_5$）；峰 8：连翘苷（phillyrin，$C_{27}H_{34}O_{11}$）

【含量测定】照高效液相色谱法测定。

色谱条件与系统适用性试验　同【特征图谱】项下。

对照品溶液的制备　同【特征图谱】项下。

供试品溶液的制备　同【特征图谱】项下。

测定法　分别精密吸取对照品溶液与供试品溶液各 10μL，注入液相色谱仪，测定，即得。

本品每 1mL 含连翘以连翘酯苷 A（forsythiaside A，$C_{29}H_{36}O_5$）计应为 0.02～1.5 mg，以连翘苷（phillyrin，$C_{27}H_{34}O_{11}$）计应不低于 0.163 mg。

【转移率】连翘酯苷 A 转移率范围为 25.2%～50.1%，连翘苷的转移率范围为 29.4%～67.2%。

【规格】0.2 g/mL（以饮片计）。

【贮藏】冷冻保存，用时复融。

6.8.2　连翘标准汤剂质量标准起草说明

1.仪器与材料

Agilent 1200 型 HPLC-DAD 联用色谱仪（美国安捷伦公司）。

连翘苷（批号：A0272），连翘酯苷 A（批号：PCS0589），购于北京世纪奥科生物技术有限公司，纯度大于 98%。水为高纯水，乙腈为色谱纯（美国，Fisher 公司），其他试剂为分析纯。

2.样品采集

样品共 12 份（编号 LQ-01～LQ-12），采自主产区或道地产区山西临汾、陕西、河南等地及安国等药材市场，包括符合《中国药典》要求的不同商品规格等级。

3.物种鉴定

经鉴定，研究样品均为木犀科植物连翘 *Forsythia suspensa*（Thunb.）Vahl。

4.定量测定

1）色谱条件

饮片色谱条件　采用 Agilent 液相色谱仪进行，配有 PDA 检测器，采用 YCM-Triart-C18（250mm×4.6mm，5μm）进行分离；以乙腈-水（25：75）为流动相；检测波长为 277nm。理论塔板数按连翘苷峰计算应不低于 3000。

标准汤剂色谱条件　采用 Agilent 液相色谱仪进行，配有 PDA 检测器，采用 YCM-Triart-C18（250mm×4.6mm，5μm）进行分离；流动相为甲醇（A）- 水（B），梯度洗脱，洗脱程序：0～10min，10%～25% A；10～40min，25%～40% A；40～60min，40%～60% A。流速为 1mL/min；检测波长为 235nm；柱温为 30℃；进样量为 10μL，色谱图见图 6-8-2。

2）对照品溶液的制备

取连翘苷和连翘酯苷 A 对照品适量，精密称定，置棕色量瓶中，加甲醇制成连翘苷浓度为 0.2 mg/mL、连翘酯苷 A 浓度为 0.1 mg/mL 的混合标品溶液，摇匀，作为对照品溶液。

3）供试品溶液的制备

连翘标准煎剂制备方法

称取连翘饮片 100 g，置于圆底烧瓶中，加 8 倍量水，充分润湿，放置浸泡 30min，加热煮沸后回流提取 30min，趁热过滤，滤渣再加入 6 倍量水回流提取 20min，滤过，合并滤液并水浴浓缩至 500mL，即得。

取连翘标准汤剂用水稀释一倍，置于 2mL 离心管中，12 000r/min 离心 5min，取上清液，即得。

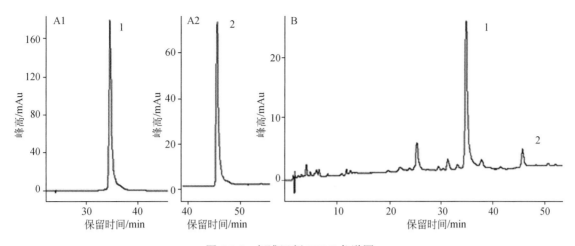

图 6-8-2 标准汤剂 HPLC 色谱图

A：对照品；B：标准汤剂

1：连翘酯苷 A；2：连翘苷

4）方法学验证

分别以连翘酯苷 A 和连翘苷的峰面积积分值为纵坐标（Y），以对照品浓度（mg/mL）为横坐标（X），绘制标准曲线，连翘酯苷 A：$Y=4327X-10.397$，$R^2=0.9998$；连翘苷：$Y=12\,683X-105.64$，$R^2=0.9999$，表明线性关系良好。精密度考察合格，RSD%分别为 0.1%和 1.0%。连翘标准汤剂供试品溶液制备后 24 小时内稳定性良好，RSD 分别为 2.8%和 3.1%。重复性良好，平行 6 份供试品溶液的 RSD 分别为 0.5% 和 1.7%。平均加样回收率分别为 85.4%和 96.9%，RSD 分别为 2.9%和 7.5%。

5）测定法

（1）含量测定

分别精密吸取对照品溶液 10μL 和供试品溶液 10μL，注入高效液相色谱仪，测定，即得。

（2）pH 测定

取标准汤剂，用 pH 计测定 pH 值。

（3）总固体测定

参照编写说明【总固体】项下测定方法操作。

（4）转移率计算

参照编写说明【转移率】项下公式计算。

6）结果

（1）饮片中连翘酯苷 A 和连翘苷含量

含量测定结果见表 6-8-2，所收集样品均满足《中国药典》中连翘苷（不少于 0.15%）和连翘酯苷 A（不少于 0.25%）的限量要求。

表 6-8-2 饮片中连翘酯苷 A 和连翘苷含量测定

编号	连翘苷		连翘酯苷 A	
	含量/%	RSD/%	含量/%	RSD/%
LQ-01	0.61	7.4	4.01	2.7
LQ-02	0.6	5.1	4.05	6.0
LQ-03	0.54	3.4	3.48	1.6

续表

编号	连翘苷		连翘酯苷 A	
	含量/%	RSD/%	含量/%	RSD/%
LQ-04	0.17	0.1	0.7	0.7
LQ-05	0.4	0.3	6.17	1.8
LQ-06	0.86	9.0	6.76	2.4
LQ-07	1.12	22.3	8.41	3.2
LQ-08	0.67	15.9	4.72	4.2
LQ-09	0.93	9.3	4.08	9.9
LQ-10	0.17	5.4	0.56	2.1
LQ-11	1.08	7.9	5.59	4.7
LQ-12	1.22	10.8	5.49	2.6

（2）标准汤剂中连翘酯苷 A 和连翘苷含量（表 6-8-3）

表 6-8-3 标准汤剂中连翘酯苷 A 和连翘苷含量测定

编号	连翘酯苷 A		连翘苷	
	含量/（mg/mL）	RSD/%	含量/（mg/mL）	RSD/%
LQ-01	2.36	2.3	0.68	4.5
LQ-02	2.04	4.8	0.64	4.1
LQ-03	1.77	3.4	0.57	2.4
LQ-04	0.4	0.6	0.11	3.1
LQ-05	5.97	1.4	0.73	1.3
LQ-06	6.18	4.2	1.11	8.9
LQ-07	7.62	3	1.19	12
LQ-08	4.46	4.1	0.91	5.9
LQ-09	4.09	8.9	1.12	3.8
LQ-10	0.3	1.2	0.13	2.4
LQ-11	4.12	3.6	0.88	5.8
LQ-12	5.09	3	1.1	11.7

（3）总固体及 pH 值（表 6-8-4）

表 6-8-4 标准汤剂总固体及 pH 值

编号	总固体/g	RSD/%	pH 值
LQ-01	0.32	0.5	4.6
LQ-02	0.33	1.2	4.8

编号	总固体/g	RSD/%	pH 值
LQ-03	0.3	0.4	5.0
LQ-04	0.15	2.0	4.2
LQ-05	0.42	0.5	4.1
LQ-06	0.41	0.6	4.5
LQ-07	0.44	1.3	4.8
LQ-08	0.21	0.7	4.9
LQ-09	0.2	1.1	4.3
LQ-10	0.08	0.6	4.0
LQ-11	0.42	0.4	4.2
LQ-12	0.45	1.0	4.5

（4）转移率（表 6-8-5 和表 6-8-6）

表 6-8-5 连翘酯苷 A 转移率计算结果 $(\overline{X} \pm S)$

编号	饮片中连翘酯苷 A 含量/mg	汤剂中连翘酯苷 A 含量/mg	转移率/%	$(\overline{X} \pm S)$/%
LQ-01	4008.2	1181.6	29.5	
LQ-02	4053.7	1020.7	25.2	
LQ-03	3477.5	885.6	25.5	
LQ-04	702.3	202.5	28.8	
LQ-05	6168.6	2984.8	48.4	
LQ-06	6755.5	3088.4	45.7	38.0±10.0
LQ-07	8407.4	3808.8	45.3	
LQ-08	4720.4	2232.3	47.3	
LQ-09	4081.2	2043.2	50.1	
LQ-10	562.6	149.2	26.5	
LQ-11	5590.5	2060.7	36.9	
LQ-12	5489.2	2542.8	46.3	

表 6-8-6 连翘苷转移率计算结果 $(\overline{X} \pm S)$

编号	饮片中连翘苷含量/mg	汤剂中连翘苷含量/mg	转移率/%	$(\overline{X} \pm S)$/%
LQ-01	610.0	340.0	55.7	
LQ-02	600.0	320.0	53.3	54.5±16.0
LQ-03	540.0	280.0	51.9	
LQ-04	170.0	50.0	29.4	

编号	饮片中连翘苷含量/mg	汤剂中连翘苷含量/mg	转移率/%	$(\overline{X} \pm S)$ /%
LQ-05	400.0	370.0	92.5	
LQ-06	860.0	560.0	65.1	
LQ-07	1120.0	600.0	53.6	
LQ-08	670.0	450.0	67.2	54.5±16.0
LQ-09	930.0	560.0	60.2	
LQ-10	170.0	70.0	41.2	
LQ-11	1080.0	440.0	40.7	
LQ-12	1220.0	550.0	45.1	

5.标准汤剂特征图谱研究

1）色谱条件

同 3 下的色谱条件。

2）标准汤剂供试品溶液制备

同 3 下的标准汤剂供试品溶液制备。

3）方法学验证

方法学考察合格（具体内容略）。

4）特征图谱的建立及共有峰的标定

按照 4 下的色谱条件，分别精密吸取 12 批标准汤剂供试品溶液 10μL，注入高效液相色谱仪，记录色谱峰信息（图 6-8-3），相似度结果见表 6-8-7，生成的对照特征图谱见图 6-8-4，其中共有峰 9 个，指认 2 个。各共有峰峰面积见表 6-8-8，以峰 8 为参照峰，计算其他峰的相对保留时间和相对峰面积（表 6-8-9）。

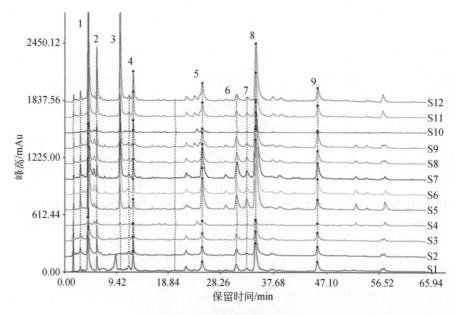

图 6-8-3 标准汤剂特征图谱

表 6-8-7 相似度匹配结果

编号	LQ-01	LQ-02	LQ-03	LQ-04	LQ-05	LQ-06	LQ-07	LQ-08	LQ-09	LQ-10	LQ-11	LQ-12	对照特征图谱
LQ-01	1	0.966	0.967	0.602	0.93	0.921	0.913	0.907	0.925	0.672	0.876	0.869	0.936
LQ-02	0.966	1	0.999	0.603	0.957	0.945	0.936	0.93	0.958	0.677	0.912	0.903	0.962
LQ-03	0.967	0.999	1	0.603	0.952	0.941	0.932	0.927	0.956	0.678	0.908	0.899	0.958
LQ-04	0.602	0.603	0.603	1	0.643	0.657	0.653	0.672	0.622	0.942	0.587	0.593	0.651
LQ-05	0.93	0.957	0.952	0.643	1	0.989	0.983	0.968	0.964	0.682	0.921	0.92	0.982
LQ-06	0.921	0.945	0.941	0.657	0.989	1	0.997	0.991	0.978	0.699	0.942	0.947	0.992
LQ-07	0.913	0.936	0.932	0.653	0.983	0.997	1	0.993	0.972	0.696	0.938	0.945	0.989
LQ-08	0.907	0.93	0.927	0.672	0.968	0.991	0.993	1	0.982	0.715	0.961	0.968	0.992
LQ-09	0.925	0.958	0.956	0.622	0.964	0.978	0.972	0.982	1	0.677	0.981	0.98	0.994
LQ-10	0.672	0.677	0.678	0.942	0.682	0.699	0.696	0.715	0.677	1	0.652	0.654	0.704
LQ-11	0.876	0.912	0.908	0.587	0.921	0.942	0.938	0.961	0.981	0.652	1	0.999	0.972
LQ-12	0.869	0.903	0.899	0.593	0.92	0.947	0.945	0.968	0.98	0.654	0.999	1	0.973

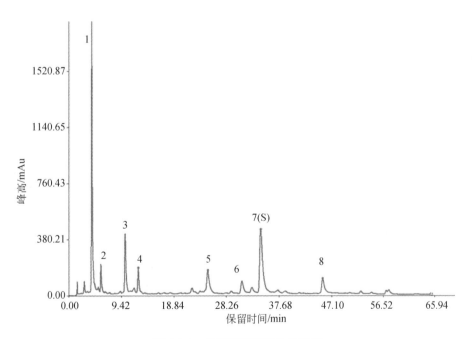

图 6-8-4 对照特征图谱及共有峰

峰 7（S）：连翘酯苷 A（forsythiaside A，$C_{29}H_{36}O_5$）；峰 8：连翘苷（phillyrin，$C_{27}H_{34}O_{11}$）

表 6-8-8 共有峰峰面积

编号	保留时间/min	LQ-01	LQ-02	LQ-03	LQ-04	LQ-05	LQ-06	LQ-07	LQ-08	LQ-09	LQ-10	LQ-11	LQ-12
1	4.133	13844.6	13476.1	11464.3	953.8	35715.3	28897.2	34115.3	21490.0	26911.0	965.4	30335.5	36066.2
2	5.749	1781.7	2198.8	1841.4	817.3	324.9	826.8	1717.6	2424.6	2914.4	754.5	6624.5	7403.7
3	10.059	157.4	192.2	107.6	483.5	4758.5	8777.4	11708.7	9885.6	9336.9	366.8	15005.0	19887.9
4	12.392	3503.5	2424.0	2579.2	377.3	1601.2	2411.5	3180.7	3051.7	4518.4	386.1	3984.2	4700.3
5	24.933	3298.7	2585.5	2190.4	2001.0	10977.3	8938.3	10678.8	6799.0	4839.2	1656.5	4828.3	6139.0
6	31.039	1975.3	1837.7	1558.7	317.8	5127.6	5536.5	6502.1	3985.9	3560.8	280.0	1780.6	2264.3
7	32.834	700.4	442.0	337.9	159.5	3320.0	2221.4	3052.8	1925.6	903.2	257.2	1121.0	1358.1
8	34.418	10087.0	8918.7	7675.1	1410.3	28263.7	26330.4	34239.8	20302.5	17987.7	1062.5	17542.1	23157.3
9	45.445	3464.5	3421.1	3006.0	600.5	3913.2	5388.3	6287.0	4401.9	6089.6	631.1	4199.9	5259.4

表 6-8-9 相对保留时间和相对峰面积

峰编号	保留时间/min	相对保留时间	峰面积/mAu×s	相对峰面积
1	4.133	0.120	21186.2	1.175
2	5.749	0.167	2469.2	0.246
3	10.059	0.292	6722.3	0.353
4	12.392	0.360	2726.5	0.232
5	24.933	0.724	5411.0	0.522
6	31.039	0.902	2893.9	0.244
7	32.834	0.954	1316.6	0.156
8	34.418	1.000	16414.8	1.000
9	45.445	1.320	3888.5	0.385

6.9 女 贞 子

6.9.1 女贞子标准汤剂质量标准

本品为木犀科植物女贞 *Ligustrum lucidum* Ait.的干燥成熟果实，经炮制、加工制成的标准汤剂。

【制法】取女贞子饮片100g，加7倍量水浸泡30min，回流60min，趁热过滤，药渣再加6倍量水，回流40min，趁热过滤，合并2次滤液，减压浓缩至500mL，即得。

【性状】本品为黑紫色或灰黑色的混悬液，静置有沉淀产生。

【检查】pH值 应为4.9～5.4。

总固体 应为0.20～0.47g。

其他 应符合口服混悬剂项下有关的各项规定。

【特征图谱】照高效液相色谱法测定。

色谱条件与系统适用性试验 以十八烷基硅烷键合硅胶为填充剂（柱长为250mm，内径为4.6mm，粒径为 5μm）；以乙腈为流动相 A，以 0.1%甲酸水溶液为流动相 B，按表 6-9-1 中的规定进行梯度洗脱；流速为 0.8mL/min；柱温为 30℃；检测波长为 280nm。

表 6-9-1 洗脱条件

时间/min	流动相 A/%	流动相 B/%
0～8	1	99
8～50	1→18	99→82
50～75	18→22	82→78
75～85	22→28	78→72
85～115	28→38	72→62
115～120	38→100	62→0

参照物溶液的制备 取特女贞苷对照品适量，精密称定，加甲醇制成每 1mL 含 0.25 mg 的溶液，即得。

供试品溶液的制备 取本品摇匀，精密吸取女贞子标准汤剂 1.5mL，置于 2mL 离心管中，12 000r/min 离心 5min，取上清液，0.45μm 滤膜过滤，取续滤液，即得。

测定法 分别精密吸取参照物溶液 10μL 和供试品溶液 10μL，注入液相色谱仪，测定，记录色谱图，即得。

供试品特征图谱中应出现 5 个特征峰（图 6-9-1），与特女贞苷参照物峰相应的峰为 S 峰，计算特征峰峰 1～峰 5 的相对保留时间，其相对保留时间应在规定值的±5%之内。规定值为：1.00（峰 1）、3.58（峰 2）、10.44（峰 3）、11.88（峰 4）、15.16（峰 5）；相对峰面积规定值为：1.00（峰 1）、0.61（峰 2）、0.35（峰 3）、0.53（峰 4）、0.24（峰 5）。

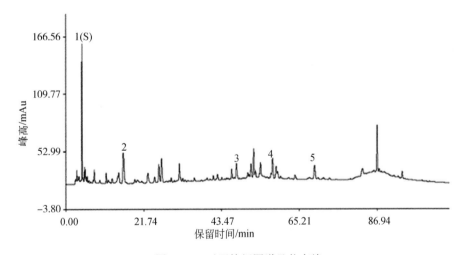

图 6-9-1 对照特征图谱及共有峰

峰 1：特女贞苷（$C_{31}H_{42}O_{17}$）；峰 4：木犀草素-7-O-β-D 葡萄糖苷（$C_{21}H_{20}O_{11}$）

【含量测定】照高效液相色谱法测定。

色谱条件与系统适用性试验 同【特征图谱】项下。

对照品溶液的制备 取特女贞苷对照品适量，精密称定，加甲醇制成每 1mL 含 0.25mg 的溶液，即得。

供试品溶液的制备　取【特征图谱】项下的供试品溶液，即得。

测定法　分别精密吸取参照物溶液 10μL 和供试品溶液 10μL，注入液相色谱仪，测定，即得。

本品每 1mL 含特女贞苷（$C_{31}H_{42}O_{17}$）应不低于 0.37mg。

【转移率】特女贞苷的转移率范围为 9.9%～51.3%。

【规格】0.2 g/mL（以饮片计）。

【贮藏】冷冻保存，用时复融。

6.9.2　女贞子标准汤剂质量标准起草说明

1.仪器与材料

Agilent 1260 高效液相色谱仪，HP 真空脱气泵，HP 四元泵，HP 自动进样，HP 柱温箱，HPLC-VWD 检测器；AND GX-600 型电子分析天平（d=0.001 g）；色谱柱为 Agilent ZORBAX Extend-C18（250mm×4.6mm，5μm）。

特女贞苷（纯度≥98%，批号：SH00856），购于北京赛百草科技有限公司。甲醇为色谱纯（美国，Fisher 公司），水为高纯水，其他试剂为分析纯。

2.样品采集

样品共 12 份（编号 NZZ-01～NZZ-12），采自主产区及道地产区江苏、河北、四川、河南安阳、江西、湖北等地及安国药材市场，包括符合《中国药典》要求的不同商品规格等级。

3.物种鉴别

经鉴定，研究样品均为木犀科植物女贞 *Ligustrum lucidum* Ait.。

4.定量测定

1）色谱条件

饮片色谱条件　色谱柱为 Agilent ZORBAX Extend-C18，（250mm×4.6mm，5μm）；流动相为甲醇-水（40∶60）；柱温为 30℃；流速为 1mL/min；检测波长为 224nm。理论塔板数按特女贞苷峰计算应不低于 4000。特女贞苷标准局剂 HPLC 色谱图如图 6-9-2。

标准汤剂色谱条件　色谱柱为 Agilent ZORBAX Extend-C18（250mm×4.6mm，5μm）；流动相为乙腈（A）- 0.1% 甲酸水（B）；梯度洗脱条件：0～8min，1% A；8～50min，1%～18% A；50～75min，18%～22% A；75～85min，22%～28% A；85～115min，28%～38% A；115～120min，38%～100% A；柱温为 30℃；流速为 1mL/min；检测波长为 280nm。

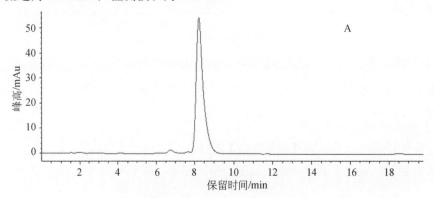

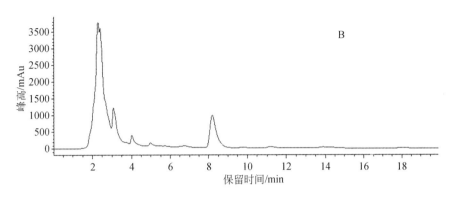

图 6-9-2　标准汤剂 HPLC 色谱图

A：特女贞苷（$C_{31}H_{42}O_{17}$）；B：标准汤剂

2）对照品溶液的制备

取经五氧化二磷减压干燥器干燥 36 小时的特女贞苷对照品适量，精密称定，加甲醇制成每 1mL 含 0.25 mg 的溶液，即得。

3）供试品溶液的制备

（1）饮片供试品溶液的制备

取女贞子饮片粉末 0.5 g，精密称定，精密加入稀乙醇 50mL，称定重量，加热回流 1 小时，取出，放冷，再称定重量，用稀乙醇补足减失的重量，摇匀，过微孔滤膜，取续滤液，即得。

（2）标准汤剂供试品溶液的制备

取女贞子饮片 100 g，加 7 倍量水浸泡 30min，回流 60min，趁热过

滤，药渣再加 6 倍量水，回流 40min，趁热过滤，合并 2 次滤液，减压浓缩至 500mL，即得。

精密吸取女贞子标准汤剂 1.5mL，置于 2mL 离心管中，12 000r/min 离心 5min，摇匀，0.45μm 微孔滤膜过滤，取续滤液，即得。

4）方法学验证

以特女贞苷峰面积积分值为纵坐标（Y），对照品进样量（μg）为横坐标（X），绘制标准曲线，$Y=1156.5X-8.5185$，$R^2=0.9999$，表明线性关系良好。精密度考察合格，RSD% 为 0.2%。女贞子标准汤剂供试品制备后 24 小时内稳定性良好，RSD% 为 0.5%。重复性良好，平行 6 份供试品溶液的 RSD% 为 0.5%，平均加样回收率为 99.2%，RSD% 为 0.5%。

5）测定法

（1）含量测定

分别精密吸取对照品溶液 10 μL 和饮片供试品溶液 10 μL，注入高效液相色谱仪，测定，即得。

（2）pH 值测定

取标准汤剂，用 pH 计测定 pH 值。

（3）总固体测定

参照编写说明【总固体】项下测定方法操作。

（4）特女贞苷转移率测定

参照编写说明【转移率】项下公式计算。

6）结果

（1）特女贞苷在饮片中和在水煎液中的含量

特女贞苷含量测定结果见表 6-9-2 和表 6-9-3，所收集样品均满足《中国药典》中特女贞苷（不少于 0.7%）的限量要求。

表 6-9-2　饮片中特女贞子苷含量测定

编号	特女贞苷含量/%	RSD/%
NZZ-01	2.4	0.9
NZZ-02	2.6	0.1
NZZ-03	2.6	3.4
NZZ-04	2.6	0.5
NZZ-05	2.6	0.2
NZZ-06	0.7	1.3
NZZ-07	3.8	0.7
NZZ-08	2.5	1.6
NZZ-09	3.2	1.0
NZZ-10	3.0	0.5
NZZ-11	2.4	1.4
NZZ-12	2.6	0.2

表 6-9-3　标准汤剂中特女贞苷含量测定

编号	特女贞苷含量 / （mg/mL）	RSD / %
NZZ-01	0.98	0.5
NZZ-02	1.10	1.0
NZZ-03	2.14	1.6
NZZ-04	2.18	0.4
NZZ-05	1.92	1.8
NZZ-06	1.20	1.4
NZZ-07	0.78	0.3
NZZ-08	1.88	0.7
NZZ-09	0.84	1.0
NZZ-10	0.86	0.9
NZZ-11	0.84	0.1
NZZ-12	1.42	0.8

（2）标准汤剂 pH 值及总固体（表 6-9-4）

表 6-9-4　pH 值及总固体

编号	总固体/g	RSD/%	pH 值
NZZ-01	0.30	1.4	5.2
NZZ-02	0.36	0.5	5.0

续表

编号	总固体/g	RSD/%	pH 值
NZZ-03	0.42	0.4	5.0
NZZ-04	0.45	1.0	5.0
NZZ-05	0.42	0.6	4.9
NZZ-06	0.29	0.9	5.0
NZZ-07	0.26	0.4	5.2
NZZ-08	0.37	0.2	5.4
NZZ-09	0.26	0.5	5.0
NZZ-10	0.28	0.2	5.0
NZZ-11	0.30	0.8	5.0
NZZ-12	0.30	0.1	5.1

（3）特女贞苷转移率（表 6-9-5）

表 6-9-5　女贞子标准汤剂转移率计算结果

编号	标准汤剂中特女贞子苷含量/mg	饮片中特女贞子苷含量/mg	转移率/%	$(\overline{X} \pm S)$/%
NZZ-01	490	2400	20.4	
NZZ-02	550	2600	21.2	
NZZ-03	1070	2600	41.2	
NZZ-04	1090	2600	41.9	
NZZ-05	960	2600	36.9	
NZZ-06	600	700	85.7	30.6±20.7
NZZ-07	390	3800	10.3	
NZZ-08	940	2500	37.6	
NZZ-09	420	3200	13.1	
NZZ-10	430	3000	14.3	
NZZ-11	420	2400	17.5	
NZZ-12	710	2600	27.3	

5.标准汤剂特征图谱研究

1）色谱条件

HPLC 色谱条件　同 4 下的色谱条件。

LC-MS 色谱条件　色谱柱为 Agilent ZORBAX Extend-C18（250mm×4.6mm，5μm）；流动相为乙腈（A）- 0.1% 甲酸水（B）；梯度洗脱条件：0～8min，1% A；8～50min，1%～18% A；50～75min，18%～22% A；75～85min，22%～28% A；85～115min，28%～38% A；115～120min，38%～100% A。柱温为 30℃；流速为 1mL/min（进入质谱进行分流，分流比为 1：1）；检测波长为 280nm。

2）质谱条件

离子模式：正离子模式，加热器温度为 350℃，毛细管温度为 350℃，毛细管电压为 35 V，喷雾电压为 3.5 kV，鞘气（N_2）流速为 35 arb，辅助气（N_2）流速为 10 arb，质量数扫描范围为 50～1500，分辨率为 30 000。

3）参照物溶液的制备

同 4 下的对照品溶液的制备。

4）供试品溶液的制备

同 4 下的标准汤剂供试品溶液的制备。

5）方法学验证

方法学考察合格（具体内容略）。

6）特征图谱的建立及共有峰的标定

按照 4 下的色谱条件，分别将 12 批次女贞子饮片标准汤剂供试品溶液 5μL，注入高效液相色谱仪，记录色谱峰信息，特征图谱见图 6-9-3，相似度结果见表 6-9-6，生成的对照特征图谱见图 6-9-4。其中共有峰 5 个，共有峰峰面积见表 6-9-3，以峰 1 为参照峰，计算其他峰的相对保留时间和相对峰面积（表 6-9-8）。通过 UPLC-ESI-MS/MS 指认 1 个峰，是峰 4：木犀草素-7-O-β-D 葡萄糖苷（RT=54.44，448.11 345 ［M+H］$^+$），见表 6-9-9。

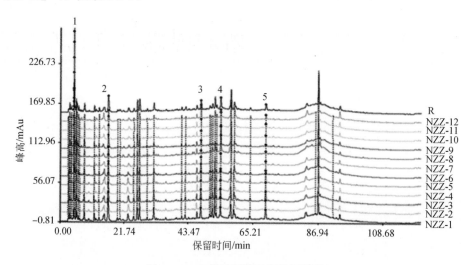

图 6-9-3 女贞子标准汤剂特征图谱

表 6-9-6 女贞子药材标准汤剂液相色谱图相似度匹配结果

编号	S1	S2	S3	S4	S5	S6	S7	S8	S9	S10	S11	S12	对照特征图谱
S1	1.000	0.773	0.892	0.966	0.933	0.715	0.605	0.532	0.571	0.593	0.573	0.574	0.846
S2	0.773	1.000	0.754	0.779	0.732	0.733	0.729	0.663	0.691	0.713	0.718	0.715	0.873
S3	0.892	0.754	1.000	0.923	0.954	0.683	0.607	0.536	0.588	0.575	0.575	0.589	0.841
S4	0.966	0.779	0.923	1.000	0.963	0.693	0.631	0.554	0.598	0.595	0.583	0.578	0.862
S5	0.933	0.732	0.954	0.963	1.000	0.691	0.644	0.542	0.591	0.582	0.586	0.584	0.853
S6	0.715	0.733	0.683	0.693	0.691	1.000	0.595	0.485	0.552	0.621	0.616	0.651	0.784
S7	0.605	0.729	0.607	0.631	0.644	0.595	1.000	0.866	0.948	0.931	0.961	0.854	0.906

编号	S1	S2	S3	S4	S5	S6	S7	S8	S9	S10	S11	S12	对照特征图谱
S8	0.532	0.663	0.536	0.554	0.542	0.485	0.866	1.000	0.882	0.832	0.847	0.685	0.817
S9	0.571	0.691	0.588	0.598	0.591	0.552	0.948	0.882	1.000	0.942	0.951	0.822	0.883
S10	0.593	0.713	0.575	0.595	0.582	0.621	0.931	0.832	0.942	1.000	0.981	0.907	0.897
S11	0.573	0.718	0.575	0.583	0.586	0.616	0.961	0.847	0.951	0.981	1.000	0.908	0.899
S12	0.574	0.715	0.589	0.578	0.584	0.651	0.854	0.685	0.822	0.907	0.908	1.000	0.857
对照特征图谱	0.846	0.873	0.841	0.862	0.853	0.784	0.906	0.817	0.883	0.897	0.899	0.857	1.000

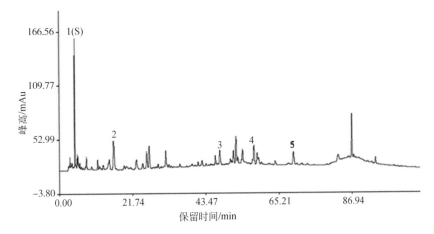

图 6-9-4　对照特征图谱及共有峰

峰 1：特女贞苷（$C_{31}H_{42}O_{17}$）；峰 4：木犀草素-7-O-β-D 葡萄糖苷（$C_{21}H_{20}O_{11}$）

表 6-9-7　各共有峰峰面积

编号	保留时间/min	S1	S2	S3	S4	S5	S6	S7	S8	S9	S10	S11	S12
1	4.58	1049.4	1049.4	1046.0	1045.6	1047.0	946.3	853.2	647.6	846.6	911.4	984.3	1014.0
2	16.39	747.5	741.0	741.2	741.4	747.8	438.2	471.8	405.3	531.9	530.0	531.7	397.5
3	47.83	482.5	473.1	351.6	485.7	353.3	403.4	212.1	97.5	237.7	255.1	258.1	418.1
4	54.44	774.7	680.4	401.0	781.5	412.1	523.2	274.1	659.7	483.8	429.5	380.1	242.2
5	69.47	413.5	405.6	341.1	409.9	361.9	149.9	113.6	103.3	62.9	61.8	142.5	140.3

表 6-9-8　女贞子标准汤剂共有特征峰指标参数

峰编号	保留时间/min	相对保留时间	峰面积/mAu×s	相对峰面积
1	4.583	1.000	953.4	1.000
2	16.391	3.576	585.4	0.614
3	47.827	10.436	335.7	0.352
4	54.443	11.879	503.5	0.528
5	69.465	15.157	225.5	0.237

表 6-9-9　峰 4 指认的化学成分

峰号	[M+H]⁺	分子式	化合物名称
4	448.11354	$C_{21}H_{20}O_{11}$	木犀草素-7-O-β-D 葡萄糖苷

6.10　青　皮

6.10.1　青皮标准汤剂质量标准

本品为云香科植物橘 *Citrus reticulata* Blanco 的干燥幼果，经炮制、加工制成的标准汤剂。

【制法】取青皮饮片 100g，加 7 倍量水浸泡 30min，回流 30min，趁热过滤，药渣再加 6 倍量水，回流 20min，趁热过滤，合并 2 次滤液，减压浓缩至 500mL，即得。

【性状】本品为黄棕色混悬液，静置后会产生沉淀。

【检查】pH 值　应为 3.5～5.2。

　　　　总固体　应为 0.32～0.54g。

　　　　其他　应符合口服混悬剂项下有关的各项规定。

【特征图谱】照高效液相色谱法测定。

色谱条件与系统适用性试验　以十八烷基硅烷键合硅胶为填充剂（柱长为 150mm，内径为 2.1mm，粒径为 2.6μm）；以乙腈为流动相 A，以 0.1%甲酸水溶液为流动相 B，按表 6-10-1 中的规定进行梯度洗脱；流速为 0.4mL/min；柱温为 30℃；检测波长为 284nm。理论塔板数按橙皮苷峰计算应不低于 1000。

表 6-10-1　洗脱条件

时间/min	流动相 A/%	流动相 B/%
0～5	5→16	95→84
5～9	16	84
9～10	16→24	84→76
10～13	24→35	76→65
13～18	35→60	65→40

参照物溶液的制备　取橙皮苷、辛弗林对照品适量，精密称定，加甲醇制成每 1mL 含橙皮苷 0.46mg 和辛弗林 0.17mg 的混合溶液，即得。

供试品溶液的制备　本品摇匀，量取 0.8mL，加入 0.8mL 甲醇，超声 5min，12 000r/min 离心 5min，0.22μm 滤膜过滤，取续滤液，即得标准汤剂供试品溶液。

测定法　分别精密吸取参照物溶液、供试品溶液各 3μL，注入液相色谱仪，测定，记录 18min 的色谱图，即得。

供试品特征图谱中呈现 10 个特征峰（图 6-10-1），其中 2 个峰与对应的参照物峰保留时间相同；与橙皮苷参照物峰相应的峰为 S 峰，计算特征峰峰 1～峰 5、峰 7～峰 10 的相对保留时间，其相对保留时间应在规定值的±5%之内。规定值为：0.14（峰 1）、0.32（峰 2）、0.51（峰 3）、0.54（峰 4）、0.87（峰 5）、1.00（峰 6）、1.02（峰 7）、1.14（峰 8）、1.43（峰 9）、1.51（峰 10）。

【含量测定】橙皮苷　照高效液相色谱法测定。

色谱条件与系统适用性试验　同【特征图谱】项下。

对照品溶液的制备　取橙皮苷对照品适量，精密称定，加甲醇制成每 1mL 含橙皮苷 0.46mg 的溶液，即得。

供试品溶液的制备　同【特征图谱】项下。

测定法　同【特征图谱】项下。

本品每 1mL 含青皮以橙皮苷（$C_{28}H_{34}O_{15}$）计应不低于 0.57mg。

【转移率】橙皮苷转移率范围为 4.5%～9.6%。

【规格】0.2g/mL（以饮片计）。

【贮藏】冷冻保存，用时复融。

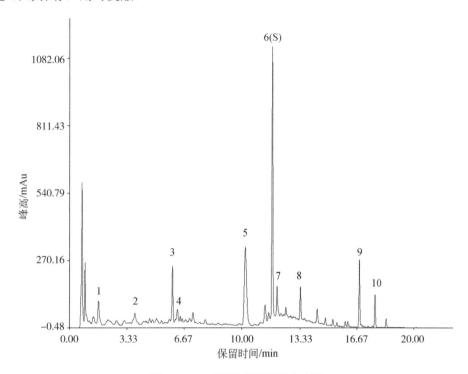

图 6-10-1　对照特征图谱及共有峰

峰 1：辛弗林（synephrine，$C_9H_{13}NO_2$）；峰 6：橙皮苷（hesperidin，$C_{28}H_{34}O_{15}$）

6.10.2　青皮饮片标准汤剂质量标准起草说明

1.仪器与材料

安捷伦 1290Infinity Ⅱ 型超高效液相色谱仪（美国安捷伦公司，G7167B 型自动进样系统，G7166B 型柱温箱，G7117A 型 DAD 检测器），色谱柱为 Thermo-C18（150mm×2.1mm，2.6μm）；Sartorius-BS-210S-型电子分析天平（北京赛多利斯天平有限公司）；KQ-100E 型超声波清洗器（昆山市超声仪器有限公司）；LD510-2 型电子天平（沈阳龙腾电子有限公司）；H1650-W 型台式高速离心机（湖南湘仪+实验室仪器开发有限公司）。

橙皮苷（含量≥98%，批号：160738，购自成都普菲德生物技术有限公司），甲醇、乙腈为色谱纯（美国，Fisher 公司），水为高纯水，其他试剂为分析纯。

2.样品采集

样品共 15 份（编号 QP-01～QP-15），采自主产区及道地产区江苏、广东、江西、浙江、湖南等地及安国药材市场、成都荷花池药材市场，包括符合《中国药典》要求的不同商品规格等级。

3.物种鉴别

经鉴定，研究样品均为云香科植物橘 *Citrus reticulata* Blanco。

4.定量测定

1）色谱条件[40]

饮片色谱条件　以十八烷基硅烷键合硅胶为填充剂（柱长为 150mm，内径为 2.1mm，粒径为 2.6μm）；以甲醇-水（25∶75）为流动相；检测波长为 284nm。理论塔板数按橙皮苷峰计算应不低于 1000。

标准汤剂色谱条件　以十八烷基硅烷键合硅胶为填充剂（柱长为 150mm，内径为 2.1mm，粒径为 2.6μm）；以乙腈为流动相 A，以 0.1%甲酸水溶液为流动相 B，梯度洗脱条件：0～5min，5%～16% A；5～9min，16% A；9～10min，16%～24% A；10～13min，24%～35% A；13～18min，35%～60% A。流速为 0.4mL/min；柱温为 30℃；检测波长为 284nm。理论塔板数按橙皮苷峰计算应不低于 1000（图6-10-2）。

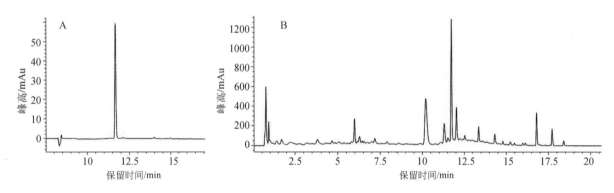

图 6-10-2　标准汤剂 UPLC 色谱图

A：橙皮苷（hesperidin，$C_{28}H_{34}O_{15}$）；B：标准汤剂

2）对照品溶液制备

取经五氧化二磷减压干燥器中干燥 36 小时的橙皮苷对照品适量，精密称定，加甲醇制成每 1mL 含 0.46mg 的溶液。

3）供试品溶液制备

（1）饮片供试品溶液制备

取本品细粉约 0.2g，精密称定，置 50mL 量瓶中，加甲醇 30mL，超声处理 30min，放冷，加甲醇至刻度，摇匀，滤过，精密量取续滤液 2mL，置 5mL 量瓶中，加甲醇至刻度，摇匀，即得。

（2）标准汤剂供试品溶液制备

取青皮饮片 100g，加 7 倍量水浸泡 30min，回流 30min，趁热过滤，药渣再加 6 倍量水，回流 20min，趁热过滤，合并 2 次滤液，减压浓缩至 500mL，即得。

精密吸取 QP01～QP15 标准汤剂 0.8mL，加入 0.8mL 甲醇，超声 5min，12 000r/min 离心 5min，0.22μm 滤膜过滤，取续滤液，即得标准汤剂供试品溶液。

4）方法学验证

以橙皮苷峰面积积分值为纵坐标（Y），对照品进样量（μg）为横坐标（X），绘制标准曲线，

$Y=4\ 564\ 333.6868X+6.9024$，$R^2=0.9997$，表明线性关系良好。精密度考察合格，RSD%为 0.8%。青皮标准汤剂供试品制备后 24 小时内稳定性良好，RSD%为 0.9%。重复性良好，平行 6 份供试品溶液的 RSD%为 1.1%，平均加样回收率为 98.8%，RSD%为 1.1%。

5）测定法

（1）含量测定

分别精密吸取对照品溶液 3μL、饮片供试品溶液 3μL 和标准汤剂供试品溶液 3μL，注入高效液相色谱仪，按照 4 下的色谱条件测定含量。

（2）pH 值测定

取标准汤剂，用 pH 计测定 pH 值。

（3）总固体测定

参照编写说明【总固体】项下测定方法操作。

（4）橙皮苷转移率测定

参照编写说明【转移率】项下公式计算。

6）结果

（1）饮片中橙皮苷含量

橙皮苷含量测定结果见表 6-10-2，所收集样品均满足《中国药典》中橙皮苷（不少于 4.0%）的限量要求。

表 6-10-2　饮片中橙皮苷含量测定

编号	橙皮苷含量/%	RSD/%
QP-01	4.13	0.9
QP-02	4.07	0.8
QP-03	4.13	0.9
QP-04	5.08	0.9
QP-05	4.14	1.3
QP-06	4.04	1.1
QP-07	4.39	0.8
QP-08	4.87	0.9
QP-09	4.07	1.1
QP-10	4.04	1.0
QP-11	4.89	1.0
QP-12	5.20	1.0
QP-13	7.11	1.3
QP-14	4.58	1.3
QP-15	6.49	0.9

（2）标准汤剂中橙皮苷含量（表 6-10-3）

表 6-10-3　标准汤剂中橙皮苷含量测定

编号	标准汤剂中橙皮苷含量/（mg/mL）	RSD/%
QP-01	0.62	0.9
QP-02	0.63	1.1
QP-03	0.68	1.0
QP-04	0.74	1.0
QP-05	0.72	1.0
QP-06	0.71	1.5
QP-07	0.69	1.4
QP-08	0.70	1.3
QP-09	0.55	1.2
QP-10	0.55	1.3
QP-11	0.63	1.1
QP12	0.65	0.9
QP-13	0.76	0.9
QP-14	0.66	0.8
QP-15	0.51	1.2

（3）pH 值及总固体（表 6-10-4）

表 6-10-4　pH 值及总固体

编号	pH 值	总固体/g	RSD/%
QP-01	3.7	0.36	1.5
QP-02	4.3	0.39	1.2
QP-03	4.6	0.50	1.2
QP-04	3.8	0.45	1.3
QP-05	4.7	0.49	1.2
QP-06	4.6	0.51	1.4
QP-07	3.5	0.43	1.1
QP-08	4.1	0.48	1.2
QP-09	4.3	0.37	1.3
QP-10	3.5	0.45	1.1
QP-11	3.8	0.42	1.2
QP-12	5.2	0.44	1.5

续表

编号	pH 值	总固体/g	RSD/%
QP-13	4.3	0.39	1.4
QP-14	4.4	0.45	1.3
QP-15	4.7	0.33	1.2

（4）橙皮苷转移率（表 6-10-5）

表 6-10-5　橙皮苷转移率计算结果$(\overline{X} \pm S)$

编号	标准汤剂中橙皮苷含量/mg	饮片中橙皮苷含量/mg	转移率/%	$(\overline{X} \pm S)$/%
QP-01	308	4126	7.5	
QP-02	317	4072	7.8	
QP-03	341	4129	8.3	
QP-04	369	5077	7.3	
QP-05	361	4138	8.7	
QP-06	356	4038	8.8	
QP-07	343	4389	7.8	
QP-08	350	4875	7.2	7.1±1.3
QP-09	273	4069	6.7	
QP-10	277	4038	6.9	
QP-11	314	4889	6.4	
QP-12	326	5197	6.3	
QP-13	379	7110	5.3	
QP-14	328	4584	7.2	
QP-15	255	6495	3.9	

5.标准汤剂特征图谱研究

1）色谱条件

同 4 下的色谱条件。

2）参照物溶液的制备

取橙皮苷、辛弗林对照品适量，精密称定，加甲醇制成每 1mL 含橙皮苷 0.46mg 和辛弗林 0.17mg 的混合溶液，即得。

3）标准汤剂供试品溶液制备

同 4 下的标准汤剂供试品溶液制备。

4）方法学验证

方法学考察合格（具体内容略）。

5）特征图谱的建立及共有峰的标定

按照 4 下的色谱条件，分别精密吸取 15 批青皮标准汤剂供试品溶液 3μL，注入高效液相色谱仪，记录色谱峰信息（图 6-10-3），生成的对照特征图谱见图 6-10-4，其中共有峰 10 个，指认 2 个。相似度结果见表 6-10-6。各共有峰峰面积见表 6-10-7，以峰 6 为参照峰，计算其他峰的相对保留时间和相对峰面积（表 6-10-8）。

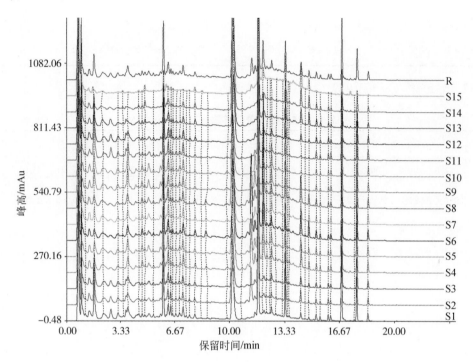

图 6-10-3　青皮标准汤剂特征图谱

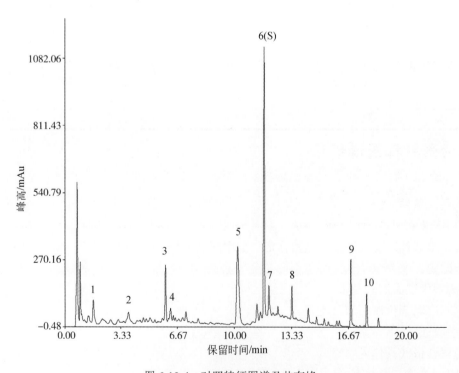

图 6-10-4　对照特征图谱及共有峰

峰 1：辛弗林（synephrine，$C_9H_{13}NO_2$）；峰 6：橙皮苷（hesperidin，$C_{28}H_{34}O_{15}$）

表 6-10-6　相似度计算结果

编号	S1	S2	S3	S4	S5	S6	S7	S8	S9	S10	S11	S12	S13	S14	S15	对照特征图谱
S1	1.000	0.988	0.997	0.933	0.980	0.897	0.970	0.932	0.974	0.975	0.984	0.998	0.975	0.939	0.884	0.986
S2	0.988	1.000	0.988	0.953	0.980	0.932	0.973	0.953	0.953	0.954	0.966	0.989	0.973	0.944	0.897	0.989
S3	0.997	0.988	1.000	0.936	0.983	0.904	0.972	0.937	0.969	0.969	0.978	0.997	0.976	0.943	0.883	0.987
S4	0.933	0.953	0.936	1.000	0.976	0.976	0.986	0.995	0.888	0.889	0.893	0.941	0.960	0.961	0.938	0.979
S5	0.980	0.980	0.983	0.976	1.000	0.952	0.997	0.975	0.961	0.962	0.956	0.981	0.975	0.950	0.901	0.996
S6	0.897	0.932	0.904	0.976	0.952	1.000	0.964	0.988	0.870	0.871	0.867	0.903	0.907	0.895	0.871	0.950
S7	0.970	0.973	0.972	0.986	0.997	0.964	1.000	0.986	0.945	0.946	0.944	0.973	0.972	0.953	0.913	0.994
S8	0.932	0.953	0.937	0.995	0.975	0.988	0.986	1.000	0.893	0.894	0.893	0.940	0.950	0.946	0.922	0.977
S9	0.974	0.953	0.969	0.888	0.961	0.870	0.945	0.893	1.000	1.000	0.976	0.966	0.917	0.863	0.791	0.952
S10	0.975	0.954	0.969	0.889	0.962	0.871	0.946	0.894	1.000	1.000	0.976	0.966	0.918	0.865	0.792	0.953
S11	0.984	0.966	0.978	0.893	0.956	0.867	0.944	0.893	0.976	0.976	1.000	0.978	0.934	0.882	0.811	0.958
S12	0.998	0.989	0.997	0.941	0.981	0.903	0.973	0.940	0.966	0.966	0.978	1.000	0.979	0.950	0.898	0.989
S13	0.975	0.973	0.976	0.960	0.975	0.907	0.972	0.950	0.917	0.918	0.934	0.979	1.000	0.986	0.952	0.986
S14	0.939	0.944	0.943	0.961	0.950	0.895	0.953	0.946	0.863	0.865	0.882	0.950	0.986	1.000	0.981	0.966
S15	0.884	0.897	0.883	0.938	0.901	0.871	0.913	0.922	0.791	0.792	0.811	0.898	0.952	0.981	1.000	0.926
对照特征图谱	0.986	0.989	0.987	0.979	0.996	0.950	0.994	0.977	0.952	0.953	0.958	0.989	0.986	0.966	0.926	1.000

表 6-10-7　各共有峰峰面积

编号	保留时间/min	S1	S2	S3	S4	S5	S6	S7	S8	S9	S10	S11	S12	S13	S14	S15
1	1.677	897	929	838	402	423	303	456	348	678	682	1559	1013	497	224	200
2	3.788	430	403	414	452	515	428	409	417	800	809	281	426	143	91	51
3	5.982	970	898	909	1079	1115	1044	1093	1088	1251	1264	1095	981	917	649	298
4	6.276	276	264	255	370	374	377	356	363	337	341	310	293	271	243	112
5	10.183	2271	2560	2346	4448	2929	3222	3084	3736	1330	1353	1738	2630	3887	4414	4568
6	11.720	4228	4342	4680	5062	4956	4879	4698	4800	3745	3797	4309	4466	5194	4504	3500
7	12.007	27	67	111	1667	739	2289	1150	1893	32	33	25	99	221	315	616
8	13.360	496	550	508	592	477	459	467	603	409	415	447	533	602	640	422
9	16.805	1014	937	978	1251	1254	1144	1216	1140	1246	1253	1394	1053	755	715	174
10	17.726	514	450	502	667	679	622	648	613	628	632	652	506	297	287	88

表 6-10-8　相对保留时间与相对峰面积

峰编号	保留时间/min	相对保留时间	峰面积/mAu×s	相对峰面积
1	1.677	0.143	630.0	0.141
2	3.788	0.323	404.7	0.090
3	5.982	0.510	976.8	0.218
4	6.276	0.535	302.8	0.068
5	10.183	0.869	2967.7	0.663
6	11.720	1.000	4477.3	1.000
7	12.007	1.024	619.1	0.138
8	13.360	1.140	508.0	0.113
9	16.805	1.434	1035.0	0.231
10	17.726	1.512	518.9	0.116

6.11　桑　　椹

6.11.1　桑椹标准汤剂质量标准

本品为桑科植物桑 *Morus alba* L.的干燥果穗，经炮制、加工制成的标准汤剂。

【制法】取桑椹饮片 100g，加 7 倍量水浸泡 30min，回流 60min，趁热过滤，药渣再加 7 倍量水，回流 40min，趁热过滤，合并 2 次滤液，减压浓缩至 500mL，即得。

【性状】本品为深黑色混悬液，静置后会产生沉淀。

【检查】pH 值　应为 3.9～4.9。

总固体　应为 0.49～0.68g。

其他　应符合口服混悬剂项下有关的各项规定。

【特征图谱】照高效液相色谱法测定。

色谱条件与系统适用性试验　以十八烷基硅烷键合硅胶为填充剂（柱长为 150mm，内径为 2.1mm，粒径为 2.6μm）；以乙腈为流动相 A，以 0.1%甲酸水溶液为流动相 B，按表 6-11-1 中的规定进行梯度洗脱；流速为 0.4mL/min；柱温为 30℃；检测波长为 300nm。

表 6-11-1　洗脱条件

时间/min	流动相 A/%	流动相 B/%
0～6	2→10	98→90
6～14	10→20	90→80
14～16	20→52	80→48

供试品溶液的制备　取本品摇匀，精密量取 0.8mL，分别加甲醇 0.8mL，超声 5min，12 000r/min 离心 5min，0.22μm 滤膜过滤，取续滤液，即得标准汤剂供试品溶液。

测定法　分别精密吸取供试品溶液各 5μL，注入液相色谱仪，测定，记录 16min 的色谱图，即得。

供试品特征图谱中呈现 8 个特征峰（图 6-11-1），峰 8 为 S 峰，计算特征峰峰 1～峰 7 的相对保留时间，其相对保留时间应在规定值的 ±5% 之内。规定值为：0.13（峰 1）、0.18（峰 2）、0.22（峰 3）、0.29（峰 4）、0.42（峰 5）、0.47（峰 6）、0.53（峰 7）、1.00（峰 8）。

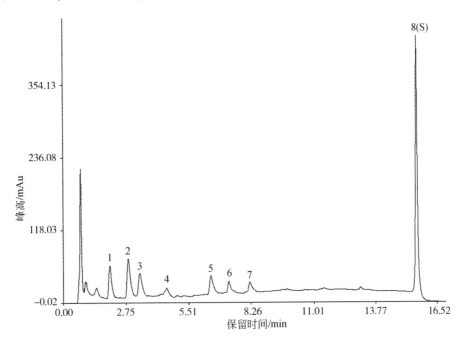

图 6-11-1 对照特征图谱及共有峰

峰 8：参照峰

【规格】0.2g/mL（以饮片计）。

【贮藏】冷冻保存，用时复融。

6.11.2 桑椹标准汤剂质量标准起草说明

1.仪器与材料

安捷伦 1290Infinity II 型超高效液相色谱仪（美国安捷伦公司，G7167B 型自动进样系统，G7166B 型柱温箱，G7117A 型 DAD 检测器），色谱柱为 Thermo-C18（150mm×2.1mm，2.6μm）Sartorius-SS-210S-型电子分析天平（北京赛多利斯天平有限公司）；KQ-100E 型超声波清洗器（昆山市超声仪器有限公司）；LD510-2 型电子天平（沈阳龙腾电子有限公司）；H1650-W 型台式高速离心机（湖南湘仪+实验室仪器开发有限公司）。

甲醇、乙腈为色谱纯（美国，Fisher 公司），水为高纯水，其他试剂为分析纯。

2.样品采集

样品共 14 份（编号 SS-01～SS-14），采自主产区、道地产区及 GACP 基地江苏常州、浙江、河北、湖北、四川等地，包括符合《中国药典》要求的不同商品规格等级。

3.物种鉴别

经鉴定，研究样品均为桑科植物桑 *Morus alba* L.。

4.定量测定

1）标准汤剂溶液制备

取桑椹饮片 100g，加 7 倍量水浸泡 30min，回流 60min，趁热过滤，药渣再加 7 倍量水，回流 40min，趁热过滤，合并 2 次滤液，减压浓缩至 500mL，即得。

2）测定法

（1）pH 值测定

取标准汤剂，用 pH 计测定 pH 值。

（2）总固体测定

参照编写说明【总固体】项下测定方法操作。

3）结果

pH 值及总固体结果见表 6-11-2。

表 6-11-2 pH 值及总固体

编号	pH 值	总固体/g	RSD/%
SS-01	4.6	0.57	1.2
SS-02	4.9	0.59	1.4
SS-03	4.8	0.60	1.2
SS-04	4.7	0.63	0.9
SS-05	4.8	0.58	1.3
SS-06	4.6	0.55	1.2
SS-07	4.5	0.53	1.2
SS-08	4.5	0.66	1.1
SS-09	4.1	0.65	2.1
SS-10	4.7	0.55	2.1
SS-11	4.8	0.50	1.8
SS-12	4.3	0.63	1.6
SS-13	4.8	0.59	0.8
SS-14	3.9	0.59	0.9

5.标准汤剂特征图谱研究

1）色谱条件

以十八烷基硅烷键合硅胶为填充剂（柱长为 150mm，内径为 2.1mm，粒径为 2.6μm）；以乙腈为流动相 A，以 0.1%甲酸水溶液为流动相 B，梯度洗脱条件：0～6min，2%～10% A；6～14min，10%～20% A；14～16min，20%～52% A。

流速为 0.4mL/min；柱温为 30℃；检测波长为 300nm（图 6-11-2）。

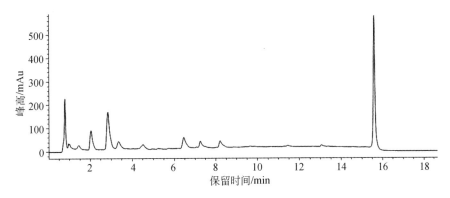

图 6-11-2　标准汤剂 UPLC 色谱图

2）供试品溶液制备

精密吸取桑椹标准汤剂（SS-01～SS-14）各 0.8mL，分别加甲醇 0.8mL，超声 5min，12 000r/min 离心 5min，0.22μm 滤膜过滤，取续滤液，即得标准汤剂供试品溶液。

3）方法学验证

方法学考察合格（具体内容略）。

4）特征图谱的建立及共有峰的标定

按照 4 下的色谱条件，分别精密吸取 14 批桑椹标准汤剂供试品溶液 5μL，注入高效液相色谱仪，记录色谱峰信息（图 6-11-3），生成的对照特征图谱见图 6-11-4，其中共有峰 8 个。相似度结果见表 6-11-3。各共有峰峰面积见表 6-11-4，以峰 8 为参照峰，计算其他峰的相对保留时间和相对峰面积（表 6-11-5）。

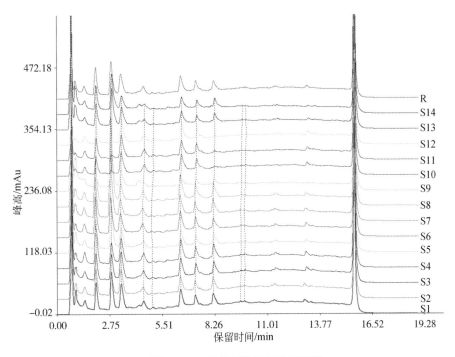

图 6-11-3　桑椹标准汤剂特征图谱

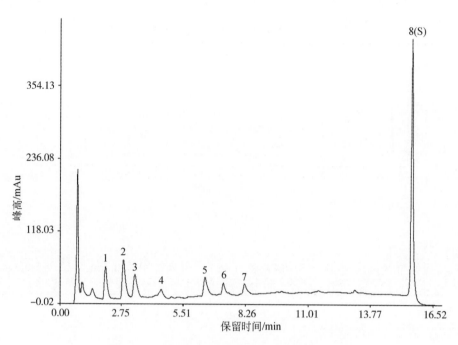

图 6-11-4　桑椹标准汤剂对照特征图谱及共有峰

表 6-11-3　相似度计算结果

编号	S1	S2	S3	S4	S5	S6	S7	S8	S9	S10	S11	S12	S13	S14	对照特征图谱
S1	1.000	0.981	0.977	0.970	0.982	0.974	0.972	0.954	0.971	0.927	0.930	0.919	0.986	0.982	0.983
S2	0.981	1.000	0.998	0.991	0.990	0.991	0.975	0.956	0.953	0.973	0.975	0.969	0.987	0.974	0.996
S3	0.977	0.998	1.000	0.991	0.990	0.992	0.974	0.958	0.950	0.979	0.980	0.975	0.986	0.970	0.996
S4	0.970	0.991	0.991	1.000	0.985	0.989	0.969	0.954	0.932	0.971	0.973	0.966	0.975	0.962	0.990
S5	0.982	0.990	0.990	0.985	1.000	0.993	0.991	0.982	0.973	0.952	0.954	0.948	0.994	0.984	0.997
S6	0.974	0.991	0.992	0.989	0.993	1.000	0.991	0.980	0.949	0.968	0.970	0.965	0.983	0.969	0.997
S7	0.972	0.975	0.974	0.969	0.991	0.991	1.000	0.995	0.968	0.929	0.931	0.925	0.984	0.976	0.988
S8	0.954	0.956	0.958	0.954	0.982	0.980	0.995	1.000	0.955	0.913	0.915	0.909	0.967	0.957	0.976
S9	0.971	0.953	0.950	0.932	0.973	0.949	0.968	0.955	1.000	0.876	0.879	0.870	0.987	0.990	0.964
S10	0.927	0.973	0.979	0.971	0.952	0.968	0.929	0.913	0.876	1.000	0.999	0.999	0.937	0.908	0.967
S11	0.930	0.975	0.980	0.973	0.954	0.970	0.931	0.915	0.879	0.999	1.000	0.999	0.940	0.913	0.969
S12	0.919	0.969	0.975	0.966	0.948	0.965	0.925	0.909	0.870	0.999	0.999	1.000	0.932	0.902	0.963
S13	0.986	0.987	0.986	0.975	0.994	0.983	0.984	0.967	0.987	0.937	0.940	0.932	1.000	0.995	0.992
S14	0.982	0.974	0.970	0.962	0.984	0.969	0.976	0.957	0.990	0.908	0.913	0.902	0.995	1.000	0.980
对照特征图谱	0.983	0.996	0.996	0.990	0.997	0.997	0.988	0.976	0.964	0.967	0.969	0.963	0.992	0.980	1.000

表 6-11-4　各共有峰峰面积

编号	保留时间/min	S1	S2	S3	S4	S5	S6	S7	S8	S9	S10	S11	S12	S13	S14
1	2.0	428.8	434.0	430.9	740.3	469.4	635.9	700.2	742.0	226.8	333.6	387.6	351.0	377.0	413.8
2	2.9	696.8	435.6	481.5	399.1	820.9	695.8	1220.3	1639.7	1042.4	45.0	58.2	42.6	724.4	726.3
3	3.4	547.1	571.7	588.1	543.6	419.1	462.1	402.9	400.9	366.8	474.9	521.4	514.5	396.0	290.0
4	4.5	175.2	172.8	193.3	219.3	175.7	221.5	250.6	255.5	97.4	189.9	189.4	183.3	132.3	122.4
5	6.5	358.5	346.5	437.1	504.5	330.6	411.9	441.7	590.8	242.8	364.4	337.0	344.9	244.0	230.8
6	7.3	173.2	169.9	200.1	229.4	173.7	225.6	225.4	343.0	109.2	190.1	186.9	178.7	152.6	137.3
7	8.2	243.0	263.3	280.2	315.1	245.0	243.0	309.4	333.3	120.7	37.6	45.2	27.0	191.8	209.6
8	15.6	2395.3	2559.0	2929.3	2920.6	2782.3	2764.2	2991.8	3443.7	2215.3	2462.6	2587.4	2711.2	2432.7	2146.3

表 6-11-5　相对保留时间与相对峰面积

峰编号	保留时间/min	相对保留时间	峰面积/mAu×s	相对峰面积
1	2.044	0.131	476.5	0.179
2	2.853	0.183	644.9	0.242
3	3.361	0.216	464.2	0.174
4	4.539	0.291	184.2	0.069
5	6.474	0.416	370.4	0.139
6	7.269	0.467	192.5	0.072
7	8.211	0.527	204.6	0.077
8	15.573	1.000	2667.3	1.000

6.12　山　楂　炭

6.12.1　山楂炭标准汤剂质量标准

本品为蔷薇科植物山楂 *Crataegus pinnatifida* Bag. 的干燥成熟果实,经炮制、加工制成的标准汤剂。

【制法】取山楂炭饮片 100g,加 7 倍量水浸泡 30min,回流 30min,趁热过滤,药渣再加 6 倍量水,回流 20min,趁热过滤,合并 2 次滤液,减压浓缩至 500mL,即得。

【性状】本品为棕褐色混悬液,静置时会有沉淀产生。

【检查】pH 值　应为 3.16～3.44。

　　　　总固体　应为 0.33～0.57g。

　　　　其他　应符合口服混悬剂项下有关的各项规定。

【特征图谱】照高效液相色谱法测定

色谱条件与系统适应性试验　以十八烷基硅烷键合硅胶为填充剂(柱长为 250mm,内径为 4.6mm,粒径为 5μm);以甲醇为流动相 A,以 0.2%冰醋酸水溶液为流动相 B,按表 6-12-1 中的规定进行梯度洗脱;流速为 1.0mL/min;柱温为 30℃;检测波长为 254nm。

表 6-12-1　洗脱条件

时间/min	甲醇 A/%	0.2%冰醋酸水溶液 B/%
0～5	5	95
5～30	5→40	95→60
30～40	40→60	60→40
40～45	60→95	40→5
45～50	95	5

参照物溶液的制备　取枸橼酸对照品适量，精密称定，分别加甲醇制成每 1mL 含枸橼酸 0.4mg 的溶液，即得。

供试品溶液的制备　取所得的标准汤剂置于 2mL 离心管中，12 000r/min 离心 5min，取上清液，即得。

测定法　分别精密吸取对照品溶液和供试品溶液各 10μL，注入液相色谱仪，测定，记录 50min 的色谱图，即得。

供试品特征图谱应呈现 6 个特征峰（图 6-12-1），其中 1 个峰应与对应的参照物峰保留时间相同。与枸橼酸参照物峰相应的峰为 S 峰，计算特征峰峰 1～峰 6 的相对保留时间，其相对保留时间应在规定值的±5%之内。规定值为：0.52（峰 1）、0.77（峰 2）、0.93（峰 3）、1.00（峰 4）、1.79（峰 5）、2.51（峰 6）。

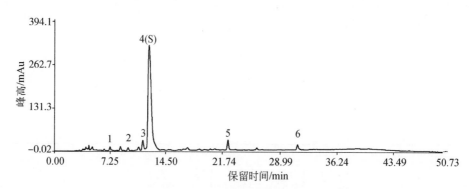

图 6-12-1　对照特征图谱及共有峰

峰 4：枸橼酸（citric acid，$C_6H_8O_7$）

【含量测定】枸橼酸　照高效液相色谱法测定。

色谱条件与系统适用性试验　同【特征图谱】项下。

对照品溶液的制备　取枸橼酸对照品适量，精密称定，分别加甲醇制成每 1mL 含枸橼酸 0.4mg 的溶液，即得。

供试品溶液的制备　取【特征图谱】项下的供试品溶液，即得。

测定法　同【特征图谱】项下。

本品每 1mL 含有机酸以枸橼酸（$C_6H_8O_7$）计应不低于 63.84mg。

【转移率】枸橼酸转移率范围为 1.20%～7.63%。

【规格】0.2g/mL（以饮片计）。

【贮藏】冷冻保存，用时复融。

6.12.2　山楂炭标准汤剂质量标准起草说明

1.仪器与材料

安捷伦 1260Infinity II 型超高效液相色谱仪（美国安捷伦公司，G1313A 型自动进样系统，G1316A 型柱温箱，G1362A 型 DAD 检测器），色谱柱为 Thermo-C18（250mm × 4.6mm，5μm）；Sartorius-SZTA-124S-型电子分析天平（北京赛多利斯科学仪器有限公司）；KQ-5200B 型超声波清洗器（昆山市超声仪器有限公司）；YP502N 型电子天平（上海精密科学仪器有限公司）；D2012 型台式高速离心机（上海洪纪仪器设备有限公司）。

枸橼酸（北京赛百草科技有限公司，纯度≥98%，批号：509A022），甲醇、乙腈为色谱纯（美国，Fisher 公司），水为高纯水，其他试剂为分析纯。

2.样品采集

样品共 14 份（编号为 SZT-01～SZT-14），采自主产区或道地产区河北、山东、河南等地及安国等药材市场，包括符合《中国药典》要求的不同商品规格等级。

3.物种鉴别

经鉴定，所研究样品均为蔷薇科植物山楂 *Crataegus pinnatifida* Bag.。

4.定量测定

1）标准汤剂色谱条件

色谱柱为 Thermo-C18（250mm×4.6mm，5μm）；流动相为甲醇（A）-0.2%冰醋酸水（B），梯度洗脱程序为：0～5min，5%A；5～30min，5%～40%A；30～40min，40%～60%A；40～45min，60%～95%A；45～50min，95%A。流速为 0.8mL/min；检测波长 254nm；柱温为 30℃；进样量为 10μL（图 6-12-2）。

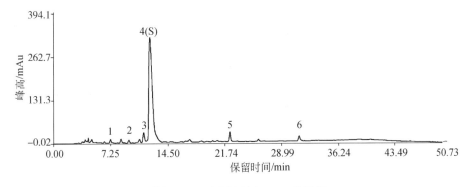

图 6-12-2　标准汤剂 HPLC 色谱图

2）饮片含量测定（滴定法）

照《中国药典》（2015 年版）测定。

取本品细粉约 1g，精密称定，精密加入水 100mL，室温下浸泡 4 小时，时时震摇，滤过。精密量取续滤液 25mL，加水 50mL，加酚酞指示液 2 滴，用氢氧化钠滴定液（0.1mol/L）滴定，即得。每 1mL 氢氧化钠滴定液（0.1mol/L）相当于 6.404mg 的枸橼酸。

本品按干燥品计算，含有机酸以枸橼酸（$C_6H_8O_7$）计，不得少于 4.0%。

3）对照品溶液制备

取枸橼酸对照品适量，精密称定，分别加甲醇制成每 1mL 枸橼酸 0.4mg 的溶液，即得。

4）供试品溶液的制备

（1）饮片供试品溶液的制备

取山楂炭细粉约 1g，精密称定，精密加入水 100mL，室温下浸泡 4 小时，时时振摇，滤过。

（2）标准汤剂供试品溶液的制备

取山楂炭饮片 100g，加 7 倍量水浸泡 30min，回流 30min，趁热过滤，药渣再加 6 倍量水，回流 20min，趁热过滤，合并 2 次滤液，减压浓缩至 500mL，即得。

取所得的标准汤剂置于 2mL 离心管中，12 000r/min，离心 5min，取上清液，即得。

4）方法学验证

以枸橼酸峰面积积分值为纵坐标（Y），对照品进样量（μg）为横坐标（X），绘制标准曲线，$Y=96\ 050X+1.86$，$R^2=0.9992$，表明线性关系良好。精密度考察合格，RSD% 为 0.9%。该标准汤剂供试品溶液制备后 24 小时内稳定性良好，RSD 为 1.8%。重复性良好，平行 6 份供试品溶液的 RSD 为 0.3%。

5）测定法

（1）含量测定

取山楂炭细粉约 1g，精密称定，精密加入水 100mL，室温下浸泡 4 小时，时时振摇，滤过。精密量取续滤液 25mL，加水 50mL，加酚酞指示液 2 滴，用氢氧化钠滴定液（0.1mol/L）滴定，即得。每 1mL 氢氧化钠滴定液（0.1m0l/L）相当于 6.404mg 的枸橼酸（$C_6H_8O_7$）。

（2）pH 值测定

取标准汤剂，用 pH 计测定 pH 值。

（3）总固体测定

参照编写说明【总固体】项下测定方法操作。

（4）枸橼酸转移率计算

参照编写说明【转移率】项下公式计算。

6）结果

（1）饮片中枸橼酸的含量

枸橼酸含量测定结果见表 6-12-2，所收集样品均满足《中国药典》中枸橼酸（不少于 4.0%）的限量要求。

表 6-12-2　饮片中枸橼酸含量测定

编号	枸橼酸含量/%	RSD/%
SZT-01	6.40	1.7
SZT-02	6.15	1.1
SZT-03	6.91	1.3
SZT-04	4.87	0.9
SZT-05	5.89	1.6
SZT-06	5.64	0.8
SZT-07	6.15	0.6
SZT-08	6.92	1.9
SZT-09	4.12	1.5

编号	枸橼酸含量/%	RSD/%
SZT-10	4.12	1.3
SZT-11	4.12	1.7
SZT-12	6.15	1.6
SZT-13	5.12	1.2
SZT-14	4.36	1.1

（2）标准汤剂中枸橼酸的含量

取 12 批山楂炭标准汤剂，按色谱条件测定枸橼酸含量（表 6-12-3）。

表 6-12-3　标准汤剂中枸橼酸含量测定

编号	枸橼酸含量/（mg/mL）	RSD/%
SZT-01	0.15	1.5
SZT-02	0.31	1.1
SZT-03	0.26	1.8
SZT-04	0.34	1.6
SZT-05	0.60	1.1
SZT-06	0.57	1.4
SZT-07	0.37	1.3
SZT-08	0.36	1.7
SZT-09	0.59	1.6
SZT-10	0.54	1.4
SZT-11	0.33	1.8
SZT-12	0.35	1.1
SZT-13	0.65	1.3
SZT-14	0.35	1.0

（3）总固体及 pH 值（表 6-12-4）

表 6-12-4　标准汤剂 pH 值及总固体

编号	pH 值	总固体/g	RSD/%
SZT-01	3.39	0.50	1.1
SZT-02	3.44	0.51	1.1
SZT-03	3.36	0.51	1.4
SZT-04	3.46	0.40	1.3
SZT-05	3.29	0.58	1.7

编号	pH 值	总固体/g	RSD/%
SZT-06	3.27	0.56	1.3
SZT-07	3.25	0.51	1.3
SZT-08	3.16	0.64	1.5
SZT-09	3.41	0.46	1.8
SZT-10	3.35	0.42	1.2
SZT-11	3.29	0.34	1.3
SZT-12	3.38	0.49	1.0

7）枸橼酸的转移率（表 6-12-5）

表 6-12-5　枸橼酸转移率计算结果（$\overline{X} \pm S$）

编号	标准汤剂中枸橼酸含量/mg	饮片中枸橼酸含量/g	转移率/%	（$\overline{X} \pm S$）/%
SZT-01	76.56	6.40	1.20	
SZT-02	155.7	6.15	2.53	
SZT-03	128.7	6.91	1.86	
SZT-04	172.5	4.87	3.54	
SZT-05	300.1	5.89	5.10	
SZT-06	283.4	5.64	5.03	
SZT-07	186.8	6.15	3.04	3.99±0.4
SZT-08	180.8	6.92	2.62	
SZT-09	296.4	4.12	7.19	
SZT-10	268.3	4.12	6.51	
SZT-11	165.5	4.12	4.02	
SZT-12	174.9	6.15	2.85	
SZT-13	326.1	5.12	6.37	
SZT-14	174.1	4.36	4.00	

5.标准汤剂特征图谱研究

1）色谱条件

同 4 下的色谱条件

2）标准汤剂供试品溶液制备

同 4 下的标准汤剂供试品溶液制备

3）参照物溶液的制备

取枸橼酸对照品适量，精密称定，分别加甲醇制成每 1mL 含枸橼酸 0.4mg 的溶液，即得。

4）方法学验证

方法学考察合格（具体内容略）。

5）特征图谱的建立及共有峰的标定

按照 4 下的色谱条件，分别精密吸取 14 批山楂炭标准汤剂供试品溶液 10μL，注入高效液相色谱仪，记录色谱峰信息（图 6-12-3），生成的对照特征图谱见图 6-12-4，其中共有峰 6 个。相似度结果见表 6-12-6。各共有峰峰面积见表 6-12-7，以峰 4 为参照峰，计算其他峰的相对保留时间和相对峰面积（表 6-12-8）。

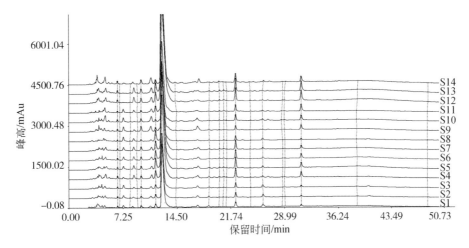

图 6-12-3　山楂炭标准汤剂特征图谱

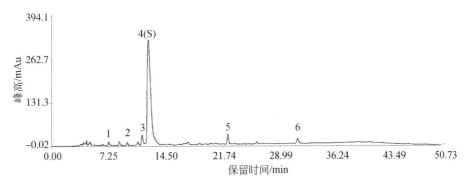

图 6-12-4　对照特征图谱及共有峰

表 6-12-6　相似度计算结果

编号	S1	S2	S3	S4	S5	S6	S7	S8	S9	S10	S11	S12	S13	S14	对照特征图谱
S1	1	0.999	0.998	0.998	0.998	0.998	0.998	0.996	0.997	0.994	0.997	0.997	0.997	0.997	0.998
S2	0.999	1	0.999	0.998	0.998	0.998	0.998	0.997	0.997	0.996	0.997	0.997	0.997	0.997	0.999
S3	0.998	0.999	1	0.997	0.998	0.998	0.998	0.997	0.998	0.995	0.997	0.997	0.997	0.996	0.998
S4	0.998	0.998	0.997	1	0.999	1	0.999	0.997	0.996	0.997	0.999	1	1	0.997	1
S5	0.998	0.998	0.998	0.999	1	0.999	0.999	0.998	0.996	0.995	0.999	0.999	0.999	0.996	0.999
S6	0.998	0.998	0.998	1	0.999	1	1	0.998	0.997	0.996	0.999	0.999	0.999	0.997	1
S7	0.998	0.998	0.998	0.999	0.999	1	1	0.998	0.997	0.996	0.999	0.999	0.999	0.997	1

编号	S1	S2	S3	S4	S5	S6	S7	S8	S9	S10	S11	S12	S13	S14	对照特征图谱
S8	0.996	0.997	0.997	0.997	0.998	0.998	0.998	1	0.995	0.992	0.997	0.997	0.997	0.994	0.998
S9	0.997	0.997	0.998	0.996	0.996	0.997	0.997	0.995	1	0.995	0.996	0.996	0.996	0.996	0.997
S10	0.994	0.996	0.995	0.997	0.995	0.996	0.996	0.992	0.995	1	0.998	0.997	0.997	0.994	0.997
S11	0.997	0.997	0.997	0.999	0.999	0.999	0.999	0.997	0.996	0.998	1	0.999	0.999	0.997	0.999
S12	0.997	0.997	0.997	1	0.999	0.999	0.999	0.997	0.996	0.997	0.999	1	1	0.997	1
S13	0.997	0.997	0.997	1	0.999	0.999	0.999	0.997	0.996	0.997	0.999	1	1	0.997	1
S14	0.997	0.997	0.996	0.997	0.996	0.997	0.997	0.994	0.996	0.994	0.997	0.997	0.997	1	0.998
对照特征图谱	0.998	0.999	0.998	1	0.999	1	1	0.998	0.997	0.997	0.999	1	1	0.998	1

表 6-12-7　各共有峰峰面积

编号	保留时间/min	S1	S2	S3	S4	S5	S6	S7	S8	S9	S10	S11	S12	S13	S14
1	6.53	383.6	368.9	378.7	378.7	518.2	442	475.2	208.9	208.9	662.3	332.5	576	820.6	866.5
2	9.69	798.5	685.8	754.8	754.8	1344	1161.1	1417.2	490.4	490.4	1292.3	813.8	782	1797.8	1800.7
3	11.63	1736.9	1719.8	1789.6	1789.6	5526	4624.9	4628.9	5730.9	5730.9	885.5	3194.5	134.3	5176.9	1899.1
4	12.51	49030.4	43546.3	46584.1	46584.1	112548.3	97592.2	101366.5	61562.6	61562.6	54723.8	71796.2	10877.4	139559.6	90742.3
5	22.42	2166.2	1953.1	1946.7	1946.7	4991.6	3984.1	4000.8	1834.7	1834.7	2586.2	2969.4	643.3	5977.1	4159.4
6	31.4	676.2	555.9	687.7	687.7	2443.7	2319.5	1660.4	303.5	303.5	2613.8	3467.4	110	5263.5	2887.5

表 6-12-8　相对保留时间与相对峰面积

峰编号	保留时间/min	相对保留时间	峰面积/mAu×s	相对峰面积
1	6.530	0.520	472.4	0.007
2	9.690	0.770	1027.4	0.014
3	11.630	0.930	3183.4	0.050
4	12.510	1.000	70576.9	1.000
5	22.420	1.790	2928.1	0.040
6	31.400	2.510	1712.9	0.024

6.13　山　茱　萸

6.13.1　山茱萸标准汤剂质量标准

本品为山茱萸科植物山茱萸 *Cornus officinalis* Sieb. et Zucc.的干燥成熟果肉，经炮制、加工制成的标准汤剂。

【制法】取山茱萸饮片 100g，加 7 倍量水浸泡 30min，回流 30min，趁热过滤，药渣再加 6 倍量水，回流 20min，趁热过滤，合并 2 次滤液，减压浓缩至 500mL，即得。

【性状】本品为紫红色或紫黑色的混悬液，静置会有沉淀产生。

【检查】pH 值　应为 3.2～3.5。

总固体　应为 0.89～1.28g。

其他　应符合口服混悬剂项下有关的各项规定。

【特征图谱】照高效液相色谱法测定。

色谱条件与系统适用性试验　以十八烷基硅烷键合硅胶为填充剂（柱长为 250mm，内径为 4.6mm，粒径为 5μm）；以甲醇为流动相 A，以 0.05% 甲酸水为流动相 B，按表 6-13-1 中的规定进行梯度洗脱；流速为 0.8mL/min；柱温为 30℃；检测波长为 240nm；进样量为 5μL。

表 6-13-1　洗脱条件

时间/min	流动相 A/%	流动相 B/%
0～30	1	99
30～65	1→12	99→88
65～90	12→20	88→80
90～100	20→25	80→75

参照物溶液的制备　取莫诺苷对照品，马钱苷对照品适量，精密称定，加 80% 甲醇制成每 1mL 各含 50μg 的混合溶液，即得。

供试品溶液制备　取本品摇匀，精密量取 1mL，置 25mL 具塞锥形瓶中，加稀甲醇至接近刻度，超声处理 30min，冷却，稀甲醇定容，摇匀，滤过，取续滤液，即得。

测定法　分别精密吸取参照物溶液 12 μL，饮片供试品溶液 5 μL，注入高效液相色谱仪，测定，记录色谱图，即得。

供试品特征图谱中呈现 4 个特征峰图 6-13-1，以峰 3 为参照峰。计算相对保留时间和相对峰面积，其相对保留时间应在规定值的 ±5% 之内。规定值为：0.09（峰 1）、0.48（峰 2）、1.00（峰 3）、1.96（峰 4）；相对峰面积规定值为：1.70（峰 1）、0.32（峰 2）、1.00（峰 3）、0.60（峰 4）。

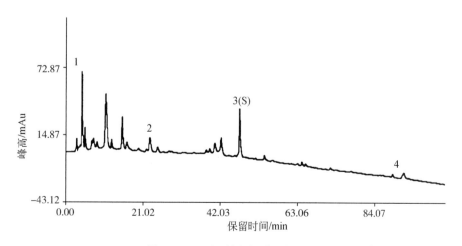

图 6-13-1　对照特征图谱及共有峰

峰 1：没食子酸（$C_7H_6O_5$）；峰 3：山茱萸新苷（$C_{24}H_{30}O_{14}$）；峰 4：马钱子苷（$C_{17}H_{26}O_{10}$）

【含量测定】照高效液相色谱法测定。

色谱条件与系统适用性试验　同【特征图谱】项下。

对照品溶液的制备　取莫诺苷对照品，马钱苷对照品适量，精密称定，加 80% 甲醇制成每 1mL 各含 50μg 的混合溶液，即得。

供试品溶液制备　取【特征图谱】项下的供试品溶液，即得。

测定法　分别精密吸取对照品溶液 12 μL，饮片供试品溶液 5 μL，注入高效液相色谱仪，测定，即得。

本品每 1mL 含山茱萸以莫诺苷（$C_{17}H_{26}O_{11}$）和马钱苷（$C_{17}H_{26}O_{10}$）总量计应不低于 0.15mg。

【转移率】莫诺苷和马钱苷总量的转移率范围应为 6.0%～15.2%。

【规格】0.2g/mL（以饮片计）。

【贮藏】冷冻保存，用时复融。

6.13.2　山茱萸标准汤剂质量标准起草说明

1. 仪器与材料

Agilent 1260 高效液相色谱仪，HP 真空脱气泵，HP 四元泵，HP 自动进样，HP 柱温箱，HPLC-DAD 检测器；AND GX-600 型电子分析天平（d=0.001 g）；色谱柱为 Agilent Extend-C18（250mm×4.6mm，5μm）。

莫诺苷（纯度：HPLC≥98%，批号：SH0653）和马钱苷（纯度：HPLC≥98%，批号：SH0628），购于北京赛百草科技有限公司。甲醇为色谱纯（美国，Fisher 公司），水为高纯水，其他试剂为分析纯。

2.样品采集

样品共 12 份（编号 SZY-01～SZY-12），采自主产区及道地产区江苏、河北、四川、河南安阳、江西、湖北等地，包括符合《中国药典》要求的不同商品规格等级。

3.物种鉴别

经鉴定，研究样品均为山茱萸科植物山茱萸 *Cornus officinalis* Sieb. et Zucc.。

4.定量测定

1）色谱条件

饮片色谱条件　色谱柱为 Agilent ZORBAX Extend-C18（250mm×4.6mm，5μm）；流动相为乙腈（A）-0.3% 磷酸溶液（B）；梯度洗脱条件：0～20min，7% A；20～50min，7%～20% A。柱温为 30℃；流速为 1mL/min；检测波长为 240nm。马钱苷，莫诺苷，山茱萸标准局剂的 HPLC 图如图 6-13-2 标准局剂色谱图。

标准汤剂色谱条件　色谱柱为 Agilent ZORBAX Extend-C18（250mm×4.6mm，5μm）；流动相为 0.05% 甲酸水溶液（A）-甲醇（B），梯度洗脱条件：0～30min，20%～30% B；30～65min，30%～65% B；65～90min，65%～80% B；90～100min，89%～85% B。柱温为 30℃；流速为 0.8mL/min；检测波长为 240nm；进样量为 5μL。

2）对照品溶液的制备

取经五氧化二磷减压干燥器中干燥 36 小时的莫诺苷对照品，马钱苷对照品适量，精密称定，加 80% 甲醇制成每 1mL 各含 250μg 的混合溶液，即得。

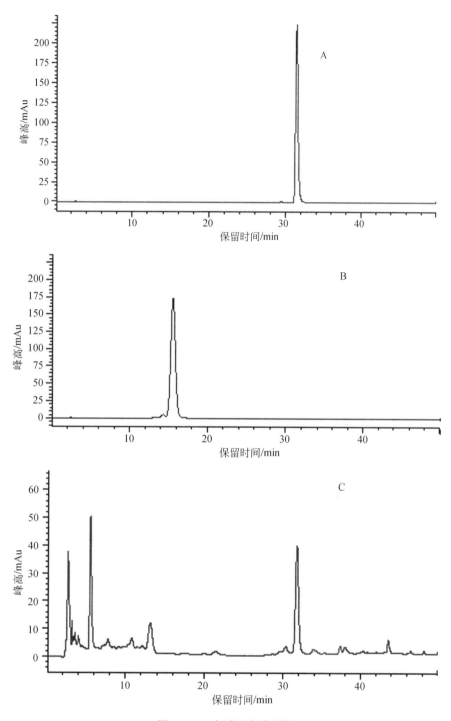

图 6-13-2　标准汤剂色谱图

A：马钱苷（C$_{17}$H$_{26}$O$_{10}$）；B：莫诺苷（C$_{17}$H$_{26}$O$_{11}$）；C：山茱萸标准汤剂

3）供试品溶液的制备

（1）饮片供试品溶液制备

取本品粉末约 0.6 g，精密称定，置于 25mL 具塞锥形瓶中，加稀甲醇 35mL，称定重量，超声处理 30min，放冷，再称定重量，补足减失的重量，摇匀，过微孔滤膜，取续滤液，即得。

（2）标准汤剂供试品溶液制备

取山茱萸饮片 100g，加 7 倍量水浸泡 30min，回流 30min，趁热过滤，药渣再加 6 倍量水，回流 20min，趁热过滤，合并 2 次滤液，减压浓缩至 500mL，即得。

精密吸取山茱萸标准汤剂各 1mL，置 25mL 具塞锥形瓶中，加稀甲醇至接近刻度，超声处理 30min，冷却，稀甲醇定容，摇匀，0.45μm 微孔滤膜过滤，取续滤液，即得。

4）方法学验证

以马钱苷、莫诺苷峰面积积分值为纵坐标（Y），对照品进样量（μg）为横坐标（X），绘制标准曲线，马钱苷 $Y=1521.9X+140.89$，$R^2=0.9989$；莫诺苷 $Y=943.59X+13.361$，$R^2=0.9991$，表明线性关系良好。精密度考察合格，马钱苷 RSD% 为 0.2%，莫诺苷 RSD% 为 1.3%。山茱萸标准汤剂供试品制备后 24 小时内稳定性良好，马钱苷 RSD% 为 0.5%，莫诺苷 RSD% 为 1.3%。重复性良好，平行 6 份供试品溶液的马钱苷 RSD% 为 2.5%，莫诺苷 RSD% 为 0.7%。马钱苷、莫诺苷平均加样回收率分别为 96.2% 和 97.3%，RSD% 分别为 1.6% 和 2.0%。

5）测定法

（1）含量测定

分别精密吸取对照品溶液 12 μL、饮片供试品溶液 5μL 和标准汤剂溶液 12 μL 注入高效液相色谱仪，测定，即得。

（2）pH 值测定

取标准汤剂，用 pH 计测定 pH 值。

（3）总固体测定

参照编写说明【总固体】项下测定方法操作。

（4）转移率

参照编写说明【转移率】项下公式计算。

6）结果

（1）饮片中马钱苷，莫诺苷含量

含莫诺苷和马钱苷含量测定结果见表 6-13-2，所收集样品均满足《中国药典》中含莫诺苷和马钱苷总量（不少于 0.7%）的限量要求。

表 6-13-2　饮片中马钱苷和莫诺苷含量测定

编号	马钱苷		莫诺苷	
	含量/%	RSD/%	含量/%	RSD/%
SZY-01	0.8	0.9	1.0	0.8
SZY-02	1.2	0.6	1.0	0.3
SZY-03	0.7	2.2	0.8	2.0
SZY-04	0.6	0.8	0.9	0.4
SZY-05	1.1	0.2	0.5	0.9
SZY-06	0.6	1.8	1.3	2.0
SZY-07	0.7	0.7	0.3	0.09
SZY-08	0.8	1.3	0.5	1.7
SZY-09	1.4	1.1	1.0	1.9
SZY-10	1.0	0.5	0.9	0.2
SZY-11	1.2	1.3	0.3	0.4
SZY-12	1.0	0.2	1.0	1.2

（2）标准汤剂中马钱苷，莫诺苷含量（表 6-13-3）

表 6-13-3　标准汤剂中马钱苷和莫诺苷含量测定

编号	马钱苷		莫诺苷	
	含量 /（mg/mL）	RSD / %	含量 /（mg/mL）	RSD / %
SZY-01	0.20	0.2	0.14	0.4
SZY-02	0.16	0.4	0.18	1.1
SZY-03	0.16	1.1	0.12	0.6
SZY-04	0.14	0.7	0.18	0.4
SZY-05	0.16	1.1	0.14	1.4
SZY-06	0.14	0.4	0.24	0.5
SZY-07	0.08	0.4	0.12	0.9
SZY-08	0.20	1.2	0.16	1.6
SZY-09	0.20	1.2	0.22	1.4
SZY-10	0.24	0.3	0.26	1.5
SZY-11	0.20	1.0	0.26	0.3
SZY-12	0.22	1.4	0.18	0.8

（3）pH 值及总固体（表 6-13-4）

表 6-13-4　标准汤剂 pH 值及总固体

编号	总固体/g	RSD/%	pH 值
1	1.10		3.35
2	1.22		3.34
3	0.95		3.35
4	0.99		3.26
5	0.98		3.28
6	1.12	9.16	3.36
7	1.07		3.39
8	1.10		3.36
9	1.10		3.34
10	1.24		3.30
11	0.98		3.48
12	1.20		3.38

（4）马钱苷，莫诺苷转移率（表 6-13-5）

表 6-13-5　马钱苷和莫诺苷转移率计算结果（$\overline{X} \pm S$）

编号	标准汤剂中马钱苷和 5-莫诺苷含量/mg	饮片中马钱苷和 5-莫诺苷含量/mg	转移率/%	（$\overline{X} \pm S$）/%
FF-1	170	1800	9.4	
FF-2	170	2200	7.7	
FF-3	140	1500	9.3	
FF-4	160	1500	10.7	
FF-5	150	1600	9.4	
FF-6	190	1900	10.0	
FF-7	100	1000	10.0	10.6±2.3
FF-8	180	1300	13.8	
FF-9	210	2400	8.8	
FF-10	250	1900	13.2	
FF-11	230	1500	15.3	
FF-12	200	2000	10.0	

5.标准汤剂特征图谱研究

1）色谱条件

HPLC 色谱条件　同 4 下的色谱条件。

LC/MS 色谱条件　色谱柱为 Agilent ZORBAX Extend-C18（250mm×4.6mm，5μm）；流动相为 0.05% 甲酸水溶液（A）-甲醇（B），梯度洗脱条件：0～30min，20%～30% B；30～65min，30%～65% B；65～90min，65%～80% B；90～100min，89%～85% B。柱温为 30℃；流速为 0.8mL/min（进入质谱进行分流，分流比为 1∶1）；检测波长为 240nm；进样量为 5μL。

2）质谱条件

离子模式：正离子模式，加热器温度为 350℃，毛细管温度为 350℃，毛细管电压为 35 V；喷雾电压为 3.5 kV，鞘气（N_2）流速为 35 arb，辅助气（N_2）流速为 10 arb；质量数扫描范围为 50～1500，分辨率为 30 000。

3）参照物溶液的制备

同 4 下的对照品溶液制备。

4）供试品溶液的制备

同 4 下的标准汤剂供试品溶液制备。

5）方法学验证

方法学考察合格（具体内容略）。

6）特征图谱的建立及共有峰的标定

按照 4 下的色谱条件，分别精密吸取 12 批次山茱萸标准汤剂供试品溶液 5μL，注入高效液相色谱仪，记录色谱峰信息，见图 6-13-3，相似度结果见表 6-13-6，生成的对照特征图谱见图 6-13-4。其中共有峰 4 个，各共有峰峰面积见表 6-13-7 以峰 3 为参照峰，计算其他峰的相对保留时间和相对峰面积（表 6-13-8）。通过 UPLC-ESI-MS/MS 指认 3 个峰，分别是峰 1：没食子酸（RT=4.32，171.12231 [M+H]$^{+}$）；峰 3：山茱萸新苷（RT=47.10，543.49423 [M+H]$^{+}$）；峰 4：马钱子苷（RT=92.06，391.38721 [M+H]$^{+}$）。

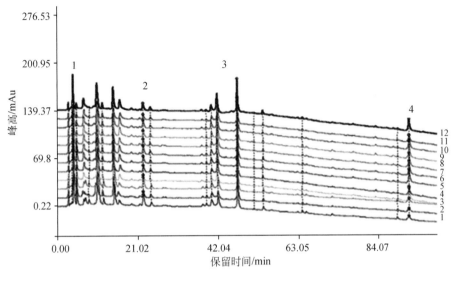

图 6-13-3　山茱萸标准汤剂特征图谱

表 6-13-6　相似度计算结果

编号	S1	S2	S3	S4	S5	S6	S7	S8	S9	S10	S11	S12	对照特征图谱
S1	1.000	0.719	1.000	0.596	0.605	0.579	0.603	0.626	0.577	0.587	0.634	0.574	0.749
S2	0.719	1.000	0.719	0.826	0.839	0.812	0.829	0.848	0.782	0.804	0.862	0.787	0.887
S3	1.000	0.719	1.000	0.596	0.605	0.579	0.603	0.626	0.577	0.587	0.634	0.574	0.749
S4	0.596	0.826	0.596	1.000	0.957	0.985	0.985	0.965	0.965	0.978	0.927	0.935	0.966
S5	0.605	0.839	0.605	0.957	1.000	0.968	0.985	0.956	0.958	0.965	0.955	0.949	0.968
S6	0.579	0.812	0.579	0.985	0.968	1.000	0.991	0.932	0.965	0.985	0.895	0.944	0.959
S7	0.603	0.829	0.603	0.985	0.985	0.991	1.000	0.962	0.983	0.991	0.938	0.958	0.977
S8	0.626	0.848	0.626	0.965	0.956	0.932	0.962	1.000	0.947	0.942	0.985	0.917	0.965
S9	0.577	0.782	0.577	0.965	0.958	0.965	0.983	0.947	1.000	0.988	0.922	0.961	0.959
S10	0.587	0.804	0.587	0.978	0.965	0.985	0.991	0.942	0.988	1.000	0.914	0.963	0.966
S11	0.634	0.862	0.634	0.927	0.955	0.895	0.938	0.985	0.922	0.914	1.000	0.909	0.953
S12	0.574	0.787	0.574	0.935	0.949	0.944	0.958	0.917	0.961	0.963	0.909	1.000	0.945
对照特征图谱	0.749	0.887	0.749	0.966	0.968	0.959	0.977	0.965	0.959	0.966	0.953	0.945	1.000

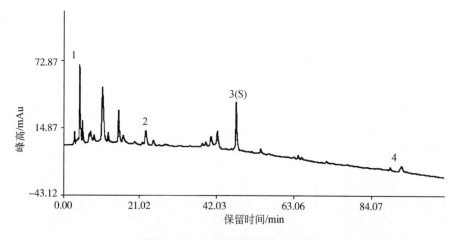

图 6-13-4　对照特征图谱及共有峰

峰 1：没食子酸（$C_7H_6O_5$）；峰 3：山茱萸新苷（$C_{24}H_{30}O_{14}$）；峰 4：马钱子苷（$C_{17}H_{26}O_{10}$）

表 6-13-7　各共有峰峰面积

编号	保留时间/min	S1	S2	S3	S4	S5	S6	S7	S8	S9	S10	S11	S12
1	4.32	637.6	455.3	378.6	355.5	275.5	630.3	644.8	692.4	652.8	553.3	458.9	483.8
2	22.46	1786.7	2061.1	1578.3	4563.4	3546.6	5648.9	3008.8	4620.6	2354.8	3567.9	2543.7	3456.7
3	47.10	667.9	786.2	982.7	1119.2	306.1	512.2	887.7	453.5	654.4	456.9	1032.1	567.9
4	92.06	134.8	123.4	234.6	100.0	85.5	104.5	121.0	125.8	114.0	97.9	89.8	113.9

表 6-13-8　相对保留时间与相对峰面积

峰编号	保留时间/min	相对保留时间	峰面积/mAu×s	相对峰面积
1	4.319	0.092	946.097	1.703
2	22.459	0.477	293.713	0.322
3	47.099	1.000	908.035	1.000
4	92.056	1.955	529.391	0.600

6.14　菟　丝　子

6.14.1　菟丝子标准汤剂质量标准

本品为旋花科植物南方菟丝子 *Cuscuta austalis* R.Br.的干燥成熟种子，经炮制、加工制成的标准汤剂。

【制法】取菟丝子饮片 100g，加 7 倍量水浸泡 30min，回流 60min，趁热过滤，药渣再加 6 倍量水，回流 40min，趁热过滤，合并 2 次滤液，减压浓缩至 500mL，即得。

【性状】本品为灰褐色胶状混悬液，静置后会产生沉淀。

【检查】pH 值　应为 6.6～6.8。

总固体　应为 0.34～0.63g。

其他　应符合口服混悬剂项下有关的各项规定。

【特征图谱】照高效液相色谱法测定。

色谱条件与系统适用性试验　以十八烷基硅烷键合硅胶为填充剂（柱长为150mm，内径为2.1mm，粒径为2.6μm）；以乙腈为流动相A，以0.1%甲酸水溶液为流动相B，按表6-14-1中的规定进行梯度洗脱；流速为0.4mL/min；柱温为30℃；检测波长为360nm。理论塔板数按金丝桃苷峰计算应不低于5000。

表 6-14-1　洗脱条件

时间/min	流动相 A/%	流动相 B/%
0~2	5→10	95→90
2~9	10→18	90→82
9~14	18→25	82→75
14~17	25→35	75→65
17~20	35→70	65→30

参照物溶液的制备　取金丝桃苷、异槲皮苷、紫云英苷、山奈酚对照品适量，精密称定，加甲醇制成每1mL含金丝桃苷0.46mg、异槲皮苷0.16mg、紫云英苷0.11mg和山奈酚0.13mg的混合溶液，即得。

供试品溶液的制备　取本品摇匀，精密量取5mL，置10mL量瓶中，加甲醇至刻度，超声20min，12 000r/min离心5min，放冷，取上清液，0.22μm滤膜滤过，取续滤液，即得。

测定法　分别精密吸取参照物溶液，供试品溶液各5μL，注入液相色谱仪，测定，记录20min的色谱图，即得。

供试品特征图谱中呈现9个特征峰（图6-14-1），其中4个峰与对应的参照物峰保留时间相同；与金丝桃苷参照物峰相应的峰为S峰，计算特征峰峰1~峰5、峰7~峰9的相对保留时间，其相对保留时间应在规定值的±5%之内。规定值为：041（峰1）、0.46（峰2）、0.49（峰3）、0.57（峰4）、0.93（峰5）、1.00（峰6）、1.04（峰7）、1.23（峰8）、2.01峰（9）。

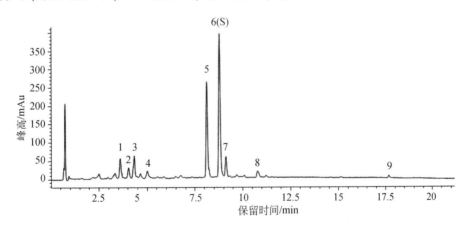

图 6-14-1　对照特征图谱及共有峰

峰6：金丝桃苷（hyperoside，$C_{21}H_{20}O_{12}$）；峰7：异槲皮苷（isoquercitrin，$C_{21}H_{20}O_{12}$）；峰8：紫云英苷（astragalin，$C_{21}H_{20}O_{11}$）；峰9：山奈酚（kaempferol，$C_{15}H_{10}O_6$）；

【含量测定】金丝桃苷　照高效液相色谱法测定。

色谱条件与系统适用性试验　同【特征图谱】项下。

对照品溶液的制备　取金丝桃苷对照品适量，精密称定，加甲醇制成每1mL含金丝桃苷0.46mg的溶液，即得。

供试品溶液的制备　同【特征图谱】项下。

测定法　同【特征图谱】项下。

本品每 1mL 含菟丝子以金丝桃苷（$C_{21}H_{20}O_{12}$）计应不少于 0.12mg。

【转移率】金丝桃苷转移率范围为 42.86%～79.41%。

【规格】0.2g/mL（以饮片计）。

【贮藏】冷冻保存，用时复融。

6.14.2　菟丝子标准汤剂质量标准起草说明

1.仪器与材料

安捷伦 1290Infinity Ⅱ 型超高效液相色谱仪（美国安捷伦公司，G7167B 型自动进样系统，G7166B 型柱温箱，G7117A 型 DAD 检测器），色谱柱为 Thermo-C18(150mm×2.1mm,2.6μm)；Sartorius-BS-210S-型电子分析天平(北京赛多利斯天平有限公司)；KQ-100E 型超声波清洗器（昆山市超声仪器有限公司）；LD510-2 型电子天平（沈阳龙腾电子有限公司）；H1650-W 型台式高速离心机（湖南湘仪+实验室仪器开发有限公司）。

金丝桃苷（含量≥98%，批号：130723）购自成都普菲德生物技术有限公司，甲醇、乙腈为色谱纯（美国，Fisher 公司），水为高纯水，其他试剂为分析纯。

2.样品采集

样品共 12 份（编号 TSZ-01～TSZ-12），采自主产区及道地产区河北、内蒙古通辽、山东等地，包括符合《中国药典》要求的不同商品规格等级。

3.物种鉴别

经鉴定，研究样品均为旋花科植物南方菟丝子 *Cuscuta austalis* R.Br.。

4.定量测定

1）色谱条件[41]

饮片色谱条件　以十八烷基硅烷键合硅胶为填充剂(柱长为 150mm,内径为 2.1mm,粒径为 2.6μm)；以乙腈-0.1%磷酸溶液（17：83）为流动相；检测波长为 360nm。理论塔板数按金丝桃苷峰计算应不低于 5000。

标准汤剂色谱条件　以十八烷基硅烷键合硅胶为填充剂（柱长为 150mm，内径为 2.1mm，粒径为 2.6μm）；以乙腈为流动相 A，以 0.1%甲酸水溶液为流动相 B，梯度洗脱条件：0～2min，5%～10% A；2～9min，10%～18% A；9～14min，18%～25% A；14～17min，25%～35% A；17～20min，35%～70% A。流速为 0.4mL/min；柱温为 30℃；检测波长为 360nm。理论塔板数按金丝桃苷峰计算应不低于 5000（图 6-14-2）。

2）对照品溶液制备

取在 60℃减压干燥 4 小时的金丝桃苷对照品适量，精密称定，加稀乙醇制成每 lmL 含 0.46mg 的溶液，即得。

3）供试品溶液制备

（1）饮片供试品溶液制备

取本品粉末(过四号筛)lg,精密称定，置 50mL 量瓶中，加 80%甲醇 40mL，超声处理（功率 500W，频率 40kHz）1 小时，放冷，加 80%甲醇至刻度，摇匀，滤过，取续滤液，即得。

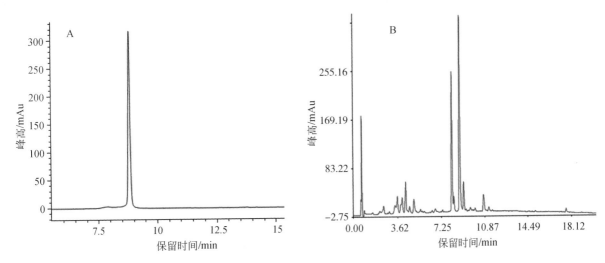

图 6-14-2　标准汤剂 UPLC 色谱图

A：金丝桃苷（hyperoside，$C_{21}H_{20}O_{12}$）；B：标准汤剂

（2）标准汤剂供试品溶液制备

取菟丝子饮片 100g，加 7 倍量水浸泡 30min，回流 60min，趁热过滤，药渣再加 6 倍量水，回流 40min，趁热过滤，合并 2 次滤液，减压浓缩至 500mL，即得。

精密吸取 TSZ01～TSZ12 标准汤剂 5mL，置 10mL 量瓶中，加甲醇至刻度，超声 20min，12 000r/min 离心 5min，放冷，取上清液，0.22μm 滤膜滤过，取续滤液，即得。

4）方法学验证

以金丝桃苷峰面积积分值为纵坐标（Y），对照品进样量（μg）为横坐标（X），绘制标准曲线，$Y=4097502.9377X+26.1676$，$R^2=0.9994$，表明线性关系良好。精密度考察合格，RSD% 为 0.9%。菟丝子标准汤剂供试品制备后 24 小时内稳定性良好，RSD% 为 1.5%。重复性良好，平行 6 份供试品溶液的 RSD% 为 3.0%，平均加样回收率为 98.1%，RSD% 为 2.7%。

5）测定法

（1）含量测定

分别精密吸取对照品溶液 5μL、饮片供试品溶液 5μL，标准汤剂供试品溶液 5μL，注入高效液相色谱仪，按照 4 下的色谱条件测定含量。

（2）pH 值测定

取标准汤剂，用 pH 计测定 pH 值。

（3）总固体测定

参照编写说明【总固体】项下测定方法操作。

（4）金丝桃苷转移率测定

参照编写说明【转移率】项下公式计算。

6）结果

（1）饮片中金丝桃苷含量

金丝桃苷含量测定结果见表 6-14-2，所收集样品均满足《中国药典》中金丝桃苷（不少于 0.1%）的限量要求。

表 6-14-2 饮片中金丝桃苷含量测定（*n*=2）

编号	金丝桃苷含量/%	RSD/%
TSZ-01	0.21	
TSZ-02	0.18	
TSZ-03	0.14	
TSZ-04	0.16	
TSZ-05	0.17	
TSZ-06	0.12	
TSZ-07	0.13	2.1
TSZ-08	0.19	
TSZ-09	0.14	
TSZ-10	0.16	
TSZ-11	0.19	
TSZ-12	0.20	

（2）标准汤剂中金丝桃苷含量（表 6-14-3）

表 6-14-3 标准汤剂中金丝桃苷含量测定

编号	金丝桃苷含量/（mg/mL）	RSD/%
TSZ-01	0.21	1.1
TSZ-02	0.19	1.4
TSZ-03	0.18	1.2
TSZ-04	0.24	1.4
TSZ-05	0.17	1.3
TSZ-06	0.18	1.2
TSZ-07	0.17	1.2
TSZ-08	0.23	1.6
TSZ-09	0.20	1.6
TSZ-10	0.17	1.2
TSZ-11	0.24	0.9
TSZ-12	0.23	1.2

（3）pH 值及总固体（表 6-14-4）

表 6-14-4　标准汤剂 pH 值及总固体

编号	pH 值	总固体/g	出膏率 RSD/%
TSZ-01	6.6	0.40	1.4
TSZ-02	6.7	0.52	1.1
TSZ-03	6.8	0.56	1.3
TSZ-04	6.6	0.46	1.1
TSZ-05	6.6	0.49	1.2
TSZ-06	6.7	0.42	1.3
TSZ-07	6.9	0.42	1.3
TSZ-08	6.6	0.51	1.6
TSZ-09	6.8	0.45	1.4
TSZ-10	6.7	0.60	1.0
TSZ-11	6.7	0.59	1.1
TSZ-12	6.8	0.40	1.2

（4）金丝桃苷转移率（表 6-14-5）

表 6-14-5　金丝桃苷转移率计算结果（$\overline{X} \pm S$）

编号	标准汤剂中金丝桃苷含量/mg	饮片中金丝桃苷含量/mg	转移率/%	$(\overline{X} \pm S)$/%
TSZ-01	103	209	49.6	
TSZ-02	97	175	55.4	
TSZ-03	88	137	64.0	
TSZ-04	120	160	75.4	
TSZ-05	83	173	47.9	
TSZ-06	90	121	74.9	61.1±9.1
TSZ-07	84	131	64.2	
TSZ-08	113	193	58.5	
TSZ-09	101	144	70.2	
TSZ-10	87	165	53.1	
TSZ-11	120	191	62.9	
TSZ-12	113	196	57.8	

5.标准汤剂特征图谱研究

1）色谱条件

同 4 下的色谱条件。

2）参照物溶液的制备

取金丝桃苷、异槲皮苷、紫云英苷、山奈酚对照品适量，精密称定，加甲醇制成每 1mL 含金丝桃苷 0.46mg、异槲皮苷 0.16mg、紫云英苷 0.11mg 和山奈酚 0.13mg 的混合溶液，即得。

3）标准汤剂供试品溶液制备

同 4 下的标准汤剂供试品溶液制备。

4）方法学验证

方法学考察合格（具体内容略）。

5）特征图谱的建立及共有峰的标定

按照 4 下的色谱条件，分别精密吸取 12 批菟丝子标准汤剂供试品溶液 5μL，注入高效液相色谱仪，记录色谱峰信息，特征图谱见图 6-14-3，相似度结果见表 6-14-6，生成的对照特征图谱见图 6-14-4，共有峰 9 个，指认 4 个。各共有峰峰面积见表 6-14-7，以峰 6 为参照峰，计算其他峰的相对保留时间和相对峰面积（表 6-14-8）。

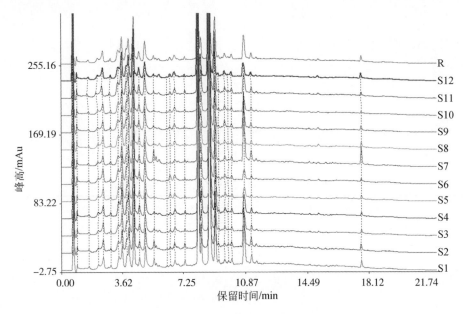

图 6-14-3　菟丝子标准汤剂特征图谱

表 6-14-6　相似度计算结果

编号	S1	S2	S3	S4	S5	S6	S7	S8	S9	S10	S11	S12	对照特征图谱
S1	1.000	0.999	0.996	0.997	0.992	0.989	0.986	0.993	0.994	0.995	0.996	0.994	0.997
S2	0.999	1.000	0.997	0.996	0.992	0.990	0.989	0.993	0.996	0.995	0.996	0.994	0.998
S3	0.996	0.997	1.000	0.998	0.997	0.997	0.982	0.997	0.999	0.999	0.998	0.997	0.999
S4	0.997	0.996	0.998	1.000	0.996	0.994	0.975	0.999	0.998	0.999	1.000	0.999	0.999
S5	0.992	0.992	0.997	0.996	1.000	0.999	0.972	0.995	0.996	0.999	0.996	0.995	0.997
S6	0.989	0.990	0.997	0.994	0.999	1.000	0.970	0.994	0.995	0.998	0.994	0.994	0.996
S7	0.986	0.989	0.982	0.975	0.972	0.970	1.000	0.971	0.980	0.976	0.975	0.973	0.982
S8	0.993	0.993	0.997	0.999	0.995	0.994	0.971	1.000	0.998	0.998	0.999	1.000	0.998

续表

编号	S1	S2	S3	S4	S5	S6	S7	S8	S9	S10	S11	S12	对照特征图谱
S9	0.994	0.996	0.999	0.998	0.996	0.995	0.980	0.998	1.000	0.998	0.998	0.999	0.999
S10	0.995	0.995	0.999	0.999	0.999	0.998	0.976	0.998	0.998	1.000	0.998	0.998	0.999
S11	0.996	0.996	0.998	1.000	0.996	0.994	0.975	0.999	0.998	0.998	1.000	0.999	0.999
S12	0.994	0.994	0.997	0.999	0.995	0.994	0.973	1.000	0.999	0.998	0.999	1.000	0.998
对照特征图谱	0.997	0.998	0.999	0.999	0.997	0.996	0.982	0.998	0.999	0.999	0.999	0.998	1.000

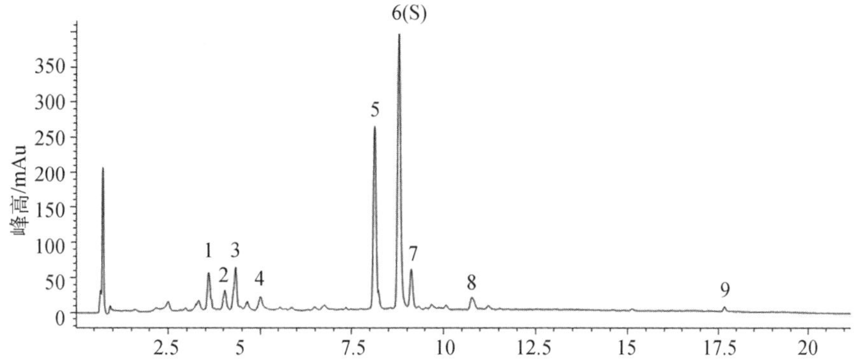

图 6-14-4 对照特征图谱及共有峰

峰 6：金丝桃苷（hyperoside，$C_{21}H_{20}O_{12}$）；峰 7：异槲皮苷（isoquercitrin，$C_{21}H_{20}O_{12}$）；峰 8：紫云英苷（astragalin，$C_{21}H_{20}O_{11}$）；峰 9：山奈酚（kaempferol，$C_{15}H_{10}O_6$）

表 6-14-7 各共有峰峰面积

编号	保留时间/min	S1	S2	S3	S4	S5	S6	S7	S8	S9	S10	S11	S12	对照特征图谱
1	3.61	190.1	173.6	170.8	246.4	216.3	226.5	160.5	222.5	201.2	196.4	241.0	219.6	205.4
2	4.01	167.5	166.2	165.0	179.5	164.4	200.1	155.4	175.2	150.7	158.9	177.7	173.6	169.5
3	4.30	292.0	292.3	327.7	371.1	282.8	354.7	333.5	340.6	375.7	289.0	370.6	341.0	330.9
4	4.98	178.8	192.7	173.5	204.5	186.8	208.4	223.7	165.3	201.9	176.8	204.9	163.0	190.0
5	8.12	1399.4	1296.3	1227.5	1568.7	1260.6	1402.6	1164.2	1411.9	1309.6	1240.6	1557.0	1417.0	1354.6
6	8.78	2146.1	2015.2	1826.3	2490.8	1721.4	1876.7	1751.3	2346.0	2102.5	1816.1	2484.1	2344.2	2076.7
7	9.12	344.2	327.5	274.8	336.7	225.5	247.2	260.9	317.8	280.6	247.5	335.2	316.8	292.9
8	10.77	363.6	360.3	205.1	208.0	114.6	93.4	612.1	126.9	210.9	141.6	207.3	149.5	232.8
9	17.66	50.6	51.5	33.1	31.1	32.7	33.4	115.1	49.1	30.3	12.7	31.2	45.2	43.0

表 6-14-8 相对保留时间与相对峰面积

峰编号	保留时间/min	相对保留时间	峰面积/mAu×s	相对峰面积
1	3.608	0.411	205.4	0.099
2	4.005	0.456	169.5	0.082
3	4.303	0.490	330.9	0.159

续表

峰编号	保留时间/min	相对保留时间	峰面积/mAu×s	相对峰面积
4	4.981	0.567	190.0	0.092
5	8.122	0.925	1354.6	0.652
6	8.784	1.000	2076.7	1.000
7	9.122	1.038	292.9	0.141
8	10.771	1.226	232.8	0.112
9	17.659	2.010	43.0	0.021

6.15 栀 子

6.15.1 栀子标准汤剂质量标准

本品为茜草科植物栀子 *Gardenia jasminoides* Ellis 的干燥成熟果实,经炮制、加工制成的标准汤剂。

【制法】取栀子饮片 100 g,加 8 倍量水浸泡 30min,回流 30min,趁热过滤,药渣再加 6 倍量水,回流 20min,趁热过滤,合并 2 次滤液,减压浓缩至 500mL,即得。

【性状】本品为橙色混悬液,静置后会产生沉淀。

【检查】pH 值　应为 3.5～4.5。

　　　　总固体　应为 0.45～0.69 g。

　　　　其他　应符合口服混悬剂项下有关的各项规定。

【特征图谱】照高效液相色谱法测定。

色谱条件与系统适用性试验　以十八烷基硅烷键合硅胶为填充剂(柱长为 250mm,内径为 4.6mm,粒径为 5μm);流动相为乙腈(A)-0.1%磷酸水(B),按表 6-15-1 中的规定进行梯度洗脱;流速为 1mL/min;检测波长为 238nm、440nm;柱温 30 为 ℃;进样量为 10μL。

表 6-15-1　洗脱条件

时间/min	流动相 A/%	流动相 B/%
0～18	8→15	92→85
18～25	15→23	85→77
25～40	23→35	77→65
40～50	35→50	65→50

参照物溶液的制备　取栀子苷对照品适量,精密称定,分别加稀乙醇制成每 1mL 含栀子苷 30μg 的溶液,即得。

供试品溶液的制备　取本品摇匀,精密吸取 40μL,加水 960μL 置于 1.5mL 的离心管,摇匀,过微孔滤膜,取续滤液,即得。

测定法　分别精密吸取参照物溶液和供试品溶液 10μL,注入高效液相色谱仪,记录 50min 的色谱图,即得。

供试品特征图谱中应呈现 10 个特征峰(图 6-15-1),其中峰 6 与对应的参照物峰保留时间相同;该峰为 S 峰,计算特征峰峰 1～峰 5、峰 7～峰 10 的相对保留时间,其相对保留时间应在规定值的±

5%之内。规定值为：0.33（峰1）、0.43（峰2）、0.47（峰4）、0.52（峰5）、0.78（峰6）、1.71（峰7）、1.77（峰8）、1.93（峰9）、2.26（峰10）。

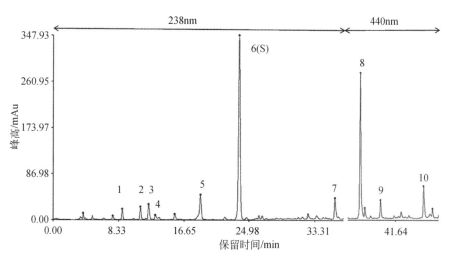

图6-15-1 对照特征图谱

峰6：栀子苷（geniposide，$C_{17}H_{24}O_{10}$）

【含量测定】照高效液相色谱法测定。

色谱条件与系统适用性试验 以十八烷基硅烷键合硅胶为填充剂（柱长为250mm，内径为4.6mm，粒径为5μm）；柱温30℃；流速为1mL/min；进样量为10μL；流动相为乙腈-水（15：85）；检测波长为238nm；进样量为10μL。

对照品溶液的制备 同【特征图谱】项下 。

供试品溶液的制备 同【特征图谱】项下。

测定法 分别精密吸取对照品溶液与供试品溶液各10μL，注入液相色谱仪，测定，即得。

本品每1mL含栀子以栀子苷（geniposide，$C_{17}H_{24}O_{10}$）计应不低于2.3 mg。

【转移率】栀子苷转移率范围为53.9%～101.4%。

【规格】0.2 g/mL（以饮片计）。

【贮藏】冷冻保存，用时复融。

6.15.2 栀子标准汤剂质量标准起草说明

1.仪器与材料

Agilent 1200 型HPLC-DAD联用色谱仪（美国安捷伦公司）。

栀子苷（批号：A0178），购于北京世纪奥科生物技术有限公司。水为高纯水，乙腈为色谱纯（美国，Fisher公司），其他试剂为分析纯。

2.样品采集

样品共15份（编号ZZ-01～ZZ-14），采自主产区或道地产区湖北、江西、福建、四川等地及亳州等药材市场，包括符合《中国药典》要求的不同商品规格等级。

3.物种鉴别

经鉴定，研究样品均为茜草科植物栀子 *Gardenia jasminoides* Ellis。

4.定量测定

1）色谱条件

以十八烷基硅烷键合硅胶为填充剂（柱长为 250mm，内径为 4.6mm，粒径为 5μm）；柱温为 30℃；流速为 1mL/min；进样量为 10μL；流动相为乙腈-水（15∶85）；检测波长为 238nm，进样量为 10μL，色谱图见图 6-15-2。

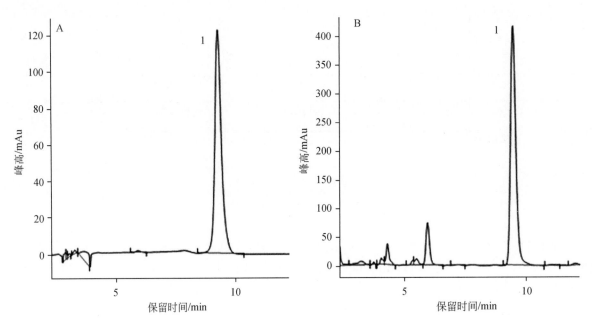

图6-15-2　HPLC色谱图

A：对照品；B：标准汤剂

1：栀子苷

2）供试品的制备

栀子标准煎剂制备方法　取栀子饮片 100 g，加 8 倍量水浸泡 30min，回流 30min，趁热过滤，药渣再加 6 倍量水，回流 20min，趁热过滤，合并 2 次滤液，减压浓缩至 500mL，即得。

供试品溶液的制备　取所得的标准煎剂置于 2mL 离心管中，12 000r/min 离心 5min，稀释 25 倍，取上清液，即得。

3）对照品溶液的制备

取栀子苷对照品适量，精密称定，置棕色量瓶中，加甲醇制成栀子苷母液浓度为 1mg/mL 标品溶液，摇匀，作为对照品溶液。

4）方法学验证

以栀子苷的峰面积积分值为纵坐标（Y），以对照品浓度（mg/mL）为横坐标（X），绘制标准曲线，$Y=12913X+163.6$，$r^2=0.9983$，表明线性关系良好。精密度考察合格，RSD%为 0.2%。栀子标准汤剂供试品溶液制备后 24 小时内稳定性良好，RSD 为 0.5%。重复性良好，平行 6 份供试品溶液的 RSD 为 1.5%。平均加样回收率为 97.4%，RSD 为 1.5%。

5）测定法

（1）含量测定

分别精密吸取对照品溶液 10μL、供试品溶液 10μL，注入高效液相色谱仪，测定，即得。

（2）pH 测定

取标准汤剂，用 pH 计测定 pH 值。

（3）总固体测定

参照编写说明【总固体】项下测定方法操作。

（4）转移率计算

参照编写说明【转移率】项下公式计算。

6）结果

（1）饮片中栀子苷含量

栀子苷含量测定结果见表6-15-2，所收集样品均满足《中国药典》中栀子苷（不少于1.5%）的限量要求。

表 6-15-2　饮片中栀子苷含量

编号	栀子苷含量/%	RSD/%
ZZ-01	5.00	0.7
ZZ-02	3.43	1.2
ZZ-03	6.18	0.1
ZZ-04	5.89	1.2
ZZ-05	5.09	0.3
ZZ-06	4.69	0.8
ZZ-07	6.56	0.1
ZZ-08	4.94	0.7
ZZ-09	4.04	0.3
ZZ-10	4.13	0.6
ZZ-11	5.79	0.4
ZZ-12	4.45	1.4
ZZ-13	5.65	3.4
ZZ-14	5.90	1.9

（2）标准汤剂中栀子苷含量（表6-15-3）

表 6-15-3　标准汤剂中栀子苷含量

编号	栀子苷含量/（mg/mL）	RSD/%
ZZ-01	7.3	1.7
ZZ-02	5.8	1.4
ZZ-03	7.9	0.6
ZZ-04	8.4	1.4
ZZ-05	8.5	0.7
ZZ-06	5.7	0.8

续表

编号	栀子苷含量/（mg/mL）	RSD/%
ZZ-07	11.1	0.4
ZZ-08	8.9	0.3
ZZ-09	7.8	0.6
ZZ-10	5.5	0.8
ZZ-11	9.8	0.5
ZZ-12	8.5	1.4
ZZ-13	7.2	1.4
ZZ-14	8.0	1.0

（3）总固体及 pH 值（表 6-15-4）

表 6-15-4　标准汤剂 pH 值及总固体

编号	总固体/g	RSD/%	pH 值
ZZ-01	0.53	0.9	4.1
ZZ-02	0.56	1.3	4.0
ZZ-03	0.49	0.7	3.5
ZZ-04	0.53	0.5	3.8
ZZ-05	0.58	1.1	4.2
ZZ-06	0.55	1.0	3.9
ZZ-07	0.5	0.9	4.5
ZZ-08	0.52	0.4	3.7
ZZ-09	0.59	0.2	4.0
ZZ-10	0.62	1.1	4.1
ZZ-11	0.61	0.4	4.3
ZZ-12	0.68	1.0	3.7
ZZ-13	0.52	1.2	3.5
ZZ-14	0.56	1.4	4.0

（4）栀子苷转移率（表 6-15-5）

表 6-15-5　栀子苷转移率计算结果（$\overline{X} \pm S$）

编号	饮片中栀子苷含量/mg	标准汤剂中栀子苷含量/mg	转移率/%	（$\overline{X} \pm S$）/%
ZZ-01	5004.2	3650.0	72.9	
ZZ-02	3434.3	2910.0	84.7	77.7±15.3
ZZ-03	6181.0	3968.0	64.2	

续表

编号	饮片中栀子苷含量/mg	标准汤剂中栀子苷含量/mg	转移率/%	$(\overline{X} \pm S)$/%
ZZ-04	5887.0	4224.8	71.8	
ZZ-05	5094.7	4232.2	83.1	
ZZ-06	4693.2	2832.3	60.3	
ZZ-07	6562.4	5545.5	84.5	
ZZ-08	4936.6	4464.1	90.4	
ZZ-09	4037.8	3920.0	97.1	77.7±15.3
ZZ-10	4127.9	2765.7	67.0	
ZZ-11	5791.4	4914.2	84.9	
ZZ-12	4452.9	4245.4	95.3	
ZZ-13	5646.7	3596.6	63.7	
ZZ-14	5899.1	3998.4	67.8	

5.标准汤剂特征图谱研究

1）色谱条件

采用 Agilent 液相色谱仪进行，配有 PDA 检测器，采用 YCM-Triart C18 柱（250mm×4.6mm，5μm）进行分离；流动相为乙腈（A）- 0.1%磷酸水（B），梯度洗脱，洗脱条件为：0～18min，8%A；18～25min，85% A；25～40min，77% A；40～50min，65% A。流速为 1mL/min；检测波长为 238nm、440nm；柱温为 30℃；进样量为 10μL。

2）方法学验证

方法学考察合格（具体内容略）。

3）特征图谱的建立及共有峰的标定

按照 4 下的色谱条件，分别精密吸取 15 批栀子标准汤剂供试品溶液 10μL，注入高效液相色谱仪，记录色谱峰信息（图 6-15-3），相似度结果见表 6-15-6、表 6-15-7，生成的对照特征图谱见图 6-15-4，其中共有峰 10 个（表 6-15-8），指认 4 个。各共有峰峰面积见表 6-15-8，以峰 2 为参照峰，计算其他峰的相对保留时间和相对峰面积（表 6-15-9）。

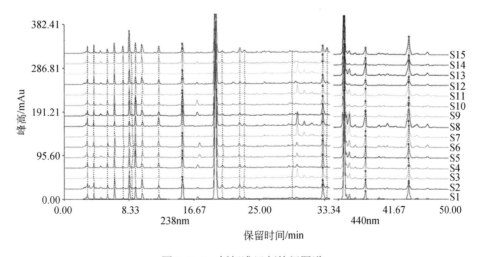

图 6-15-3　栀标准汤剂特征图谱

表 6-15-6 相似度匹配结果（238nm）

编号	ZZ-01	ZZ-02	ZZ-03	ZZ-04	ZZ-05	ZZ-06	ZZ-07	ZZ-08	ZZ-09	ZZ-10	ZZ-11	ZZ-12	ZZ-13	ZZ-14	ZZ-15	对照特征图谱
ZZ-01	1	0.993	0.996	0.998	0.998	0.997	0.996	0.994	0.999	0.998	0.995	0.996	0.996	0.996	0.992	0.999
ZZ-02	0.993	1	0.99	0.992	0.99	0.993	0.989	0.99	0.991	0.994	0.992	0.998	0.99	0.998	0.996	0.995
ZZ-03	0.996	0.99	1	0.995	0.997	0.994	0.999	0.999	0.995	0.992	0.998	0.994	1	0.994	0.986	0.998
ZZ-04	0.998	0.992	0.995	1	0.999	0.998	0.995	0.994	0.999	0.996	0.996	0.995	0.995	0.995	0.992	0.998
ZZ-05	0.998	0.99	0.997	0.999	1	0.998	0.997	0.995	0.998	0.996	0.995	0.994	0.997	0.994	0.988	0.998
ZZ-06	0.997	0.993	0.994	0.998	0.998	1	0.994	0.994	0.997	0.996	0.995	0.995	0.994	0.996	0.994	0.998
ZZ-07	0.996	0.989	0.999	0.995	0.997	0.994	1	0.999	0.994	0.992	0.998	0.995	1	0.994	0.985	0.998
ZZ-08	0.994	0.99	0.999	0.994	0.995	0.994	0.999	1	0.992	0.99	0.999	0.994	0.999	0.993	0.986	0.997
ZZ-09	0.999	0.991	0.995	0.999	0.998	0.997	0.994	0.992	1	0.998	0.994	0.995	0.994	0.995	0.992	0.998
ZZ-10	0.998	0.994	0.992	0.996	0.996	0.996	0.992	0.99	0.998	1	0.993	0.996	0.992	0.997	0.995	0.997
ZZ-11	0.995	0.992	0.998	0.996	0.995	0.995	0.998	0.999	0.994	0.993	1	0.997	0.998	0.996	0.99	0.998
ZZ-12	0.996	0.998	0.994	0.995	0.994	0.995	0.995	0.994	0.995	0.996	0.997	1	0.995	0.999	0.995	0.998
ZZ-13	0.996	0.99	1	0.995	0.997	0.994	1	0.999	0.994	0.992	0.998	0.995	1	0.994	0.986	0.998
ZZ-14	0.996	0.998	0.994	0.995	0.994	0.996	0.994	0.993	0.995	0.997	0.996	0.999	0.994	1	0.997	0.998
ZZ-15	0.992	0.996	0.986	0.992	0.988	0.994	0.985	0.986	0.992	0.995	0.99	0.995	0.986	0.997	1	0.994

表 6-15-7 相似度匹配结果（440nm）

编号	ZZ-01	ZZ-02	ZZ-03	ZZ-04	ZZ-05	ZZ-06	ZZ-07	ZZ-08	ZZ-09	ZZ-10	ZZ-11	ZZ-12	ZZ-13	ZZ-14	ZZ-15	对照特征图谱
ZZ-01	1	0.996	1	0.997	0.999	0.999	0.995	0.998	0.999	0.998	0.999	0.994	0.998	0.998	0.999	1
ZZ-02	0.996	1	0.997	0.997	0.996	0.995	0.985	0.994	0.994	0.997	0.994	0.991	0.995	0.998	0.993	0.996
ZZ-03	1	0.997	1	0.999	1	0.999	0.995	0.999	0.999	0.997	1	0.993	0.999	0.998	0.997	1
ZZ-04	0.997	0.997	0.999	1	0.999	0.997	0.994	0.999	0.998	0.994	0.998	0.989	0.999	0.995	0.993	0.998
ZZ-05	0.999	0.996	1	0.999	1	0.999	0.996	0.999	0.999	0.996	1	0.992	0.999	0.997	0.996	1
ZZ-06	0.999	0.995	0.999	0.997	0.999	1	0.995	0.999	0.999	0.997	0.999	0.994	0.999	0.997	0.998	1
ZZ-07	0.995	0.985	0.995	0.994	0.996	0.995	1	0.996	0.998	0.987	0.998	0.982	0.995	0.987	0.991	0.996
ZZ-08	0.998	0.994	0.999	0.999	0.999	0.999	0.996	1	0.999	0.994	0.999	0.989	0.999	0.994	0.995	0.999
ZZ-09	0.999	0.994	0.999	0.998	0.999	0.999	0.998	0.999	1	0.995	1	0.991	0.998	0.995	0.997	1
ZZ-10	0.998	0.997	0.997	0.994	0.996	0.997	0.987	0.994	0.995	1	0.996	0.998	0.995	1	0.998	0.997

续表

编号	ZZ-01	ZZ-02	ZZ-03	ZZ-04	ZZ-05	ZZ-06	ZZ-07	ZZ-08	ZZ-09	ZZ-10	ZZ-11	ZZ-12	ZZ-13	ZZ-14	ZZ-15	对照特征图谱
ZZ-11	0.999	0.994	1	0.998	1	0.999	0.998	0.999	1	0.996	1	0.991	0.999	0.996	0.997	1
ZZ-12	0.994	0.991	0.993	0.989	0.992	0.994	0.982	0.989	0.991	0.998	0.991	1	0.992	0.997	0.996	0.993
ZZ-13	0.998	0.995	0.999	0.999	0.999	0.999	0.995	0.999	0.998	0.995	0.999	0.992	1	0.996	0.996	0.999
ZZ-14	0.998	0.998	0.998	0.995	0.997	0.997	0.987	0.994	0.995	1	0.996	0.997	0.996	1	0.997	0.997
ZZ-15	0.999	0.993	0.997	0.993	0.996	0.998	0.991	0.995	0.997	0.998	0.997	0.996	0.996	0.997	1	0.998

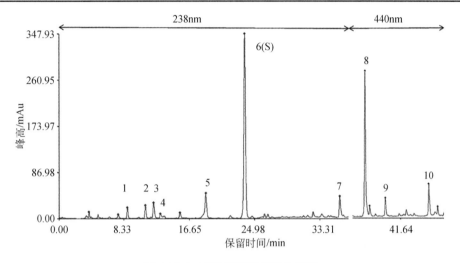

图 6-15-4　对照特征图谱及共有峰

峰 5：京尼平 1-β-D-龙胆二糖苷（genipin-1-β-D-gentiobioside，$C_{23}H_{34}O_{15}$）；峰 6：栀子苷（geniposide，$C_{17}H_{24}O_{10}$）；峰 8：西红花苷-Ⅰ（crocin-Ⅰ，$C_{44}H_{64}O_{24}$）；峰 9：西红花苷-Ⅱ（crocin-Ⅱ，$C_{32}H_{44}O_{14}$）

表 6-15-8　共有峰峰面积

编号	保留时间/min	ZZ-01	ZZ-02	ZZ-03	ZZ-04	ZZ-05	ZZ-06	ZZ-07	ZZ-08	ZZ-09	ZZ-10	ZZ-11	ZZ-12	ZZ-13	ZZ-14	ZZ-15
1	6.475	193.1	180.1	77.3	181.0	186.9	171.6	93.9	75.7	216.9	181.0	107.2	179.4	88.1	193.5	178.3
2	8.387	276.6	355.2	104.7	226.8	182.3	290.3	71.6	108.5	313.4	324.7	151.5	314.5	116.7	396.5	488.4
3	9.190	241.4	36.0	139.5	370.1	308.6	282.0	231.4	218.2	410.6	215.5	293.4	145.0	176.0	150.6	222.8
4	10.045	151.3	232.4	87.0	134.9	124.3	162.6	95.2	114.7	157.3	151.1	125.1	197.2	114.2	193.6	260.8
5	15.213	568.1	217.1	518.1	451.4	571.0	376.2	662.2	557.8	606.0	389.6	429.0	360.9	678.7	393.1	265.3
6	19.414	3916.1	3405.7	3695.8	3706.6	4027.0	3432.8	5274.3	5208.9	4213.6	3149.2	4934.1	4720.4	5191.3	4525.1	3690.3
7	33.152	379.3	221.0	271.6	325.7	412.4	293.8	408.1	379.6	380.1	293.7	264.6	267.5	409.6	258.1	198.5
8	34.302	706.7	508.8	636.5	643.3	736.0	1107.4	928.3	1580.8	704.9	461.4	842.2	349.0	903.8	548.8	868.0
9	37.483	59.0	70.4	62.9	86.9	77.6	104.4	45.9	175.2	54.2	49.2	71.2	48.8	119.2	66.3	67.4
10	43.968	151.0	79.6	124.5	102.5	138.1	237.4	179.8	296.5	141.2	107.8	165.3	103.0	180.3	118.2	218.1

表 6-15-9　相对保留时间和相对峰面积

波长/nm	峰编号	保留时间/min	相对保留时间	峰面积/mAu×s	相对峰面积
238	1	6.475	0.33	153.6	0.038
	2	8.387	0.43	248.1	0.063
	3	9.190	0.47	229.4	0.056
	4	10.045	0.52	153.5	0.038
	5	15.213	0.78	469.6	0.112
	6	19.414	1	4206.1	1
	7	33.152	1.71	317.6	0.076
	8	34.302	1.77	768.4	0.183
440	9	37.483	1.93	77.2	0.018
	10	43.968	2.26	156.2	0.037

6.16　焦　栀　子

6.16.1　焦栀子标准汤剂质量标准

本品为茜草科植物栀子 *Gardenia jasminoides* Ellis 的干燥成熟果实，经炮制、加工制成的标准汤剂。

【制法】取焦栀子饮片 100 g，加 8 倍量水浸泡 30min，回流 30min，趁热过滤，药渣再加 6 倍量水，回流 20min，趁热过滤，合并 2 次滤液，减压浓缩至 500mL，即得。

【性状】本品为黄褐色混悬液，静置后会产生沉淀。

【检查】pH 值　应为 4.5～5.1。

　　　　总固体　应为 0.37～0.74 g。

　　　　其他　应符合口服混悬剂项下有关的各项规定。

【特征图谱】照高效液相色谱法测定。

色谱条件与系统适用性试验　以十八烷基硅烷键合硅胶为填充剂（柱长为 250mm，内径为 4.6mm，粒径为 5μm）；以乙腈为流动相 A，以 0.1%磷酸水溶液为流动相 B，流动相为（B）-（A），按表 6-16-1 中的规定进行梯度洗脱；流速为 1mL/min；柱温为 30℃；检测波长为 238nm、440nm。

表 6-16-1　洗脱条件

时间/min	流动相 A/%	流动相 B/%
0～18	8→15	92→85
18～25	15→23	85→77
25～40	23→35	77→65
40～50	35→50	65→50

参照物溶液的制备　取栀子苷对照品适量，精密称定，置棕色量瓶中，加甲醇制成栀子苷母液浓度为 1mg/mL 标品溶液，摇匀，作为对照品溶液。

供试品溶液的制备　取所得的标准煎剂置于 2mL 离心管中，12 000r/min 离心 5min，用水稀释 25

倍，取上清液，即得。

测定法　分别精密吸取参照物溶液和供试品溶液各 10μL，注入液相色谱仪，测定，记录 50min 的色谱图，即得。

供试品特征图谱中应呈现 6 个特征峰（图 6-16-1），其中峰 4 与对应的参照物峰保留时间相同；该峰为 S 峰，计算特征峰峰 1～峰 3、峰 5～峰 6 的相对保留时间，其相对保留时间应在规定值的 ±5% 之内。规定值为：0.33（峰 1）、0.52（峰 2）、0.78（峰 3）、1.12（峰 5）、1.71（峰 6）。

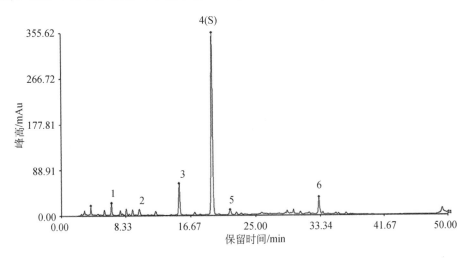

图 6-16-1　对照特征图谱及共有峰

峰 4：栀子苷（geniposide，$C_{17}H_{24}O_{10}$）

【含量测定】照高效液相色谱法测定。

色谱条件与系统适用性试验　以十八烷基硅烷键合硅胶为填充剂（柱长为 250mm，内径为 4.6mm，粒径为 5μm）；柱温为 30℃；流速为 1mL/min；进样量为 10μL；流动相为乙腈-水（15∶85），检测波长为 238nm，进样量为 10μL。

对照品溶液的制备　同【特征图谱】项下。

供试品溶液的制备　同【特征图谱】项下。

测定法　分别精密吸取对照品溶液与供试品溶液各 10μL，注入液相色谱仪，测定，即得。

本品每 1mL 含焦栀子以栀子苷（geniposide，$C_{17}H_{24}O_{10}$）计应不低于 2.9 mg。

【转移率】栀子苷转移率范围为 107.3%～180.7%。

【规格】0.2 g/mL（以饮片计）。

【贮藏】冷冻保存，用时复融。

6.16.2　焦栀子标准汤剂质量标准起草说明

1.仪器与材料

Agilent 1200 型 HPLC-DAD 联用色谱仪（美国安捷伦公司）。

栀子苷（纯度：98.5%，批号：A0178，购于北京世纪奥科生物技术有限公司）。水为高纯水，乙腈为色谱纯（美国，Fisher 公司），其他试剂为分析纯。

2.样品采集

样品共 14 份（编号 JZZ-01～JZZ-14），采自主产区或道地产区江西赣南、湖北、四川、福建等地，包括符合《中国药典》要求的不同商品规格等级。

3.物种鉴定

经鉴定，研究样品均为茜草科植物栀子 *Gardenia jasminoides* Ellis。

4.定量测定

1）色谱条件

饮片色谱条件　Agilent 液相色谱仪，配备 PDA 检测器，采用 YCM-Triart C18（250mm×4.6mm，5μm）进行分离；以乙腈-水（15：85）为流动相；检测波长为238nm。

标准汤剂色谱条件　采用 Agilent 液相色谱仪进行，配有 PDA 检测器，采用 YCM-Triart C18 柱（250mm×4.6mm，5μm）进行分离；流动相为乙腈（A）- 0.1%磷酸水（B），梯度洗脱，洗脱程序为：0～18min，8%A；18～25min，85% A；25～40min，77% A；40～50min，65% A。流速为 1mL/min；检测波长为238nm、440nm；柱温为30℃；进样量为10μL，色谱图见图 6-16-2。

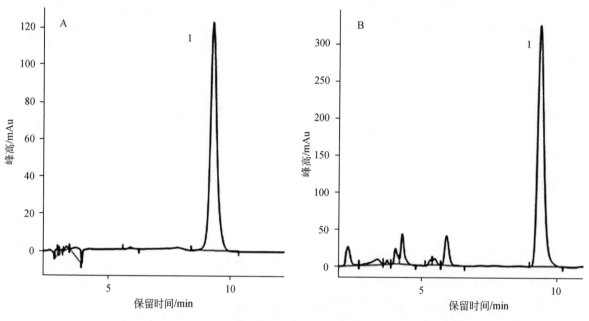

图 6-16-2　HPLC 色谱图

A：对照品；B：标准汤剂

1：栀子苷

2）对照品溶液的制备

取栀子苷对照品适量，精密称定，置棕色量瓶中，加甲醇制成栀子苷母液浓度为 1mg/mL 标品溶液，摇匀，作为对照品溶液。

3）供试品溶液的制备

标准汤剂的制备　称取焦栀子饮片 100 g,至于圆底烧瓶中，加 8 倍量水，充分润湿，放置浸泡 30min，加热煮沸后回流提取 30min，趁热过滤，滤渣再加入 6 倍量水回流提取 20min，滤过，合并滤液并水浴浓缩至 500mL，即得。

供试品溶液的制备　取所得的标准煎剂置于 2mL 离心管中，12 000r/min 离心 5min，用水稀释 25 倍，取上清液，即得。

4）方法学验证

以栀子苷的峰面积积分值为纵坐标（Y），以对照品浓度（mg/mL）为横坐标（X），绘制标准曲线，$Y=12913X+163.6$，$R^2=0.9968$，表明线性关系良好。精密度考察合格，RSD%为 0.2%。焦栀子标准汤剂供试品溶液制备后 24 小时内稳定性良好，RSD 为 0.5%。重复性良好，平行 6 份供试品溶液的 RSD 为 1.5%。平均加样回收率为 97.4%，RSD 为 1.5%。

5）测定法

（1）含量测定

分别精密吸取对照品溶液 10μL、供试品溶液 10μL，注入高效液相色谱仪，测定，即得。

（2）pH 测定

取标准汤剂，用 pH 计测定 pH 值。

（3）总固体测定

参照编写说明【总固体】项下测定方法操作。

（4）转移率计算

参照编写说明【转移率】项下公式计算。

6）结果

（1）饮片中栀子苷含量

饮片中栀子苷含量测定结果见表 6-16-2，所收集样品均满足《中国药典》中栀子苷（不少于 1.5%）的限量要求。

表 6-16-2　饮片中栀子苷含量

编号	栀子苷含量/%	RSD/%
JZZ-01	2.65	2.6
JZZ-02	2.19	2.1
JZZ-03	2.98	1.2
JZZ-04	2.69	1.6
JZZ-05	1.18	20.7
JZZ-06	2.40	7.7
JZZ-07	3.31	2.6
JZZ-08	2.88	2.4
JZZ-09	2.41	3.2
JZZ-10	1.69	4.4
JZZ-11	3.55	0.6
JZZ-12	2.16	1.5
JZZ-13	2.21	3.1
JZZ-14	2.55	0.4

（2）标准汤剂中栀子苷含量（表 6-16-3）

表 6-16-3　标准汤剂中栀子苷含量

编号	栀子苷含量/（mg/mL）	RSD/%
JZZ-01	8.1	1.4
JZZ-02	5.9	3.0
JZZ-03	7.6	1.1
JZZ-04	8.1	0.5
JZZ-05	5.7	8.8
JZZ-06	6.5	0.2
JZZ-07	8.8	0.7
JZZ-08	8.1	0.6
JZZ-09	7.1	4.0
JZZ-10	5.4	4.3
JZZ-11	8.8	2.0
JZZ-12	6.5	0.4
JZZ-13	6.6	1.5
JZZ-14	6.7	0.5

（3）总固体及 pH 值（表 6-16-4）

表 6-16-4　标准汤剂 pH 值及总固体

编号	总固体/g	RSD/%	pH 值
JZZ-01	0.6	1.5	4.8
JZZ-02	0.74	1.0	5
JZZ-03	0.52	1.2	4.8
JZZ-04	0.56	0.5	4.6
JZZ-05	0.5	0.8	5.12
JZZ-06	0.36	1.2	4.76
JZZ-07	0.54	1.0	5.03
JZZ-08	0.48	0.9	5.07
JZZ-09	0.48	1.0	4.89
JZZ-10	0.54	0.3	4.7
JZZ-11	0.54	1.0	5.1
JZZ-12	0.62	0.9	4.46
JZZ-13	0.58	1.6	4.56
JZZ-14	0.66	0.9	4.5

（4）栀子苷转移率（表 6-16-5）

表 6-16-5　栀子苷转移率计算结果($\overline{X} \pm S$)

编号	饮片中栀子苷含量/mg	标准汤剂中栀子苷含量/mg	转移率/%	($\overline{X} \pm S$)/%
JZZ-01	2650	4027	152.0	
JZZ-02	2190	2964	135.3	
JZZ-03	2980	3811	127.9	
JZZ-04	2690	4050	150.5	
JZZ-05	1180	2868	243.0	
JZZ-06	2400	3228	134.5	
JZZ-07	3310	4390	132.6	
JZZ-08	2880	4072	141.4	144.0±18.4
JZZ-09	2410	3526	146.3	
JZZ-10	1690	2700	159.8	
JZZ-11	3550	4410	124.2	
JZZ-12	2160	3244	150.2	
JZZ-13	2210	3293	149.0	
JZZ-14	2550	3333	130.7	

5.标准汤剂特征图谱研究

1）色谱条件

采用 Agilent 液相色谱仪进行，配有 PDA 检测器，采用 YCM-Triart C18（250mm×4.6mm，5μm）进行分离；流动相为乙腈（A）- 0.1%磷酸水（B），梯度洗脱，洗脱程序为：0～18min，8%A；18～25min，85% A；25～40min，77% A；40～50min，65% A。流速为 1mL/min；检测波长为 238nm、440nm；柱温为 30℃；进样量为 10μL。

2）标准汤剂供试品溶液制备

3）方法学验证

方法学考察合格（具体内容略）。

4）特征图谱的建立及共有峰的标定

按照 5 下的色谱条件，分别精密吸取 14 批标准汤剂供试品溶液 10μL，注入高效液相色谱仪，记录色谱峰信息（图 6-16-3），相似度结果见表 6-16-6，生成的对照特征图谱见图 6-16-4，其中共有峰 6 个，指认 2 个。各共有峰峰面积见表 6-16-7，以峰 4 为参照峰，计算其他峰的相对保留时间和相对峰面积（表 6-16-8）。

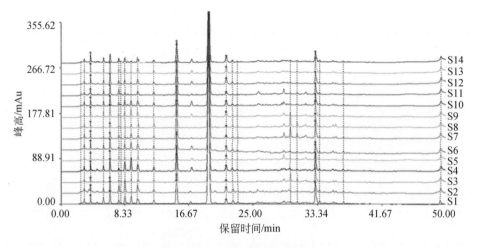

图 6-16-3　标准汤剂特征图谱

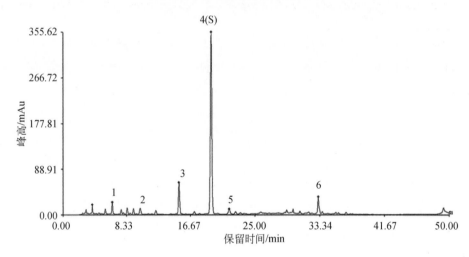

图 6-16-4　对照特征图谱及共有峰

峰 3：京尼平 1-β-D-龙胆二糖苷（genipin-1-β-D-gentiobioside，$C_{23}H_{34}O_{15}$）；峰 4：栀子苷（geniposide，$C_{17}H_{24}O_{10}$）

表 6-16-6　相似度计算结果

编号	JZZ-01	JZZ-02	JZZ-03	JZZ-04	JZZ-05	JZZ-06	JZZ-07	JZZ-08	JZZ-09	JZZ-10	JZZ-11	JZZ-12	JZZ-13	JZZ-14	对照特征图谱
JZZ-01	1	0.994	0.996	0.999	0.998	0.998	0.997	0.997	0.998	0.997	0.998	0.998	0.998	0.998	0.999
JZZ-02	0.994	1	0.987	0.995	0.99	0.996	0.99	0.991	0.991	0.994	0.992	0.994	0.992	0.995	0.994
JZZ-03	0.996	0.987	1	0.995	0.998	0.994	0.999	0.998	0.998	0.995	0.997	0.997	0.997	0.996	0.998
JZZ-04	0.999	0.995	0.995	1	0.997	0.999	0.996	0.996	0.998	0.998	0.996	0.998	0.997	0.998	0.999
JZZ-05	0.998	0.99	0.998	0.997	1	0.996	0.998	0.996	1	0.998	0.998	0.999	0.999	0.998	0.999
JZZ-06	0.998	0.996	0.994	0.999	0.996	1	0.996	0.996	0.997	0.998	0.997	0.998	0.996	0.999	0.999
JZZ-07	0.997	0.99	0.999	0.996	0.998	0.996	1	0.999	0.998	0.996	0.998	0.997	0.997	0.997	0.999
JZZ-08	0.997	0.991	0.998	0.996	0.996	0.996	0.999	1	0.995	0.994	0.997	0.996	0.995	0.996	0.998
JZZ-09	0.998	0.991	0.998	0.998	1	0.997	0.998	0.995	1	0.999	0.998	0.999	0.999	0.998	0.999

续表

编号	JZZ-01	JZZ-02	JZZ-03	JZZ-04	JZZ-05	JZZ-06	JZZ-07	JZZ-08	JZZ-09	JZZ-10	JZZ-11	JZZ-12	JZZ-13	JZZ-14	对照特征图谱
JZZ-10	0.997	0.994	0.995	0.998	0.998	0.998	0.996	0.994	0.999	1	0.996	0.999	0.998	0.999	0.999
JZZ-11	0.998	0.992	0.997	0.996	0.998	0.997	0.998	0.997	0.998	0.996	1	0.998	0.998	0.998	0.999
JZZ-12	0.998	0.994	0.997	0.998	0.999	0.998	0.997	0.996	0.999	0.999	0.998	1	1	1	1
JZZ-13	0.998	0.992	0.997	0.997	0.999	0.996	0.997	0.995	0.999	0.998	0.998	1	1	0.999	0.999
JZZ-14	0.998	0.995	0.996	0.998	0.998	0.999	0.997	0.996	0.998	0.999	0.998	1	0.999	1	0.999

表 6-16-7 共有峰峰面积

编号	保留时间/min	JZZ-01	JZZ-02	JZZ-03	JZZ-04	JZZ-05	JZZ-06	JZZ-07	JZZ-08	JZZ-09	JZZ-10	JZZ-11	JZZ-12	JZZ-13	JZZ-14
1	6.478	204.0	179.1	70.3	200.2	152.3	163.7	81.0	63.7	197.8	157.7	168.6	160.0	169.8	167.8
2	10.067	146.9	196.1	67.6	171.9	115.4	154.5	84.1	86.9	127.0	131.1	100.8	128.5	137.8	139.2
3	15.196	661.9	270.2	644.5	566.3	624.3	394.8	782.7	622.7	703.7	448.2	729.8	528.1	687.5	503.8
4	19.404	4612.9	3428.8	3276.7	4346.0	3330.6	3665.8	4753.3	4578.6	3905.5	3023.6	3023.6	3414.1	3763.1	3501.9
5	21.725	115.0	152.0	59.9	148.4	111.4	136.4	73.2	56.0	141.3	138.9	96.9	166.9	177.8	183.3
6	33.119	451.7	250.6	286.3	390.3	326.1	278.7	381.8	320.7	374.1	282.4	259.0	300.6	367.7	279.9

表 6-16-8 相对保留时间和相对峰面积

峰编号	保留时间/min	相对保留时间	峰面积/mAu×s	相对峰面积
1	6.478	0.334	152.6	0.039
2	10.067	0.519	127.7	0.033
3	15.196	0.783	583.5	0.150
4	19.404	1.000	3880.0	1.000
5	21.725	1.120	125.5	0.032
6	33.119	1.707	325.0	0.084

第7章 枝干皮藤类

本章所选9味饮片均来自于枝干皮藤类药材，经炮制而得。按照入药部位分为根皮（包括白鲜皮、牡丹皮）；树皮（包括黄柏）；枝、茎（包括钩藤、桂枝、鸡血藤、竹茹）；果皮（包括炒瓜蒌皮、陈皮）。

枝干皮藤类饮片头煎加8倍量水，煎煮30min，二煎加7倍量水，煎煮20min即可。

7.1 白 鲜 皮

7.1.1 白鲜皮标准汤剂质量标准

本品为芸香科植物白鲜 *Dictamnus dasycarpus* Turcz.的干燥根皮，经炮制、加工制成的标准汤剂。

【制法】取白鲜皮饮片100g，加8倍量水浸泡30min，回流30min，趁热过滤，药渣再加7倍水，回流20min，趁热过滤，合并2次滤液，减压浓缩至500mL，即得。

【性状】本品为棕黄色混悬液，静置后会产生沉淀。

【检查】pH值　应为4.9～6.0。

总固体　应为0.34～0.53g。

其他　应符合口服混悬剂项下有关的各项规定。

【特征图谱】照高效液相色谱法测定

色谱条件与系统适用性试验　以十八烷基硅烷键合硅胶为填充剂（柱长为250mm，内径为4.6mm，粒径为5μm）；以乙腈为流动相A，以0.1%磷酸水溶液为流动相B，按表7-1-1中的规定进行梯度洗脱；流速为1mL/min；柱温为40℃；检测波长为212nm。理论塔板数按黄柏酮峰计算应不低于3000。

表 7-1-1　洗脱条件

时间/min	流动相 A/%	流动相 B/%
0～15	5→30	95→70
15～35	30→58	70→42
35～37	58→90	42→10
37～40	90	10

参照物溶液的制备　取白鲜碱、黄柏酮和梣酮对照品适量，精密称定，分别加甲醇制成每1mL含白鲜碱10μg、黄柏酮30μg和梣酮10μg的溶液，即得。

供试品溶液的制备　取本品摇匀，精密量取1mL，置25mL量瓶中，加25%乙醇至接近刻度，超声处理（功率250W，频率40kHz）20min，放冷，加25%乙醇至刻度，摇匀，滤过，取续滤液，即得。

测定法　分别精密吸取参照物溶液5μL、供试品溶液10μL，注入液相色谱仪，测定，记录40min的色谱图，即得。

供试品特征图谱中应呈现10个特征峰（图7-1-1），其中3个峰应分别与对应的参照物峰保留时间相同；与黄柏酮参照物峰相应的峰为S峰，计算特征峰峰1～峰5、峰7～峰9的相对保留时间，其相对保留时间应在规定值的±5%之内。规定值为：0.27（峰1）、0.35（峰2）、0.36（峰3）、0.49（峰4）、

0.63（峰 5）、0.81（峰 7）、0.86（峰 8）、1.00（峰 9）。计算峰 3、峰 6、峰 8、峰 10 与 S 峰的相对峰面积，峰 3 的相对峰面积不得小于 0.15，峰 6 的相对峰面积不得小于 0.13，峰 8 的相对峰面积不得小于 0.15，峰 10 的相对峰面积不得小于 0.23。

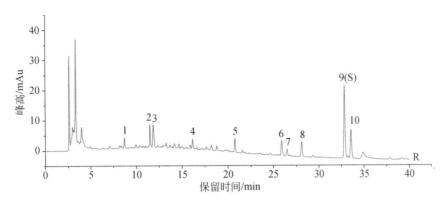

图 7-1-1 对照特征图谱及共有峰

峰 6：白鲜碱（dictamine，$C_{12}H_9NO_2$）；峰 9：黄柏酮（obacunone，$C_{26}H_{34}O_7$）；

峰 10：梣酮（fraxinellone，$C_{14}H_{16}O_3$）

【含量测定】 照高效液相色谱法测定。

色谱条件与系统适用性试验 同【特征图谱】项下。

对照品溶液的制备 取黄柏酮和梣酮对照品适量，精密称定，分别加甲醇制成每 1mL 含黄柏酮 30μg 和梣酮 10μg 的溶液，即得。

供试品溶液的制备 取【特征图谱】项下的供试品溶液，即得。

测定法 分别精密吸取对照品溶液 5μL、供试品溶液 10μL，注入液相色谱仪，测定，即得。

本品每 1mL 含白鲜皮以黄柏酮（$C_{26}H_{34}O_7$）计应不低于 0.13mg；以梣酮（$C_{14}H_{16}O_3$）计应不低于 0.042mg。

【转移率】黄柏酮转移率范围应为 30.9%～56.3%，梣酮转移率范围应为 31.9%～52.4%。

【规格】0.2g/mL（以饮片计）。

【贮藏】冷冻保存，用时复融。

7.1.2 白鲜皮标准汤剂质量标准起草说明

1.仪器与材料

岛津 LC-20AT 型高效液相色谱仪（日本岛津公司，DGC-20A 型在线脱气系统，SIL-20A 型自动进样系统，CTO-20A 型柱温箱，SPD-M20A 型二极管阵列检测器），BS224S-型 1/10 万电子分析天平（德国赛多利斯公司）；KQ-250DB 型超声波清洗器（昆山市超声仪器有限公司）；Sartorious BS 210 S 型电子天平；Sartorius PB-10 型 pH 计。

黄柏酮和梣酮（含量均≥98%，批号分别为：BCY-0314 和 BCY-0088，均购自江西佰草源生物科技有限公司），甲醇、乙腈为色谱纯（美国，Fisher 公司），水为高纯水，其他试剂为分析纯。

2.样品采集

样品共 16 份（编号 BXP-01～BXP-16），采自主产区或道地产区内蒙古赤峰、黑龙江、吉林、辽宁等地及安国、亳州、樟树等药材市场，包括符合《中国药典》要求的不同商品规格等级。

3.物种鉴别

经鉴定，研究样品均为芸香科植物白鲜 *Dictamnus dasycarpus* Turcz.。

4.定量测定

1）色谱条件

饮片色谱条件　色谱柱为 Thermo-C18（250mm×4.6mm，5μm）；流动相为甲醇-水（1∶1）；柱温为 40℃；流速为 1mL/min；检测波长为 236nm。理论塔板数按桉酮峰计算应不低于 3000。（注：色谱条件在 2015 年版《中国药典》基础上优化）

标准汤剂色谱条件　色谱柱为 Thermo-C18（250mm×4.6mm，5μm）；流动相为乙腈（A）-0.1%磷酸水溶液（B），梯度洗脱（0～15min，95%～70%B；15～35min，70%～42% B；35～37min，42%～10% B；37～40min，10% B）；柱温为 40℃；流速为 1mL/min；检测波长为 212nm；色谱图见图 7-1-2。理论塔板数按黄柏酮峰计算应不低于 3000。

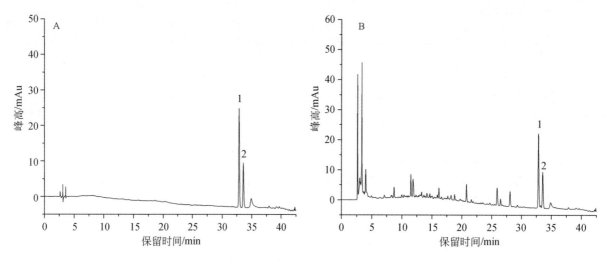

图 7-1-2　标准汤剂 HPLC 色谱图

A：混合对照品；B：标准汤剂

1：黄柏酮（obacunone，$C_{26}H_{34}O_7$）；2：桉酮（fraxinellone，$C_{14}H_{16}O_3$）

2）对照品溶液制备

取经五氧化二磷减压干燥器中干燥 36 小时的黄柏酮和桉酮适量，精密称定，加甲醇制成每 1mL 含 110.6μg 黄柏酮和含 65.85μg 桉酮的混合溶液。

3）供试品溶液制备

（1）饮片供试品溶液制备

取白鲜皮饮片粉末 1g，精密称定，精密加入甲醇 25mL，称重，加热回流 1 小时，放冷、用甲醇补足减失的重量，摇匀，过微孔滤膜，取续滤液，即得。平行 2 份。

（2）标准汤剂供试品溶液制备

取白鲜皮饮片 100g，加 8 倍量水浸泡 30min，回流 30min，趁热过滤，药渣再加 7 倍量水，回流 20min，趁热过滤，合并 2 次滤液，减压浓缩至 500mL，即得。

取白鲜皮标准汤剂（BXP-01～BXP-16）摇匀，分别精密吸取 1mL，置 25mL 量瓶中，加 25%乙醇稀释至接近刻度，超声处理 20min，冷却，25%乙醇定容，摇匀，0.45μm 微孔滤膜过滤，取续滤液，即得。

4）方法学验证

分别以黄柏酮和梣酮的峰面积积分值为纵坐标（Y），以对照品进样量（μg）为横坐标（X），绘制标准曲线，黄柏酮：$Y=1\,911\,187X+2696$，$R^2=1.0000$；梣酮：$Y=2\,441\,548X-592$，$R^2=0.9999$，表明线性关系良好。精密度考察合格，RSD%分别为 0.4%和 0.3%。白鲜皮标准汤剂供试品溶液制备后 24 小时内稳定性良好，RSD 分别为 0.5%和 0.3%。重复性良好，平行 6 份供试品溶液的 RSD 分别为 0.7%和 0.6%。平均加样回收率分别为 103.6%和 104.7%，RSD 分别为 1.0%和 1.1%。

5）测定法

（1）含量测定

分别精密吸取混合对照品溶液和供试品溶液各 10μL，注入高效液相色谱仪，测定，即得。

（2）pH 值测定

取标准汤剂，用 pH 计测定 pH 值。

（3）总固体测定

参照编写说明【总固体】项下测定方法操作。

（4）黄柏酮和梣酮转移率测定

参照编写说明【转移率】项下公式计算。

6）结果

（1）饮片中黄柏酮和梣酮含量

黄柏酮和梣酮含量测定结果见表 7-1-2、表 7-1-3，以干燥品计，所收集样品均满足《中国药典》中黄柏酮（不少于 0.15%）和梣酮（不少于 0.050%）的限量要求。

表 7-1-2　饮片中黄柏酮和梣酮含量测定

编号	黄柏酮		梣酮	
	含量/%	RSD/%	含量/%	RSD/%
BXP-01	0.341	1.2	0.164	1.3
BXP-02	0.340	1.4	0.144	2.0
BXP-03	0.366	0.0	0.146	0.1
BXP-04	0.444	0.5	0.115	0.3
BXP-05	0.243	1.1	0.166	1.1
BXP-06	0.244	0.3	0.149	0.6
BXP-07	0.422	1.1	0.109	0.4
BXP-08	0.400	1.0	0.132	0.5
BXP-09	0.343	1.4	0.103	1.7
BXP-10	0.353	0.0	0.091	0.3
BXP-11	0.273	1.3	0.095	0.9
BXP-12	0.305	1.2	0.088	1.2
BXP-13	0.280	0.2	0.123	0.2
BXP-14	0.315	0.7	0.102	0.6
BXP-15	0.314	0.1	0.099	0.4
BXP-16	0.304	1.8	0.107	1.5

表 7-1-3　干燥品中黄柏酮和梣酮含量

编号	含水率/%	RSD/%	黄柏酮含量/%	梣酮含量/%
BXP-01	8.0	1.5	0.371	0.178
BXP-02	8.4	0.5	0.372	0.157
BXP-03	8.3	0.4	0.400	0.159
BXP-04	6.6	0.7	0.476	0.123
BXP-05	8.0	0.0	0.264	0.181
BXP-06	8.0	0.0	0.265	0.162
BXP-07	11.0	0.2	0.475	0.122
BXP-08	8.8	0.2	0.438	0.145
BXP-09	9.8	0.1	0.380	0.114
BXP-10	10.2	0.3	0.394	0.101
BXP-11	10.2	0.0	0.305	0.106
BXP-12	8.8	1.1	0.334	0.096
BXP-13	9.0	0.1	0.308	0.135
BXP-14	7.5	0.1	0.340	0.110
BXP-15	7.8	0.3	0.340	0.107
BXP-16	7.6	0.1	0.329	0.116

（2）标准汤剂中黄柏酮和梣酮含量（表 7-1-4）

表 7-1-4　标准汤剂中黄柏酮和梣酮含量测定

编号	黄柏酮		梣酮	
	含量/（mg/mL）	RSD/%	含量/（mg/mL）	RSD/%
BXP-01	0.292	1.3	0.126	1.2
BXP-02	0.270	1.7	0.125	2.0
BXP-03	0.263	1.1	0.122	1.5
BXP-04	0.352	0.9	0.099	0.0
BXP-05	0.198	1.9	0.126	1.7
BXP-06	0.207	2.8	0.106	2.4
BXP-07	0.336	1.1	0.086	0.8
BXP-08	0.274	0.5	0.102	1.2
BXP-09	0.264	0.9	0.073	0.6
BXP-10	0.317	1.5	0.087	0.6
BXP-11	0.276	0.7	0.084	0.7
BXP-12	0.263	0.8	0.069	0.3
BXP-13	0.245	0.4	0.097	0.7
BXP-14	0.355	0.3	0.103	0.6
BXP-15	0.330	0.2	0.103	0.7
BXP-16	0.321	1.7	0.102	1.4

（3）总固体及 pH 值（表 7-1-5）

表 7-1-5 标准汤剂 pH 值及总固体

编号	pH 值	总固体/g	RSD/%
BXP-01	5.6	0.41	0.2
BXP-02	5.2	0.41	0.5
BXP-03	5.7	0.39	0.4
BXP-04	5.7	0.44	0.1
BXP-05	6.0	0.42	0.3
BXP-06	5.7	0.45	0.5
BXP-07	5.3	0.42	0.0
BXP-08	4.9	0.50	0.2
BXP-09	5.8	0.43	0.2
BXP-10	6.0	0.40	0.4
BXP-11	6.0	0.41	0.5
BXP-12	5.6	0.43	0.4
BXP-13	5.6	0.36	0.1
BXP-14	5.7	0.52	0.3
BXP-15	5.7	0.50	0.2
BXP-16	5.7	0.51	0.5

（4）黄柏酮和梣酮转移率

根据测定结果，按照转移率计算公式计算黄柏酮和梣酮转移率（表 7-1-6，表 7-1-7）。

表 7-1-6 黄柏酮转移率计算结果（$\bar{X} \pm S$）

编号	标准汤剂中黄柏酮含量/mg	饮片中黄柏酮含量/mg	转移率/%	（$\bar{X} \pm S$）/%
BXP-01	146.0	341.0	42.8	
BXP-02	135.0	340.0	39.7	
BXP-03	131.5	366.0	35.9	
BXP-04	176.0	444.0	39.6	
BXP-05	99.0	243.0	40.7	
BXP-06	103.5	244.0	42.4	
BXP-07	168.0	422.0	39.8	
BXP-08	137.0	400.0	34.3	43.6±6.3
BXP-09	132.0	343.0	38.5	
BXP-10	158.5	353.0	44.9	
BXP-11	138.0	273.0	50.5	
BXP-12	131.5	305.0	43.1	
BXP-13	122.5	280.0	43.8	
BXP-14	177.5	315.0	56.3	
BXP-15	165.0	314.0	52.5	
BXP-16	160.5	304.0	52.8	

表 7-1-7 梣酮转移率计算结果（$\bar{X} \pm S$）

编号	标准汤剂中梣酮含量/mg	饮片中梣酮含量/mg	转移率/%	（$\bar{X} \pm S$）/%
BXP-01	63.0	164.0	38.4	
BXP-02	62.5	144.0	43.4	
BXP-03	61.0	146.0	41.8	
BXP-04	49.5	115.0	43.0	
BXP-05	63.0	166.0	38.0	
BXP-06	53.0	149.0	35.6	
BXP-07	43.0	109.0	39.4	
BXP-08	51.0	132.0	38.6	
BXP-09	36.5	103.0	35.4	42.2±5.1
BXP-10	43.5	91.0	47.8	
BXP-11	42.0	95.0	44.2	
BXP-12	34.5	88.0	39.2	
BXP-13	48.5	123.0	39.4	
BXP-14	51.5	102.0	50.5	
BXP-15	51.5	99.0	52.0	
BXP-16	51.0	107.0	47.7	

5.标准汤剂特征图谱研究

1）色谱条件

同 4 下的色谱条件。

2）标准汤剂供试品溶液制备

同 4 下的标准汤剂供试品溶液制备。

3）方法学验证

方法学考察合格（具体内容略）。

4）特征图谱的建立及共有峰的标定

按照 4 下的色谱条件，分别精密吸取 16 批白鲜皮标准汤剂供试品溶液 10μL，注入高效液相色谱仪，记录色谱峰信息，生成的对照特征图谱见图 7-1-3，其中共有峰 10 个，指认 3 个，见图 7-1-4。相似度结果见表 7-1-8。各共有峰峰面积见表 7-1-9，以峰 9 为参照峰，计算其他峰的相对保留时间和相对峰面积（表 7-1-10）。

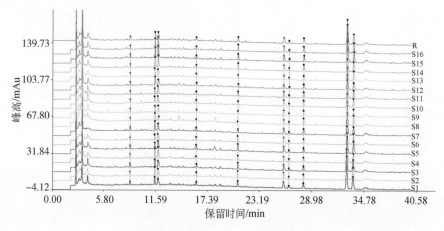

图 7-1-3 白鲜皮标准汤剂特征图谱

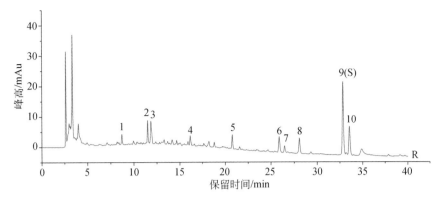

图 7-1-4 对照特征图谱及共有峰

峰 6：白鲜碱（dictamine，$C_{12}H_9NO_2$）；峰 9：黄柏酮（obacunone，$C_{26}H_{34}O_7$）；

峰 10：梣酮（fraxinellone，$C_{14}H_{16}O_3$）

表 7-1-8 相似度计算结果

编号	S1	S2	S3	S4	S5	S6	S7	S8	S9	S10	S11	S12	S13	S14	S15	S16	对照特征图谱
S1	1.000	0.998	0.999	0.983	0.978	0.994	0.982	0.987	0.986	0.985	0.990	0.982	0.994	0.985	0.988	0.988	0.997
S2	0.998	1.000	1.000	0.978	0.986	0.997	0.974	0.979	0.980	0.977	0.986	0.976	0.993	0.981	0.985	0.985	0.995
S3	0.999	1.000	1.000	0.979	0.986	0.997	0.974	0.980	0.981	0.978	0.986	0.976	0.994	0.982	0.986	0.986	0.995
S4	0.983	0.978	0.979	1.000	0.942	0.966	0.994	0.978	0.993	0.991	0.994	0.886	0.992	0.997	0.997	0.996	0.993
S5	0.978	0.986	0.986	0.942	1.000	0.993	0.926	0.941	0.943	0.935	0.955	0.934	0.973	0.950	0.957	0.959	0.968
S6	0.994	0.997	0.997	0.966	0.993	1.000	0.860	0.971	0.971	0.968	0.980	0.861	0.987	0.973	0.978	0.979	0.988
S7	0.982	0.974	0.974	0.994	0.926	0.960	1.000	0.988	0.994	0.996	0.992	0.997	0.984	0.991	0.990	0.988	0.991
S8	0.987	0.979	0.980	0.978	0.941	0.971	0.922	1.000	0.987	0.990	0.985	0.984	0.982	0.978	0.978	0.977	0.989
S9	0.986	0.980	0.981	0.993	0.943	0.971	0.994	0.987	1.000	0.999	0.998	0.994	0.988	0.992	0.991	0.991	0.994
S10	0.985	0.977	0.978	0.991	0.935	0.968	0.996	0.990	0.999	1.000	0.997	0.994	0.985	0.990	0.989	0.988	0.993
S11	0.990	0.986	0.986	0.994	0.955	0.980	0.992	0.985	0.998	0.997	1.000	0.993	0.993	0.996	0.996	0.996	0.997
S12	0.982	0.976	0.976	0.996	0.934	0.961	0.997	0.984	0.994	0.994	0.993	1.000	0.989	0.995	0.994	0.993	0.992
S13	0.994	0.993	0.994	0.992	0.973	0.987	0.984	0.982	0.988	0.985	0.993	0.989	1.000	0.993	0.996	0.996	0.997
S14	0.985	0.981	0.982	0.997	0.950	0.973	0.991	0.978	0.992	0.990	0.996	0.995	0.993	1.000	1.000	0.999	0.994
S15	0.988	0.985	0.986	0.997	0.957	0.978	0.990	0.978	0.991	0.989	0.996	0.994	0.996	1.000	1.000	1.000	0.996
S16	0.988	0.985	0.986	0.996	0.959	0.979	0.988	0.977	0.991	0.988	0.996	0.993	0.996	0.999	1.000	1.000	0.996
对照特征图谱	0.997	0.995	0.995	0.993	0.968	0.988	0.991	0.989	0.994	0.993	0.997	0.992	0.997	0.994	0.996	0.996	1.000

表 7-1-9 各共有峰峰面积

编号	保留时间/min	S1	S2	S3	S4	S5	S6	S7	S8	S9	S10	S11	S12	S13	S14	S15	S16
1	8.73	25435	27906	24798	27960	24196	17030	19853	18467	29233	29512	24445	24757	22391	20212	20110	21416
2	11.53	42076	47040	40520	51156	32562	29088	49238	39755	29672	34179	31892	45873	43168	52877	54435	53252
3	11.88	55362	59799	58836	84266	67255	52467	50462	33194	50935	52230	62699	52875	65359	91600	88360	90076
4	16.20	24885	27786	25493	17116	28828	23182	22131	16007	22426	23229	22041	19379	22379	20904	21206	20881

续表

编号	保留时间/min	S1	S2	S3	S4	S5	S6	S7	S8	S9	S10	S11	S12	S13	S14	S15	S16
5	20.81	39756	42954	40681	30141	45603	39069	23771	8421	20273	23111	28680	20707	23646	42565	39600	40015
6	25.93	56278	59197	54595	47938	51863	52343	46980	42531	47379	57514	51312	31683	39064	52239	52057	54174
7	26.52	18185	18340	17024	21735	15765	18553	17800	20459	18478	20903	18707	13841	18050	21018	18858	19106
8	28.11	46494	43968	41476	39562	39060	41794	46917	59355	47046	55626	50820	41012	37777	58090	53131	54433
9	32.89	225723	209585	202995	267880	150148	161671	255706	210810	201163	245400	210804	200897	187396	271919	253302	248776
10	33.60	124761	124707	121022	96878	122311	105939	85188	100476	72156	85312	82269	67966	94452	101235	101563	100707

表 7-1-10　相对保留时间与相对峰面积

峰编号	保留时间/min	相对保留时间	峰面积/mAu×s	相对峰面积
1	8.729	0.265	23608	0.108
2	11.529	0.351	42299	0.193
3	11.881	0.361	63486	0.290
4	16.195	0.493	22367	0.102
5	20.810	0.633	31812	0.145
6	25.930	0.788	49822	0.227
7	26.520	0.806	18551	0.085
8	28.113	0.855	47285	0.216
9	32.888	1.000	219011	1.000
10	33.599	1.022	99184	0.453

7.2　炒瓜蒌皮

7.2.1　炒瓜蒌皮标准汤剂质量标准

本品为葫芦科植物栝楼 *Trichosanthes kirikowii* Maxim.的干燥成熟果皮，经炮制、加工制成的标准汤剂。

【制法】取炒瓜蒌皮饮片 100g，加 8 倍量水浸泡 30min，回流 30min，趁热过滤，药渣再加 7 倍量水，回流 20min，趁热过滤，合并 2 次滤液，减压浓缩至 500mL，即得。

【性状】本品为棕褐色至黑色混悬液，静置后会产生沉淀。

【检查】pH 值应为 4.2～5.5。

总固体　应为 0.24～0.35g。

其他　应符合口服混悬剂项下有关的各项规定。

【特征图谱】照高效液相色谱法测定。

色谱条件与系统适用性试验　以十八烷基硅烷键合硅胶为填充剂（柱长为 150mm，内径为 2.1mm，粒径为 2.6μm）；以乙腈为流动相 A，以 0.1%甲酸水溶液为流动相 B，按表 7-2-1 中的规定进行梯度洗脱；流速为 0.4mL/min；柱温为 30℃；检测波长为 300nm。

表 7-2-1 洗脱条件

时间/min	流动相 A/%	流动相 B/%
0～10	5→15	95→85
10～12	15→47	85→53

供试品溶液的制备　本品摇匀，精密量取 1.5mL，加甲醇 0.5mL，超声 5min，12 000r/min 离心 5min，0.22μm 滤膜过滤，取续滤液，即得。

测定法　分别精密吸取供试品溶液各 5μL，注入液相色谱仪，测定，记录 12min 色谱图，即得。

供试品特征图谱中呈现 8 个特征峰（图 7-2-1），8 号峰为 S 峰，计算特征峰峰 1～峰 7 的相对保留时间，其相对保留时间应在规定值的±5%之内。规定值为：0.06（峰 1）、0.08（峰 2）、0.09（峰 3）、0.13（峰 4）、0.22（峰 5）、0.35（峰 6）、0.49（峰 7）、1.00（峰 8）。

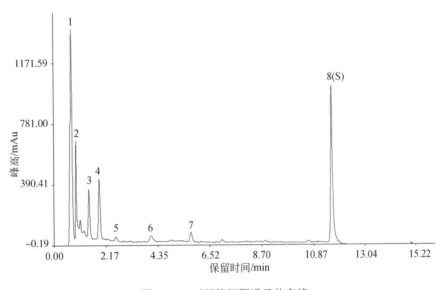

图 7-2-1　对照特征图谱及共有峰

峰 8：参照峰

【规格】0.2g/mL（以饮片计）。

【贮藏】冷冻保存，用时复融。

7.2.2　炒瓜蒌皮标准汤剂质量标准起草说明

1.仪器与材料

安捷伦 1290Infinity Ⅱ 型超高效液相色谱仪（美国安捷伦公司，G7167B 型自动进样系统，G7166B 型柱温箱，G7117A 型 DAD 检测器），色谱柱为 Thermo-C18（150mm×2.1mm，2.6μm）Sartorius-CGLP-210S-型电子分析天平（北京赛多利斯天平有限公司）；KQ-100E 型超声波清洗器（昆山市超声仪器有限公司）；LD510-2 型电子天平（沈阳龙腾电子有限公司）；H1650-W 型台式高速离心机（湖南湘仪实验室仪器开发有限公司）。

甲醇、乙腈为色谱纯（美国，Fisher 公司），水为高纯水，其他试剂为分析纯。

2.样品采集

样品共 15 份（编号 CGLP-01～CGLP-15），采自主产区及道地产区河北保定、湖北、安徽、山东等地，包括符合《中国药典》要求的不同商品规格等级。

3.物种鉴别

经鉴定，研究样品均为葫芦科植物栝楼 *Trichosanthes kirikowii* Maxim.。

4.定量测定

1）标准汤剂溶液制备

取炒瓜蒌皮饮片 100g，加 8 倍量水浸泡 30min，回流 30min，趁热过滤，药渣再加 7 倍量水，回流 20min，趁热过滤，合并 2 次滤液，减压浓缩至 500mL，即得炒瓜蒌皮标准汤剂。

2）测定法

（1）pH 值测定

取标准汤剂，用 pH 计测定 pH 值。

（2）总固体测定

参照编写说明【总固体】项下测定方法操作。

3）结果

pH 值及总固体结果见表 7-2-2。

表 7-2-2　标准汤剂 pH 值及总固体

编号	pH 值	总固体/g	RSD/%
CGLP-01	4.9	0.24	1.5
CGLP-02	4.7	0.30	1.6
CGLP-03	5.0	0.28	1.3
CGLP-04	4.3	0.29	1.5
CGLP-05	4.3	0.31	1.4
CGLP-06	4.2	0.28	1.5
CGLP-07	4.3	0.27	1.2
CGLP-08	5.1	0.25	1.1
CGLP-09	4.2	0.33	1.3
CGLP-10	4.6	0.32	1.2
CGLP-11	5.4	0.33	1.4
CGLP-12	4.8	0.29	1.2
CGLP-13	5.5	0.33	1.2
CGLP-14	5.2	0.28	1.1
CGLP-15	5.1	0.30	1.3

5.标准汤剂特征图谱研究

1) 色谱条件

以十八烷基硅烷键合硅胶为填充剂（柱长为 150mm，内径为 2.1mm，粒径为 2.6μm）；以乙腈为流动相 A，以 0.1%甲酸水溶液为流动相 B，梯度洗脱条件：0～10min，5%～15%A；10～12min，15%～47%A；流速为 0.4mL/min。柱温为 30℃；检测波长为 300nm（图 7-2-2）。

2) 供试品溶液制备

精密吸取炒瓜蒌皮标准汤剂（CGLP-01～CGLP-15 ）各 1.5mL，分别加甲醇 0.5mL，超声 5min，12 000r/min 离心 5min，0.22μm 滤膜过滤，取续滤液，即得标准汤剂供试品溶液。

3) 方法学验证

方法学考察合格（具体内容略）。

4) 特征图谱的建立及共有峰的标定

按照 4 下的色谱条件，分别精密吸取 15 批炒瓜蒌皮标准汤剂供试品溶液 5μL，注入高效液相色谱仪，记录色谱峰信息（图 7-2-3），生成的对照特征图谱见图 7-2-4，其中共有峰 8 个。相似度结果见表 7-2-3。各共有峰峰面积见表 7-2-4，以峰 8 为参照峰，计算其他峰的相对保留时间和相对峰面积（表 7-2-5）。

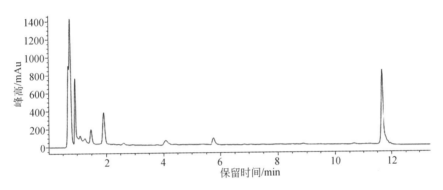

图 7-2-2 标准汤剂 UPLC 色谱图

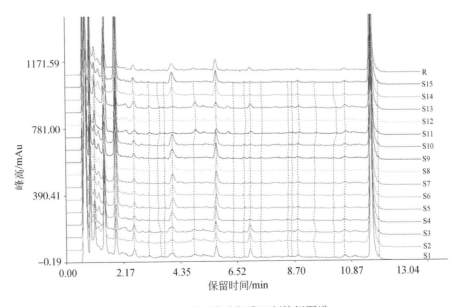

图 7-2-3 炒瓜蒌皮标准汤剂特征图谱

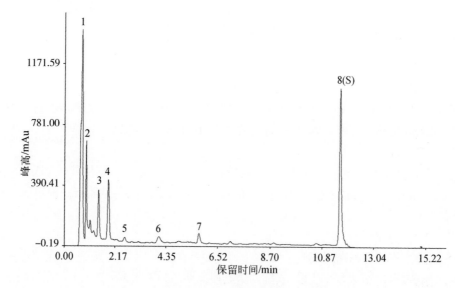

图 7-2-4　炒瓜蒌皮标准汤剂对照特征图谱及共有峰

表 7-2-3　相似度计算结果

编号	S1	S2	S3	S4	S5	S6	S7	S8	S9	S10	S11	S12	S13	S14	S15	对照特征图谱
S1	1.000	0.967	0.993	0.891	0.896	0.888	0.895	0.897	0.885	0.868	0.992	0.994	0.988	0.855	0.869	0.959
S2	0.967	1.000	0.986	0.892	0.895	0.884	0.896	0.900	0.884	0.868	0.963	0.967	0.981	0.856	0.875	0.956
S3	0.993	0.986	1.000	0.897	0.902	0.891	0.900	0.902	0.890	0.875	0.991	0.992	0.995	0.864	0.880	0.965
S4	0.891	0.892	0.897	1.000	0.994	0.998	0.997	0.998	1.000	0.993	0.874	0.875	0.882	0.986	0.988	0.980
S5	0.896	0.895	0.902	0.994	1.000	0.996	0.985	0.986	0.991	0.996	0.876	0.877	0.882	0.993	0.994	0.981
S6	0.888	0.884	0.891	0.998	0.996	1.000	0.993	0.993	0.998	0.997	0.868	0.870	0.875	0.991	0.993	0.978
S7	0.895	0.896	0.900	0.997	0.985	0.993	1.000	1.000	0.998	0.983	0.878	0.881	0.887	0.972	0.976	0.979
S8	0.897	0.900	0.902	0.998	0.986	0.993	1.000	1.000	0.998	0.983	0.879	0.882	0.888	0.973	0.977	0.980
S9	0.885	0.884	0.890	1.000	0.991	0.998	0.998	0.998	1.000	0.991	0.868	0.870	0.875	0.984	0.986	0.977
S10	0.868	0.868	0.875	0.993	0.996	0.997	0.983	0.983	0.991	1.000	0.849	0.850	0.856	0.998	0.999	0.969
S11	0.992	0.963	0.991	0.874	0.876	0.868	0.878	0.879	0.868	0.849	1.000	1.000	0.996	0.838	0.853	0.949
S12	0.994	0.967	0.992	0.875	0.877	0.870	0.881	0.882	0.870	0.850	1.000	1.000	0.996	0.838	0.853	0.951
S13	0.988	0.981	0.995	0.882	0.882	0.875	0.887	0.888	0.875	0.856	0.996	0.996	1.000	0.844	0.861	0.955
S14	0.855	0.856	0.864	0.986	0.993	0.991	0.972	0.973	0.984	0.998	0.838	0.838	0.844	1.000	0.999	0.961
S15	0.869	0.875	0.880	0.988	0.994	0.993	0.976	0.977	0.986	0.999	0.853	0.853	0.861	0.999	1.000	0.969
对照特征图谱	0.959	0.956	0.965	0.980	0.981	0.978	0.979	0.980	0.977	0.969	0.949	0.951	0.955	0.961	0.969	1.000

表 7-2-4 各共有峰峰面积

编号	保留时间/min	S1	S2	S3	S4	S5	S6	S7	S8	S9	S10	S11	S12	S13	S14	S15
1	0.742	8100.2	9623.4	7248.3	5973.3	5997.4	6253.7	5279.5	5648.2	5628.4	5957.9	5812.1	5999.0	6503.2	5618.2	5860.9
2	0.924	2085.0	2430.1	1940.1	2825.5	2240.8	2916.2	2662.9	2760.8	2791.0	2956.4	1530.2	1597.6	1677.3	2704.8	2867.8
3	1.095	1916.2	1371.4	1726.5	213.5	570.3	217.5	167.6	169.6	151.8	234.2	1286.4	1341.7	987.8	262.0	264.7
4	1.464	2739.1	1461.3	2266.1	840.8	798.5	888.6	698.2	665.4	826.6	914.2	2779.6	2667.1	2656.2	992.5	993.8
5	2.585	290.8	319.9	253.7	152.2	173.3	142.6	150.5	125.6	155.6	161.9	174.9	196.6	302.1	158.8	154.8
6	4.050	308.3	199.2	399.9	568.4	667.0	602.4	576.3	570.9	512.1	710.9	110.3	100.4	114.7	513.3	625.5
7	5.729	432.8	355.3	431.7	593.0	594.8	516.2	535.0	567.1	612.5	579.1	205.0	188.4	233.9	547.1	528.6
8	11.635	6500.3	11137.5	7286.4	5316.1	5334.9	5287.4	4622.4	4947.8	4911.5	5530.4	5369.9	5468.6	6635.3	5551.3	6037.6

表 7-2-5 相对保留时间与相对峰面积

峰编号	保留时间/min	相对保留时间	峰面积/mAu×s	相对峰面积
1	0.742	0.064	6366.9	1.062
2	0.924	0.079	2399.1	0.400
3	1.095	0.094	725.4	0.121
4	1.464	0.126	1479.2	0.247
5	2.585	0.222	194.2	0.032
6	4.050	0.348	438.6	0.073
7	5.729	0.492	461.4	0.077
8	11.635	1.000	5995.8	1.000

7.3 陈 皮

7.3.1 陈皮标准汤剂质量标准

本品为芸香科植物橘 *Citrus reticulata* Blanco 的干燥成熟果皮，经炮制、加工制成的标准汤剂。

【制法】取陈皮饮片 100g，加 8 倍量水浸泡 30min，回流 60min，趁热过滤，药渣再加 7 倍量水，回流 40min，趁热过滤，合并 2 次滤液，减压浓缩至 500mL，即得。

【性状】本品为淡棕色的混悬液，静置后会产生沉淀。

【检查】pH 值 应为 3.9～5.0。

总固体 应为 0.63～0.88g。

其他 应符合口服混悬剂项下有关的各项规定。

【特征图谱】照高效液相色谱法测定。

色谱条件与系统适用性试验 以十八烷基硅烷键合硅胶为填充剂（250mm×4.6mm，5μm）；以甲醇为流动相 A，以 0.2%冰醋酸水溶液为流动相 B；流速为 0.8mL/min；进样量为 10μL；柱温为室温；检测波长为 283nm（表 7-3-1）。

表 7-3-1 洗脱条件

时间/min	甲醇 A/%	0.2%冰醋酸水溶液 B/%
0～5	10→30	90→70
10～20	30→40	70→60
20～30	40→60	60→40
30～35	60→90	40→10
35～40	90	10

参照物溶液的制备　取橙皮苷对照品适量，精密称定，加甲醇制成每 1mL 含 0.4mg 的溶液，即得。

供试品溶液制备　精密吸取陈皮标准汤剂摇匀，取该浓缩液 1mL 置于 10mL 的容量瓶中，用 40% 甲醇稀释至刻度，即得供试品，进样前用 0.45μm 滤膜过滤。

测定法　取标准汤剂供试品溶液各 10μL，注入高效液相色谱仪，测定，记录 40min 的色谱图，即得。

供试品特征图谱中应呈现 5 个特征峰（图 7-3-1），其中 1 个峰应分别与对应的参照物峰保留时间相同；橙皮苷参照物峰相应的峰为 S 峰，计算特征峰峰 1～峰 5 的相对保留时间，其相对保留时间应在规定值的±5%之内。

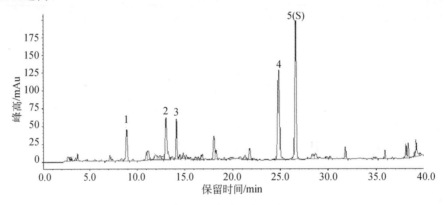

图 7-3-1　对照特征图谱及共有峰

峰 5：橙皮苷（hesperidin，$C_{28}H_{34}O_{15}$）

【含量测定】照高效液相色谱法测定。

色谱条件与系统适用性试验　同【特征图谱】项下。

对照品溶液的制备　取橙皮苷对照品适量，精密称定，加甲醇制成每 1mL 含 0.4mg 的溶液，即得。

供试品溶液的制备　取【特征图谱】项下的供试品溶液，即得。

测定法　分别精密吸取对照溶液和供试品溶液各 10μL，注入液相色谱仪，测定，即得。

本品每 1mL 含橙皮苷应为 5.24mg。

【转移率】橙皮苷转移率范围为 80.8%～128.8%。

【规格】0.2g/mL（以饮片计）。

【贮藏】冷冻保存，用时复融。

7.3.2　陈皮标准汤剂质量标准起草说明

1.仪器与材料

安捷伦 1260Infinity Ⅱ 型超高效液相色谱仪（美国安捷伦公司，G1313A 型自动进样系统，G1316A 型柱温箱，G1362A 型 DAD 检测器），色谱柱为 Thermo-C18 色谱柱（250mm×4.6mm，5μm）

Sartorius-WWZA-124S-型电子分析天平（北京赛多利斯科学仪器有限公司）；KQ-5200B 型超声波清洗器（昆山市超声仪器有限公司）；YP502N 型电子天平（上海精密科学仪器有限公司）；D2012 型台式高速离心机（上海洪纪仪器设备有限公司）。

橙皮苷（购自北京索莱宝科技有限公司）甲醇、乙腈为色谱纯（美国，Fisher 公司），水为高纯水，其他试剂为分析纯。

2.样品采集

样品共 10 份，分别采自主产区或道地产区浙江、云南、四川、安徽、广东等地及药材市场，包括符合《中国药典》要求的不同商品规格等级。

3.物种鉴别

经鉴定，所研究样品均为芸香科植物橘 *Citrus reticulata* Blanco.。

4.定量测定

1）色谱条件

饮片色谱条件　以十八烷基硅烷键合硅胶为填充剂；以甲醇-乙酸-水（35∶4∶61）为流动相；检测波长为 283nm。理论塔板数按橙皮苷峰计算应不低于 2000。

标准汤剂色谱条件　色谱柱为 Thermo BDS Hypersil C18（250mm×4.6mm，5μm）；流动相为甲醇（A）-0.2%冰醋酸水溶液（B），梯度洗脱：0～5min，10% A；5～10min，10%～30% A；10～20min，30%～40% A；20～30min，40%～60% A，30～35min，60%～90% A，35～40min，90%A。流速为 0.8mL/min；进样量为 10μL；柱温为 30℃；检测波长为 283nm（图 7-3-2）。

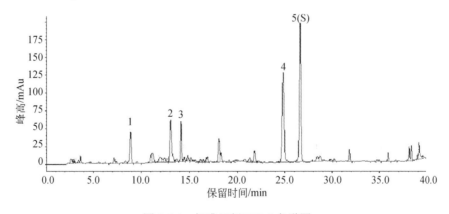

图 7-3-2　标准汤剂 HPLC 色谱图

2）对照品溶液的制备

取橙皮苷对照品适量，精密称定，加甲醇制成每 1mL 含 0.4mg 的溶液，即得。

3）供试品溶液的制备

（1）饮片供试品溶液制备

取本品粗粉约 1g，精密称定，置索氏提取器中，加石油醚（60～90℃）80mL，加热回流 2～3 小时，弃去石油醚，药渣挥干，加甲醇 80mL，再加热回流至提取液无色，放冷，滤过，滤液置 100mL 量瓶中，用少量甲醇分次洗涤容器，洗液滤入同一量瓶中，加甲醇至刻度，摇匀，即得。

（2）标准汤剂供试品溶液制备

取陈皮饮片 100g，加 8 倍量水，浸泡 30min，加热并保持微沸 60min，趁热过滤，药渣再加 7 倍量水，保持微沸 40min，趁热过滤，合并 2 次滤液，减压浓缩至 500mL，即得。

4）方法学验证

以橙皮苷峰面积积分值为纵坐标（Y），对照品进样量为横坐标（X）进行回归分析，绘制标准曲线，计算回归方程为 $Y=21.83X+1.04$，$R^2=0.99987$。实验表明，的进样浓度线性关系良好。精密度考察合格，RSD%为 0.1%。陈皮标准汤剂供试品溶液制备后 24 小时内稳定性良好，RSD 为 0.1%。重复性良好，平行 6 份供试品溶液的 RSD 为 0.6%。平均加样回收率为 98.5%，RSD 为 0.7%。

5）测定法

（1）含量测定

分别精密吸取对照品溶液 10μL、供试品溶液 10μL，注入高效液相色谱仪，测定，即得。

（2）pH 值测定

取标准汤剂，用 pH 计测定 pH 值。

（3）总固体测定

参照编写说明【总固体】项下测定方法操作。

（4）橙皮苷转移率测定

参照编写说明【转移率】项下公式计算。

6）结果

（1）饮片中橙皮苷的含量

橙皮苷含量测定结果见表 7-3-2，所收集样品均满足《中国药典》中橙皮苷（本品中浓度不低于 7mg/mL）的限量要求。

表 7-3-2　饮片中橙皮苷含量测定

编号	橙皮苷含量/（mg/mL）	RSD/%
CP-01	8.74	1.6
CP-02	8.44	1.3
CP-03	7.80	1.8
CP-04	8.04	1.3
CP-05	8.70	1.5
CP-06	8.36	1.7
CP-07	8.06	1.1
CP-08	9.12	1.3
CP-09	9.76	1.4
CP-10	9.30	1.9

（2）标准汤剂中橙皮苷的含量

取 15 批陈皮标准汤剂，按色谱条件测定橙皮苷含量（表 7-3-3）。

表 7-3-3　标准汤剂中橙皮苷含量测定

编号	橙皮苷含量/（mg/mL）	RSD/%
CP-01	9.72	0.9
CP-02	8.1	0.7
CP-03	9.78	0.8

编号	橙皮苷含量/（mg/mL）	RSD/%
CP-04	7.74	1.0
CP-05	8.02	0.9
CP-06	9.3	0.8
CP-07	9.9	1.1
CP-08	8.72	1.0
CP-09	8.28	0.7
CP-10	10.4	0.5

（3）pH 值及总固体（表 7-3-4）

表 7-3-4　标准汤剂 pH 值及总固体

编号	pH 值	总固体/g	RSD/%
CP-01	4.5	0.77	1.8
CP-02	3.9	0.79	1.6
CP-03	4.1	0.88	1.3
CP-04	4.3	0.68	1.4
CP-05	3.9	0.88	1.6
CP-06	4.0	0.82	1.9
CP-07	4.3	0.69	2.0
CP-08	5.0	0.63	2.1
CP-09	3.9	0.81	1.5
CP-10	4.7	0.78	1.1

（4）橙皮苷在标准汤剂中的转移率（表 7-3-5）

表 7-3-5　橙皮苷转移率计算结果（$\bar{X} \pm S$）

编号	标准汤剂中橙皮苷含量/mg	饮片中橙皮苷含量/mg	转移率/%	（$\bar{X} \pm S$）/%
CP-01	4860	4378.378378	111.3	
CP-02	4050	4218.75	96.0	
CP-03	4890	3896.414343	125.5	
CP-04	3870	4014.522822	96.4	
CP-05	4010	4353.963084	92.1	
CP-06	4650	4185.418542	111.1	104.8±1.4
CP-07	4950	4030.944625	122.8	
CP-08	4360	4560.669456	95.6	
CP-09	4140	4876.325088	84.9	
CP-10	5200	4651.162791	111.8	

5.标准汤剂特征图谱研究

1）色谱条件

同 4 下的色谱条件。

2）标准汤剂供试品溶液制备

同 4 下的标准汤剂供试品溶液制备。

3）方法学验证

方法学考察合格（具体内容略）。

4）特征图谱的建立及共有峰的标定

按照色谱条件，分别精密吸取 10 批陈皮标准汤剂供试品溶液 10μL，注入高效液相色谱仪，记录色谱峰信息（图 7-3-3，表 7-3-6，表 7-3-7，表 7-3-8），生成的对照特征图谱见图 7-3-4。

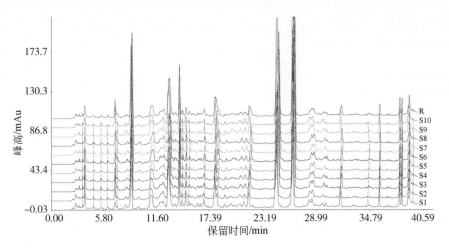

图 7-3-3　陈皮标准汤剂特征图谱

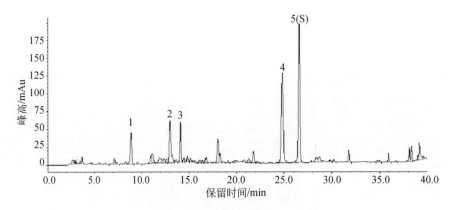

图 7-3-4　对照特征图谱及共有峰

峰 5：橙皮苷（hesperidin，$C_{28}H_{34}O_{15}$）

表 7-3-6　陈皮特征图谱相似度计算结果

编号	S1	S2	S3	S4	S5	S6	S7	S8	S9	S10	对照特征图谱
S1	1	1	1	1	1	0.992	0.985	0.975	0.982	0.98	0.996
S2	1	1	1	1	1	0.992	0.985	0.975	0.982	0.98	0.996
S3	1	1	1	1	1	0.992	0.985	0.975	0.982	0.98	0.996

续表

编号	S1	S2	S3	S4	S5	S6	S7	S8	S9	S10	对照特征图谱
S4	1	1	1	1	1	0.992	0.985	0.975	0.982	0.98	0.996
S5	1	1	1	1	1	0.992	0.985	0.975	0.982	0.98	0.996
S6	0.992	0.992	0.992	0.992	0.992	1	0.984	0.968	0.974	0.986	0.995
S7	0.985	0.985	0.985	0.985	0.985	0.984	1	0.992	0.994	0.985	0.993
S8	0.975	0.975	0.975	0.975	0.975	0.968	0.992	1	0.996	0.974	0.982
S9	0.982	0.982	0.982	0.982	0.982	0.974	0.994	0.996	1	0.972	0.988
S10	0.98	0.98	0.98	0.98	0.98	0.986	0.985	0.974	0.972	1	0.987
对照特征图谱	0.996	0.996	0.996	0.996	0.996	0.995	0.993	0.982	0.988	0.987	1

表 7-3-7 各共有峰峰面积

编号	S1	S2	S3	S4	S5	S6	S7	S8	S9	S10
1	782.3	1310.3	222.9	582.6	539.2	959.9	664.2	458.4	490.1	1007.3
2	499.7	389.2	555.7	406.8	469.0	418.1	749.3	750.5	751.6	597.4
3	380.0	302.1	499.8	324.0	392.5	321.0	378.2	379.9	395.5	278.9
4	1689.8	1809.6	1930.5	1429.3	1839.8	1747.7	1615.4	1608.1	1888.1	1501.3
5	2150.6	1891.9	1802.3	1747.1	2012.6	2276.2	2135.4	1687.1	2121.3	1766.6

表 7-3-8 相对保留时间与相对峰面积

峰编号	保留时间/min	相对保留时间	峰面积/mAu×s	相对峰面积
1	8.791	0.332	1007.3	0.570
2	12.977	0.491	597.4	0.338
3	14.072	0.532	278.9	0.158
4	24.665	0.932	1501.3	0.850
5	26.451	1.00	1766.6	1.00

7.4 钩　　藤

7.4.1 钩藤标准汤剂质量标准

本品为茜草科植物钩藤 *Uncaria rhynchophylla*（Miq.）Miq. ex Havil.的干燥带钩茎枝，经炮制、加工制成的标准汤剂。

【制法】取钩藤饮片 100g，加 8 倍量水，浸泡 30min，加热回流 30min，趁热过滤，药渣再加 7 倍量水，回流 20min，趁热过滤（同上），合并 2 次煎煮滤液，减压浓缩，温度不超过 60℃，使最终体积浓缩至 500mL，即得。

【性状】本品为红褐色的混悬液，静置会有沉淀产生。

【检查】pH 值　应为 4.4～4.8。

　　　　总固体　应为 0.12～0.17g。

　　　　其他　应符合口服混悬剂项下有关的各项规定。

【特征图谱】照高效液相色谱法测定。

色谱条件与系统适应性试验　采用 Agilent 1260 液相色谱仪进行，采用色谱柱 Agilent-ZORBAX Extend-C18（250mm×4.6mm，5μm），流动相为 0.1%甲酸水（A）-甲醇（B），梯度洗脱，洗脱程序见表 7-4-1。流速为 0.8mL/min；柱温为 30℃；检测波长为 254nm；进样量为 5μL。

表 7-4-1　洗脱条件

时间/min	流动相 A/%	流动相 B/%
0～15	97→90	3→10
15～25	90→85	10→15
25～35	85→85	15→15
35～40	85→80	15→20
40～90	80→55	20→45
90～120	55→30	45→70
120～135	30→0	70→100

供试品溶液的制备　本品摇匀，取所得的标准煎剂置于 2mL 离心管中，12 000r/min 离心 5min，取上清液，即得。

测定法　精密吸取各 5μL，注入液相色谱仪，测定，记录 150min 的色谱图，即得。

供试品特征图谱中应呈现 5 个特征峰（图 7-4-1），峰 2 为 S 峰，计算特征峰峰 1、峰 3～峰 5 的相对保留时间，其相对保留时间应在规定值的±5%之内。规定值为 0.48（峰 1）、1.00（峰 2）、1.07（峰 3）、1.12（峰 4）、2.02（峰 5）。

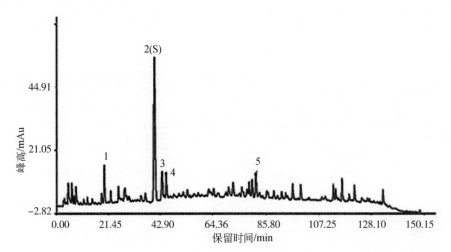

图 7-4-1　对照特征图谱及共有峰

峰 3：钩藤碱（rhynchophylline，$C_{22}H_{28}N_2O_4$）；峰 4：异钩藤碱（isorhynchophylline，$C_{22}H_{28}N_2O_4$）

【规格】0.2g/mL（以饮片计）。

【贮藏】冷冻保存，用时复融。

7.4.2 钩藤标准汤剂质量标准起草说明

1.仪器与材料

Agilent 1260 高效液相色谱仪，HP 真空脱气泵，HP 四元泵，HP 自动进样，HP 柱温箱，HPLC-DAD 检测器；AND GX-600 型电子分析天平（d=0.001g）；Agilent Extend-C18 色谱柱（250mm×4.6mm，5μm）。甲醇为色谱纯（美国，Fisher 公司），水为高纯水，其他试剂为分析纯。

2.样品采集

样品共 12 份（编号 GT-01～GT-12），采自主产区及道地产区湖南、江西、广西玉林、湖北等地及安国药材市场，包括符合《中国药典》要求的不同商品规格等级。

3.物种鉴别

经鉴定，研究样品均为茜草科植物钩藤 *Uncaria rhynchophylla*（Miq.）Miq. ex Havil.。

4.定量测定

1）标准汤剂供试品溶液制备

取钩藤饮片 100g，加 8 倍量水（依据临床煎煮习惯，选用纯化水）浸泡 30min，加热回流 30min，趁热过滤，药渣再加 7 倍量水，回流 20min，趁热过滤（同上），合并 2 次煎煮滤液，减压浓缩，温度不超过 60℃，使最终体积浓缩至 500mL。

2）测定法

（1）pH 值测定

取标准汤剂，用 pH 计测定 pH 值。

（2）总固体测定

参照编写说明【总固体】项下测定方法操作。

3）结果

pH 值及总固体结果见表 7-4-2。

表 7-4-2　标准汤剂 pH 值及总固体

编号	pH 值	总固体/g	RSD/%
GT-01	4.7	0.15	0.1
GT-02	4.7	0.14	0.2
GT-03	4.7	0.14	0.5
GT-04	4.4	0.15	0.1
GT-05	4.5	0.14	1.3
GT-06	4.5	0.17	0.9
GT-07	4.7	0.16	1.1
GT-08	4.5	0.15	0.5
GT-09	4.6	0.13	1.0
GT-10	4.7	0.14	1.6
GT-11	4.7	0.13	2.1
GT-12	4.6	0.17	1.8

5.标准汤剂特征图谱研究

1）色谱条件

HPLC 色谱条件　采用 Agilent 1260 液相色谱仪进行，采用色谱柱 Agilent-ZORBAX Extend-C18（250mm×4.6mm，5μm），流动相为 0.1%甲酸水（A）-甲醇（B），梯度洗脱：1～15min，97%～90% A；15～25min，90%～85% A；25～35min，85%～85%；35～40min，85%～80% A；40～90min，80%～55%；90～120min，55%～30% A；120～135min，30%～0% A。流速为 0.8mL/min；柱温为 30℃；检测波长为 254nm；进样量为 5μL（图 7-4-2）。

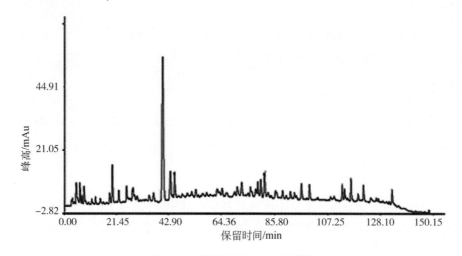

图 7-4-2　标准汤剂 HPLC 色谱图

LC-MS 色谱条件　采用 Agilent 1260 液相色谱仪进行，采用色谱柱 Agilent-ZORBAX Extend-C18（250mm×4.6mm，5μm），流动相为 0.1%甲酸水（A）-甲醇（B），梯度洗脱：1～15min，97%～90% A；15～25min，90%～85% A；25～35min，85%～85%；35～40min，85%～80% A；40～90min，80%～55%；90～120min，55%～30% A；120～135min，30%～0% A。流速为 0.8mL/min（进入质谱进行分流，分流比为 1：1）；柱温为 30℃；检测波长为 254nm；进样量为 5μL。

2）质谱条件

离子模式：正离子模式加热器温度为 350℃，毛细管温度为 350℃，毛细管电压为 35V，喷雾电压为 3.5kV，鞘气（N_2）流速为 35arb，辅助气（N_2）流速为 10arb，质量数扫描范围为 50～1500，分辨率为 30 000。

3）供试品溶液的制备

同 4 下的标准汤剂供试品溶液制备。

4）方法学验证

方法学考察合格（具体内容略）。

5）特征图谱的建立及共有峰的标定

按照 5 下的色谱条件，分别将 12 批次钩藤饮片标准汤剂供试品溶液进样分析，准确吸取各供试品溶液 5μL，注入 HPLC 记录色谱峰信息，见图 7-4-3，相似度结果见表 7-4-3，生成的对照特征图谱见图 7-4-4，其中共有峰 5 个，共有峰峰面积见表 7-4-4，通过 UPLC-ESI-MS/MS 指认 2 个，分别是峰 3：钩藤碱（RT=43.62，385.21853 [M+H]⁺）；峰 4：异钩藤碱（RT=45.36，385.21658 [M+H]⁺）；以峰 2 为参照峰，计算其他峰的相对保留时间和相对峰面积（表 7-4-5）。

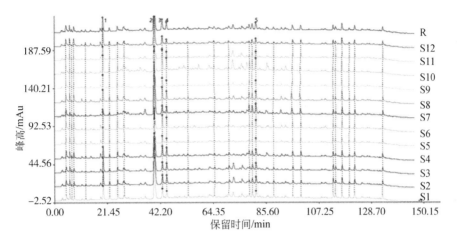

图 7-4-3　钩藤标准汤剂特征图谱

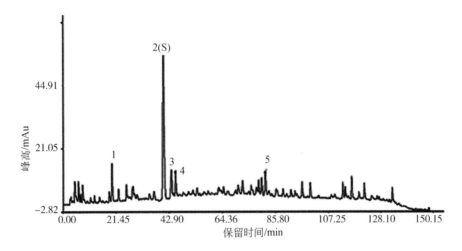

图 7-4-4　对照特征图谱及共有峰

峰 3：钩藤碱（rhynchophylline，$C_{22}H_{28}N_2O_4$）；峰 4：异钩藤碱（isorhynchophylline，$C_{22}H_{28}N_2O_4$）

表 7-4-3　钩藤药材标准汤剂液相色谱图相似度匹配结果

编号	S1	S2	S3	S4	S5	S6	S7	S8	S9	S10	S11	S12	对照特征图谱
S1	1	0.997	0.997	0.983	0.949	0.982	0.968	0.985	0.988	0.977	0.995	0.963	0.994
S2	0.997	1	0.996	0.985	0.944	0.984	0.972	0.988	0.988	0.981	0.996	0.959	0.995
S3	0.997	0.996	1	0.979	0.949	0.978	0.966	0.983	0.988	0.974	0.996	0.963	0.992
S4	0.983	0.985	0.979	1	0.94	0.987	0.984	0.993	0.989	0.981	0.979	0.956	0.994
S5	0.949	0.944	0.949	0.94	1	0.953	0.913	0.945	0.963	0.908	0.946	0.992	0.954
S6	0.982	0.984	0.978	0.987	0.953	1	0.968	0.988	0.988	0.975	0.981	0.97	0.992
S7	0.968	0.972	0.966	0.984	0.913	0.968	1	0.986	0.977	0.977	0.965	0.931	0.983
S8	0.985	0.988	0.983	0.993	0.945	0.988	0.986	1	0.994	0.983	0.985	0.961	0.996
S9	0.988	0.988	0.988	0.989	0.963	0.988	0.977	0.994	1	0.975	0.988	0.975	0.996
S10	0.977	0.981	0.974	0.981	0.908	0.975	0.977	0.983	0.975	1	0.976	0.928	0.987
S11	0.995	0.996	0.996	0.979	0.946	0.981	0.965	0.985	0.988	0.976	1	0.962	0.993

续表

编号	S1	S2	S3	S4	S5	S6	S7	S8	S9	S10	S11	S12	对照特征图谱
S12	0.963	0.959	0.963	0.956	0.992	0.97	0.931	0.961	0.975	0.928	0.962	1	0.969
对照特征图谱	0.994	0.995	0.992	0.994	0.954	0.992	0.983	0.996	0.996	0.987	0.993	0.969	1

表 7-4-4　各共有峰峰面积

编号	保留时间/min	S1	S2	S3	S4	S5	S6	S7	S8	S9	S10	S11	S12
1	19.7	400.4	408.4	412.5	321.8	493.4	525.6	176.0	351.7	379.0	526.9	395.7	505.7
2	40.5	1822.5	2052.3	1697.1	2225.3	1136.0	2457.9	2359.3	2564.5	1675.0	4358.7	1767.1	1307.5
3	43.6	296.6	262.1	262.9	354.6	201.7	457.2	286.9	417.3	286.3	937.7	270.8	252.5
4	45.4	226.2	263.0	211.8	278.8	126.2	341.7	225.4	276.1	205.3	414.2	206.4	142.8
5	81.7	223.5	225.2	229.3	205.8	128.2	288.4	360.3	300.7	189.0	490.2	167.3	114.4

表 7-4-5　相对保留时间与相对峰面积

峰编号	保留时间/min	相对保留时间	峰面积/mAu×s	相对峰面积
1	19.745	0.488	408.1	0.193
2	40.469	1.000	21186	1.000
3	43.62	1.078	357.2	0.169
4	45.364	1.121	243.2	0.115
5	81.731	2.020	243.5	0.115

7.5　桂　枝

7.5.1　桂枝标准汤剂质量标准

本品为樟科植物肉桂 Cinnamomum cassia Presl 的干燥嫩枝，经炮制、加工制成的标准汤剂。

【制法】取桂枝饮片 100g，加 8 倍量水浸泡 30min，置挥发油提取器中提取 2 小时，得挥发油，提取液滤过，药渣再加 7 倍量水，于挥发油提取器中继续提取 30min，得挥发油，提取液滤过，合并挥发油。合并滤液，浓缩至适量，将挥发油加入浓缩液，加入适量吐温，摇匀，定容至 500mL，即得。

【性状】本品为黄褐色混悬液，静置后会产生沉淀。

【检查】pH 值　应为 4.3～4.8。

　　　　总固体　应为 0.11～0.18g。

　　　　其他　应符合口服混悬剂项下有关的各项规定。

【特征图谱】照高效液相色谱法测定。

　　色谱条件与系统适用性试验　以十八烷基硅烷键合硅胶为填充剂（柱长为 250mm，内径为 4.6mm，粒径为 5μm）；以乙腈为流动相 A，以水溶液为流动相 B，按表 7-5-1 中的规定进行梯度洗脱；流速为 1mL/min；柱温为 30℃；检测波长为 254nm。理论塔板数按桂皮醛峰计算应不低于 3000。

表 7-5-1 洗脱条件

时间/min	流动相 A/%	流动相 B/%
0～30	10→40	90→60
30～40	40	60

参照物溶液的制备 取桂皮醛对照品适量，精密称定，分别加甲醇制成每 1mL 含桂皮醛 20μg，即得。

供试品溶液的制备 取本品摇匀，精密量取 1mL，置 10mL 量瓶中，加甲醇至刻度，摇匀，滤过，取续滤液，即得。

测定法 分别精密吸取参照物溶液和供试品溶液各 5μL，注入液相色谱仪，测定，记录 40min 的色谱图，即得。

供试品特征图谱中应呈现 8 个特征峰（图 7-5-1），其中 1 个峰应与参照物峰保留时间相同；与桂皮醛参照物峰相应的峰为 S 峰，计算特征峰峰 1～峰 8 的相对保留时间，其相对保留时间应在规定值的 ±5% 之内。规定值为：0.45（峰 1）、0.54（峰 2）、0.60（峰 3）、0.73（峰 4）、0.85（峰 5）、0.91（峰 6）、1.00（峰 7）、1.14（峰 8）。

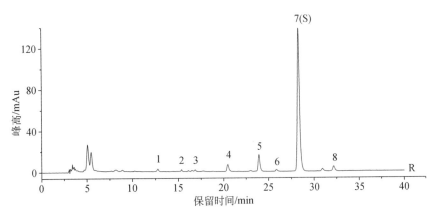

图 7-5-1 对照特征图谱及共有峰

峰 7：桂皮醛（cinnamaldehyde，C_9H_8O）

【含量测定】 照高效液相色谱法测定。

色谱条件与系统适用性试验 同【特征图谱】项下。

对照品溶液的制备 取桂皮醛对照品适量，精密称定，加甲醇制成每 1mL 含 20μg 的溶液，即得。

供试品溶液的制备 取【特征图谱】项下的供试品溶液，即得。

测定法 分别精密吸取对照品溶液和供试品溶液各 5μL，注入液相色谱仪，测定，即得。

本品每 1mL 含桂枝以桂皮醛（C_9H_8O）计应不低于 0.86mg。

【转移率】桂皮醛转移率范围应为 30.4%～55.9%。

【规格】0.2g/mL（以饮片计）。

【贮藏】冷冻保存，用时复融。

7.5.2 桂枝标准汤剂质量标准起草说明

1.仪器与材料

Waters Alliance 高效液相色谱仪（美国 Waters 公司，2695 四元溶剂管理器，2996 二极管阵列检测器，Empower 3 色谱工作站），XS205 型 1/10 万电子分析天平（瑞士，梅特勒-托利多仪器有限公司）；KQ-250DE 型超声波清洗器（昆山市超声仪器有限公司）；Sartorius PB-10 型 pH 计。

桂皮醛（批号：R-0050160229，含量>98%，成都瑞芬思生物科技有限公司），甲醇、乙腈均为 HPLC 级（美国，Fisherw 公司），水为高纯水，其他试剂为分析纯。

2.样品采集

样品共 14 份（编号 GZ-01～GZ-14），采自主产区或道地产区广西防城、广东等地及安国、亳州、樟树等药材市场，包括符合《中国药典》要求的不同商品规格等级。

3.物种鉴别

经鉴定，研究样品均为为樟科植物肉桂 Cinnamomum cassia Presl。

4.定量测定

1）色谱条件[42]

色谱柱为 Chromegabond WR C18（250mm×4.6mm，5μm）；流动相为乙腈（A）-水（B），梯度洗脱（0～30min，10%～40% A；30～45min，40% A）；柱温为 30℃；流速为 1mL/min；检测波长为 254nm；色谱图见图 7-5-2。理论塔板数按桂皮醛峰计算应不低于 3000。

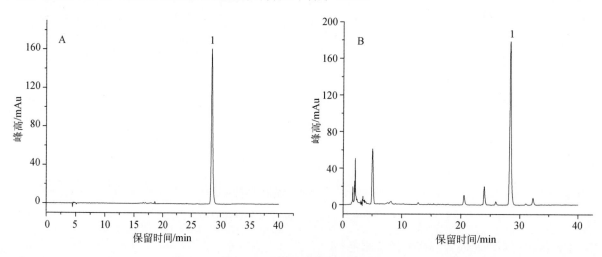

图 7-5-2 标准汤剂 HPLC 色谱图

A：对照品溶；B：标准汤剂

峰 1：桂皮醛（cinnamaldehyde，C_9H_8O）

2）对照品溶液制备

取经五氧化二磷减压干燥器中干燥 36 小时的桂皮醛对照品适量，精密称定，加甲醇制成每 1mL 含 24μg 的溶液，即得。

3）供试品溶液制备

（1）饮片供试品溶液制备

取桂枝饮片粉末 0.5g，精密称定，置具塞锥形瓶中，精密加入甲醇 25mL，称定重量，超声处理（功率 250W，频率 40 kHz）30min，取出，放冷，再称定重量，用甲醇补足减失的重量，摇匀，滤过，精密量取续滤液 1mL，置 25mL 量瓶中，加甲醇至刻度，摇匀，过微孔滤膜，取续滤液，即得。

（2）标准汤剂供试品溶液制备

取桂枝饮片 100g，加 8 倍量水浸泡 30min，置挥发油提取器中提取 2 小时，得挥发油，提取液滤过；药渣再加 7 倍量水，于挥发油提取器中继续提取 30min，得挥发油，提取液滤过。合并挥发油。合并滤液，浓缩至适量，将挥发油加入浓缩液，定容至 500mL。

取桂枝标准汤剂（GZ-01~GZ-14）摇匀，分别精密吸取 1mL，置 10mL 量瓶中，加甲醇至刻度，摇匀，0.22μm 微孔滤膜过滤，取续滤液，即得。

4）方法学验证

以桂皮醛的峰面积积分值为纵坐标（Y），以对照品进样量（μg）为横坐标（X），绘制标准曲线，$Y=10\ 820\ 105X+32\ 461$，$R^2=0.9999$，表明线性关系良好。精密度考察合格，RSD%为 0.2%。桂枝标准汤剂供试品溶液制备后 24 小时内稳定性良好，RSD 为 0.3%。重复性良好，平行 6 份供试品溶液的 RSD 为 1.1%。平均加样回收率为 95.4%，RSD 为 0.4%。

5）测定法

（1）含量测定

分别精密吸取对照品溶液 5μL、饮片供试品溶液 5μL 和标准汤剂供试品溶液 5μL，注入高效液相色谱仪，按照 4 下的色谱条件测定含量。

（2）pH 值测定

取标准汤剂，用 pH 计测定 pH 值。

（3）总固体测定

参照编写说明【总固体】项下测定方法操作。

（4）桂皮醛转移率测定

参照编写说明【转移率】项下公式计算。

6）结果

（1）饮片中桂皮醛含量

桂皮醛含量测定结果见表 7-5-2，所收集样品均满足《中国药典》中桂皮醛（不少于 1.0%）的限量要求。

表 7-5-2 饮片中桂皮醛含量测定

编号	桂皮醛含量/%	RSD/%
GZ-01	10.4	1.7
GZ-02	16.4	2.1
GZ-03	17.2	0.8
GZ-04	16.5	0.2
GZ-05	13.5	0.9
GZ-06	10.3	0.2
GZ-07	12.4	0.0
GZ-08	10.9	0.2
GZ-09	10.2	1.8
GZ-10	14.6	0.7
GZ-11	9.7	0.2

续表

编号	桂皮醛含量/%	RSD/%
GZ-12	12.5	0.2
GZ-13	11.1	0.0
GZ-14	12.5	0.0

（2）标准汤剂中桂皮醛含量（表 7-5-3）

表 7-5-3　标准汤剂中桂皮醛含量测定

编号	桂皮醛含量/（mg/mL）	RSD/%
GZ-01	0.73	1.2
GZ-02	1.60	0.3
GZ-03	1.50	0.1
GZ-04	1.50	0.0
GZ-05	1.30	0.1
GZ-06	0.61	2.1
GZ-07	1.00	0.1
GZ-08	0.91	0.1
GZ-09	0.78	0.1
GZ-10	1.40	3.3
GZ-11	0.86	0.3
GZ-12	1.00	0.5
GZ-13	1.20	0.4
GZ-14	1.20	0.2

（3）总固体及 pH 值（表 7-5-4）

表 7-5-4　标准汤剂总固体及 pH 值

编号	总固体/g	RSD/%	pH 值
GZ-01	0.15	0.1	4.7
GZ-02	0.18	0.3	4.4
GZ-03	0.12	0.2	4.8
GZ-04	0.16	0.2	4.4
GZ-05	0.13	0.1	4.5
GZ-06	0.13	0.7	4.5
GZ-07	0.13	1.0	4.8
GZ-08	0.13	0.5	4.5

续表

编号	总固体/g	RSD/%	pH 值
GZ-09	0.14	0.3	4.5
GZ-10	0.13	0.3	4.8
GZ-11	0.15	0.4	4.5
GZ-12	0.17	0.1	4.4
GZ-13	0.14	1.0	4.3
GZ-14	0.17	0.8	4.6

（4）桂皮醛转移率

根据测定结果，按照转移率计算公式计算桂皮醛转移率（表 7-5-5）

表 7-5-5　桂皮醛转移率计算结果（$\bar{X} \pm S$）

编号	标准汤剂中桂皮醛含量/mg	饮片中桂皮醛含量/mg	转移率/%	（$\bar{X} \pm S$）/%
GZ-01	365	1040	35.1	
GZ-02	790	1640	48.2	
GZ-03	735	1720	42.7	
GZ-04	770	1650	46.7	
GZ-05	645	1350	47.8	
GZ-06	305	1030	29.6	
GZ-07	485	1240	39.1	
GZ-08	455	1090	41.7	43.2±6.4
GZ-09	390	1016	38.4	
GZ-10	695	1460	47.6	
GZ-11	430	970	44.3	
GZ-12	510	1250	40.8	
GZ-13	605	1110	54.5	
GZ-14	595	1250	47.6	

5.标准汤剂特征图谱研究

1）色谱条件

同 4 下的色谱条件。

2）标准汤剂供试品溶液制备

同 4 下的标准汤剂供试品溶液制备。

3）方法学验证

方法学考察合格（具体内容略）。

4）特征图谱的建立及共有峰的标定

按照 4 下的色谱条件，分别精密吸取 14 批桂枝标准汤剂供试品溶液 5μL，注入高效液相色谱仪，记录色谱峰信息，特征图谱见图 7-5-3，相似度结果见表 7-5-6，生成的对照特征图谱见图 7-5-4，其中共有峰 8 个，指认 1 个，见图 7-5-4。各共有峰峰面积见表 7-5-7，以峰 7 为参照峰，计算其他峰的相对保留时间和相对峰面积（表 7-5-8）。

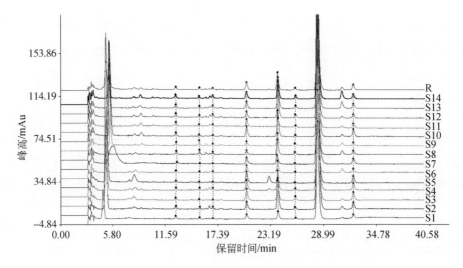

图 7-5-3　桂枝标准汤剂特征图谱

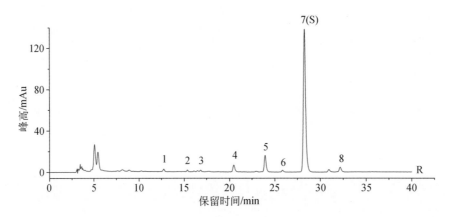

图 7-5-4　对照特征图谱及共有峰

峰 7：桂皮醛（cinnamaldehyde，C_9H_8O）；

表 7-5-6　相似度计算结果

编号	S1	S2	S3	S4	S5	S6	S7	S8	S9	S10	S11	S12	S13	S14	对照特征图谱
S1	1.000	0.998	0.999	1.000	0.999	0.998	1.000	0.999	0.999	0.999	1.000	0.993	0.997	0.999	0.999
S2	0.998	1.000	0.999	0.999	0.994	0.999	0.998	1.000	0.999	1.000	0.998	0.998	1.000	1.000	1.000
S3	0.999	0.999	1.000	1.000	0.997	0.999	1.000	0.999	0.999	1.000	0.999	0.996	0.999	1.000	1.000
S4	1.000	0.999	1.000	1.000	0.998	0.999	1.000	0.999	0.999	0.999	1.000	0.994	0.998	0.999	1.000
S5	0.999	0.994	0.997	0.998	1.000	0.994	0.998	0.995	0.995	0.995	0.999	0.985	0.992	0.995	0.996
S6	0.998	0.999	0.999	0.999	0.994	1.000	0.999	0.999	0.999	1.000	0.998	0.997	0.999	0.999	0.999
S7	1.000	0.998	1.000	1.000	0.998	0.999	1.000	0.999	0.999	0.999	1.000	0.993	0.997	0.999	0.999

续表

编号	S1	S2	S3	S4	S5	S6	S7	S8	S9	S10	S11	S12	S13	S14	对照特征图谱
S8	0.999	1.000	0.999	0.999	0.995	0.999	0.999	1.000	1.000	1.000	0.999	0.997	0.999	1.000	1.000
S9	0.999	0.999	0.999	0.999	0.995	0.999	0.999	1.000	1.000	0.999	0.999	0.996	0.999	1.000	1.000
S10	0.999	1.000	1.000	0.999	0.995	1.000	0.999	1.000	0.999	1.000	0.999	0.997	0.999	1.000	1.000
S11	1.000	0.998	0.999	1.000	0.999	0.998	1.000	0.999	0.999	0.999	1.000	0.992	0.997	0.999	0.999
S12	0.993	0.998	0.996	0.994	0.985	0.997	0.993	0.997	0.996	0.997	0.992	1.000	0.999	0.997	0.996
S13	0.997	1.000	0.999	0.998	0.992	0.999	0.997	0.999	0.999	0.999	0.997	0.999	1.000	1.000	0.999
S14	0.999	1.000	1.000	0.999	0.995	0.999	0.999	1.000	1.000	1.000	0.999	0.997	1.000	1.000	1.000
对照特征图谱	0.999	1.000	1.000	1.000	0.996	0.999	0.999	1.000	1.000	1.000	0.999	0.996	0.999	1.000	1.000

表 7-5-7 各共有峰峰面积

编号	保留时间/min	S1	S2	S3	S4	S5	S6	S7	S8	S9	S10	S11	S12	S13	S14
1	12.81	29.06	33.64	24.94	27.82	16.50	18.38	14.11	31.59	36.05	36.56	37.78	38.05	30.57	42.42
2	15.39	12.29	22.24	6.46	19.41	5.43	10.61	2.90	34.76	46.82	11.10	11.11	18.61	13.44	17.02
3	16.90	7.36	21.14	4.36	23.19	5.87	7.29	6.01	20.39	17.86	8.56	7.89	22.17	19.06	21.79
4	20.57	67.20	108.01	162.48	144.83	156.67	94.47	106.38	54.03	53.21	139.14	97.36	84.73	95.26	88.97
5	23.98	95.96	411.86	288.80	258.90	34.52	149.02	143.53	187.59	168.23	335.82	109.48	399.40	356.92	273.26
6	25.93	12.80	25.58	48.95	18.86	5.39	10.45	7.97	28.68	20.50	16.47	17.34	42.93	41.32	36.92
7	28.38	1551.24	3376.11	3111.66	3275.26	2746.22	1277.11	2078.80	1814.49	1649.17	3024.69	1824.88	2157.40	2573.57	2531.23
8	32.28	46.11	96.94	119.70	108.52	94.92	50.96	89.99	51.91	45.32	103.29	61.13	48.00	62.26	63.25

表 7-5-8 相对保留时间与相对峰面积

峰编号	保留时间/min	相对保留时间	峰面积/mAu×s	相对峰面积
1	12.814	0.451	29.82	0.013
2	15.392	0.542	16.59	0.007
3	16.895	0.595	13.78	0.006
4	20.566	0.725	103.77	0.044
5	23.975	0.845	229.52	0.097
6	25.928	0.914	23.87	0.010
7	28.381	1.000	2356.56	1.000
8	32.278	1.137	74.45	0.032

7.6 黄 柏

7.6.1 黄柏标准汤剂质量标准

本品为芸香科植物黄皮树 *Phellodendron Chinense* Schneid. 的干燥树皮，经炮制、加工制成的标准汤剂。

【制法】取黄柏 100g，加 8 倍量水浸泡 30min，回流 30min，趁热过滤，药渣再加 7 倍量水，回流 20min，趁热过滤，合并 2 次滤液，减压浓缩至 500mL，即得。

【性状】本品为黄褐色混悬液，静置后会产生沉淀。

【检查】pH 值　应为 5.2～5.9。

　　　　总固体　应为 0.24～0.42g。

　　　　其他　应符合口服混悬剂项下有关的各项规定。

【特征图谱】照高效液相色谱法测定

色谱条件与系统适用性试验　以十八烷基硅烷键合硅胶为填充剂（柱长为 250mm，内径为 4.6mm，粒径为 4μm）；以乙腈为流动相 A，以 0.1%甲酸水溶液（含 8mmol/L 乙酸铵）为流动相 B，按表 7-6-1 中的规定进行梯度洗脱；流速为 1mL/min；柱温为 25℃；检测波长为 280 nm。理论塔板数按盐酸小檗碱峰计算应不低于 5000（表 7-6-1）。

表 7-6-1　洗脱条件

时间/min	流动相 A/%	流动相 B/%
0～25	12→20	88→80
25～38	20→45	80→55
38～48	45→65	55→35
48～50	65→85	35→15
50～55	85→12	15→88

参照物溶液的制备　取盐酸黄柏碱和盐酸小檗碱对照品适量，精密称定，分别加甲醇制成每 1mL 含盐酸黄柏碱 10μg、盐酸小檗碱 60μg 的溶液，即得。

供试品溶液的制备　取本品摇匀，精密量取 0.5mL，置 50mL 量瓶中，加 1%盐酸甲醇至接近刻度，超声处理（功率 250W，频率 40kHz）20min，放冷，加 1%盐酸甲醇至刻度，摇匀，滤过，取续滤液，即得。

测定法　分别精密吸取参照物溶液和供试品溶液各 5μL，注入液相色谱仪，测定，记录 55min 的色谱图，即得。

供试品特征图谱中应呈现 6 个特征峰（图 7-6-1），其中 2 个峰应分别与对应的参照物峰保留时间相同；与盐酸小檗碱参照物峰相应的峰为 S 峰，计算特征峰峰 1、峰 2、峰 4～峰 6 的相对保留时间，其相对保留时间应在规定值的±5%之内。规定值为：0.47（峰 1）、0.49（峰 2）、0.60（峰 4）、0.74（峰 5）、1.00（峰 6）。计算峰 5 与 S 峰的相对峰面积，峰 5 的相对峰面积不得小于 0.25。

【含量测定】　照高效液相色谱法测定。

色谱条件与系统适用性试验　同【特征图谱】项下。

对照品溶液的制备　取【特征图谱】项下的参照物溶液，即得。

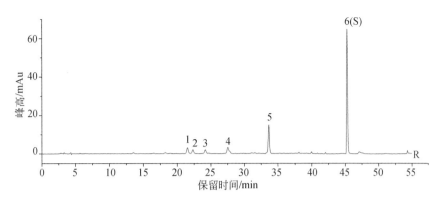

图 7-6-1　对照特征图谱及共有峰

峰 3：盐酸黄柏碱（phellodendrine hydrochloride，$C_{20}H_{23}NO_4 \cdot HCl$）；

峰 6：盐酸小檗碱（berberine hydrochloride，$C_{20}H_{17}NO_4 \cdot HCl$）

供试品溶液的制备　取【特征图谱】项下的供试品溶液，即得。

测定法　分别精密吸取对照品溶液和供试品溶液各 5μL，注入液相色谱仪，测定，即得。

本品每 1mL 含黄柏以盐酸小檗碱（$C_{20}H_{17}NO_4 \cdot HCl$）计应不低于 2.6mg；以盐酸黄柏碱（$C_{20}H_{23}NO_4 \cdot HCl$）计应不低于 0.43mg。

【转移率】盐酸小檗碱转移率范围应为 30.2%～54.8%，盐酸黄柏碱转移率范围应为 43.2%～83.2%。

【规格】0.2g/mL（以饮片计）。

【贮藏】冷冻保存，用时复融。

7.6.2　黄柏标准汤剂质量标准起草说明

1.仪器与材料

岛津 LC-20AT 型高效液相色谱仪（日本岛津公司，DGC-20A 型在线脱气系统，SIL-20A 型自动进样系统，CTO-20A 型柱温箱，SPD-M20A 型二极管阵列检测器），BS224S-型 1/10 万电子分析天平（德国赛多利斯公司）；KQ-250DB 型超声波清洗器（昆山市超声仪器有限公司）；Sartorious BS 210 S 型电子天平；Sartorius PB-10 型 pH 计。

盐酸小檗碱（纯度：86.8%，批号：110713-200911，购自中国食品药品检定研究院）；盐酸黄柏碱（纯度：≥98%，批号：Y05-140210，购自中药固体制剂制造技术国家工程研究中心）；乙腈为色谱纯（美国，Fisher 公司），水为高纯水，其他试剂为分析纯。

2.样品采集

样品共 15 份（编号 HB-01～HB-15），采自道地产区四川成都以及安国、樟树等药材市场，包括符合《中国药典》要求的不同商品规格等级。

3.物种鉴别

经鉴定，研究样品均为芸香科植物黄皮树 *Phellodendron Chinense* Schneid.。

4.定量测定

1）色谱条件

饮片色谱条件　色谱柱为 Agilent Extend-C18，（250mm×4.6mm，5μm）；流动相为乙腈-0.1%磷酸溶液（50∶50）（每 100mL 加十二烷基磺酸钠 0.1g）；柱温为 30℃；流速为 1mL/min；检测波长为 265nm；

理论塔板数按盐酸小檗碱峰计算应不低于 4000。

标准汤剂色谱条件　色谱柱为 Synergi 4μ Polar-RP 80A，（250mm×4.6mm，4μm）；流动相为乙腈（A）-0.1%甲酸水溶液（B）（含 8mmol/L 乙酸铵），梯度洗脱（0～25min，88%～80% B；25～38min，80%～55% B；38～48min，55%～35% B；48～50min，35%～15% B；50～55min，15%～88% B）；柱温 25℃；流速为 1mL/min；检测波长为 280nm，色谱图见图 7-6-2。理论塔板数按盐酸小檗碱峰计算应不低于 5000。

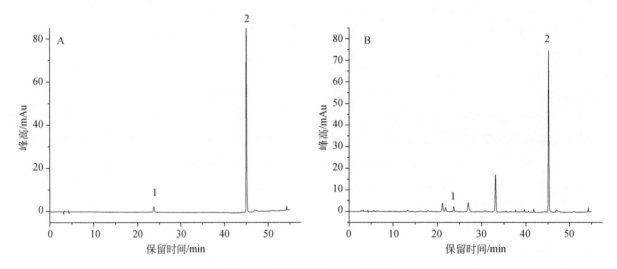

图 7-6-2　标准汤剂 HPLC 色谱图

A：混合对照品；B：标准汤剂

峰 1：盐酸黄柏碱（phellodendrine hydrochloride，$C_{20}H_{23}NO_4 \cdot HCl$）；

峰 2：盐酸小檗碱（berberine hydrochloride，$C_{20}H_{17}NO_4 \cdot HCl$）

2）对照品溶液制备

取经五氧化二磷减压干燥器中干燥 36 小时的盐酸小檗碱和盐酸黄柏碱对照品适量，精密称定，加流动相制成每 1mL 分别含 124.3μg 和 84.7μg 的溶液。

3）饮片供试品溶液制备

（1）饮片供试品溶液制备

取黄柏饮片粉末约 0.5g，精密称定，置具塞锥形瓶中，精密加入流动相 25mL，称定重量，超声处理（功率 250W，频率 40kHz）30min，放冷，再称定重量，用流动相补足减失的重量，摇匀，过微孔滤膜，取续滤液，即得。

（2）标准汤剂供试品溶液制备

取黄柏饮片 100g，加 8 倍量水浸泡 30min，回流 30min，趁热过滤，药渣再加 7 倍量水，回流 20min，趁热过滤，合并 2 次滤液，减压浓缩至 500mL，即得。

取黄柏标准汤剂（HB-01～HB-15）摇匀，分别精密吸取 0.5mL，置 50mL 量瓶中，加 1%盐酸甲醇稀释至接近刻度，超声处理 20min，冷却，1%盐酸甲醇定容，摇匀，0.45μm 微孔滤膜过滤，取续滤液，即得。

4）方法学验证

分别以盐酸小檗碱和盐酸黄柏碱的峰面积积分值为纵坐标（Y），以对照品进样量（μg）为横坐标（X），绘制标准曲线，盐酸小檗碱：$Y=3089620X-16904$，$R^2=1.0000$；盐酸黄柏碱：$Y=916547X-228$，$R^2=0.9997$，表明线性关系良好。精密度考察合格，RSD%分别为 0.7%和 2.3%。黄柏标准汤剂供试液制备后 24 小时内稳定性良好，RSD 分别为 0.6%和 1.9%。重复性良好，平行 6 份供试品溶液的 RSD

分别为 2.1%和 1.9%。平均加样回收率分别为 100.2%和 98.8%，RSD 分别为 2.0%和 1.6%。

5）测定法

（1）含量测定

分别精密吸取对照品溶液和供试品溶液各 5μL，注入高效液相色谱仪，测定，即得。

（2）pH 值测定

取标准汤剂，用 pH 计测定 pH 值。

（3）总固体测定

参照编写说明【总固体】项下测定方法操作。

（4）盐酸小檗碱和盐酸黄柏碱移率测定

参照编写说明【转移率】项下公式计算。

6）结果

（1）饮片中盐酸小檗碱和盐酸黄柏碱含量

盐酸小檗碱和盐酸黄柏碱含量测定结果见表 7-6-2、表 7-6-3，以干燥品计，所收集样品均满足《中国药典》中盐酸小檗碱（不少于 3.0%）和盐酸黄柏碱（不少于 0.34%）的限量要求。

表 7-6-2　饮片中盐酸小檗碱和盐酸黄柏碱含量测定

编号	盐酸小檗碱		盐酸黄柏碱	
	含量/%	RSD/%	含量/%	RSD/%
HB-01	5.84	1.6	0.59	1.2
HB-02	5.54	0.2	0.59	0.3
HB-03	5.42	0.3	0.53	0.1
HB-04	5.24	2.6	0.50	2.0
HB-05	6.08	1.0	0.53	1.8
HB-06	5.57	1.6	0.57	0.3
HB-07	5.11	0.6	0.44	2.2
HB-08	4.27	1.3	0.45	0.2
HB-09	4.90	1.4	0.39	0.3
HB-10	5.70	2.4	0.42	2.1
HB-11	4.28	1.3	0.42	0.6
HB-12	3.60	0.5	0.36	0.3
HB-13	5.00	1.4	0.54	0.3
HB-14	5.04	2.6	0.54	0.3
HB-15	5.49	0.7	0.58	1.1

表 7-6-3　干燥品中盐酸小檗碱和盐酸黄柏碱含量

编号	含水率/%	RSD/%	盐酸小檗碱/%	盐酸黄柏碱/%
HB-01	8.9	0.2	6.41	0.65
HB-02	8.9	0.4	6.07	0.65
HB-03	8.9	0.2	5.95	0.58

续表

编号	含水率/%	RSD/%	盐酸小檗碱/%	盐酸黄柏碱/%
HB-04	8.6	0.3	5.74	0.54
HB-05	9.3	0.8	6.71	0.58
HB-06	8.8	0.6	6.10	0.62
HB-07	8.7	0.1	5.59	0.48
HB-08	9.4	0.0	4.72	0.50
HB-09	8.9	0.1	5.38	0.43
HB-10	8.4	0.6	6.23	0.45
HB-11	7.4	0.2	4.63	0.46
HB-12	7.4	1.8	3.89	0.39
HB-13	8.5	0.3	5.47	0.59
HB-14	8.6	0.2	5.51	0.59
HB-15	8.7	1.0	6.01	0.63

（2）标准汤剂中盐酸小檗碱和盐酸黄柏碱含量（表7-6-4）

表 7-6-4　标准汤剂中盐酸小檗碱和盐酸黄柏碱含量测定

编号	盐酸小檗碱		盐酸黄柏碱	
	含量/（mg/mL）	RSD/%	含量/（mg/mL）	RSD/%
HB-01	5.00	1.2	0.69	2.0
HB-02	4.40	0.8	0.56	1.1
HB-03	4.93	2.2	0.68	0.8
HB-04	5.10	1.1	0.69	0.1
HB-05	5.20	2.0	0.72	2.3
HB-06	5.49	2.8	0.74	0.6
HB-07	3.46	2.4	0.53	2.8
HB-08	3.52	0.2	0.53	1.8
HB-09	4.70	0.7	0.61	2.7
HB-10	5.36	1.7	0.70	2.6
HB-11	3.05	1.9	0.47	2.8
HB-12	2.51	2.7	0.44	1.2
HB-13	4.93	0.7	0.73	2.3
HB-14	3.17	1.4	0.50	1.2
HB-15	5.25	0.3	0.69	1.9

（3）总固体及 pH 值（表 7-6-5）

表 7-6-5 标准汤剂 pH 值及总固体

编号	pH 值	总固体/g	RSD/%
HB-01	5.4	0.32	0.0
HB-02	5.4	0.31	0.4
HB-03	5.3	0.34	0.1
HB-04	5.4	0.36	0.5
HB-05	5.5	0.36	0.5
HB-06	5.6	0.38	0.0
HB-07	5.5	0.26	0.0
HB-08	5.2	0.33	0.4
HB-09	5.3	0.36	0.2
HB-10	5.9	0.37	0.3
HB-11	5.5	0.30	0.1
HB-12	5.6	0.27	0.4
HB-13	5.4	0.37	0.0
HB-14	5.5	0.26	0.2
HB-15	5.6	0.39	0.1

（4）盐酸小檗碱和盐酸黄柏碱转移率

根据测定结果，按照转移率计算公式计算盐酸小檗碱和盐酸黄柏碱转移率（表 7-6-6，表 7-6-7）。

表 7-6-6 盐酸小檗碱转移率计算结果（$\bar{X} \pm S$）

编号	标准汤剂中盐酸小檗碱含量/mg	饮片中盐酸小檗碱含量/mg	转移率/%	（$\bar{X} \pm S$）/%
HB-01	2500	5840	42.8	
HB-02	2200	5540	39.7	
HB-03	2465	5420	45.5	
HB-04	2550	5240	48.7	
HB-05	2600	6080	42.8	
HB-06	2745	5570	49.3	
HB-07	1730	5110	33.9	
HB-08	1760	4270	41.2	42.5±6.2
HB-09	2350	4900	48.0	
HB-10	2680	5700	47.0	
HB-11	1525	4280	35.6	
HB-12	1255	3600	34.9	
HB-13	2465	5000	49.3	
HB-14	1585	5040	31.4	
HB-15	2625	5490	47.8	

表 7-6-7　盐酸黄柏碱转移率计算结果（$\bar{X} \pm S$）

编号	标准汤剂中盐酸黄柏碱含量/mg	饮片中盐酸黄柏碱含量/mg	转移率/%	（$\bar{X} \pm S$）/%
HB-01	343	594	57.7	
HB-02	282	593	47.6	
HB-03	339	530	64.0	
HB-04	343	496	69.2	
HB-05	360	530	67.8	
HB-06	369	565	65.3	
HB-07	267	437	61.1	
HB-08	267	451	59.1	63.2±10.0
HB-09	305	392	77.7	
HB-10	351	416	84.4	
HB-11	234	424	55.2	
HB-12	221	360	61.4	
HB-13	364	535	67.9	
HB-14	249	539	46.1	
HB-15	367	578	63.4	

5.标准汤剂特征图谱研究

1）色谱条件

同 4 下的色谱条件。

2）标准汤剂供试品溶液制备

同 4 下的标准汤剂供试品溶液制备。

3）方法学验证

方法学考察合格（具体内容略）。

4）特征图谱的建立及共有峰的标定

按照 4 下的色谱条件，分别精密吸取 15 批黄柏标准汤剂供试品溶液 5μL，注入高效液相色谱仪，记录色谱峰信息，生成的特征图谱见图 7-6-3，其中共有峰 6 个，指认 2 个见图 7-6-4。相似度结果见表 7-6-8。各共有峰峰面积见表 7-6-9，以峰 6 为参照峰，计算其他峰的相对保留时间和相对峰面积（表 7-6-10）。

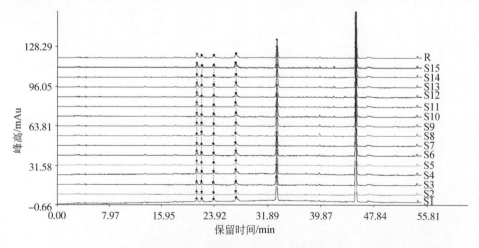

图 7-6-3　黄柏标准汤剂特征图谱

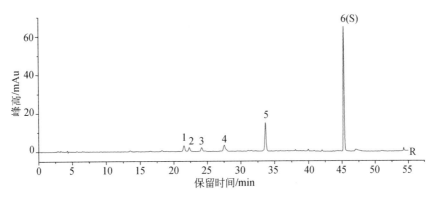

图 7-6-4　对照特征图谱及共有峰

峰 3：盐酸黄柏碱（phellodendrine hydrochloride，$C_{20}H_{23}NO_4 \cdot HCl$）；

峰 6：盐酸小檗碱（berberine hydrochloride，$C_{20}H_{17}NO_4 \cdot HCl$）

表 7-6-8　相似度计算结果

编号	S1	S2	S3	S4	S5	S6	S7	S8	S9	S10	S11	S12	S13	S14	S15	对照指纹图谱
S1	1.000	1.000	1.000	1.000	0.999	0.999	1.000	0.997	1.000	1.000	0.996	0.992	1.000	0.999	1.000	1.000
S2	1.000	1.000	1.000	1.000	0.999	0.999	1.000	0.998	1.000	1.000	0.996	0.992	1.000	0.999	0.999	1.000
S3	1.000	1.000	1.000	1.000	0.999	0.999	1.000	0.998	1.000	1.000	0.995	0.992	1.000	0.999	0.999	1.000
S4	1.000	1.000	1.000	1.000	0.998	0.998	1.000	0.998	1.000	1.000	0.997	0.994	1.000	1.000	1.000	0.999
S5	0.999	0.999	0.999	0.998	1.000	1.000	0.999	0.994	0.998	0.999	0.996	0.990	0.999	0.999	0.999	1.000
S6	0.999	0.999	0.999	0.998	1.000	1.000	0.999	0.994	0.998	0.999	0.995	0.990	0.999	0.998	0.999	1.000
S7	1.000	1.000	1.000	1.000	0.999	0.999	1.000	0.997	1.000	1.000	0.997	0.994	1.000	1.000	1.000	1.000
S8	0.997	0.998	0.998	0.998	0.994	0.994	0.997	1.000	0.998	0.997	0.993	0.991	0.997	0.997	0.997	0.996
S9	1.000	1.000	1.000	1.000	0.998	0.998	1.000	0.998	1.000	1.000	0.995	0.991	0.999	0.999	0.999	0.999
S10	1.000	1.000	1.000	1.000	0.999	0.999	1.000	0.997	1.000	1.000	0.995	0.991	1.000	0.999	0.999	1.000
S11	0.996	0.996	0.995	0.997	0.996	0.995	0.997	0.993	0.995	0.995	1.000	0.999	0.998	0.998	0.998	0.996
S12	0.992	0.992	0.992	0.994	0.990	0.990	0.994	0.991	0.991	0.991	0.999	1.000	0.995	0.995	0.995	0.992
S13	1.000	1.000	1.000	1.000	0.999	0.999	1.000	0.997	0.999	1.000	0.998	0.995	1.000	1.000	1.000	1.000
S14	0.999	0.999	0.999	1.000	0.999	0.998	1.000	0.997	0.999	0.999	0.998	0.995	1.000	1.000	1.000	0.999
S15	1.000	0.999	0.999	1.000	0.999	0.999	1.000	0.997	0.999	0.999	0.998	0.995	1.000	1.000	1.000	1.000
对照特征图谱	1.000	1.000	1.000	0.999	1.000	1.000	1.000	0.996	0.999	1.000	0.996	0.992	1.000	0.999	1.000	1.000

表 7-6-9　各共有峰峰面积

编号	保留时间/min	S1	S2	S3	S4	S5	S6	S7	S8	S9	S10	S11	S12	S13	S14	S15
1	21.26	44496	38613	42731	55776	57185	58324	37245	28171	40304	47487	58578	55701	56975	37707	60447
2	22.00	40026	33894	37581	37769	34575	38279	20580	50002	40341	27981	8806	9452	24806	14890	27652
3	23.83	31705	25910	30727	31274	33297	33458	23853	24586	27201	32581	20895	20293	33647	22460	33843
4	27.10	75172	58919	65026	75626	78585	85864	54395	51882	60590	67671	75612	72138	80305	53474	90172
5	33.23	226402	201751	222781	247237	203305	214471	158597	194617	222625	251107	150122	138844	229528	147420	244323
6	45.09	763409	662497	735611	778331	798597	848422	514491	532510	716088	822040	476196	387928	750373	475086	797283

表 7-6-10　相对保留时间与相对峰面积

峰编号	保留时间/min	相对保留时间	峰面积/mAu×s	相对峰面积
1	21.255	0.471	47983	0.072
2	21.996	0.488	29776	0.044
3	23.826	0.528	28382	0.042
4	27.092	0.601	69695	0.104
5	33.232	0.737	203542	0.304
6	45.095	1.000	670591	1.000

7.7　鸡　血　藤

7.7.1　鸡血藤标准汤剂质量标准

本品为豆科植物密花豆 *Spatholobus suberectus* Dunn 的干燥藤茎，经炮制、加工制成的标准汤剂。

【制法】取鸡血藤饮片 100g，加 8 倍量水浸泡 30min，回流 60min，趁热过滤，药渣再加 7 倍量水，回流 40min，趁热过滤，合并 2 次滤液，减压浓缩至 500mL，即得。

【性状】本品为红棕色或血红色混悬液，静置时有沉淀产生。

【检查】pH 值　应为 4.9～5.5。

总固体　应为 0.19～0.35g。

其他　应符合口服混悬剂项下有关的各项规定。

【特征图谱】照高效液相色谱法测定。

色谱条件与系统适用性试验　以十八烷基硅烷键合硅胶为填充剂（柱长为 250mm，内径为 4.6mm，粒径为 5μm）；以乙腈为流动相 A，以 0.1%甲酸水溶液为流动相 B，按表 7-7-1 中的规定进行梯度洗脱；流速为 0.8mL/min；柱温为 30℃；检测波长为 260nm；进样量为 5μL。

表 7-7-1 洗脱条件

时间/min	流动相 A/%	流动相 B/%
0~5	1	99
5~10	1→8	99→92
10~60	8→30	92→70
60~90	30→70	70→30
90~115	70→95	30→5

供试品溶液的制备　本品摇匀,精密量取 1.5mL,加甲醇 0.5mL,超声 5min,12 000r/min 离心 5min,0.45μm 滤膜过滤,取续滤液,即得。

测定法　分别精密吸取供试品溶液 5μL,注入液相色谱仪,测定,记录色谱峰信息,即得。

供试品特征图谱中应呈现 15 个特征峰(图 7-7-1)。峰 4 为 S 峰。计算特征峰峰 1~峰 15 的相对保留时间,其相对保留时间应在规定值的±5%之内,规定值为:0.21(峰 1)、0.74(峰 2)、0.96(峰 3)、1.00(峰 4)、1.19(峰 5)、1.28(峰 6)、1.40(峰 7)、1.56(峰 8)、2.09(峰 9)、2.72(峰 10)、2.83(峰 11)、3.07(峰 12)、4.17(峰 13)、5.34(峰 14)、5.68(峰 15);相对峰面积的规定值为:2.59(峰 2)、0.24(峰 3)、1.00(峰 4)、2.77(峰 5)、1.09(峰 6)、3.50(峰 7)、0.36(峰 8)、0.35(峰 9)、0.27(峰 10)、0.95(峰 11)、1.26(峰 12)、0.93(峰 13)、2.87(峰 14)、0.20(峰 15)。

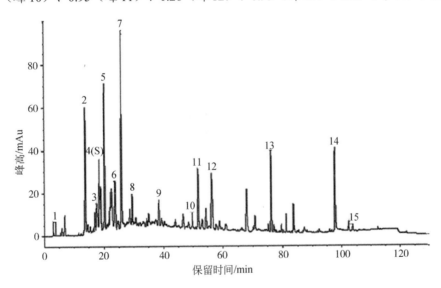

图 7-7-1 对照特征图谱及共有峰

峰 2:表没食子儿茶素($C_{15}H_{14}O_7$);峰 3:儿茶素-儿茶素($C_{30}H_{26}O_{12}$);峰 7:阿福豆素-儿茶素($C_{30}H_{26}O_{11}$);峰 10:芒柄花黄素($C_{16}H_{12}O_4$);峰 11:afrormosin($C_{17}H_{15}O_5$);峰 13:没食子儿茶素-儿茶素($C_{30}H_{26}O_{13}$)。

【规格】0.2g/mL(以饮片计)。

【贮藏】冷冻保存,用时复融。

7.7.2 鸡血藤标准汤剂质量标准起草说明

1.仪器与材料

Agilent 1260 高效液相色谱仪,HP 真空脱气泵,HP 四元泵,HP 自动进样,HP 柱温箱,HPLC-DAD

检测器；AND GX-600 型电子分析天平（d=0.001g）；色谱柱为 Agilent ZORBAX SB-C18（250mm×4.6mm，5μm）。

甲醇为色谱纯（美国 Fisher），水为高纯水，其他试剂为分析纯。

2.样品采集

样品共 12 份（编号 JXT-01～JXT-12），采自主产区及道地产区云南、越南、广西玉林、广东等地，包括符合《中国药典》要求的不同商品规格等级。

3.物种鉴别

经鉴定，研究样品均为豆科植物密花豆 *Spatholobus suberectus* Dunn。

4.定量测定

1）标准汤剂的制备

取鸡血藤饮片 100g，加 8 倍量水浸泡 30min，回流 60min，趁热过滤，药渣再加 7 倍量水，回流 40min，趁热过滤，合并 2 次滤液，减压浓缩至 500mL，即得。

2）测定法

（1）pH 值测定

取标准汤剂，用 pH 计测定 pH 值。

（2）总固体测定

参照编写说明【总固体】项下测定方法操作。

3）结果

pH 值及总固体见表 7-7-2。

表 7-7-2　标准汤剂 pH 值及总固体

编号	总固体/g	RSD/%	pH 值
JXT-01	0.28	1.2	5.50
JXT-02	0.24	0.4	5.21
JXT-03	0.23	0.9	5.23
JXT-04	0.29	1.0	5.18
JXT-05	0.24	0.5	4.93
JXT-06	0.27	1.4	5.30
JXT-07	0.26	0.9	5.49
JXT-08	0.27	1.7	5.27
JXT-09	0.20	1.5	5.24
JXT-10	0.36	0.8	5.50
JXT-11	0.28	1.1	5.38
JXT-12	0.30	0.5	5.05

5.标准汤剂特征图谱研究

1）色谱条件

HPLC 色谱条件　色谱柱为 ZORBAX SB-C18（250mm×4.6mm，5μm）；流动相为乙腈（A）-0.1% 甲酸水（B）；梯度洗脱条件：0～5min，1% A；5～10min，1%～8% A；10～60min，8%～30% A；60～90min，30%～70% A；90～115min，70%～95% A，柱前平衡 10min。柱温为 30℃；流速为 0.8mL/min；检测波长为 260nm；进样量为 5μL。

LC-MS 色谱条件　色谱柱为 ZORBAX SB-C18（250mm×4.6mm，5μm）；流动相为乙腈（A）-0.1% 甲酸水（B）；梯度洗脱条件：0～5min，1% A；5～10min，1%～8% A；10～60min，8%～30% A；60～90min，30%～70% A；90～115min，70%～95% A，柱前平衡 10min。柱温为 30℃；流速为 0.8mL/min（进入质谱进行分流，分流比为 1∶1）；检测波长为 260nm；进样量为 5μL。

2）质谱条件

离子模式：正离子模式加热器温度为 350℃；毛细管温度为 350℃，毛细管电压为 35V，喷雾电压为 3.5kV，鞘气（N_2）流速为 35arb，辅助气（N_2）流速为 10arb，质量数扫描范围为 50～1500，分辨率为 30 000。

3）供试品溶液的制备

精密吸取鸡血藤标准汤剂（JXT-01～JXT-15）各 1.5mL，分别加甲醇 0.5mL，超声 5min，12 000r/min 离心 5min，0.45μm 滤膜过滤，取续滤液，即得标准汤剂供试品溶液。

4）方法学验证

方法学考察合格（具体内容略）。

5）特征图谱的建立及共有峰的标定

按照 5 下的色谱条件，分别将 12 批次鸡血藤饮片标准汤剂供试品溶液进样分析，准确吸取各供试品溶液 5μL，注入 UPLC 记录色谱峰信息，见图 7-7-2，相似度结果见表 7-7-3，生成的对照特征图谱见图 7-7-3。其中共有峰 15 个，共有峰峰面积见表 7-7-4，以峰 4 为参照峰，计算其他峰的相对保留时间和相对峰面积（表 7-7-5）。通过 UPLC-ESI-MS/MS 指认 6 个，分别是峰 2：表没食子儿茶素（RT=13.53，307.27231 [M+H]$^+$）；峰 3：儿茶素-儿茶素（RT=17.51，579.52934 [M+H]$^+$）；峰 7：阿福豆素-儿茶素（RT=25.61，563.52932 [M+H]$^+$）；峰 10：芒柄花黄素（RT=49.78，269.26924 [M+H]$^+$）；峰 11：Afrormosin（RT=51.67，300.30341 [M+H]$^+$）；峰 13：没食子儿茶素-儿茶素（RT=76.24，595.52831 [M+H]$^+$）。

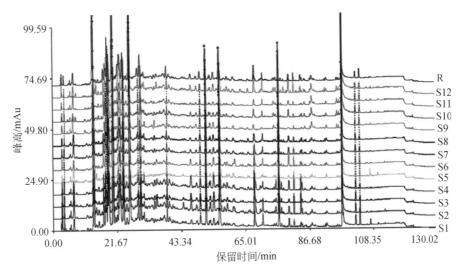

图 7-7-2　鸡血藤标准汤剂特征图谱

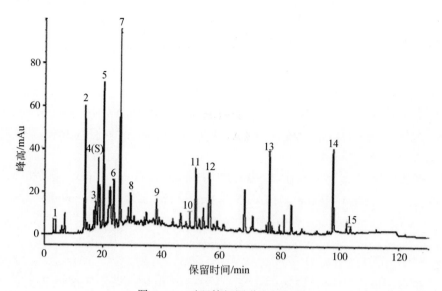

图 7-7-3　对照特征图谱及共有峰

峰2：表没食子儿茶素（$C_{15}H_{14}O_7$）；峰3：儿茶素-儿茶素（$C_{30}H_{26}O_{12}$）；峰7：阿福豆素-儿茶素（$C_{30}H_{26}O_{11}$）；峰10：芒柄花黄素（$C_{16}H_{12}O_4$）；峰11：afrormosin（$C_{17}H_{15}O_5$）；峰13：没食子儿茶素-儿茶素（$C_{30}H_{26}O_{13}$）。

表 7-7-3　相似度计算结果

编号	S1	S2	S3	S4	S5	S6	S7	S8	S9	S10	S11	S12	对照特征图谱
S1	1.000	0.932	0.910	0.941	0.893	0.928	0.965	0.953	0.729	0.826	0.817	0.843	0.942
S2	0.932	1.000	0.953	0.991	0.912	0.943	0.955	0.963	0.771	0.827	0.809	0.875	0.967
S3	0.910	0.953	1.000	0.945	0.961	0.952	0.977	0.969	0.842	0.861	0.865	0.883	0.976
S4	0.941	0.991	0.945	1.000	0.891	0.946	0.949	0.961	0.772	0.832	0.813	0.874	0.968
S5	0.893	0.912	0.961	0.891	1.000	0.932	0.953	0.941	0.844	0.873	0.875	0.887	0.958
S6	0.928	0.943	0.952	0.946	0.932	1.000	0.969	0.967	0.842	0.901	0.893	0.924	0.985
S7	0.965	0.955	0.977	0.949	0.953	0.969	1.000	0.981	0.837	0.879	0.874	0.893	0.982
S8	0.953	0.963	0.969	0.961	0.941	0.967	0.981	1.000	0.827	0.884	0.882	0.915	0.986
S9	0.729	0.771	0.842	0.772	0.844	0.842	0.837	0.827	1.000	0.892	0.881	0.854	0.882
S10	0.826	0.827	0.861	0.832	0.873	0.901	0.879	0.884	0.892	1.000	0.996	0.983	0.945
S11	0.817	0.809	0.865	0.813	0.875	0.893	0.874	0.882	0.881	0.996	1.000	0.975	0.932
S12	0.843	0.875	0.883	0.874	0.887	0.924	0.893	0.915	0.854	0.983	0.975	1.000	0.953
对照特征图谱	0.942	0.967	0.976	0.968	0.958	0.985	0.982	0.986	0.882	0.945	0.932	0.953	1.000

表 7-7-4 各共有峰峰面积

编号	保留时间/min	S1	S2	S3	S4	S5	S6	S7	S8	S9	S10	S11	S12
1	3.81	34.3	16.8	23.5	18.9	43.2	34.3	15.2	22.8	17.7	20.7	15.2	22.8
2	13.42	954.9	654.3	604.7	542.2	949.1	954.9	921.3	591.7	608.6	544.3	921.3	591.7
3	17.45	173.0	88.8	78.5	88.8	88.8	173.0	216.6	97.8	97.1	100.7	216.6	97.8
4	18.27	465.6	265.3	324.3	334.7	179.0	465.6	338.7	334.7	256.2	291.5	338.7	432.2
5	19.99	1016.2	876.5	675.7	567.8	1019.5	1016.2	603.9	763.3	746.0	707.8	603.9	763.3
6	23.44	472.2	472.5	473.8	441.0	481.4	472.2	114.6	277.8	289.8	373.8	114.6	277.8
7	25.52	1394.0	789.9	998.8	889.6	1398.4	1394.0	712.8	887.9	889.4	1099.0	712.8	887.9
8	28.43	181.4	66.5	78.7	98.5	156.1	165.5	96.3	95.4	100.4	112.2	96.3	95.4
9	38.24	215.3	67.5	167.6	112.7	98.7	178.3	134.6	70.1	45.5	94.5	112.1	70.1
10	49.55	139.5	56.7	66.8	78.5	88.8	89.3	98.3	63.5	46.7	73.3	98.3	63.5
11	51.46	515.7	234.3	334.5	321.3	513.1	515.7	452.4	176.3	167.6	249.7	452.4	176.3
12	56.01	723.7	719.7	720.8	669.4	730.0	723.7	533.6	258.8	127.4	396.6	533.6	258.8
13	76.18	542.4	543.2	545.0	546.5	547.3	542.4	126.9	165.1	160.1	285.6	126.9	165.1
14	97.62	1503.7	1232.5	1453.5	1243.6	1539.4	1503.7	1195.3	1439.5	1437.2	1436.2	1195.3	1439.5
15	103.73	66.5	33.5	45.4	66.9	33.2	38.6	42.4	43.2	41.8	41.3	42.4	55.3

表 7-7-5 相对保留时间与相对峰面积

峰编号	保留时间/min	相对保留时间	峰面积/mAu×s	相对峰面积
1	3.811	0.208	23.5	0.083
2	13.530	0.740	737.3	2.586
3	17.512	0.958	69.1	0.242
4	18.281	1.000	285.1	1.000
5	20.064	1.097	790.2	2.772
6	23.483	1.284	311.4	1.092
7	25.612	1.401	997.6	3.499
8	28.521	1.560	102.8	0.361
9	38.274	2.094	99.6	0.349
10	49.781	2.723	77.8	0.273
11	51.673	2.827	271.7	0.953
12	56.171	3.073	358.5	1.257
13	76.244	4.171	264.5	0.928
14	97.632	5.341	816.8	2.865
15	103.731	5.675	56.8	0.199

7.8 牡 丹 皮

7.8.1 牡丹皮标准汤剂质量标准

本品为毛茛科植物牡丹 *Paeonia suffruticosa* Andr.的干燥根皮，经炮制、加工制成的标准汤剂。

【制法】取牡丹皮 100g，加 15 倍量水，浸泡 30min，蒸馏 2h，提取液趁热过滤，药渣再加 9 倍量水，蒸馏 1 小时，合并 2 次提取液，减压浓缩，两次馏出液分别 4℃冷藏 24 小时析晶，过滤，将结晶转移至浓缩液中，加入吐温 2mL，摇匀，定容至 500mL，即得。

【性状】本品为黄褐色混悬液，静置后会产生沉淀。

【检查】pH 值 应为 4.0～4.8。

总固体 应为 0.44～0.82g。

其他 应符合口服混悬剂项下有关的各项规定。

【特征图谱】照高效液相色谱法测定。

色谱条件与系统适用性试验 以十八烷基硅烷键合硅胶为填充剂（柱长为 250mm，内径为 4.6mm，粒径为 5μm）；以乙腈为流动相 A，以 0.1%磷酸水溶液为流动相 B，按表 7-8-1 中的规定进行梯度洗脱；流速为 1mL/min；柱温为 40℃；检测波长为 225nm。理论塔板数按丹皮酚峰计算应不低于 5000。

表 7-8-1 洗脱条件

时间/min	流动相 A/%	流动相 B/%
0～26	10→23	90→77
26～44	23→86	77→14

参照物溶液的制备 取没食子酸、芍药苷和丹皮酚对照品适量，精密称定，分别加甲醇制成每 1mL 含没食子酸 20μg、芍药苷 20μg 和丹皮酚 30μg 的溶液，即得。

供试品溶液的制备 取本品摇匀，精密量取 0.5mL，置 50mL 量瓶中，加甲醇至接近刻度，超声处理（功率 250W，频率 40kHz）30min，放冷，加甲醇至刻度，摇匀，滤过，取续滤液，即得。

测定法 分别精密吸取参照物溶液和供试品溶液各 5μL，注入液相色谱仪，测定，记录 44min 的色谱图，即得。

供试品特征图谱中应呈现 9 个特征峰（图 7-8-1），其中 3 个峰应分别与对应的参照物峰保留时间相同；与丹皮酚参照物峰相应的峰为 S 峰，计算特征峰峰 3～峰 9 的相对保留时间，其相对保留时间应在规定值的±5%之内。规定值为：0.56（峰 3）、0.58（峰 4）、0.69（峰 5）、0.73（峰 6）、0.93（峰 7）、0.97（峰 8）、1.00（峰 9）。计算峰 1 和峰 5 与 S 峰的相对峰面积，峰 1 的相对峰面积不得小于 0.44，峰 5 的相对峰面积不得小于 0.11。

【含量测定】 照高效液相色谱法测定。

色谱条件与系统适用性试验 同【特征图谱】项下。

对照品溶液的制备 取丹皮酚对照品适量，精密称定，加甲醇制成每 1mL 含 30μg 的溶液，即得。

供试品溶液的制备 取【特征图谱】项下的供试品溶液，即得。

测定法 分别精密吸取对照品溶液和供试品溶液各 5μL，注入液相色谱仪，测定，即得。

本品每 1mL 含牡丹皮以丹皮酚（$C_9H_{10}O_3$）计应不低于 1.3mg。

【转移率】丹皮酚转移率范围应为 40.8%～69.4%。

【规格】0.2g/mL（以饮片计）。

【贮藏】冷冻保存，用时复融。

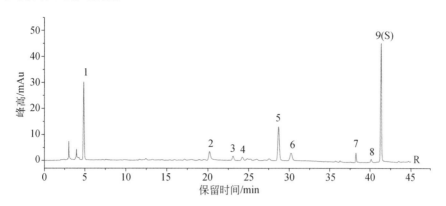

图 7-8-1 对照特征图谱及共有峰

峰 1：没食子酸（gallic acid，$C_7H_6O_5$）；峰 2：芍药苷（paeoniflorin，$C_{23}H_{28}O_{11}$）；

峰 9：丹皮酚（paeonol，$C_9H_{10}O_3$）

7.8.2 牡丹皮标准汤剂质量标准起草说明

1.仪器与材料

岛津 LC-20AT 型高效液相色谱仪（日本岛津公司，DGC-20A 型在线脱气系统，SIL-20A 型自动进样系统，CTO-20A 型柱温箱，SPD-M20A 型二极管阵列检测器，BS224S 型 1/10 万电子分析天平（德国赛多利斯公司）；KQ-250DB 型超声波清洗器（昆山市超声仪器有限公司）；Sartorious BS 210S 型电子天平；Sartorius PB-10 型 pH 计。

丹皮酚（含量≥98%，批号：BCTG-0146，购自中药固体制剂国家工程试验中心），甲醇、乙腈均为色谱纯（美国，Fisher 公司），水为高纯水，其他试剂为分析纯。

2.样品采集

样品共 14 份（编号 MDP-01～MDP-14），采自道地产区安徽亳州及安国、亳州等药材市场，包括符合《中国药典》要求的不同商品规格等级。

3.物种鉴别

经经鉴定，研究样品均为毛茛科植物牡丹 *Paeonia suffruticosa* Andr.。

4.定量测定

1）色谱条件

饮片色谱条件 色谱柱为 Diamonsil-C18（250mm×4.6mm，5μm）；流动相为甲醇-水（45∶55）；柱温为 40℃；流速为 1mL/min；检测波长为 274nm。理论塔板数按丹皮酚峰计算应不低于 5000。

标准汤剂色谱条件 色谱柱为 Diamonsil-C18（250mm×4.6mm，5μm）；流动相为乙腈（A）-0.1%磷酸水溶液（B），梯度洗脱条件：0～26min，90%～77%B；26～44min，77%～14% B。柱温为 40℃；流速为 1mL/min；色谱图见图 7-8-2；检测波长为 225 nm。理论塔板数按丹皮酚峰计算应不低于 5000。

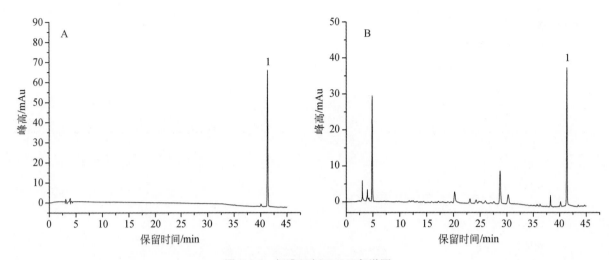

图 7-8-2　标准汤剂 HPLC 色谱图

A：丹皮酚（paeonol，C₉H₁₀O₃）；B：标准汤剂

2）对照品溶液制备

取经五氧化二磷减压干燥器中干燥 36 小时的丹皮酚对照品适量，精密称定，加甲醇制成每 1mL 含 30.18μg 的溶液，即得。

3）供试品溶液制备

（1）饮片供试品溶液制备

取牡丹皮饮片粉末 0.5g，精密称定，置具塞锥形瓶中，精密加入甲醇 50mL，称重，超声处理 30min，放冷，甲醇补重，摇匀，滤过，取续滤液 1mL，置 10mL 量瓶中，加甲醇至刻度，摇匀，即得。

（2）标准汤剂供试品溶液制备

取牡丹皮 100g，加 15 倍量水，浸泡 30min，蒸馏 2 小时，提取液趁热过滤，药渣再加 9 倍量水，蒸馏 1 小时，提取液趁热过滤，合并 2 次提取液，减压浓缩，2 次馏出液分别 4℃冷藏 24 小时析晶，过滤，将结晶转移至浓缩液中，加入吐温 2mL，摇匀，定容至 500mL，即得。

取牡丹皮标准汤剂（MDP-01～MDP-14）摇匀，分别精密吸取 0.5mL，置 50mL 量瓶中，加甲醇至接近刻度，超声处理 30min，冷却，甲醇定容，摇匀，0.45μm 滤膜过滤，取续滤液，即得。

4）方法学验证

以丹皮酚的峰面积积分值为纵坐标（Y），以对照品进样量（μg）为横坐标（X），绘制标准曲线，Y=4680096X-3231，R^2=0.9998，表明线性关系良好。精密度考察合格，RSD%为 0.2%。牡丹皮标准汤剂供试品溶液制备后 24 小时内稳定性良好，RSD 为 0.5%。重复性良好，平行 6 份供试品溶液的 RSD 为 1.8%。平均加样回收率为 101.4%，RSD 为 2.8%。

5）测定法

（1）含量测定

分别精密吸取对照品和溶液供试品溶液各 10μL，注入液相色谱仪，测定，即得。按照 4 下的色谱条件测定含量。

（2）pH 值测定

取标准汤剂，用 pH 计测定 pH 值。

（3）总固体测定

参照编写说明【总固体】项下测定方法操作。

（4）丹皮酚转移率测定

参照编写说明【转移率】项下公式计算。

6）结果

（1）饮片中丹皮酚含量

丹皮酚含量测定结果见表 7-8-2，所收集样品均满足《中国药典》中丹皮酚（不少于 1.2%）的限量要求。

表 7-8-2　饮片中丹皮酚含量测定

编号	丹皮酚含量/%	RSD/%
MDP-01	2.23	1.2
MDP-02	2.62	0.2
MDP-03	2.31	1.2
MDP-04	2.11	0.8
MDP-05	2.55	1.4
MDP-06	2.39	1.7
MDP-07	2.57	0.8
MDP-08	2.70	1.1
MDP-09	2.38	0.8
MDP-10	2.67	1.3
MDP-11	1.89	2.5
MDP-12	2.19	2.7
MDP-13	2.95	0.4
MDP-14	2.50	1.1

（2）标准汤剂中丹皮酚含量（表 7-8-3）

表 7-8-3　标准汤剂中丹皮酚含量测定

编号	丹皮酚含量/（mg/mL）	RSD/%
MDP-01	2.26	2.0
MDP-02	3.04	0.9
MDP-03	2.79	0.6
MDP-04	1.91	0.7
MDP-05	3.14	0.1
MDP-06	2.37	0.3
MDP-07	2.85	3.0
MDP-08	3.04	4.0
MDP-09	2.49	0.8
MDP-10	2.82	4.0
MDP-11	2.52	2.2
MDP-12	2.25	1.0
MDP-13	2.59	1.7
MDP-14	3.37	1.6

（3）总固体及 pH 值（表 7-8-4）

表 7-8-4 标准汤剂 pH 值及总固体

编号	pH 值	总固体/g	RSD/%
MDP-01	4.6	0.48	0.5
MDP-02	4.6	0.65	0.5
MDP-03	4.0	0.44	0.9
MDP-04	4.1	0.59	0.0
MDP-05	4.2	0.62	1.6
MDP-06	4.8	0.54	0.7
MDP-07	4.6	0.62	0.6
MDP-08	4.7	0.73	0.7
MDP-09	4.5	0.64	0.1
MDP-10	4.6	0.66	0.1
MDP-11	4.3	0.68	0.2
MDP-12	4.3	0.73	0.5
MDP-13	4.6	0.70	0.4
MDP-14	4.6	0.77	0.4

（4）丹皮酚转移率

根据测定结果，按照转移率计算公式计算丹皮酚转移率（表 7-8-5）

表 7-8-5 丹皮酚转移率计算结果（$\bar{X} \pm S$）

编号	标准汤剂中丹皮酚含量/mg	饮片中丹皮酚含量/mg	转移率/%	（$\bar{X} \pm S$）/%
MDP-01	1130	2230	50.7	
MDP-02	1520	2620	58.0	
MDP-03	1395	2310	60.4	
MDP-04	955	2110	45.3	
MDP-05	1570	2550	61.6	
MDP-06	1185	2390	49.6	
MDP-07	1425	2570	55.4	55.1±7.1
MDP-08	1520	2700	56.3	
MDP-09	1245	2380	52.3	
MDP-10	1410	2670	52.8	
MDP-11	1260	1890	66.7	
MDP-12	1125	2190	51.4	
MDP-13	1295	2950	43.9	
MDP-14	1685	2500	67.4	

5.标准汤剂特征图谱研究

1）色谱条件

同 4 下的色谱条件。

2）标准汤剂供试品溶液制备

同 4 下的标准汤剂供试品溶液制备。

3）方法学验证

方法学考察合格（具体内容略）。

4）特征图谱的建立及共有峰的标定

按照 4 下的色谱条件，分别精密吸取 14 批牡丹皮标准汤剂供试品溶液 5μL，注入高效液相色谱仪，记录色谱峰信息，生成的特征图谱见图 7-8-3，其中共有峰 9 个，指认 3 个，见图 7-8-4。相似度结果见表 7-8-6。各共有峰峰面积见表 7-8-7，以峰 9 为参照峰，计算其他峰的相对保留时间和相对峰面积（表 7-8-8）。

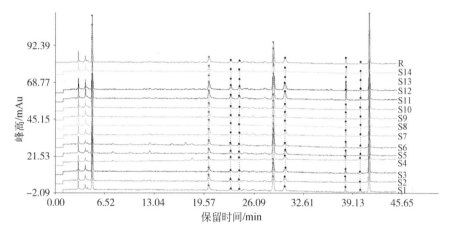

图 7-8-3　牡丹皮标准汤剂特征图谱

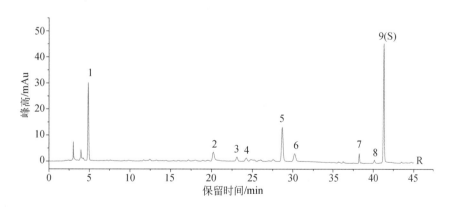

图 7-8-4　对照特征图谱及共有峰

峰 1：没食子酸（gallic acid，$C_7H_6O_5$）；峰 2：芍药苷（paeoniflorin，$C_{23}H_{28}O_{11}$）；

峰 9：丹皮酚（paeonol，$C_9H_{10}O_3$）

表 7-8-6　相似度计算结果

编号	S1	S2	S3	S4	S5	S6	S7	S8	S9	S10	S11	S12	S13	S14	对照特征图谱
S1	1.000	0.995	0.993	0.962	0.992	0.986	0.991	0.998	0.996	0.997	0.981	0.952	0.993	0.985	0.997
S2	0.995	1.000	0.996	0.958	0.995	0.985	0.999	0.998	0.998	0.997	0.979	0.946	0.999	0.996	0.999
S3	0.993	0.996	1.000	0.938	0.987	0.971	0.994	0.998	0.993	0.999	0.962	0.920	0.994	0.989	0.993
S4	0.962	0.958	0.938	1.000	0.981	0.992	0.961	0.954	0.967	0.946	0.985	0.993	0.963	0.964	0.970
S5	0.992	0.995	0.987	0.981	1.000	0.996	0.996	0.993	0.995	0.989	0.985	0.966	0.996	0.995	0.998
S6	0.986	0.985	0.971	0.992	0.996	1.000	0.987	0.982	0.989	0.977	0.992	0.984	0.989	0.987	0.992
S7	0.991	0.999	0.994	0.961	0.996	0.987	1.000	0.995	0.998	0.994	0.980	0.948	1.000	0.999	0.998
S8	0.998	0.998	0.998	0.954	0.993	0.982	0.995	1.000	0.996	1.000	0.973	0.939	0.996	0.991	0.998
S9	0.996	0.998	0.993	0.967	0.995	0.989	0.998	0.996	1.000	0.995	0.988	0.958	0.998	0.994	0.999
S10	0.997	0.997	0.999	0.946	0.989	0.977	0.994	1.000	0.995	1.000	0.970	0.931	0.995	0.989	0.996
S11	0.981	0.979	0.962	0.985	0.985	0.992	0.980	0.973	0.988	0.970	1.000	0.989	0.980	0.977	0.985
S12	0.952	0.946	0.920	0.993	0.966	0.984	0.948	0.939	0.958	0.931	0.989	1.000	0.950	0.948	0.958
S13	0.993	0.999	0.994	0.963	0.996	0.989	1.000	0.996	0.998	0.995	0.980	0.950	1.000	0.998	0.999
S14	0.985	0.996	0.989	0.964	0.995	0.987	0.999	0.991	0.994	0.989	0.977	0.948	0.998	1.000	0.995
对照特征图谱	0.997	0.999	0.993	0.970	0.998	0.992	0.998	0.998	0.999	0.996	0.985	0.958	0.999	0.995	1.000

表 7-8-7　各共有峰峰面积

编号	保留时间/min	S1	S2	S3	S4	S5	S6	S7	S8	S9	S10	S11	S12	S13	S14
1	4.86	227425	236083	234231	195133	259583	207947	214645	292810	207313	242418	237081	253391	200190	227057
2	20.15	59665	77063	54592	34228	57151	59606	70075	72538	63736	63454	91929	90718	65091	74614
3	23.00	19047	21255	17340	23564	25204	20920	21318	22148	21125	20124	37919	42105	19288	24574
4	24.14	16103	21254	15277	25845	24653	16788	21226	15512	22095	15062	30490	35005	18460	26140
5	28.62	127010	160684	116111	221967	217792	198666	165370	163022	147855	122901	223588	294611	150147	205739
6	30.17	51991	61522	56071	46523	52483	40413	56410	62098	69244	56148	96600	84093	44986	53290
7	38.20	22071	27191	18891	17883	22659	25709	26710	24574	28889	23184	46101	40049	22077	27627
8	40.13	15176	5893	9403	14527	11282	14196	13629	16250	16837	15144	15891	15253	15488	14114
9	41.31	324824	429605	411485	274295	441755	324592	418368	472691	355235	397659	357018	328234	374141	485376

表 7-8-8 相对保留时间与相对峰面积

峰编号	保留时间/min	相对保留时间	峰面积/mAu×s	相对峰面积
1	4.863	0.118	231093	0.600
2	20.152	0.488	66747	0.173
3	23.001	0.557	23995	0.062
4	24.144	0.584	21708	0.056
5	28.621	0.693	179676	0.466
6	30.172	0.730	59419	0.154
7	38.204	0.925	26687	0.069
8	40.133	0.971	13792	0.036
9	41.308	1.000	385377	1.000

7.9　竹　茹

7.9.1　标准汤剂质量标准

本品为禾本科植物青秆竹 *Bambusa tuldoides* Munro 茎秆的干燥中间层，经炮制、加工制成的标准汤剂。

【制法】取竹茹饮片 100g，加 8 倍量水浸泡 30min，回流 30min，趁热过滤，药渣再加 7 倍量水，回流 20min，趁热过滤，合并 2 次滤液，减压浓缩至 500mL，即得。

【性状】本品为黄色或棕黄色混悬液，静置时会有沉淀产生。

【检查】pH 值　应为 4.2～5.1。

总固体　应为 0.04～0.17g。

其他　应符合口服混悬剂项下有关的各项规定。

【特征图谱】照高效液相色谱法测定。

色谱条件与系统适用性试验　以十八烷基硅烷键合硅胶为填充剂（柱长为 250mm，内径为 4.6cm，粒径为 5μm）；以乙腈为流动相 A，以 0.1%磷酸水溶液为流动相 B，按表 7-9-1 中的规定进行梯度洗脱；流速为 1mL；检测波长 343nm；柱温为 30℃；进样量为 10μL。

表 7-9-1 洗脱条件

时间/min	流动相 A/%	流动相 B/%
0～5	15	85
5～10	15→30	85→70
10～35	30→40	70→60
35～45	40→55	60→45
45～50	55→95	45→5
50～55	95	5

供试品溶液的制备　精密吸取竹茹标准汤剂（ZR-01～ZR-12）各 2mL，12 000r/min 离心 5min，

取上清液，即得。

参照物溶液的制备　取苜蓿素适量，精密称定，分别加甲醇制成每 1mL 含 0.5mg 的混合溶液，即得。

测定法　分别精密吸取对照品溶液和供试品溶液各 10μL，注入液相色谱仪，测定，记录 55min 的色谱图，即得。

供试品特征图谱中应呈现 5 个特征峰（图 7-9-1），其中峰 3 为苜蓿素。峰 3 为 S 峰，计算特征峰峰 1～峰 5 的相对保留时间，其相对保留时间应在规定值的±5%之内。规定值为：0.66（峰 1）、0.88（峰 2）、1.00（峰 3）、1.91（峰 4）、2.25（峰 5）。计算峰 4 与 S 峰的相对峰面积，峰 4 的相对峰面积不得小于 0.61。

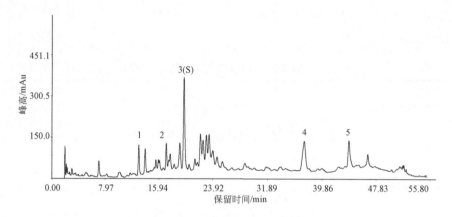

图 7-9-1　对照特征图谱及共有峰

峰 3：苜蓿素（5，7-dihydroxy-2-5，6-dihydro-4H-chromen-4-one，$C_{17}H_{16}O_7$）

【规格】0.2g/mL（以饮片计）。

【贮藏】冷冻保存，用时复融。

7.9.2　竹茹标准汤剂质量标准起草说明

1.仪器与材料

安捷伦 1260InfinityⅡ型超高效液相色谱仪（美国安捷伦公司，G1313A 型自动进样系统，G1316A 型柱温箱，G1362A 型 DAD 检测器），色谱柱为 Thermo-C18（250mm×4.6mm，5μm）；Sartorius-ZRA-124S-型电子分析天平（北京赛多利斯科学仪器有限公司）；KQ-5200B 型超声波清洗器（昆山市超声仪器有限公司）；YP502N 型电子天平（上海精密科学仪器有限公司）；D2012 型台式高速离心机（上海洪纪仪器设备有限公司）。

甲醇、乙腈为色谱纯（美国，Fisher 公司），水为高纯水，其他试剂为分析纯。

2.样品采集

样品共 12 份（编号 ZR-01～ZR-12），分别采集于广东、江苏、湖北、江西等地及安国等药材市场，包括不同商品规格等级。

3.物种鉴别

经鉴定，所研究样品均为禾本科植物青秆竹 *Bambusa tuldoides* Munro 。

4.定量测定

1）供试品溶液制备

取竹茹饮片 100g，加 8 倍量水，浸泡 30min，加热并保持微沸 30min，趁热过滤，药渣再加 7 倍量水，保持微沸 20min，趁热过滤，合并 2 次滤液，减压浓缩至 500mL，即得竹茹标准汤剂。

2）测定法

（1）pH 值测定

取标准汤剂，用 pH 计测定 pH 值。

（2）总固体测定

参照编写说明【总固体】项下测定方法操作。

3）pH 值及总固体（表 7-9-2）

表 7-9-2　标准汤剂 pH 值及总固体

编号	pH 值	总固体/g	RSD/%
ZR-01	4.7	0.14	1.1
ZR-02	4.6	0.18	1.4
ZR-03	5.0	0.13	1.1
ZR-04	4.9	0.09	1.2
ZR-05	4.9	0.04	1.3
ZR-06	4.8	0.04	1.7
ZR-07	4.6	0.04	1.1
ZR-08	4.7	0.06	1.1
ZR-09	4.6	0.08	0.9
ZR-10	4.5	0.06	1.3
ZR-11	4.3	0.06	0.8
ZR-12	4.4	0.05	1.2

5.标准汤剂特征图谱研究

1）色谱条件

以十八烷基硅烷键合硅胶为填充剂（柱长为 250mm，内径为 4.6mm，粒径为 5μm）；以乙腈为流动相 A，以 0.1%磷酸水溶液为流动相 B，梯度洗脱程序为：0～5min，15%B；5～10min，15%～30%B；10～35min，30%～40%B；35～45min，40%～55%B；45～50min，55%～95%B；50～55min，95%B。流速为 1mL/min；检测波长 343nm；柱温为 30℃；进样量为 10μL（图 7-9-2）。

2）标准汤剂供试品溶液制备

精密吸取竹茹标准汤剂（ZR-01～ZR-12）各 2mL，12 000r/min 离心 5min，取上清液，即得。

3）参照物溶液的制备

取参照物首蓿素适量，精密称定，分别加甲醇制成每 1mL 含 0.5mg 的混合溶液，即得。

4）方法学验证

方法学考察合格（具体内容略）。

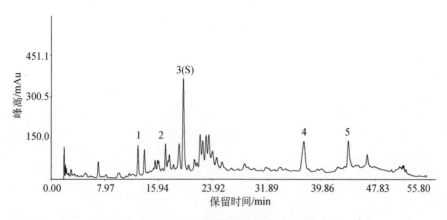

图 7-9-2 　竹茹标准汤剂 HPLC 图谱

5）特征图谱的建立及共有峰的标定

按照 5 下的色谱条件，分别精密吸取 12 批竹茹标准汤剂供试品溶液 10μL，注入高效液相色谱仪，记录色谱峰信息（图 7-9-3），生成的对照特征图谱见图 7-9-4，其中共有峰 5 个。相似度结果见表 7-9-3。各共有峰峰面积见表 7-9-4，以峰 3 为参照峰，计算其他峰的相对保留时间和相对峰面积（表 7-9-5）。

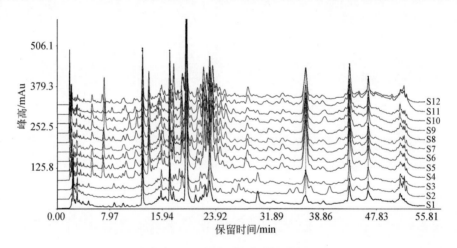

图 7-9-3 　竹茹标准汤剂特征图谱

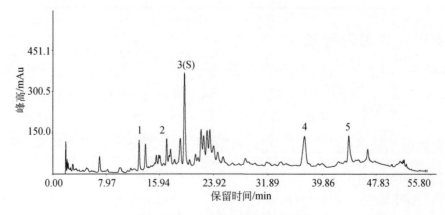

图 7-9-4 　对照特征图谱及共有峰

表 7-9-3　相似度计算结果

编号	S1	S2	S3	S4	S5	S6	S7	S8	S9	S10	S11	S12	对照特征图谱
S1	1.000	0.942	0.900	0.737	0.762	0.695	0.761	0.814	0.773	0.760	0.816	0.852	0.865
S2	0.942	1.000	0.933	0.792	0.798	0.724	0.795	0.831	0.789	0.780	0.818	0.871	0.888
S3	0.900	0.933	1.000	0.846	0.826	0.766	0.809	0.865	0.826	0.821	0.856	0.899	0.911
S4	0.737	0.792	0.846	1.000	0.921	0.901	0.888	0.914	0.840	0.859	0.885	0.902	0.933
S5	0.762	0.798	0.826	0.921	1.000	0.980	0.948	0.964	0.863	0.876	0.959	0.956	0.966
S6	0.695	0.724	0.766	0.901	0.980	1.000	0.948	0.961	0.850	0.870	0.941	0.931	0.942
S7	0.761	0.795	0.809	0.888	0.948	0.948	1.000	0.972	0.897	0.920	0.950	0.958	0.963
S8	0.814	0.831	0.865	0.914	0.964	0.961	0.972	1.000	0.908	0.923	0.973	0.977	0.985
S9	0.773	0.789	0.826	0.840	0.863	0.850	0.897	0.908	1.000	0.941	0.896	0.922	0.930
S10	0.760	0.780	0.821	0.859	0.876	0.870	0.920	0.923	0.941	1.000	0.887	0.917	0.935
S11	0.816	0.818	0.856	0.885	0.959	0.941	0.950	0.973	0.896	0.887	1.000	0.971	0.972
S12	0.852	0.871	0.899	0.902	0.956	0.931	0.958	0.977	0.922	0.917	0.971	1.000	0.988
对照特征图谱	0.865	0.888	0.911	0.933	0.966	0.942	0.963	0.985	0.930	0.935	0.972	0.988	1.000

表 7-9-4　各共有峰峰面积

编号	保留时间/min	S1	S2	S3	S4	S5	S6	S7	S8	S9	S10	S11	S12
1	12.87	160.3	140.3	125.8	190.4	172.2	166.2	126.9	184.6	290.9	251.3	164.1	206.4
2	17.06	85.2	117.5	81.6	128.4	108.7	112.7	117	183.1	254.5	217.2	169.5	132.2
3	19.45	810.9	935.1	381.9	658.7	674.8	627.5	181.8	670.7	567.1	509.3	634.3	547.3
4	37.17	169.1	81.6	109.4	535.6	497.9	604.6	259.3	418.7	325.9	308	324.7	257.8
5	43.74	43.697	43.617	43.622	43.668	43.755	43.861	43.285	44.015	44.457	44.244	43.348	43.285

表 7-9-5　相对保留时间与相对峰面积

峰编号	保留时间/min	相对保留时间	峰面积/mAu×s	相对峰面积
1	12.870	0.660	181.6	0.340
2	17.060	0.880	142.3	0.270
3	19.450	1.000	600.0	1.000
4	37.170	1.910	324.4	0.601
5	43.740	2.250	43.7	0.090

第8章 花叶草类

本章所选 12 味饮片均来自于花叶草类药材，经炮制而得。按照入药部位分为叶（包括大青叶、紫苏叶）；花及花絮（包括红花、菊花、野菊花）；茎及草质茎（麻黄、紫苏梗）；全草（包括夏枯草）；地上部分（包括荆芥、青蒿、益母草、鱼腥草）。

花叶草类饮片质地蓬松，体积较大，因此，煎煮 100g 饮片所需加水量也随之增加，通过对多种花叶草类饮片加水量进行测算，结果证实：以头煎加 12 倍量水，二煎加 10 倍量水为宜。对于常规花叶草类饮片，头煎时间为 30min，二煎时间为 20min。对于需要回收挥发油的饮片，需用挥发油提取器提取，煎煮时间也适当延长，头煎 2 小时，二煎 30min 即可，如紫苏叶。

8.1 大 青 叶

8.1.1 大青叶标准汤剂质量标准

本品为十字花科植物菘蓝 *Isatis indigotica* Fort.的干燥叶，经炮制、加工制成的标准汤剂。

【制法】取大青叶饮片 100g，加 12 倍量水浸泡 30min，回流 30min，趁热过滤，药渣再加 10 倍量水，回流 20min，趁热过滤，合并 2 次滤液，减压浓缩至 500mL，即得。

【性状】本品为褐色混悬液，静置后会产生沉淀。

【检查】pH 值　应为 4.9～5.9。

总固体　应为 0.52～0.86g。

其他　应符合口服混悬剂项下有关的各项规定。

【特征图谱】照高效液相色谱法测定

色谱条件与系统适用性试验　以十八烷基硅烷键合硅胶为填充剂（柱长为 250mm，内径为 4.6mm，粒径为 5μm）；以 0.2%磷酸水溶液（10%NaOH 溶液调 pH 值为 3.0）（A）-甲醇（B）为流动相（表 8-1-1）；柱温为 25℃；流速为 1.0mL/min；检测波长为 254nm。理论塔板数按靛玉红峰计算应不低于 4000。

表 8-1-1　洗脱条件

时间/min	0.2%磷酸水溶液 A/%	甲醇 B/%
0～16	97→80	20→3
16～60	80→25	75→20
60～70	25	75

参照物溶液的制备　取尿苷对照品适量，精密称定，分别加 90%甲醇制成每 1mL 含尿苷 0.01mg 的溶液，即得。

供试品溶液的制备　吸取大青叶标准汤剂约 1.5mL 置离心管中，12 000r/min 离心 5min，取上清液，即得。

测定法　分别精密吸取对照品溶液与供试品溶液各 10μL，注入液相色谱仪，测定，记录 70min 的色谱图，即得。

供试品特征图谱中呈现 12 个特征峰（图 8-1-1），其中 2 个峰与对应的参照物峰保留时间相同，其中峰 1 为尿苷，峰 2 为靛玉红。以峰 7 为 S 峰，计算特征应在规定值的±5%之内。规定值为：0.37（峰 1）、0.43（峰 2）、0.53（峰 3）、0.58（峰 4）、0.85（峰 5）、0.95（峰 6）、1.00（峰 7）、1.02（峰 8）、1.32（峰 9）、1.35（峰 10）、1.79（峰 11）、2.21（峰 12）。

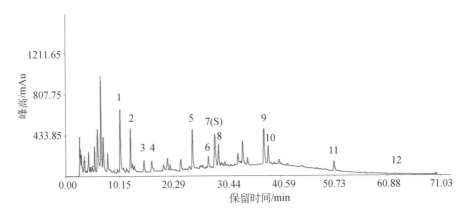

图 8-1-1　对照特征图谱及共有峰

峰 1：尿苷（uridine，$C_9H_{12}N_2O_6$）；峰 2：靛玉红（indirubin，$C_{16}H_{10}N_2O_2$）

【含量测定】照高效液相色谱法测定。

色谱条件与系统适用性试验　同【特征图谱】项下。

对照品溶液制备　取靛玉红对照品适量，精密称定，加甲醇制成每 1mL 含 33.8μg 的溶液，即得。

供试品溶液制备　取【特征图谱】项下的供试品溶液，即得。

测定法　分别精密吸取对照品溶液与供试品溶液各 10μL，注入液相色谱仪，测定，即得。

本品每 1mL 含大青叶以靛玉红（$C_{16}H_{10}N_2O_2$）计应不低于为 6.56μg。

【转移率】靛玉红转移率范围为 12.5%～20.3%。

【规格】0.2g/mL（以饮片计）。

【贮藏】冷冻保存，用时复融。

8.1.2　大青叶标准汤剂质量标准起草说明

1.仪器与材料

Agilent 1260 高效液相色谱仪（安捷伦公司，HP 真空脱气泵，HP 四元泵，HP 自动进样，HP 柱温箱，UPLC-VWD 检测器）AND GX-600 型电子分析天平（d=0.001g），YP502N 电子天平（上海精密科学仪器有限公司）；KQ5200B 型超声波清洗器（昆山市超声仪器有限公司）；Thermo BDS HYPERSIL C18 色谱柱（250mm×4.6mm，5μm）；D2012 型离心机；pH 计（PHS-25 pH Meter）。

甲醇、乙腈均为色谱纯（美国，Fisher 公司），水为娃哈哈纯净水，其他试剂为分析纯。

靛玉红（含量≥97%，编号 B20298，LOT：Z06O7B22207，购自上海源叶生物科技有限公司）。

2.样品采集

样品共 12 份（编号 DQY-01～DQY12），采自主产区和道地产区河北保定、甘肃、安徽等地及药材市场等，包括符合《中国药典》要求的不同商品规格等级。

3.物种鉴别

经鉴定，所研究样品均为十字花科植物菘蓝 *Isatis indigotica* Fort.。

4.定量测定

1）色谱条件

饮片色谱条件　色谱柱为 Thermo-C18（250mm×4.6mm，5μm）。流动相为甲醇-水（75∶25）；检测波长为 289nm；柱温为 30℃；流速为 1.0mL/min；理论塔板数按靛玉红峰计算应不低于 4000。

标准汤剂色谱条件　以十八烷基硅烷键合硅胶为填充剂；以 0.2%磷酸水溶液（10%NaOH 溶液调 pH 值为 3.0）（A）-甲醇（B）为流动相；梯度洗脱条件：0～16min，3%～20%B；16～60min，20%～75% B；60～70min，75%～95%B。柱温为 25℃；流速为 1.0mL/min；检测波长为 254nm（图 8-1-2）。

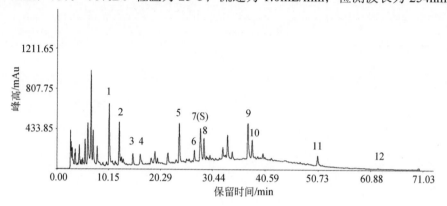

图 8-1-2　标准汤剂 HPLC 色谱图

2）对照品溶液制备

取靛玉红对照品（上海源叶生物科技有限公司，纯度≥97%）适量，精密称定，加甲醇制成每 lmL 含 33.8μg 的溶液，即得。

3）供试品溶液制备

（1）饮片供试品溶液制备

取本品细粉 0.25g，精密称定，置索氏提取器中，加二氯甲烷，浸泡 15 小时，加热回流提取至提取液无色。回收溶剂至干，残渣加甲醇使溶解并转移至 100mL 量瓶中，加甲醇至刻度，摇匀，量取约 1.5mL 于离心管中，12 000r/min，离心 5min，取上清液，即得。

（2）标准汤剂供试品溶液制备

取大青叶饮片 100g，加 12 倍量水浸泡 30min，加热回流 30min，趁热过滤，药渣再加 10 倍量水，加热回流 20min，趁热过滤，合并 2 次滤液，减压浓缩至 500mL，即得大青叶标准汤剂。

吸取大青叶标准汤剂约 1.5mL 置离心管中，12 000r/min 离心 5min，取上清液，即得。

4）方法学验证

以靛玉红峰面积积分值为纵坐标（Y），对照品进样质量（μg）为横坐标（X），绘制标准曲线，计算回归方程 $Y=3352.5X-61.1$，$R^2=0.9996$，表明线性关系良好。精密度考察合格，RSD%为 1.1%。大青叶标准汤剂供试品溶液制备后 24 小时内稳定性良好，RSD 为 1.7%。重复性良好，平行 6 份供试品溶液的 RSD 为 2.4%。平均加样回收率为 96.1%，RSD 为 1.1%。

5）测定法

（1）含量测定

分别精密吸取对照品溶液和供试品溶液各 10μL，注入高效液相色谱仪，测定，即得。

（2）pH 值测定

取标准汤剂，用 pH 计测定 pH 值。

（3）总固体测定

参照编写说明【总固体】项下测定方法操作。

（4）靛玉红转移率测定

参照编写说明【转移率】项下公式计算。

6）结果

（1）饮片中靛玉红的含量

靛玉红含量测定结果见表 8-1-2，所收集样品均满足《中国药典》中靛玉红（不少于 0.020%）的限量要求。

表 8-1-2　饮片中靛玉红含量测定

编号	靛玉红含量/%	RSD/%
DQY-01	0.235	0.6
DQY-02	0.168	0.8
DQY-03	0.310	0.5
DQY-04	0.271	0.5
DQY-05	0.138	1.1
DQY-06	0.041	0.9
DQY-07	0.037	0.8
DQY-08	0.041	0.9
DQY-09	0.074	1.5
DQY-10	0.046	0.8
DQY-11	0.030	2.1
DQY-12	0.021	2.4

（2）标准汤剂中靛玉红的含量（表 8-1-3）

表 8-1-3　标准汤剂中靛玉红含量测定

编号	靛玉红含量/（μg/mL）	RSD/%
DQY-01	70.54	1.2
DQY-02	57.73	1.1
DQY-03	78.87	1.8
DQY-04	74.57	2.3
DQY-05	52.10	0.9
DQY-06	14.38	1.3
DQY-07	12.66	1.3

编号	靛玉红含量/（μg/mL）	RSD/%
DQY-08	14.00	1.2
DQY-09	22.91	1.6
DQY-10	16.40	1.3
DQY-11	11.09	1.5
DQY-12	6.71	1.2

（3）总固体及 pH 值（表 8-1-4）

表 8-1-4　标准汤剂 pH 值及总固体

编号	pH 值	总固体/g	RSD/%
DQY-01	4.99	0.85	0.8
DQY-02	5.05	0.84	0.8
DQY-03	4.88	0.73	1.0
DQY-04	5.03	0.77	0.9
DQY-05	5.38	0.61	1.3
DQY-06	5.69	0.64	1.1
DQY-07	5.66	0.62	1.1
DQY-08	5.71	0.64	1.1
DQY-09	5.52	0.62	1.1
DQY-10	5.57	0.66	1.1
DQY-11	5.91	0.58	1.4
DQY-12	5.50	0.70	1.0

（4）靛玉红转移率（表 8-1-5）

表 8-1-5　靛玉红转移率计算结果（$\bar{X} \pm S$）

编号	标准汤剂中靛玉红含量/mg	饮片中靛玉红含量/mg	转移率/%	（$\bar{X} \pm S$）/%
DQY-01	235.01	35.27	15.0	
DQY-02	168.26	28.86	17.2	
DQY-03	309.77	39.43	12.7	
DQY-04	271.19	37.29	13.8	
DQY-05	138.03	26.05	18.9	
DQY-06	41.38	7.19	17.4	16.4±1.9
DQY-07	36.78	6.33	17.2	
DQY-08	40.92	7.00	17.1	
DQY-09	73.62	11.46	15.6	
DQY-10	45.72	8.20	17.9	
DQY-11	30.30	5.54	18.3	
DQY-12	20.89	3.35	16.1	

5.标准汤剂特征图谱研究

1）色谱条件

同 4 下的色谱条件。

2）标准汤剂供试品溶液制备

同 4 下的标准汤剂供试品溶液的制备。

3）参照物溶液的制备　取尿苷对照品适量，精密称定，分别加 90% 甲醇制成每 1mL 含尿苷 0.01mg 的溶液，即得。

4）方法学验证

方法学考察合格（具体内容略）。

5）特征图谱的建立及共有峰的标定

按照色谱条件，分别精密吸取 12 批大青叶标准汤剂供试品溶液 10μL，注入高效液相色谱仪，记录色谱峰信息（图 8-1-3），生成的对照特征图谱见图 8-1-4，其中共有峰 12 个（表 8-1-6），指认 2 个。相似度结果见表 8-1-7。各共有峰峰面积见表 8-1-6，以峰 7 为参照峰，计算其他峰的相对保留时间和相对峰面积（表 8-1-8）。

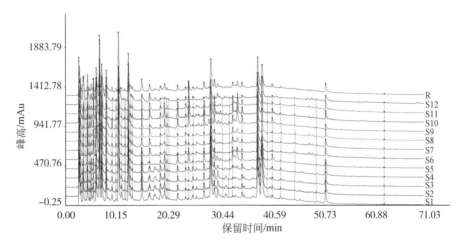

图 8-1-3　大青叶标准汤剂特征图谱

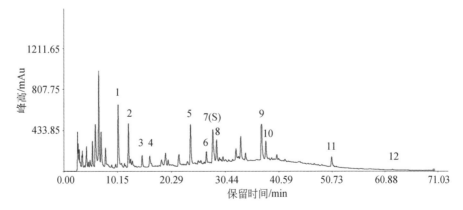

图 8-1-4　对照特征图谱及共有峰

峰 1：尿苷（uridine，$C_9H_{12}N_2O_6$）；峰 2：靛玉红（indirubin，$C_{16}H_{10}N_2O_2$）

表 8-1-6 各共有峰峰面积

编号	保留时间/min	S1	S2	S3	S4	S5	S6	S7	S8	S9	S10	S11	S12
1	10.35	13188.6	11758.6	12533.1	11128.5	6433.2	5513.8	5719.4	5621.1	7494	7116	5589.8	4461.6
2	12.29	6549.7	6113.9	6255.8	5164.8	5015	3674.6	3840.4	3696.6	8441.8	4576.3	3188.5	6509.3
3	14.91	3269.9	2960.3	3245.2	2834.8	1955.7	1420.6	1449.7	1468.1	1350.5	1486.4	1217.7	1142
4	16.45	892.7	862.2	939.1	863.9	413.7	1458.8	1449.6	1595.5	556	1513.5	1160.6	1650.2
5	24.01	156.9	134.9	124.6	686.5	2395.2	580.5	461.9	379.1	2921.5	5095.2	3099.1	458.6
6	26.99	1162.5	1048.5	1081.1	990.3	2060	419.4	467.7	456.4	2018.9	1375.6	881.2	282.1
7	28.29	9085.3	8337.7	8263.2	8244.4	3219.9	5012	5182.4	5500.5	2984.8	5513.3	4086.9	4295.4
8	28.92	1436.2	1241.3	1287	1065.8	1887.8	750.4	708.2	759.3	1306.6	2657.5	1103.1	110.6
9	37.39	4922.6	4464.3	4626.3	4353.2	4476.3	4977.7	4809.1	5163.9	5068.5	6623.6	5269.9	4986.3
10	38.25	7111.2	6953.4	6873.5	3716.8	1728.7	2215.3	2136.1	2228.4	2284.2	2718.6	2132.2	5907
11	50.73	2582.9	2641.3	2568.5	2574	1259.7	1654.7	1529.8	1764.2	804.9	1710.2	1566.5	1518
12	62.36	880.3	720.4	984.2	930.6	650.1	179.5	158	174.7	285.9	204.7	138.4	83.7

表 8-1-7 相似度计算结果

编号	S1	S2	S3	S4	S5	S6	S7	S8	S9	S10	S11	S12	对照特征图谱
S1	1	0.998	0.999	0.949	0.862	0.846	0.846	0.847	0.805	0.829	0.842	0.849	0.949
S2	0.998	1	0.999	0.946	0.859	0.852	0.852	0.854	0.804	0.83	0.845	0.857	0.951
S3	0.999	0.999	1	0.948	0.859	0.847	0.847	0.848	0.802	0.828	0.843	0.85	0.949
S4	0.949	0.946	0.948	1	0.889	0.886	0.887	0.889	0.818	0.87	0.882	0.847	0.957
S5	0.862	0.859	0.859	0.889	1	0.889	0.889	0.885	0.961	0.925	0.923	0.858	0.946
S6	0.846	0.852	0.847	0.886	0.889	1	0.999	0.999	0.839	0.933	0.959	0.909	0.959
S7	0.846	0.852	0.847	0.887	0.889	0.999	1	0.998	0.838	0.933	0.958	0.909	0.959
S8	0.847	0.854	0.848	0.889	0.885	0.999	0.998	1	0.83	0.929	0.956	0.905	0.958
S9	0.805	0.804	0.802	0.818	0.961	0.839	0.838	0.83	1	0.858	0.86	0.845	0.897
S10	0.829	0.83	0.828	0.87	0.925	0.933	0.933	0.929	0.858	1	0.984	0.877	0.944
S11	0.842	0.845	0.843	0.882	0.923	0.959	0.958	0.956	0.86	0.984	1	0.883	0.957
S12	0.849	0.857	0.85	0.847	0.858	0.909	0.909	0.905	0.845	0.877	0.883	1	0.929
对照特征图谱	0.949	0.951	0.949	0.957	0.946	0.959	0.959	0.958	0.897	0.944	0.957	0.929	1

表 8-1-8　相对保留时间与相对峰面积

峰编号	保留时间/min	相对保留时间	峰面积/mAu×s	相对峰面积
1	10.350	0.366	8046.5	1.430
2	12.293	0.434	5252.2	1.041
3	14.908	0.527	1983.4	0.348
4	16.451	0.581	1113.0	0.211
5	24.010	0.849	1374.5	0.326
6	26.991	0.954	1020.3	0.217
7	28.290	1.000	5810.5	1.000
8	28.924	1.022	1192.8	0.235
9	37.387	1.322	4978.5	0.980
10	38.248	1.352	3833.8	0.654
11	50.729	1.794	1847.9	0.323
12	62.355	2.205	449.2	0.075

8.2　红　　花

8.2.1　红花标准汤剂质量标准

本品为菊科植物红花 Carthamus tinctorius L.的干燥花，经炮制、加工制成的标准汤剂。

【制法】取红花饮片 100g，加 12 倍量水浸泡 30min，回流 30min，趁热过滤，药渣再加 10 倍量水，回流 20min，趁热过滤，合并 2 次滤液，减压浓缩至 500mL，即得。

【性状】本品为褐色混悬液，静置后会产生沉淀。

【检查】pH 值　应为 3.5～4.5。

　　　　总固体　应为 0.50～0.81g。

　　　　其他　应符合口服混悬剂项下有关的各项规定。

【特征图谱】照高效液相色谱法测定。

色谱条件与系统适用性试验　以十八烷基硅烷键合硅胶为填充剂（柱长为 250mm，内径为 4.6mm，粒径为 5μm）；以乙腈为流动相 A，以 0.1%三氟乙酸水为流动相 B，按表 8-2-1 中的规定进行梯度洗脱；流速为 1mL/min；柱温为 30℃；检测波长为 280nm。理论塔板数按羟基红花黄色素 A 峰计算应不低于 3000。

表 8-2-1　洗脱条件

时间/min	流动相 A/%	流动相 B/%
0～15	5→11	95→89
15～20	11→12	89→88
20～30	12	88
30～32	12→15	88→85

续表

时间/min	流动相 A/%	流动相 B/%
32～42	15→23	85→77
42～52	23→30	77→70
52～55	30→35	70→65
55～60	35→38	65→62
60～62	38→44	62→56
62～65	44→46	56→54
65～70	46→60	54→40

参照物溶液的制备　取羟基红花黄色素 A 对照品适量，精密称定，置棕色量瓶中，加 25%甲醇制成羟基红花黄色素 A 浓度为 1.0mg/mL 溶液，即得。

供试品溶液的制备　取本品摇匀，用水稀释 10 倍，12 000r/min 离心 5min，取上清液，即得。

测定法　分别精密吸取参照物溶液和供试品溶液各 10μL，注入液相色谱仪，测定，记录 70min 的色谱图，即得。

供试品特征图谱中应呈现 12 个特征峰（图 8-2-1），其中峰 10 与对应的参照物峰保留时间相同；该峰为 S 峰，计算特征峰峰 1～峰 9，峰 11、峰 12 的相对保留时间，其相对保留时间应在规定值的±5%之内。规定值为：0.14（峰 1）、0.15（峰 2）、0.22（峰 3）、0.45（峰 4）、0.47（峰 5）、0.74（峰 6）、0.76（峰 7）、0.77（峰 8）、0.94（峰 9）、1.65（峰 11）、1.98（峰 12）。

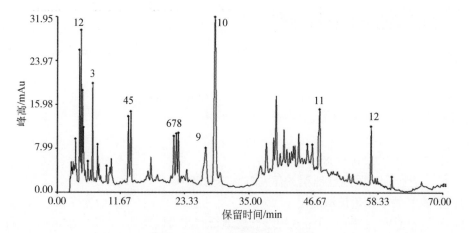

图 8-2-1　对照特征图谱及共有峰

峰 10：羟基红花黄色素 A（hydroxysafflor yellow A，$C_{27}H_{32}O_{16}$）

【含量测定】照高效液相色谱法测定。

色谱条件与系统适用性试验　以十八烷基硅烷键合硅胶为填充剂，柱温为 30℃，体积流量为 1mL/min；进样量为 10μL；流动相为 0.7%磷酸（A）-甲醇（B）-乙腈（C），等度洗脱，三相比例为 72（A）∶26（B）∶2（C）；检测波长为 403nm。

对照品溶液的制备　同【特征图谱】项下。

供试品溶液的制备　同【特征图谱】项下。

测定法　分别精密吸取对照品溶液与供试品溶液各 10μL，注入液相色谱仪，测定，即得。

本品每 1mL 含红花以羟基红花黄色素 A（hydroxysafflor yellow A，$C_{27}H_{32}O_{16}$）计应不低于 1.22 mg。

【转移率】羟基红花黄色素 A 转移率范围为 48.2%～74.2%。

【规格】0.2mg/mL（以饮片计）。

【贮藏】冷冻保存，用时复融。

8.2.2　红花标准汤剂质量标准起草说明

1.仪器与材料

Agilent 1200 型 HPLC-DAD 联用色谱仪（美国安捷伦公司）。

羟基红花黄色素 A（纯度大于 98%，批号：15121511，购自北京世纪奥科生物技术有限公司）。乙腈为色谱纯（美国，Fisher 公司），水为高纯水，其他试剂为分析纯。

2.样品采集

样品共 17 份（编号 HH-01～HH-14），采自主产区或道地产区新疆塔城、云南等地及亳州等药材市场，包括符合《中国药典》要求的不同商品规格等级。

3.物种鉴定

经鉴定，研究样品均为菊科植物红花 *Carthamus tinctorius* L.。

4.定量测定

1）色谱条件[43]

采用 Agilent 液相色谱仪进行，配有 PDA 检测器，采用 YCM-Triart C18（250mm×4.6mm，5μm）进行分离；柱温为 30℃；体积流量为 1mL/min；进样量为 10μL；流动相为 0.7%磷酸（A）-甲醇（B）-乙腈（C），等度洗脱，三相比例为 72（A）∶26（B）∶2（C）；检测波长为 403nm，色谱图见图 8-2-2。

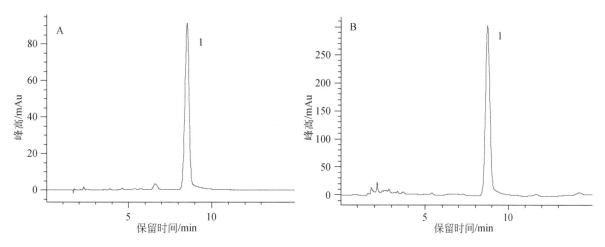

图 8-2-2　标准品及供试品 HPLC 液相色谱图

A：标准品；B：红花标准汤剂

峰 1：羟基红花黄色素 A(hydroxysafflor yellow A，$C_{27}H_{32}O_{16}$)

2）对照品溶液的制备

取羟基红花黄色素 A 对照品适量，精密称定，置棕色量瓶中，加 25%甲醇制成羟基红花黄色素 A 浓度为 1.0mg/mL，标品溶液，摇匀，作为对照品溶液。

3）供试品溶液的制备

（1）饮片供试品溶液制备

取本品粉末（过三号筛）约 0.4g，精密称定，置具塞锥形瓶中，精密加入 25%甲醇 50mL，称定重量，超声处理（功率 300W，频率 50kHz）40min，放冷，再称定重量，用 25%甲醇补足减失的重量，摇匀，滤过，取续滤液，即得

（2）标准汤剂供试品溶液制备

称取红花饮片 100g，至圆底烧瓶中，加 12 倍量水，充分润湿，浸泡 30min，加热煮沸后回流提取 30min，趁热过滤，滤渣再加入 10 倍量水回流提取 20min，滤过，合并滤液并水浴浓缩至 500mL，即得。

取所得的标准煎剂用水稀释 10 倍置于 2mL 离心管中，12 000r/min 离心 5min，取上清液，即得。

4）方法学验证

以羟基红花黄色素 A 的峰面积积分值为纵坐标（Y），以对照品浓度（mg/mL）为横坐标（X），绘制标准曲线，$Y=17836X+53.487$，$R^2=0.9997$，表明线性关系良好。精密度考察合格，RSD%为 0.5%。红花标准汤剂供试品溶液制备后 24 小时内稳定性良好，RSD 为 0.8%。重复性良好，平行 6 份供试品溶液的 RSD 为 0.01%。平均加样回收率为 98.4%，RSD 为 2.7%。

5）测定法

（1）含量测定

分别精密吸取对照品溶液 10μL，供试品溶液 10μL，注入高效液相色谱仪，测定，即得。

（2）pH 值测定

取标准汤剂，用 pH 计测定 pH 值。

（3）总固体测定

参照编写说明【总固体】项下测定方法操作。

（4）转移率计算

参照编写说明【转移率】项下公式计算。

6）结果

（1）饮片中羟基红花黄色素 A 含量

测定结果见表 8-2-2，所收集样品均满足《中国药典》中羟基红花黄色素 A 含量（不少于 1.0%）的限量要求。

表 8-2-2　饮片中羟基红花黄色素 A 含量

编号	羟基红花黄色素 A 含量/%	RSD/%
HH-01	2.9	0.8
HH-02	2.5	0.2
HH-03	2.7	0.2
HH-04	2.5	2.1
HH-05	3.5	0.4
HH-06	3.1	0.7
HH-07	2.9	0.1
HH-08	2.2	7.0
HH-09	3.4	0.8

编号	羟基红花黄色素 A 含量/%	RSD/%
HH-10	2.9	0.6
HH-11	3.2	0.4
HH-12	3.3	0.4
HH-13	3.3	3.4
HH-14	3.2	8.1

（2）标准汤剂中羟基红花黄色素 A 含量（表 8-2-3）

表 8-2-3　标准汤剂中羟基红花黄色素 A 含量测定

编号	羟基红花黄色素 A 含量/（mg/mL）	RSD/%
HH-01	3.77	0.9
HH-02	3.60	2.8
HH-03	3.57	3.9
HH-04	3.06	0.5
HH-05	3.87	0.3
HH-06	3.51	0.2
HH-07	3.27	0.7
HH-08	3.19	1.5
HH-09	3.92	1.0
HH-10	3.56	1.3
HH-11	3.43	0.3
HH-12	3.51	2.2
HH-13	3.79	0.9
HH-14	4.43	1.7

（3）总固体及 pH 值（表 8-2-4）

表 8-2-4　标准汤剂 pH 值及总固体

编号	总固体/g	RSD/%	pH 值
HH-01	0.78	0.4	4.5
HH-02	0.74	1.2	4.2
HH-03	0.76	0.5	3.8
HH-04	0.52	0.7	3.9
HH-05	0.62	1.3	4.0
HH-06	0.62	1.4	3.5

续表

编号	总固体/g	RSD/%	pH 值
HH-07	0.58	0.9	4.3
HH-08	0.62	0.8	4.1
HH-09	0.68	1.2	3.7
HH-10	0.68	1.3	4.5
HH-11	0.54	0.9	4.4
HH-12	0.66	1.1	4.0
HH-13	0.6	0.2	3.7
HH-14	0.74	0.4	3.8

（4）羟基红花黄色素 A 转移率

根据测定结果，按照转移率计算公式计算丹酚酸 B 转移率（表 8-2-5）。

表 8-2-5　羟基红花黄色素 A 转移率计算结果（$\overline{X} \pm S$）

编号	饮片中羟基红花黄色素 A 含量/mg	标准汤剂中羟基红花黄色素 A 量/mg	转移率/%	（$\overline{X} \pm S$）/%
HH-01	2900	1900	65.1	
HH-02	2470	1800	72.8	
HH-03	2720	1800	65.6	
HH-04	2530	1500	60.5	
HH-05	3520	1900	55	
HH-06	3110	1800	56.5	
HH-07	2860	1600	57.1	
HH-08	2210	1600	72.2	61.2±6.5
HH-09	3420	2000	57.3	
HH-10	2900	1800	61.3	
HH-11	3210	1700	53.4	
HH-12	3300	1800	53.2	
HH-13	3310	1900	57.3	
HH-14	3190	2200	69.4	

5.标准汤剂特征图谱研究

1）色谱条件

以十八烷基硅烷键合硅胶为填充剂；乙腈（A）-0.1%三氟乙酸水（B）为流动相，按表 8-2-6 中的规定进行揉度洗脱，柱温为 30℃；流速为 1mL/min；检测波长为 280nm；进样量为 10μL。理论塔板数按羟基红花黄色素 A 峰计算应不低于 3000。

表 8-2-6　洗脱条件

时间/min	流动相 A/%	流动相 B/%
0～15	5→11	95→89
15～20	11→12	89→88
20～30	12	88
30～32	12→15	88→85
32～42	15→23	85→77
42～52	23→30	77→70
52～55	30→35	70→65
55～60	35→38	65→62
60～62	38→44	62→56
62～65	44→46	56→54
65～70	46→60	54→40

2）标准汤剂供试品溶液制备

同 4 下的标准汤剂供试品溶液制备。

3）方法学验证

方法学考察合格（具体内容略）。

4）特征图谱的建立及共有峰的标定

按照 5 下的色谱条件，分别精密吸取 14 批标准汤剂供试品溶液 10μL，注入高效液相色谱仪，记录色谱峰信息（图 8-2-3），相似度结果见表 8-2-7，生成的对照特征图谱见图 8-2-4，其中共有峰 12 个，指认 1 个。各共有峰峰面积见表 8-2-8，以峰 10 为参照峰，计算其他峰的相对保留时间和相对峰面积（表 8-2-9）。

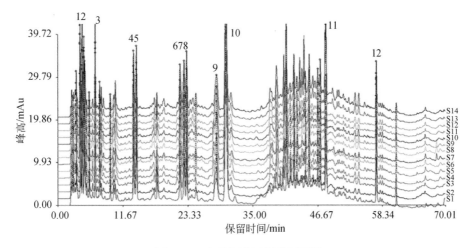

图 8-2-3　红花标准汤剂特征图谱

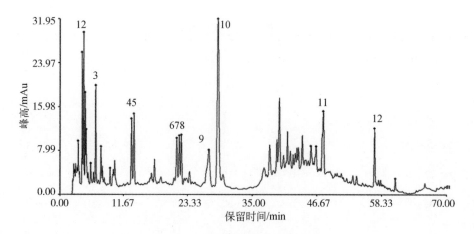

图 8-2-4　对照特征图谱及共有峰

峰 10：羟基红花黄色素 A（hydroxysafflor yellow A，$C_{27}H_{32}O_{16}$）

表 8-2-7　相似度匹配结果

编号	HH-01	HH-02	HH-03	HH-04	HH-05	HH-06	HH-07	HH-08	HH-09	HH-10	HH-11	HH-12	HH-13	HH-14	对照特征图谱
HH-01	1	0.93	0.941	0.916	0.929	0.933	0.921	0.896	0.918	0.929	0.953	0.94	0.907	0.906	0.95
HH-02	0.93	1	0.945	0.955	0.959	0.977	0.965	0.96	0.963	0.963	0.954	0.982	0.968	0.964	0.984
HH-03	0.941	0.945	1	0.933	0.939	0.947	0.935	0.933	0.952	0.943	0.977	0.952	0.93	0.931	0.967
HH-04	0.916	0.955	0.933	1	0.986	0.967	0.962	0.948	0.969	0.983	0.951	0.967	0.96	0.959	0.982
HH-05	0.929	0.959	0.939	0.986	1	0.966	0.975	0.957	0.975	0.981	0.949	0.965	0.953	0.954	0.984
HH-06	0.933	0.977	0.947	0.967	0.966	1	0.971	0.961	0.967	0.964	0.959	0.981	0.968	0.965	0.987
HH-07	0.921	0.965	0.935	0.962	0.975	0.971	1	0.962	0.968	0.963	0.941	0.958	0.957	0.955	0.98
HH-08	0.896	0.96	0.933	0.948	0.957	0.961	0.962	1	0.967	0.952	0.935	0.96	0.947	0.949	0.973
HH-09	0.918	0.963	0.952	0.969	0.975	0.967	0.968	0.967	1	0.971	0.954	0.962	0.948	0.949	0.982
HH-10	0.929	0.963	0.943	0.983	0.981	0.964	0.963	0.952	0.971	1	0.961	0.973	0.956	0.954	0.984
HH-11	0.953	0.954	0.977	0.951	0.949	0.959	0.941	0.935	0.954	0.961	1	0.973	0.943	0.943	0.977
HH-12	0.94	0.982	0.952	0.967	0.965	0.981	0.958	0.96	0.962	0.973	0.973	1	0.972	0.97	0.989
HH-13	0.907	0.968	0.93	0.96	0.953	0.968	0.957	0.947	0.948	0.956	0.943	0.972	1	0.997	0.98
HH-14	0.906	0.964	0.931	0.959	0.954	0.965	0.955	0.949	0.949	0.954	0.943	0.97	0.997	1	0.979

表 8-2-8　各共有峰峰面积

编号	保留时间/min	HH-01	HH-02	HH-03	HH-04	HH-05	HH-06	HH-07	HH-08	HH-09	HH-10	HH-11	HH-12	HH-13	HH-14
1	4.028	76.6	75.4	177.5	75.8	73.3	98.2	89.1	98.1	214.7	80.1	136.7	72.9	61.6	73.1
2	4.325	151.9	158.7	162.6	145.6	171.7	150.7	144.1	120.4	140.5	170.0	175.6	167.8	166.2	187.3
3	6.474	129.4	139.0	137.9	128.7	154.8	112.5	128.9	99.0	114.3	142.1	140.1	138.5	127.8	166.5
4	13.13	139.9	124.6	131.9	122.6	146.6	148.3	119.9	148.2	153.2	129.1	130.5	138	133.7	153.0

编号	保留时间/min	HH-01	HH-02	HH-03	HH-04	HH-05	HH-06	HH-07	HH-08	HH-09	HH-10	HH-11	HH-12	HH-13	HH-14
5	13.581	150.1	135.3	146.6	125.5	156.1	163.5	124.5	151.4	168.2	140.9	142.7	143.6	141.4	166.1
6	21.422	112.8	78.6	102.5	110.6	169.3	119.4	149.3	92.3	93.8	95.4	88.6	97.1	147.3	171.9
7	21.884	133.4	102.0	117.5	137.8	131.5	126.9	101.9	99.4	122.9	108.0	101.8	104.5	129.2	147.2
8	22.264	97.4	99.4	96.7	110.1	117.1	119.9	95.5	102.4	135.0	101.9	101.9	105.0	141.0	171.3
9	27.242	202.9	192.1	197.4	72.0	78.1	237.4	119.5	182.7	97.5	86.4	214.0	224.1	221.8	253.7
10	28.9	708.3	628.9	646.3	589.5	754.4	672.1	622.4	651.8	752.9	652.6	639.4	664.1	714.9	837.9
11	47.804	184.2	164.8	128.5	109.1	120.1	168.8	168.1	88.8	146.1	129.0	125.3	128.6	242.4	289.2
12	57.088	118.0	99.3	139.6	115.6	139.7	143.4	65.5	102.3	135.2	144.5	142.0	141.7	113.9	146.7

表 8-2-9　相对保留时间与相对峰面积

峰编号	保留时间/min	相对保留时间	峰面积/mAu×s	相对峰面积
1	4.028	0.139	100.2	0.148
2	4.325	0.150	158.1	0.233
3	6.474	0.224	132.8	0.196
4	13.130	0.454	137.1	0.202
5	13.581	0.470	146.9	0.216
6	21.422	0.741	116.3	0.170
7	21.884	0.757	118.9	0.175
8	22.264	0.770	113.9	0.166
9	27.242	0.943	170.0	0.250
10	28.900	1.000	681.1	1.000
11	47.804	1.654	156.6	0.228
12	57.088	1.975	124.8	0.183

8.3　荆　　芥

8.3.1　荆芥标准汤剂质量标准

本品为唇形科植物荆芥 Schizonepeta tenuifolia Briq.的干燥地上部分，经炮制、加工制成的标准汤剂。

【制法】取荆芥饮片 100g，加 12 倍量水浸泡 30min，回流 40min，趁热过滤，药渣再加 10 倍量水，回流 20min，趁热过滤，合并 2 次滤液，减压浓缩至 500mL，即得。

【性状】本品为黄棕色的混悬液，静置后会产生沉淀。

【检查】pH 值　应为 5.6～6.0。

　　总固体　应为 0.01～0.17g。

　　其他　应符合口服混悬剂项下有关的各项规定。

【特征图谱】照高效液相色谱法测定。

　　色谱条件与系统适应性试验　以十八烷基硅烷键合硅胶为填充剂（柱长为 250mm，内径为 4.6cm，粒径为 5μm）；以甲醇为流动相 A，以 0.1%甲酸水溶液为流动相 B；按表 8-3-1 中的规定进行梯度洗脱；流速为 0.8mL/min；柱温为 30℃；检测波长为 270nm。

表 8-3-1　洗脱条件

时间/min	流动相 A/%	流动相 B/%
0～10	1	99
10～25	1→30	99→70
25～75	30→60	70→40
75～90	60→100	40→0

　　参照物溶液的制备　取胡薄荷酮对照品适量，精密称定，分别加甲醇制成每 1mL 含胡薄荷酮 2mg 的溶液，即得。

　　供试品溶液的制备　取本品摇匀，精密量取 1mL，再精密量取甲醇 5mL，超声处理（功率 250W，频率 40kHz）20min，放冷，加甲醇至初始刻度，摇匀，12 000r/min 离心 5min，滤过，取续滤液，即得。

　　测定法　分别精密吸取参照物溶液和供试品溶液各 20μL，注入液相色谱仪，测定，记录 90min 的色谱图，即得。

　　供试品特征图谱中应呈现 7 个特征峰（图 8-3-1），其中 1 个峰应与对应的参照物峰保留时间相同；与橙皮苷对应的峰 4 为 S 峰，计算特征峰峰 1～峰 7 的相对保留时间，其相对保留时间应在规定值的 ±5%之内。规定值为：21.825（峰 1）、26.407（峰 2）、42.455（峰 3）、47.890（峰 4）、49.908（峰 5）、71.452（峰 6）、81.447（峰 7）。

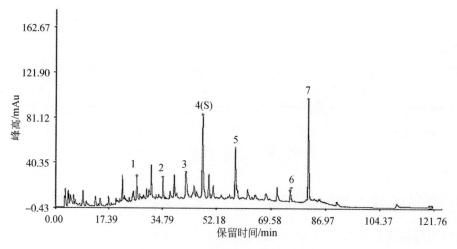

图 8-3-1　对照特征图谱及共有峰

峰 4：橙皮苷（hesperiden，$C_{28}H_{34}O_{15}$）

【含量】照高效液相色谱法测定。

　　色谱条件与系统适用性试验　同【特征图谱】项下。

对照品溶液的制备　取胡薄荷酮对照品适量，精密称定，分别加甲醇制成每 1mL 含胡薄荷酮 2mg 的溶液，即得。

供试品溶液的制备　取【特征图谱】项下的供试品溶液，即得。

测定法　分别精密吸取对照品溶液和供试品溶液各 20μL，注入液相色谱仪，测定，即得。

本品含挥发油不得少于 0.60%（mL/g）。

本品每 1mL 含荆芥以胡薄荷酮（$C_{10}H_{16}O$）计不得少于 0.0032mg。

【转移率】胡薄荷酮转移率范围为 3.1%～12.9%。

【规格】0.2g/mL（以饮片计）。

【贮藏】冷冻保存，用时复融。

8.3.2　荆芥标准汤剂质量标准起草说明

1.仪器与材料

Agilent 1260 高效液相色谱仪，HP 真空脱气泵，HP 四元泵，HP 自动进样，HP 柱温箱，HPLC-DAD 检测器；AND GX-600 型电子分析天平（d=0.001g）；色谱柱 Agilent-C18（ZORBAX SB-C18 250mm× 4.6mm，5μm）。

胡薄荷酮对照品（纯度≥98%，批号：20161214，购自宝鸡辰光生物科技有限公司），甲醇、乙腈 为色谱纯（美国，Fisher 公司），水为高纯水，其他试剂为分析纯。

2.样品采集

样品共 12 份（编号 JJ-01～JJ-12），采自主产区及道地产区河北保定、江西等地，包括符合《中国 药典》要求的不同商品规格等级。

3.物种鉴别

经鉴定，研究样品均为唇形科植物荆芥 *Schizonepeta tenuifolia* Briq.。

4.定量测定

1）色谱条件

饮片色谱条件　色谱柱为 Agilent ZORBAX SB-C18（250mm×4.6mm，5μm）；流动相为甲醇-0.1% 甲酸水溶液（0～20min，70%～90%甲醇）；柱温为 30℃；流速为 0.8mL/min；检测波长为 270nm。理 论塔板数按胡薄荷酮峰计算应不低于 2500。

标准汤剂色谱条件　色谱柱为 Agilent ZORBAX SB-C18（250mm×4.6mm，5μm）。流动相为 0.1% 甲酸水溶液（B）-甲醇（A）为流动相；梯度洗脱条件：0～10min，1% A；10～25min，1%～30% A； 25～75min，30%～60% A；75～90min，60%～100% A。柱温为 30℃；流速为 0.8mL/min（进入质谱 进行分流，分流比为 1∶1）；检测波长为 270nm。色谱图见图 8-3-2。理论塔板数按胡薄荷酮峰计算应 不低于 2500。

2）对照品溶液制备

取经五氧化二磷减压干燥器中干燥 36 小时的胡薄荷酮（宝鸡辰光生物科技有限公司，纯度≥98%， 批号：20161214）对照品适量，精密称定，加甲醇制成每 1mL 含 1.713mg 的溶液，即得。

3）供试品溶液制备

（1）饮片供试品溶液制备

取本品粉末约 0.1g，精密称定，置于 50mL 具赛锥形瓶中，加稀乙醇 35mL，称定重量，超声处理

30min，放冷，再称定重量，补足减失的重量，摇匀，过微孔滤膜，取续滤液，即得。

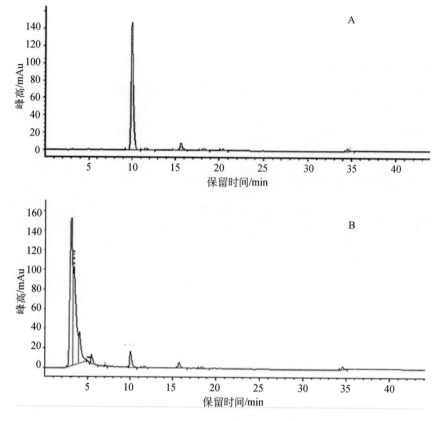

图 8-3-2　标准汤剂 HPLC 色谱图

A：胡薄荷酮（$C_{10}H_{16}O$）；B：标准汤剂

（2）标准汤剂供试品溶液制备

取荆芥饮片 100g，加 12 倍量水（依据临床煎煮习惯，选用纯化水）浸泡 30min，加热回流 40min，趁热过滤，药渣再加 10 倍量水，回流 20min，趁热过滤（同上），合并 2 次煎煮滤液，减压浓缩，温度不超过 60℃，是最终体积浓缩至 500mL。

精密吸取荆芥标准汤剂（JJ01～JJ12）各 1mL，分别加甲醇 5mL，涡旋 3min，超声 30min，冷却，12 000r/min 离心 5min，取上清液，摇匀，0.45μm 微孔滤膜过滤，取续滤液，即得。

（3）挥发油含量测定供试品溶液制备

取荆芥 50g，第一次加水 600mL，浸泡 30min，水蒸气蒸馏法提取 2 小时，过滤药液，挥发油单独放置；第二次加水 500mL，提取 30min，过滤药液，合并 2 次滤液，浓缩。另取挥发油加吐温 80 后，加入到浓缩液中，定容至 500mL，冷冻保存。

4）方法学验证

以胡薄荷酮峰面积积分值为纵坐标（Y），对照品进样量（μg）为横坐标（X），绘制标准曲线，$Y=1398.2X+801.32$，$R^2=0.9997$，表明线性关系良好。精密度考察合格，RSD%为 0.4%。荆芥标准汤剂供试品制备后 24 小时内稳定性良好，RSD%为 0.4%。重复性良好，平行 6 份供试品溶液的 RSD%为 3.0%，平均加样回收率为 101.5%，RSD%为 1.1%。

5）测定法

（1）含量测定

分别精密吸取对照品溶液 20μL，饮片供试品溶液 10μL，注入高效液相色谱仪，测定，即得。

（2）pH 值测定

取标准汤剂，用 pH 计测定 pH 值。

（3）总固体测定

参照编写说明【总固体】项下测定方法操作。

（4）胡薄荷酮转移率测定

参照编写说明【转移率】项下公式计算。

6）结果

（1）饮片中胡薄荷酮含量

胡薄荷酮含量测定结果见表 8-3-2，所收集样品均满足《中国药典》中胡薄荷酮（不少于 0.020%）的限量要求。

表 8-3-2　饮片中胡薄荷酮含量测定

编号	胡薄荷酮含量/%	RSD/%
JJ-01	2.56	1.1
JJ-02	3.18	1.3
JJ-03	3.50	1.6
JJ-04	6.09	1.3
JJ-05	6.19	1.5
JJ-06	5.45	2.1
JJ-07	5.40	1.7
JJ-08	6.92	1.4
JJ-09	13.24	1.6
JJ-10	10.72	1.9
JJ-11	3.38	1.5
JJ-12	4.58	1.3

（2）标准汤剂中胡薄荷酮以及挥发油的含量（表 8-3-3 和表 8-3-4）

表 8-3-3　标准汤剂中胡薄荷酮含量测定

编号	胡薄荷酮含量/（mg/mL）	RSD/%
JJ-01	0.19	1.0
JJ-02	0.32	1.3
JJ-03	0.63	1.9
JJ-04	1.32	2.0
JJ-05	1.09	0.8
JJ-06	**0.92**	1.6
JJ-07	0.65	1.8
JJ-08	1.26	1.1

编号	胡薄荷酮含量/（mg/mL）	RSD/%
JJ-09	2.37	1.3
JJ-10	2.50	1.3
JJ-11	0.35	1.2
JJ-12	0.84	1.4

表 8-3-4　标准汤剂中挥发油含量测定

编号	挥发油含量/（mL/100g）	RSD/%	颜色
JJ-01	0.16	1.9	橘红
JJ-02	0.20	1.4	橘红
JJ-03	0.24	1.8	淡黄
JJ-04	0.40	2.3	淡黄
JJ-05	0.18	0.9	橘红
JJ-06	0.36	1.2	橘红
JJ-07	0.20	1.9	淡黄
JJ-08	0.24	1.7	淡黄
JJ-09	0.30	1.3	淡黄
JJ-10	0.50	1.5	淡黄
JJ-11	0.16	1.1	橘红
JJ-12	0.20	1.3	橘黄

（3）pH 值及总固体（表 8-3-5）

表 8-3-5　pH 值及总固体

编号	pH 值	总固体/g	RSD/%
JJ-01	5.99	0.06	0.4
JJ-02	6.01	0.16	0.8
JJ-03	5.86	0.08	0.6
JJ-04	5.72	0.08	1.2
JJ-05	5.61	0.05	0.8
JJ-06	5.94	0.06	1.3
JJ-07	5.88	0.14	0.7
JJ-08	5.96	0.06	0.6
JJ-09	5.87	0.08	0.7
JJ-10	5.78	0.17	0.6
JJ-11	5.88	0.08	0.9
JJ-12	5.86	0.06	1.1

（4）胡薄荷酮转移率（表8-3-6）

表8-3-6 胡薄荷酮转移率计算结果（$\bar{X} \pm 2S$）

编号	标准汤剂中胡薄荷酮含量/mg	饮片中胡薄荷酮含量/mg	转移率/%	（$\bar{X} \pm 2S$）/%
JJ-01	95.5	2563	3.7	
JJ-02	158.7	3180	5.0	
JJ-03	316.6	3501	9.0	
JJ-04	661.3	6088	10.9	
JJ-05	543.6	6186	8.8	
JJ-06	461.8	5447	8.5	8.0±4.8
JJ-07	325.1	5404	6.0	
JJ-08	628.6	6917	9.1	
JJ-09	1186.9	13245	9.0	
JJ-10	1249.7	10719	11.7	
JJ-11	177.5	3383	5.3	
JJ-12	417.6	4584	9.1	

5.标准汤剂特征图谱研究

1）色谱条件

HPLC色谱条件 同4下的色谱条件。

LC-MS色谱条件 色谱柱为Agilent ZORBAX SB-C18（250mm×4.6mm，5μm）；流动相为乙腈（A）-0.1%甲酸水（B）；梯度洗脱条件：0～5min，5% A；5～15min，5%～25% A；45～65min，45% A；65～90min，45%～100% A。柱温为30℃；流速为0.8mL/min（进入质谱进行分流，分流比为1∶1）；检测波长为212nm；进样量为5μL。

2）质谱条件

离子模式：正离子模式，加热器温度为350℃，毛细管温度为350℃，毛细管电压为35V，喷雾电压为3.5kV，鞘气（N_2）流速为35arb，辅助气（N_2）流速为10arb，质量数扫描范围为50～1500，分辨率为30 000。

3）标准汤剂供试品溶液制备

同4下的标准汤剂供试品溶液制备。

4）方法学验证

方法学考察合格（具体内容略）。

5）特征图谱的建立及共有峰的标定

按照4下的色谱条件，分别精密吸取12批荆芥标准汤剂供试品溶液10μL，注入高效液相色谱仪，记录色谱峰信息（图8-3-3），相似度结果见表8-3-7，生成的对照特征图谱见图8-3-4，其中共有峰7个（表8-3-8），指认1个。各共有峰峰面积见表8-3-8，以峰4为参照峰，计算其他峰的相对保留时间和相对峰面积（表8-3-9）。

通过UPLC-ESI-MS/MS指认1个峰，即峰4：橙皮苷（RT=47.89，611.19239 [M+H]$^+$）。

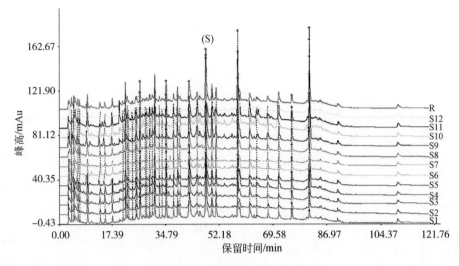

图 8-3-3　荆芥标准汤剂特征图谱

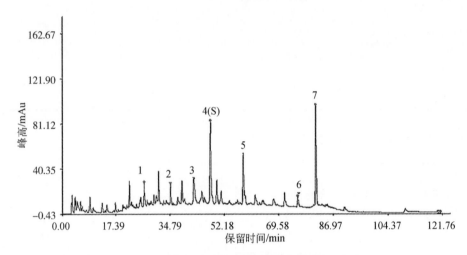

图 8-3-4　对照特征图谱及共有峰

峰 4：橙皮苷（hesperiden，$C_{28}H_{34}O_{15}$）

表 8-3-7　相似度计算结果

编号	S1	S2	S3	S4	S5	S6	S7	S8	S9	S10	S11	S12	对照特征图谱
S1	1	0.949	0.894	0.861	0.869	0.952	0.82	0.839	0.833	0.796	0.903	0.885	0.918
S2	0.949	1	0.947	0.891	0.883	0.943	0.861	0.906	0.842	0.828	0.888	0.897	0.937
S3	0.894	0.947	1	0.899	0.87	0.91	0.871	0.92	0.851	0.845	0.883	0.886	0.934
S4	0.861	0.891	0.899	1	0.877	0.913	0.955	0.944	0.916	0.972	0.939	0.962	0.978
S5	0.869	0.883	0.87	0.877	1	0.939	0.891	0.928	0.969	0.872	0.822	0.887	0.943
S6	0.952	0.943	0.91	0.913	0.939	1	0.91	0.934	0.932	0.878	0.883	0.943	0.969
S7	0.82	0.861	0.871	0.955	0.891	0.91	1	0.948	0.918	0.934	0.864	0.942	0.954
S8	0.839	0.906	0.92	0.944	0.928	0.934	0.948	1	0.947	0.936	0.849	0.94	0.969
S9	0.833	0.842	0.851	0.916	0.969	0.932	0.918	0.947	1	0.931	0.832	0.917	0.957

续表

编号	S1	S2	S3	S4	S5	S6	S7	S8	S9	S10	S11	S12	对照特征图谱
S10	0.796	0.828	0.845	0.972	0.872	0.878	0.934	0.936	0.931	1	0.891	0.941	0.958
S11	0.903	0.888	0.883	0.939	0.822	0.883	0.864	0.849	0.832	0.891	1	0.909	0.936
S12	0.885	0.897	0.886	0.962	0.887	0.943	0.942	0.94	0.917	0.941	0.909	1	0.972
对照特征图谱	0.918	0.937	0.934	0.978	0.943	0.969	0.954	0.969	0.957	0.958	0.936	0.972	1

表 8-3-8　各共有峰峰面积

编号	保留时间/min	S1	S2	S3	S4	S5	S6	S7	S8	S9	S10	S11	S12
1	21.8	287.8	254.7	192.9	413.1	274.2	279.1	169.2	283.7	389.0	548.7	304.7	267.9
2	26.4	340.0	364.6	290.6	604.1	258.7	309.5	184.5	382.0	441.6	689.8	563.0	383.4
3.	42.5	739.9	421.4	561.8	668.2	595.9	700.8	272.3	461.2	843.8	769.6	589.8	353.9
4	47.9	1459.8	847.6	1017.0	1340.4	1196.3	1559.4	543.8	1077.3	1958.4	1731.6	1661.9	970.3
5	49.9	372.1	183.7	174.4	348.7	190.9	337.2	117.9	245.1	451.8	715.7	425.8	284.5
6	71.5	120.0	115.1	112.6	322.1	178.2	141.1	120.5	193.3	317.1	606.4	366.4	202.7
7	81.5	140.7	252.5	487.2	1146.1	884.8	751.0	540.8	1106.7	1920.0	2129.1	422.1	681.1

表 8-3-9　相对保留时间与相对峰面积

峰编号	保留时间/min	相对保留时间	峰面积/mAu×s	相对峰面积
1	21.825	0.456	305.4	0.239
2	26.407	0.551	401.0	0.313
3	42.455	0.887	581.5	0.454
4	47.890	1.000	1280.3	1.000
5	49.908	1.042	320.6	0.250
6	71.452	1.492	232.97	0.182
7	81.447	1.701	871.8	0.681

8.4　菊　花

8.4.1　菊花标准汤剂质量标准

本品为菊科植物菊 *Chrysanthemum morifolium* Ramat.的干燥头状花序，经炮制、加工制成的标准汤剂。

【制法】取菊花饮片 100g，加 12 倍量水，浸泡 30min，回流 30min，趁热过滤，药渣再加 10 倍量水，回流 20min，趁热过滤，合并 2 次煎煮滤液，减压浓缩，使最终体积浓缩至 500mL，即得。

【性状】本品为金黄色或棕黄色混悬液，静置时会有沉淀产生。

【检查】pH 值　应为 4.3～5.4。

总固体　应为 0.45～0.80 g。

其他　应符合口服混悬剂项下有关的各项规定。

【特征图谱】照高效液相色谱法测定。

色谱条件与系统适应性试验　以十八烷基硅烷键合硅胶为填充剂(柱长为 250mm，内径为 4.6mm，粒径为 5μm)；以乙腈为流动相 A，以 0.1%磷酸溶液为流动相 B，按表 8-4-1 中的规定进行梯度洗脱；流速为 1.0mL/min；检测波长为 348nm；柱温为 30℃。理论塔板数按 3,5-O-二咖啡酰基奎宁酸峰计算应不低于 8000。

表 8-4-1　洗脱条件

时间/min	流动相 A/%	流动相 B/%
0～15	8→17	92→83
15～40	17→30	83→70
40～70	30→95	70→5

参照物溶液的制备　取绿原酸对照品、木犀草苷对照品、3,5-O-双咖啡酰基奎宁酸对照品适量，精密称定，置棕色量瓶中，加 70%甲醇制成每 1mL 含绿原酸 35μg、木犀草苷 25μg 和 3,5-O-二咖啡酰基奎宁酸 80μg 的混合溶液，即得(10℃以下保存)。

供试品溶液的制备　取水煎液样品 1mL 置于 5mL 量瓶中，加水稀释至刻度摇匀，再从中精密吸取 2mL 置 10mL 量瓶中，加 50%甲醇至接近刻度，超声 30min，冷却，50%甲醇定容，摇匀，过微孔滤膜，取滤液，即用。

测定法　分别精密吸取对照品溶液和供试品溶液各 10μL，注入液相色谱仪，测定，记录 70min 的色谱图，即得。

供试品特征图谱中应呈现 7 个特征峰(图 8-4-1)，其中 3 个峰分别与对应的参照物峰保留时间相同；与峰 1 绿原酸参照物峰相应的峰为 S 峰，计算特征峰峰 1～峰 7 的相对保留时间，其相对保留时间应在规定值的±5%之内。规定值为：1.00(峰 1)、1.08(峰 2)、2.03(峰 3)、2.28(峰 4)、2.39(峰 5)、2.51(峰 6)、2.90(峰 7)。计算峰 3、峰 4、峰 5、峰 6 与 S 峰的相对峰面积，分别不得小于 1.63，1.54，1.74，1.84。

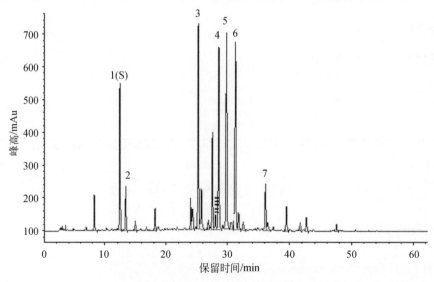

图 8-4-1　菊花标准汤剂的标准 HPLC 特征图谱

峰 1：绿原酸(Chlorogenic acid，$C_{16}H_{18}O_9$)；峰 3：3,5-O-二咖啡酰基奎宁酸(3,5-dicaffeoyl quinic acid，$C_{25}H_{24}O_{12}$)；峰 4：木犀草苷(iuteolin，$C_{21}H_{20}O_{11}$)

【含量测定】照高效液相色谱法测定。

色谱条件与系统适应性试验　同【特征图谱】项下。

对照品溶液的制备　取绿原酸对照品、木犀草苷对照品、3，5-O-双咖啡酰基奎宁酸对照品适量，精密称定，置棕色量瓶中，加 70%甲醇制成每 1mL 含绿原酸 35μg、木犀草苷 25μg 和 3，5-O-二咖啡酰基奎宁酸 80μg 的混合溶液，即得（10℃以下保存）。

供试品溶液的制备　取【特征图谱】项下的供试品溶液，即得。

测定法　分别精密吸取对照品溶液和供试品溶液各 10μL，注入液相色谱仪，测定，即得。

本品每 1mL 含绿原酸（$C_{16}H_{18}O_9$）计应不低于 0.20mg；含木犀草苷（$C_{21}H_{20}O_{11}$）应不低于 0.11mg；含 3，5-O-二咖啡酰基奎宁酸（$C_{25}H_{24}O_{12}$）应不低于 0.35mg。

【转移率】绿原酸的转移率范围为 31.0%～67.5%，木犀草苷的转移率范围为 38.8%～94.8%，3，5-O-二咖啡酰基奎宁酸的转移率范围为 14.5%～34.9%。

【规格】0.2g/mL（以饮片计）。

【贮藏】冷冻保存，用时复融。

8.4.2　菊花标准汤剂质量标准起草说明

1.仪器与材料

Agilent 1260 高效液相色谱仪（安捷伦公司）；WRX-1S 型 BP110S 电子分析天平（德国赛多利斯公司）；色谱柱 Thermo BDS Hypersil C18（250mm×4.6mm，5μm）。

绿原酸（纯度：HPLC≥98%，批号：SC8201），购于北京索莱宝科技有限公司。木犀草苷（纯度：HPLC≥98%，批号：BBP01888），购于云南西力生物技术公司。3，5-O-二咖啡酰基奎宁酸（纯度：HPLC≥98%，批号：BBP03084）购于云南西力生物技术公司。

2.样品采集

样品共 11 份（编号 JH-01～JH-11），采自主产区或道地产区湖北、浙江、河北保定、河南安阳、安徽等地及药材市场，包括符合《中国药典》要求的不同商品规格等级。

3.物种鉴别

经鉴定，所研究样品均为菊科植物菊 *Chrysanthemum morifolium* Ramat。

4.定量测定

1）色谱条件

饮片色谱条件　以十八烷基硅烷键合硅胶为填充剂；以乙腈为流动相 A，以 0.1%磷酸溶液为流动相 B，按表 8-4-2 中的规定进行梯度洗脱；检测波长为 348nm。理论塔板数按 3，5-O-二咖啡酰基奎宁酸峰计算应不低于 8000（表 8-4-2）。

表 8-4-2　洗脱条件

时间/min	流动相 A/%	流动相 B/%
0～11	10→18	90→82
11～30	18→20	82→80
30～40	20	80

标准汤剂色谱条件 色谱柱为 Agilent Extend-C18（250mm×4.6mm，5μm）；流动相为 0.05%磷酸水（D）-乙腈（C），梯度洗脱程序为：0～15min，8%～17%（C）；15～40min，17%～30%C；40～70min，30%～95%C。流速为 1.0mL/min；检测波长 326nm；柱温为 30℃；进样量为 10μL（图 8-4-2）。

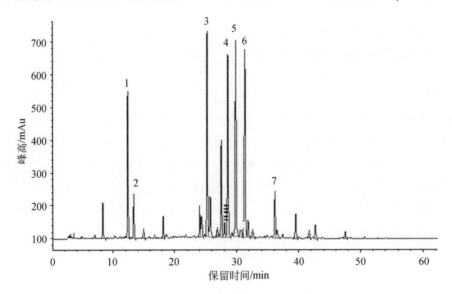

图 8-4-2　菊花标准汤剂 HPLC 色谱图

2）对照品溶液制备

取绿原酸对照品、木犀草苷对照品、3，5-*O*-双咖啡酰基奎宁酸对照品适量，精密称定，置棕色量瓶中，加 70%甲醇制成每 1mL 含绿原酸 35μg、木犀草苷 25μg 和 3，5-*O*-二咖啡酰基奎宁酸 80μg 的混合溶液，即得（10℃以下保存）。

3）供试品溶液制备

（1）饮片供试品溶液制备

取本品粉末（过一号筛）约 0.25g，精密称定，置具塞锥形瓶中，精密加入 70%甲醇 25mL，密塞，称定重量，超声处理（功率 300W，频率 45kHz）40min，放冷，再称定重量，用 70%甲醇补足减失的重量，摇匀，滤过，取续滤液，即得。

（2）标准汤剂供试品溶液制备

取菊花饮片 100g，加 12 倍量水，浸泡 30min，加热回流 30min，趁热过滤，药渣再加 10 倍量水，回流 20min，趁热过滤，合并 2 次煎煮滤液，减压浓缩，温度不超过 60℃，使最终体积浓缩至 500mL，即得菊花标准汤剂。

取标准汤剂样品 1mL 置于 5mL 量瓶中，加水稀释至刻度摇匀，再从中精密吸取 2mL 置于 10mL 量瓶中，加 50%甲醇至接近刻度，超声 30min，冷却，50%甲醇定容，摇匀，过微孔滤膜，取滤液，即得。

4）方法学验证

以对照品质量（μg）为横坐标（X），质谱峰面积为纵坐标（Y），绘制标准曲线。绿原酸：$Y=2930.4X+67.32$，$R^2=0.9999$　木犀草苷：$Y=4684.2X+625.36$，$R^2=0.9996$；3，5-*O*-二咖啡酰基奎宁酸：$Y=3493.3X+163.46$，$R^2=0.9999$。精密度考察合格，RSD%均为 0.3%。菊花标准汤剂供试品溶液制备后 24 小时内稳定性良好，RSD 分别为 0.7%，0.5%、0.9%。重复性良好，平行 6 份供试品溶液的 RSD 为 0.4%、0.3%、0.3%。绿原酸的平均加样回收率为 97.7%，RSD 为 2.8%。

5）测定法

（1）含量测定

分别精密吸取对照品溶液和供试品溶液各 10μL，注入高效液相色谱仪，测定，即得。

（2）pH 值测定

取标准汤剂，用 pH 计测定 pH 值。

（3）总固体测定

参照编写说明【总固体】项下测定方法操作。

（4）转移率测定

参照编写说明【转移率】项下公式计算。

6）结果

（1）饮片中指标成分的含量

含量测定结果见表 8-4-3，所收集样品均满足《中国药典》中含绿原酸（$C_{16}H_{18}O_9$）不得少于 0.20%，含木犀草苷（$C_{21}H_{20}O_{11}$）不得少于 0.080%，含 3，5-O-二咖啡酰基奎宁酸（$C_{25}H_{24}O_{12}$）不得少于 0.70% 的限量要求。

表 8-4-3　饮片中含量

编号	绿原酸/%	木犀草苷/%	3，5-O-二咖啡酰基奎宁酸/%
1	0.351	0.463	1.036
2	0.391	0.457	1.11
3	0.328	0.596	1.27
4	0.455	0.582	1.256
5	0.435	0.534	2.496
6	0.381	0.275	2.212
7	0.500	0.514	1.496
8	0.400	0.377	1.328
9	0.396	0.452	2.284
10	0.545	0.223	1.824
11	0.298	0.314	1.36

（2）标准汤剂中指标成分的含量（表 8-4-4）

表 8-4-4　标准汤剂中含量

编号	绿原酸/（mg/mL）	木犀草苷/（mg/mL）	3，5-O-二咖啡酰基奎宁酸/（mg/mL）
1	0.286	0.696	0.40
2	0.486	0.796	0.708
3	0.446	0.576	0.876
4	0.440	0.876	0.650
5	0.426	0.720	1.276
6	0.386	0.460	0.958
7	0.390	0.756	0.566
8	0.290	0.310	0.458

编号	绿原酸/（mg/mL）	木犀草苷/（mg/mL）	3，5-O-二咖啡酰基奎宁酸/（mg/mL）
9	0.396	0.510	1.15
10	0.486	0.246	0.876
11	0.316	0.450	0.75

（3）总固体及 pH 值（表 8-4-5）

表 8-4-5　菊花的标准汤剂总固体计算结果

编号	pH 值	总固体/g	RSD/%
1	5.10	0.78	1.3
2	5.12	0.68	1.1
3	4.90	0.62	1.4
4	5.09	0.71	1.3
5	4.05	0.45	1.6
6	4.72	0.61	1.9
7	5.23	0.66	1.1
8	4.85	0.60	1.3
9	4.67	0.58	1.5
10	4.95	0.62	1.2
11	4.83	0.54	1.7

（4）转移率计算（表 8-4-6）

表 8-4-6　转移率计算

编号	绿原酸转移率/%	（$\bar{X} \pm S$）/%
1	40.64	
2	62.02	
3	68.6	
4	48.36	
5	48.85	
6	50.58	49.29±9.1
7	39.33	
8	36.63	
9	49.84	
10	44.5	
11	52.82	

续表

编号	木犀草苷转移率/%	($\bar{X} \pm S$)/%
1	75.54	
2	86.98	
3	48.25	
4	75.21	
5	67.40	
6	83.79	66.80±14.0
7	73.40	
8	41.16	
9	56.39	
10	54.96	
11	71.75	

编号	3，5-O-二咖啡酰基奎宁酸转移率%	($\bar{X} \pm S$)/%
1	19.31	
2	31.89	
3	34.49	
4	25.88	
5	25.56	
6	21.65	24.70±5.1
7	18.91	
8	17.24	
9	25.18	
10	24.01	
11	27.57	

5.标准汤剂特征图谱研究

1）色谱条件

同 4 下的色谱条件。

2）标准汤剂供试品溶液制备

同 4 下的标准汤剂供试品溶液的制备。

3）方法学验证

方法学考察合格（具体内容略）。

4）特征图谱的建立及共有峰的标定

分别精密吸取 11 批供试品溶液 10μL，注入高效液相色谱仪，得 11 批菊花提取物 HPLC 特征图谱（图 8-4-3 和图 8-4-4）。图谱采用"中药色谱特征图谱相似度评价系统（2004A）"软件进行色谱峰匹配。11 批菊花提取物（CLZ-1～CLZ-11）相似度均大于 0.90，见表 8-4-7，符合特征图谱要求。菊花标准汤剂特征图谱相似度均大于 0.9，共有峰 7 个，其中：峰 1 为绿原酸；峰 3 为 3，5-O-二咖啡酰基奎宁酸；峰 4 为木犀草素。计算 7 个共有峰的保留时间、相对保留时间、峰面积、相对峰面积（表 8-4-8 和表 8-4-9）。

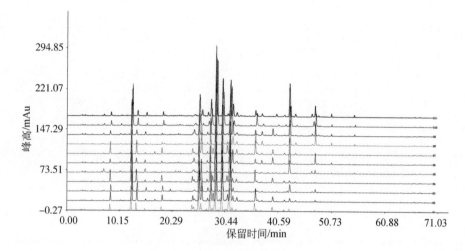

图 8-4-3　菊花标准汤剂特征图谱

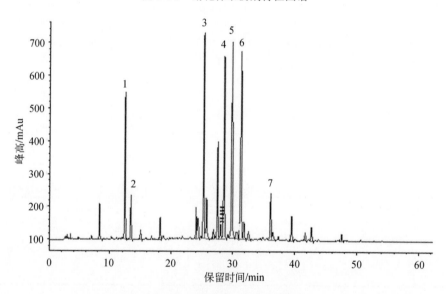

图 8-4-4　菊花标准汤剂的图谱

峰 1：绿原酸（chlorogenic acid，$C_{16}H_{18}O_9$）；峰 3：3,5-O-二咖啡酰基奎宁酸（3,5-dicaffeoyl quinic acid，$C_{25}H_{24}O_{12}$）；峰 4：木犀草苷（luteolin，$C_{21}H_{20}O_{11}$）

表 8-4-7　菊花药材标准汤剂液相色谱图相似度匹配结果

编号	S1	S2	S3	S4	S5	S6	S7	S8	S8	S9	S10	S11	对照特征图谱
S1	1.000	0.934	0.230	0.241	0.217	0.725	0.156	0.896	0.603	0.140	0.153	0.735	0.587
S2	0.934	1.000	0.364	0.400	0.358	0.955	0.297	0.814	0.644	0.244	0.263	0.857	0.712
S3	0.230	0.364	1.000	0.848	0.826	0.933	0.740	0.707	0.152	0.822	0.733	0.480	0.831
S4	0.241	0.400	0.848	1.000	0.921	0.939	0.882	0.846	0.145	0.755	0.715	0.337	0.828

续表

编号	S1	S2	S3	S4	S5	S6	S7	S8	S8	S9	S10	S11	对照特征图谱
S5	0.217	0.358	0.826	0.921	1.000	0.889	0.889	0.865	0.118	0.764	0.841	0.319	0.833
S6	0.001	0.000	0.002	0.006	0.000	1.000	0.087	0.744	0.045	0.092	0.111	0.002	0.173
S7	0.156	0.297	0.740	0.882	0.889	0.969	1.000	0.902	0.023	0.886	0.894	0.219	0.810
S8	0.603	0.644	0.152	0.145	0.118	0.942	0.023	1.000	1.000	0.021	0.007	0.708	0.441
S9	0.140	0.244	0.822	0.755	0.764	0.742	0.886	0.825	0.021	1.000	0.894	0.288	0.796
S10	0.153	0.263	0.733	0.715	0.841	0.736	0.894	0.917	0.007	0.894	1.000	0.285	0.795
S11	0.735	0.857	0.480	0.337	0.319	0.841	0.219	0.921	0.708	0.288	0.285	1.000	0.697
对照特征图谱	0.587	0.712	0.831	0.828	0.833	0.942	0.810	0.829	0.441	0.796	0.795	0.697	1.000

表 8-4-8 部分共有峰峰面积

编号	S1	S2	S3	S4	S5	S6	S7	S8	S9	S10	S11
1	614.4	603.1	591.8	518.1	529.9	390	535.6	653.4	427	431	540
2	178.5	142.9	196.9	90.2	178.2	69.7	85.5	117	93.8	83.3	112.1
3	704.8	509.8	774.8	406	671.1	275.7	451.3	217.9	397.4	407.7	450
4	1063.7	1315.3	984.5	1440.3	851.3	688.5	1732.8	1305.6	1140.6	933.1	876
5	1243.1	354.3	1184	580.8	999.7	656.1	679.5	688	813.3	755.4	675.1
6	1223.1	1067.9	1190.6	869.3	1147.1	496.9	931.8	809.6	736	879.0	698.6
7	222.6	68.1	193.3	91.2	266	219.3	102	221.7	110.2	70.4	166.5

表 8-4-9 相对保留时间与相对峰面积

编号	保留时间/min	相对保留时间	峰面积/mAu×s	相对峰面积
1	12.56	1.00	386.3	1.00
2	13.52	1.08	117.9	0.31
3	25.51	2.03	630.0	1.63
4	28.28	2.25	40.8	0.11
5	28.64	2.28	595.6	1.54
6	30.06	2.39	659.7	1.74
7	31.55	2.51	710.7	1.84
8	36.37	2.90	142.3	0.37

8.5 麻 黄

8.5.1 麻黄标准汤剂质量标准

本品为唇麻黄科植物草麻黄 *Ephedra sinica* Stapf 的干燥草质茎，经炮制、加工制成的标准汤剂。

【制法】取麻黄饮片 100g，加 12 倍量水浸泡 30min，回流 30min，趁热过滤，药渣再加 10 倍量水，回流 20min，趁热过滤，合并 2 次滤液，减压浓缩至 500mL，即得。

【性状】本品为褐色悬浊液，静置后会产生沉淀。

【检查】pH 值　应为 5.0～6.0。

　　　　总固体　应为 0.21～0.47g。

　　　　其他　应符合口服混悬剂项下有关的各项规定。

【特征图谱】照高效液相色谱法测定。

色谱条件与系统适用性试验　以十八烷基硅烷键合硅胶为填充剂（柱长为 100mm，内径为 2.1mm，粒径为 1.7μm）；柱温 40℃；体积流量为 0.4mL/min；进样量为 1μL；流动相为乙腈（A）-0.1%甲酸+0.1%三乙胺水（B），按表 8-5-1 中的规定进行梯度洗脱；流速为 1mL/min；检测波长 260nm。

表 8-5-1　洗脱条件

时间/min	流动相 A/%	流动相 B/%
0～0.5	0.5	99.5
0.5～15	0.5→15	99.5→85
15～20	15→30	85→70
20～25	30→99.5	70→0.5

参照物溶液的制备　取麻黄碱和伪麻黄碱对照品适量，精密称定，加甲醇制成每 1mL 含麻黄碱与伪麻黄碱浓度均为 60mg 的溶液，即得。

供试品溶液的制备　取本品摇匀，过微孔滤膜，取续滤液，即得。

测定法　分别精密吸取供试品溶液 1μL，注入超高效液相色谱仪，测定，即得。

供试品特征图谱中应呈现 9 个特征峰（图 8-5-1），其中峰 5 为甲基麻黄碱对应的峰，为 S 峰，计算特征峰峰 1～峰 4、峰 5～峰 9 的相对保留时间，其相对保留时间应在规定值的±5%之内。规定值为：0.18（峰 1）、0.27（峰 2）、0.67（峰 3）、0.98（峰 4）、1.29（峰 6）、1.60（峰 7）、1.73（峰 8）、1.83（峰 9）。

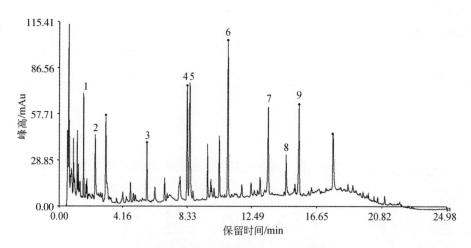

图 8-5-1　对照特征图谱及共有峰

峰 5：甲基麻黄碱（methylephedrine，$C_{11}H_{17}NO$）

【含量测定】照高效液相色谱法测定

色谱条件与系统适用性试验 以极性乙醚连接苯基键合硅胶为填充剂；0.092%磷酸+0.04%三乙胺+0.02%二正丁胺（A）-甲醇（B），等度洗脱，两相比例为98.5（A）：1.5（B）；柱温为30℃；流速为1 mL/min；检测波长为210nm。

参照物溶液的制备 取【特征图谱】项下的供试品溶液，即得。

供试品溶液的制备 取本品摇匀，用水稀释5倍，摇匀，过微孔滤膜，取续滤液，即得。

测定法 分别精密吸取对照品溶液与供试品溶液各10μL，注入液相色谱仪，测定，即得。

本品每1mL含麻黄以麻黄碱Ephedrine（$C_{10}H_{15}NO$）与伪麻黄碱（pseudoephedrine，$C_{10}H_{15}NO$）总和计应为0.82～3.50mg。

【转移率】麻黄碱和伪麻黄碱总和的转移率范围为 3.3%～66.5%。

【规格】0.2g/mL（以饮片计）。

【贮藏】冷冻保存，用时复融。

8.5.2 麻黄标准汤剂质量标准起草说明

1.仪器与材料

Waters Acquity H-class system UPLC系统，Agilent 1260高效液相色谱仪。

麻黄碱（批号：A0178），伪麻黄碱（批号：A0178），均购于北京世纪奥科生物技术有限公司，纯度大于98%。水为高纯水，乙腈为色谱纯（美国，Fisher公司），其他试剂为分析纯。

2.样品采集

样品共15份（编号MH-01～MH-15），采自主产区或道地产区内蒙古、山西等地及安国、亳州等药材市场，包括符合《中国药典》要求的不同商品规格等级。

3.物种鉴别

经鉴定，研究样品均为麻黄科植物草麻黄 *Ephedra sinica* Stapf。

4.定量测定

1）色谱条件

采用 Welch Materials HPLC Phenyl-Ether（250mm×4.6mm，5μm）；柱温为30℃；体积流量为1mL/min；进样量为10μL；流动相为0.092%磷酸+0.04%三乙胺+0.02%二正丁胺（A）-甲醇（B），等度洗脱，两相比例为98.5（A）：1.5（B）；检测波长为210 nm，色谱图见图8-5-2。

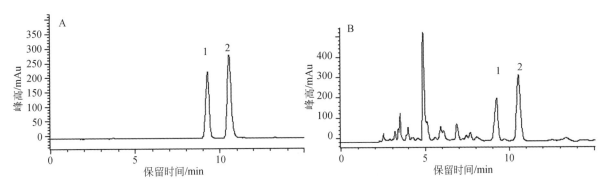

图8-5-2 麻黄标准品（A）和麻黄药材水煎液（B）的210nm HPLC 图谱

峰1：麻黄碱；峰2：伪麻黄碱

2）供试品溶液的制备

饮片供试品溶液的制备　取本品细粉约 0.5g，精密称定，置具塞锥形瓶中，精密加入 1.44%磷酸溶液 50mL，称定重量，超声处理（功率 600W，频率 50kHz）20min，放冷，再称定重量，用 1.44%磷酸溶液补足减失的重量，摇匀，滤过，取续滤液，即得。

标准汤剂供试品溶液的制备　麻黄标准煎剂制备方法：称取麻黄饮片 100g，置于圆底烧瓶中，加 12 倍量水，充分润湿，放置浸泡 30min，加热煮沸后回流提取 30min，趁热 3 层纱布过滤，滤渣再加入 10 倍量水回流提取 20min，滤过，合并滤液并水浴浓缩至 500mL，即得。

取所得的标准煎剂置于 2mL 离心管中，12 000r/min 离心 5min，取上清液，即得。

3）对照品溶液的制备　取麻黄碱和伪麻黄碱对照品适量，精密称定，置棕色量瓶中，加甲醇制成麻黄碱与伪麻黄碱浓度均为 60mg/mL 的溶液，摇匀，作为对照品溶液。

4）方法学验证

分别以麻黄碱和伪麻黄碱的峰面积积分值为纵坐标（Y），以对照品浓度（mg/mL）为横坐标（X），绘制标准曲线，麻黄碱：$Y=15435X+25.421$，$R^2=0.9998$；伪麻黄碱：$Y=16995X+56.849$，$R^2=0.9998$，表明线性关系良好。精密度考察合格，RSD% 分别为 0.1% 和 1.4%。麻黄标准汤剂供试品溶液制备后 24 小时内稳定性良好，RSD 分别为 0.7% 和 1.2%。重复性良好，平行 6 份供试品溶液的 RSD 分别为 0.6% 和 1.2%。平均加样回收率分别为 95.2% 和 95.4%，RSD 分别为 1.3% 和 6.7%。

5）测定法

（1）含量测定

分别精密吸取对照品溶液 10μL，供试品溶液 10μL，注入高效液相色谱仪，测定，即得。

（2）pH 测定

取标准汤剂，用 pH 计测定 pH 值。

（3）总固体测定

参照编写说明【总固体】项下测定方法操作。

（4）转移率计算

参照编写说明【转移率】项下公式计算。

6）结果

（1）饮片中麻黄碱与伪麻黄碱含量

含量测定结果见表 8-5-2，所收集样品均满足《中国药典》麻黄碱与伪麻黄碱总量（不少于 0.8%）的限量要求。

表 8-5-2　饮片中麻黄碱与伪麻黄碱含量测定

编号	麻黄碱+伪麻黄碱含量/%	RSD/%
MH-01	2.24+0.65=2.89	4.8
MH-02	0.14+2.11=2.25	0.7
MH-03	0.64+1.04=1.68	0.8
MH-04	0.67+0.96=1.63	4.2
MH-05	3.69+2.03=5.72	2.9
MH-06	2.55+2.57=5.12	8.6
MH-07	2.31+0.76=3.07	2.6
MH-08	0.78+0.26=1.04	5

编号	麻黄碱+伪麻黄碱含量/%	RSD/%
MH-09	3.09+3.82=6.91	0.2
MH-10	2.82+1.30=4.12	7.6
MH-11	2.82+1.22=4.04	0.3
MH-12	2.96+1.23=4.19	1.9
MH-13	2.82+1.42=4.24	2
MH-14	1.54+0.94=2.48	3.6
MH-15	1.46+1.21=2.67	12.3

（2）标准汤剂中麻黄碱与伪麻黄碱含量（表 8-5-3）

表 8-5-3　标准汤剂中麻黄碱与伪麻黄碱含量测定

编号	麻黄碱+伪麻黄碱含量/%	RSD/%
MH-01	2.16+0.82=2.98	5.1
MH-02	0.12+1.30=1.42	0.4
MH-03	0.44+0.72=1.16	5.4
MH-04	0.44+0.64=1.08	2.4
MH-05	1.50+0.82=2.32	5.7
MH-06	1.46+0.68=2.14	34.0
MH-07	0.98+0.46=1.44	25.2
MH-08	1.24+0.50=1.74	8.2
MH-09	1.18+1.42=2.60	0.7
MH-10	1.80+0.80=2.60	5.5
MH-11	1.92+0.82=2.74	0.5
MH-12	2.18+0.76=2.94	6.1
MH-13	2.14+0.78=2.92	5.4
MH-14	1.12+0.62=1.74	4.1
MH-15	1.08+0.82=1.90	4.2

（3）总固体及 pH 值（表 8-5-4）

表 8-5-4　标准汤剂 pH 值及总固体

编号	总固体/g	RSD/%	pH 值
MH-01	0.44	1.6	5.8
MH-02	0.28	1.2	5.5
MH-03	0.28	0.5	5.9

续表

编号	总固体/g	RSD/%	pH 值
MH-04	0.26	1.3	6.0
MH-05	0.28	1.1	5.2
MH-06	0.32	1.4	5.0
MH-07	0.28	0.3	5.5
MH-08	0.32	0.5	5.4
MH-09	0.24	1.2	5.6
MH-10	0.36	2.3	5.2
MH-11	0.34	0.9	5.9
MH-12	0.42	1.5	5.0
MH-13	0.44	1	5.8
MH-14	0.32	0.7	5.9
MH-15	0.38	1.4	6.0

（4）麻黄碱与伪麻黄碱含量转移率（表 8-5-5）

表 8-5-5　麻黄碱和伪麻黄碱的总量转移率计算结果（$\bar{X} \pm S$）

编号	饮片中麻黄碱与伪麻黄碱的含量/mg	标准汤剂中麻黄碱与伪麻黄碱的量/mg	转移率/%	（$\bar{X} \pm S$）/%
MH-01	2890	1490	51.6	
MH-02	2250	710	31.6	
MH-03	1680	580	34.5	
MH-04	1630	540	33.1	
MH-05	5720	1160	20.3	
MH-06	5120	1070	20.9	
MH-07	3070	720	23.5	
MH-08	1040	870	83.7	34.3±4.2
MH-09	6910	1300	18.8	
MH-10	4120	1300	31.6	
MH-11	4040	1370	33.9	
MH-12	4190	1470	35.1	
MH-13	4240	1460	34.4	
MH-14	2480	870	35.1	
MH-15	2670	950	35.6	

5.标准汤剂特征图谱研究

1）色谱条件

采用 Acquity UPLC CSH-C18（100mm×2.1mm，1.7μm，Waters 公司）；柱温为 40℃；体积流量为 0.4mL/min；进样量为 1μL；流动相为 0.1%甲酸+0.1%三乙胺水（A）-乙腈（B），B 相比例随时间变化：0～0.5min，0.5%B；0.5～15min，0.5%～15% B；15～20min，15%～30% B；20～25min，30%～99.5% B。检测波长为 260nm、210nm。

2）标准汤剂供试品溶液制备

同 4 下的标准汤剂供试品溶液制备。

3）方法学考察

方法学考察合格（具体内容略）。

4）特征图谱的建立及共有峰的标定

按照 4 下的色谱条件，分别精密吸取麻黄标准汤剂供试品溶液 1μL，注入超高效液相色谱仪，记录色谱峰信息（图 8-5-3），相似度结果见表 8-5-6，生成的对照特征图谱见图 8-5-4，其中共有峰 9 个，指认 1 个。各共有峰峰面积见表 8-5-7，以峰 5 为参照峰，计算其他峰的相对保留时间和相对峰面积（表 8-5-8）。

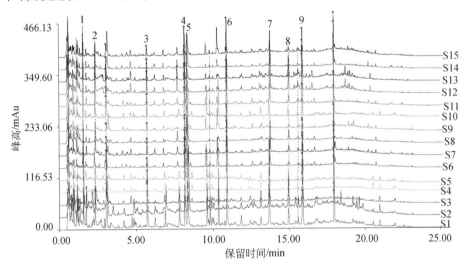

图 8-5-3　麻黄标准汤剂特征图谱

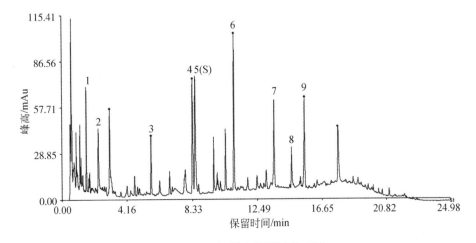

图 8-5-4　对照特征图谱及共有峰

峰 5：甲基麻黄碱（methylephedrine，$C_{11}H_{17}NO$）

表 8-5-6　相似度结果

编号	S1	S2	S3	S4	S5	S6	S7	S8	S9	S10	S11	S12	S13	S14	S15	对照特征图谱
S1	1	0.789	0.902	0.893	0.936	0.855	0.81	0.713	0.676	0.941	0.68	0.71	0.715	0.737	0.77	0.936
S2	0.789	1	0.735	0.771	0.698	0.676	0.766	0.834	0.655	0.696	0.746	0.843	0.842	0.694	0.714	0.886
S3	0.902	0.735	1	0.814	0.843	0.705	0.646	0.634	0.552	0.801	0.572	0.745	0.748	0.544	0.629	0.85
S4	0.893	0.771	0.814	1	0.941	0.838	0.867	0.796	0.826	0.925	0.837	0.618	0.622	0.803	0.775	0.933
S5	0.936	0.698	0.843	0.941	1	0.881	0.801	0.658	0.715	0.978	0.682	0.601	0.605	0.718	0.751	0.904
S6	0.855	0.676	0.705	0.838	0.881	1	0.879	0.708	0.793	0.897	0.733	0.628	0.631	0.806	0.866	0.891
S7	0.81	0.766	0.646	0.867	0.801	0.879	1	0.879	0.904	0.83	0.929	0.685	0.688	0.953	0.895	0.928
S8	0.713	0.834	0.634	0.796	0.658	0.708	0.879	1	0.807	0.684	0.905	0.755	0.755	0.855	0.798	0.877
S9	0.676	0.655	0.552	0.826	0.715	0.793	0.904	0.807	1	0.714	0.936	0.541	0.544	0.857	0.833	0.828
S10	0.941	0.696	0.801	0.925	0.978	0.897	0.83	0.684	0.714	1	0.692	0.588	0.593	0.769	0.77	0.906
S11	0.68	0.746	0.572	0.837	0.682	0.733	0.929	0.905	0.936	0.692	1	0.612	0.612	0.901	0.801	0.854
S12	0.71	0.843	0.745	0.618	0.601	0.628	0.685	0.755	0.541	0.588	0.612	1	0.999	0.622	0.705	0.82
S13	0.715	0.842	0.748	0.622	0.605	0.631	0.688	0.755	0.544	0.593	0.612	0.999	1	0.626	0.709	0.822
S14	0.737	0.694	0.544	0.803	0.718	0.806	0.953	0.855	0.857	0.769	0.901	0.622	0.626	1	0.867	0.863
S15	0.77	0.714	0.629	0.775	0.751	0.866	0.895	0.798	0.833	0.77	0.801	0.705	0.709	0.867	1	0.88
对照特征图谱	0.936	0.886	0.85	0.933	0.904	0.891	0.928	0.877	0.828	0.906	0.854	0.82	0.822	0.863	0.88	1

表 8-5-7　共有峰峰面积

编号	保留时间/min	S1	S2	S3	S4	S5	S6	S7	S8	S9	S10	S11	S12	S13	S14	S15
1	1.559	263.1	80.1	431.1	118.9	403.6	108.5	116.6	54.6	73.4	61.8	321.1	80.1	106.6	64.6	263.1
2	2.316	184.1	115.7	195.1	177.5	181.5	130.4	125.9	148.5	128.4	129.8	184.1	135.7	155.1	177.5	128.4
3	5.714	275.9	33.8	246.1	95.5	225.5	117.5	123.1	62.0	91.9	89.7	295.9	43.8	146.1	95.5	91.9
4	8.176	566.5	238.8	458.8	89.6	407.3	218.6	226.4	178.3	252.9	328.7	416.5	258.8	428.8	179.6	252.9
5（s）	8.365	439.6	381.7	616.8	419.0	532.1	141.6	202.5	420.7	301.7	305.3	381.7	439.6	301.7	616.8	419.0
6	10.923	685.6	64.6	468.9	119.7	424.5	306.9	343.2	313.0	505.1	468.1	685.6	64.6	468.9	119.7	505.1
7	13.704	267.6	153.8	599.9	223.7	543.3	190.0	197.2	109.2	111.2	106.8	111.2	599.9	267.6	153.8	223.7
8	14.969	133.0	73.9	283.5	147.9	266.4	94.9	99.1	47.0	46.2	47.9	147.9	133.0	283.5	46.2	73.9
9	15.877	329.1	187.5	677.4	343.3	623.4	253.0	258.3	144.7	141.7	145.5	187.5	329.1	343.3	141.7	677.4

表 8-5-8　相对保留时间和相对峰面积

峰编号	保留时间/min	相对保留时间	峰面积/mAu×s	相对峰面积
1	1.561	0.184	126.6	0.378
2	2.333	0.274	135.8	0.405
3	5.698	0.670	106.6	0.318
4	8.329	0.980	246.6	0.736
5（s）	8.5	1.000	335.0	1.000
6	10.984	1.292	299.2	0.893
7	13.574	1.597	178.2	0.532
8	14.706	1.730	90.5	0.270
9	15.521	1.826	214.3	0.640

8.6　青　蒿

8.6.1　青蒿标准汤剂质量标准

本品为菊科植物黄花蒿 *Artemisia annua* L.的干燥地上部分，经炮制、加工制成的标准汤剂。

【制法】取青蒿饮片 100g，加 12 倍量水浸泡 30min，回流 30min，趁热过滤，药渣再加 10 倍量水，回流 20min，趁热过滤，合并 2 次滤液，减压浓缩至 500mL，即得。

【性状】本品为褐色混悬液，静置后会产生沉淀。

【检查】pH 值　应为 5.2～5.6。

总固体　应为 0.13～0.63g。

其他　应符合口服混悬剂项下有关的各项规定。

【特征图谱】照高效液相色谱法测定。

色谱条件与系统适用性试验　以十八烷基硅烷键合硅胶为填充剂（柱长为 250mm，内径为 4.6mm，粒径为 5μm）；以甲醇为流动相 A，以 0.1%磷酸水溶液为流动相 B，按表 8-6-1 中的规定进行梯度洗脱；流速为 1mL/min；柱温为 35℃；检测波长为 360nm。

表 8-6-1　洗脱条件

时间/min	流动相 A/%	流动相 B/%
0～6	15	85
6～27	15→20	85→80
27～75	20→30	80→70
75～95	30→33	70→67
95～125	33→35.5	67→64.5
125～140	35.5→40	64.5→60
140～160	40→50	60→50
160～170	50→60	50→40
170～190	60→95	40→5

参照物溶液的制备　取绿原酸对照品适量，精密称定，加 20%甲醇制成每 1mL 含绿原酸 20μg 的溶液，即得。

供试品溶液的制备　取本品摇匀，精密量取 1mL，置于 2mL 离心管中，12 000r/min 离心 5min，用 0.45μm 滤膜过滤，即得。

测定法　精密吸取参照物溶液和供试品溶液各 10μL，注入高效液相色谱仪，测定，记录 190min 的色谱图，即得。

供试品特征图谱中应呈现 8 个特征峰（图 8-6-1），其中 1 个峰与对应的参照物峰保留时间相同；选择峰 3 为 S 峰，计算特征峰峰 1、峰 2、峰 4～峰 8 的相对保留时间，其相对保留时间应在规定值的 ±5%之内。规定值为：0.43（峰 1）、0.48（峰 2）、1.00（峰 3）、1.45（峰 4）、1.88（峰 5）、2.46（峰 6）、4.01（峰 7）、4.26（峰 8）。

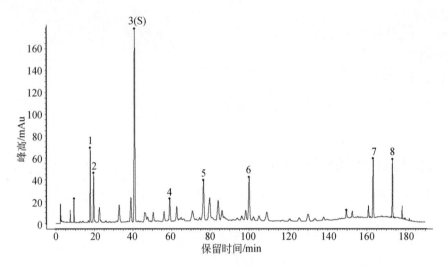

图 8-6-1　对照特征图谱及共有峰

峰 2：绿原酸（chlorogenic acid，$C_{16}H_{18}O_9$）

【规格】0.2g/mL（以饮片计）。

【贮藏】冷冻保存，用时复融。

8.6.2　青蒿标准汤剂质量标准起草说明

1.仪器与材料

安捷伦 1260 型高效液相色谱仪（美国安捷伦公司，G7129A 型自动进样系统，G1311B 型四元泵，G1315D 型 DAD 检测器）；色谱柱为 Agilent-Eclipse Plus C18（250mm×4.6mm，5.0μm）；Sartorius-BS-210S-型电子分析天平（北京赛多利斯天平有限公司）；YP6001 型电子天平（上海佑科仪器仪表有限公司）；KQ-100DE 型数控超声波清洗器（昆山市超声仪器有限公司）；LD510-2 型电子天平（沈阳龙腾电子有限公司）；Scanspeedmini 型高速离心机（丹麦 Labogene 公司）；pH 计（METTLER TOLEDO，FE20–FiveEasy）。

绿原酸对照品（批号 MUST-17030620，含量≥99.39%），购自成都曼思特生物科技有限公司，实验所用甲醇为色谱纯（美国，Fisher 公司），水为高纯水，其他试剂为分析纯。

2.样品采集

样品共 15 份（编号 QH-01～QH-15），采自主产区或道地产区重庆、云南、四川、江西、江苏、安徽和河北等地及安国、亳州等药材市场，包括符合《中国药典》要求的不同商品规格等级。

3.物种鉴别

经鉴定，研究样品均为菊科植物黄花蒿 *Artemisia annua* L.。

4.定量测定

1）标准汤剂供试品溶液制备

取青蒿饮片 100g，加 12 倍量水浸泡 30min，回流 30min，趁热过滤，药渣再加 10 倍量水，回流 20min，趁热过滤，合并 2 次滤液，减压浓缩至 500mL，即得。

2）测定法

（1）pH 值测定

取标准汤剂，用 pH 计测定 pH 值。

（2）总固体测定

参照编写说明【总固体】项下测定方法操作。

3）结果

总固体及 pH 值（表 8-6-2）

表 8-6-2　标准汤剂总固体及 pH 值

编号	总固体/g	RSD/%	pH 值
QH-01	0.30	1.9	5.52
QH-02	0.39	1.5	5.45
QH-03	0.43	1.3	5.35
QH-04	0.38	1.5	5.39
QH-05	0.29	0.0	5.45
QH-06	0.28	1.0	5.40
QH-07	0.26	2.2	5.63
QH-08	0.30	1.9	5.40
QH-09	0.33	0.9	5.42
QH-10	0.21	1.3	5.57
QH-11	0.35	0.8	5.56
QH-12	0.39	3.6	5.57
QH-13	0.55	0.5	5.32
QH-14	0.62	0.5	5.34
QH-15	0.60	0.5	5.16

5.标准汤剂特征图谱研究

1）色谱条件

色谱柱为 Aligent-Eclipse Plus C18（250mm×4.6mm，5.0μm）。以甲醇为流动相 A，以 0.1%磷酸

水溶液为流动相 B，按表 8-6-3 中的规定进行梯度洗脱；流速为 1mL/min；柱温为 35℃；检测波长为 360nm。

表 8-6-3　洗脱条件

时间/min	流动相 A/%	流动相 B/%
0～6	15	85
6～27	15→20	85→80
27～75	20→30	80→70
75～95	30→33	70→67
95～125	33→35.5	67→64.5
125～140	35.5→40	64.5→60
140～160	40→50	60→50
160～170	50→60	50→40
170～190	60→95	40→5

2）参照物溶液的制备

取绿原酸对照品适量，精密称定，加 20%甲醇制成每 1mL 含绿原酸 20μg 的溶液，即得。

3）标准汤剂供试品溶液制备

精密吸取青蒿标准汤剂（QH-01～QH-15）各 1mL，置于 2mL 离心管中，12 000r/min 离心 5min，取上清液并用 0.45μm 滤膜过滤，即得供试品溶液。

4）方法学验证

方法学考察合格（具体内容略）。

5）特征图谱的建立及共有峰的标定

按照 5 下的项下色谱条件，分别精密吸取 15 批青蒿标准汤剂供试品溶液 10μL，注入高效液相色谱仪，记录色谱峰信息，特征图谱见图 8-6-2，生成的对照特征图谱见图 8-6-3，其中共有峰 8 个，指认 1 个。相似度结果见表 8-6-4。各共有峰峰面积见表 8-6-5，以峰 3 为参照峰，计算其他峰的相对保留时间和相对峰面积（表 8-6-6）。

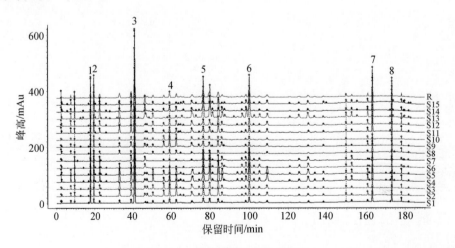

图 8-6-2　青蒿标准汤剂特征图谱

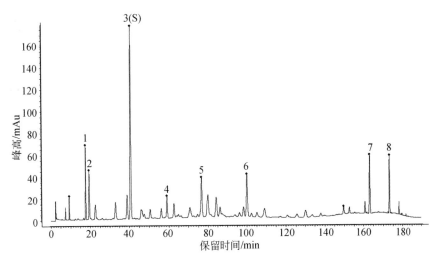

图 8-6-3 对照特征图谱及共有峰

峰 2：绿原酸（chlorogenic acid，$C_{16}H_{18}O_9$）

表 8-6-4 相似度计算结果

编号	S1	S2	S3	S4	S5	S6	S7	S8	S9	S10	S11	S12	S13	S14	S15	对照特征图谱
S1	1	0.970	0.973	0.951	0.948	0.960	0.975	0.991	0.898	0.933	0.997	0.996	0.854	0.986	0.972	0.983
S2	0.970	1	0.999	0.956	0.960	0.956	0.962	0.955	0.951	0.979	0.969	0.959	0.858	0.955	0.902	0.974
S3	0.973	0.999	1	0.961	0.963	0.956	0.963	0.961	0.956	0.979	0.973	0.964	0.865	0.961	0.912	0.978
S4	0.951	0.956	0.961	1	0.996	0.961	0.958	0.956	0.934	0.933	0.956	0.950	0.965	0.961	0.932	0.990
S5	0.948	0.960	0.963	0.996	1	0.973	0.968	0.941	0.922	0.931	0.949	0.940	0.964	0.953	0.913	0.987
S6	0.960	0.956	0.956	0.961	0.973	1	0.997	0.929	0.855	0.888	0.959	0.949	0.913	0.968	0.918	0.978
S7	0.975	0.962	0.963	0.958	0.968	0.997	1	0.945	0.858	0.898	0.974	0.965	0.896	0.976	0.934	0.982
S8	0.991	0.955	0.961	0.956	0.941	0.929	0.945	1	0.918	0.935	0.990	0.993	0.863	0.979	0.980	0.979
S9	0.898	0.951	0.956	0.934	0.922	0.855	0.858	0.918	1	0.984	0.899	0.893	0.847	0.881	0.840	0.922
S10	0.933	0.979	0.979	0.933	0.931	0.888	0.898	0.935	0.984	1	0.93	0.922	0.827	0.902	0.857	0.938
S11	0.997	0.969	0.973	0.956	0.949	0.959	0.974	0.990	0.899	0.930	1	0.999	0.861	0.993	0.975	0.986
S12	0.996	0.959	0.964	0.950	0.940	0.949	0.965	0.993	0.893	0.922	0.999	1	0.853	0.992	0.982	0.981
S13	0.854	0.858	0.865	0.965	0.964	0.913	0.896	0.863	0.847	0.827	0.861	0.853	1	0.886	0.857	0.930
S14	0.986	0.955	0.961	0.961	0.953	0.968	0.976	0.979	0.881	0.902	0.993	0.992	0.886	1	0.980	0.988
S15	0.972	0.902	0.912	0.932	0.913	0.918	0.934	0.980	0.840	0.857	0.975	0.982	0.857	0.980	1	0.960
对照特征图谱	0.983	0.974	0.978	0.990	0.987	0.978	0.982	0.979	0.922	0.938	0.986	0.981	0.930	0.988	0.960	1

表 8-6-5 各共有峰峰面积

编号	保留时间/min	S1	S2	S3	S4	S5	S6	S7	S8	S9	S10	S11	S12	S13	S14	S15	对照特征图谱
1	17.6	790.0	1591.0	1446.4	1508.9	1938.0	1510.9	1433.0	486.2	762.3	749.3	1087.9	1029.1	2557.8	1013.4	218.7	1208.2
2	19.4	308.7	679.7	705.8	1614.0	1487.1	905.9	747.1	291.0	475.2	289.5	865.2	914.5	3686.3	1660.8	1043.6	1045.0

续表

编号	保留时间/min	S1	S2	S3	S4	S5	S6	S7	S8	S9	S10	S11	S12	S13	S14	S15	对照特征图谱
3	40.6	3626.6	4413.9	4491.6	5528.4	5576.1	5855.6	5594.8	2647.1	1967.8	1623.3	5501.6	6023.5	8221.4	8025.2	7490.3	5105.8
4	59.0	447.3	1369.0	1415.3	1019.1	883.4	159.6	162.8	441.5	1283.3	863.4	637.3	634.3	227.5	571.0	210.7	688.4
5	76.6	579.2	1182.4	1240.6	2207.6	2147.2	1752.1	1361.0	518.8	915.5	417.6	925.8	957.6	5378.2	1872.4	1214.2	1511.4
6	100.0	668.8	875.3	930.4	2444.3	2669.2	2011.3	1656.8	492.1	535.7	380.5	878.3	864.6	6173.8	1443.9	1494.1	1567.9
7	163.1	933.4	719.6	795.2	1765.5	1419.7	563.3	672.1	998.6	678.2	427.7	1400.6	1705.1	3473.0	1997.6	3131.6	1378.7
8	173.1	831.7	773.2	840.6	1514.5	1287.4	569.3	657.7	860.3	826.6	514.7	1268.4	1528.5	2179.0	1475.8	1774.9	1126.8

表 8-6-6　相对保留时间与相对峰面积

峰编号	保留时间/min	相对保留时间	峰面积/mAu×s	相对峰面积
1	17.636	0.434	1208.2	0.237
2	19.445	0.478	1044.9	0.205
3	40.647	1.000	5105.8	1.000
4	59.020	1.452	688.4	0.135
5	76.570	1.884	1511.4	0.296
6	99.995	2.460	1567.9	0.307
7	163.146	4.014	1378.7	0.270
8	173.132	4.259	1126.8	0.221

8.7　夏　枯　草

8.7.1　夏枯草标准汤剂质量标准

本品为唇形科植物夏枯草 *Prunella vulgaris* L.的干燥全草，经炮制、加工制成的标准汤剂。

【制法】取夏枯草饮片 100g，加 12 倍量水浸泡 30min，回流 30min，趁热过滤，药渣再加 10 倍量水，回流 20min，趁热过滤，合并 2 次滤液，减压浓缩至 500mL，即得。

【性状】本品为褐色混悬液，静置后会产生沉淀。

【检查】pH 值　应为 5.5～5.9。

总固体　应为 0.19～0.27g。

其他　应符合口服混悬剂项下有关的各项规定。

【特征图谱】照高效液相色谱法测定。

色谱条件与系统适用性试验　以十八烷基硅烷键合硅胶为填充剂（柱长为 250mm，内径为 4.6mm，粒径为 5μm）；以乙腈为流动相 A，以 0.1%磷酸水溶液为流动相 B，按表 8-7-1 中的规定进行梯度洗脱；流速为 1mL/min；柱温为 40℃；检测波长为 330nm。理论塔板数按迷迭香酸峰计算应不低于 6000。

表 8-7-1 洗脱条件

时间/min	流动相 A/%	流动相 B/%
0～40	10→30	90→70
40～45	30→90	70→10

参照物溶液的制备 取咖啡酸和迷迭香酸对照品适量，精密称定，分别加稀乙醇制成每 1mL 含咖啡酸 10μg 和迷迭香酸 20μg 的溶液，即得。

供试品溶液的制备 取本品摇匀，精密量取 1mL，置 25mL 量瓶中，加 50%乙醇至接近刻度，超声处理（功率 250W，频率 40kHz）20min，放冷，加 50%乙醇至刻度，摇匀，滤过，取续滤液，即得。

测定法 分别精密吸取参照物溶液和供试品溶液各 5μL，注入液相色谱仪，测定，记录 45min 的色谱图，即得。

供试品特征图谱中应呈现 9 个特征峰（图 8-7-1），其中 2 个峰应分别与对应的参照物峰保留时间相同；与迷迭香酸参照物峰相应的峰为 S 峰，计算特征峰峰 1、峰 2、峰 4～峰 9 的相对保留时间，其相对保留时间应在规定值的 ±5%之内。规定值为：0.21（峰 1）、0.27（峰 2）、0.75（峰 4）、0.84（峰 5）、0.98（峰 6）、1.00（峰 7）、1.03（峰 8）、1.60（峰 9）。计算峰 3 与 S 峰的相对峰面积，峰 3 的相对峰面积不得小于 0.26。

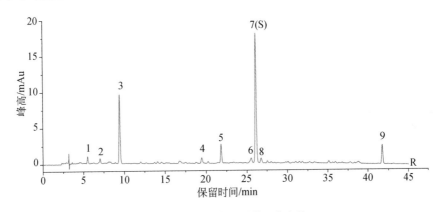

图 8-7-1 对照特征图谱及共有峰

峰 3：咖啡酸（caffeic acid，$C_9H_8O_4$）；峰 7：迷迭香酸（rosmarinic acid，$C_{18}H_{16}O_8$）

【含量测定】 照高效液相色谱法测定。

色谱条件与系统适用性试验 同【特征图谱】项下。

对照品溶液的制备 取迷迭香酸对照品适量，精密称定，加稀乙醇制成每 1mL 含 20μg 的溶液，即得。

供试品溶液的制备 取【特征图谱】项下的供试品溶液，即得。

测定法 分别精密吸取对照品溶液和供试品溶液各 5μL，注入液相色谱仪，测定，即得。

本品每 1mL 含夏枯草以迷迭香酸（$C_{18}H_{16}O_8$）计应不低于 0.24mg。

【转移率】迷迭香酸转移率范围应为 36.8%～81.2%。

【规格】0.2g/mL（以饮片计）。

【贮藏】冷冻保存，用时复融。

8.7.2 夏枯草标准汤剂质量标准起草说明

1.仪器与材料

岛津 LC-20AT 型高效液相色谱仪（日本岛津公司，DGC-20A 型在线脱气系统，SIL-20A 型自动进样系统，CTO-20A 型柱温箱，SPD-M20A 型二极管阵列检测器），BS224S-型 1/10 万电子分析天平（德国赛多利斯公司）；KQ-250DB 型超声波清洗器（昆山市超声仪器有限公司）；Sartorious BS 210 S 型电子天平；Sartorius PB-10 型 pH 计。

迷迭香酸（含量：98%，批号：BCTG-0468，购自中药固体制剂制造技术国家工程研究中心），甲醇为色谱纯（美国，Fisher 公司），水为高纯水，其他试剂为分析纯。

2.样品采集

样品共 14 份（编号 XKC-01～XKC-14），采自主产区或道地产区江苏、安徽、河南驻马店等地及安国、亳州、樟树等药材市场，包括符合《中国药典》要求的不同商品规格等级。

3.物种鉴别

经鉴定，研究样品均为唇形科植物夏枯草 *Prunella vulgaris* L.。

4.定量测定

1）色谱条件

饮片色谱条件 色谱柱为 Thermo-C18，（250mm×4.6mm，5μm）；流动相为甲醇：0.1%三氟乙醋酸水溶液（42：58）；柱温为 40℃，流速为 1mL/min；检测波长为 330nm。理论塔板数按迷迭香酸苷峰计算应不低于 6000。

标准汤剂色谱条件 色谱柱为 Thermo-C18 色谱柱（250mm×4.6mm，5μm）。流动相为乙腈（A）-0.1%磷酸水溶液（B）；梯度洗脱条件：0～40min，90%～70% B；40～45min，70%～10% B。柱温为 40℃，流速为 1mL/min；检测波长为 330nm，色谱图见图 8-7-2；理论板数按迷迭香酸峰计算应不低于 6000。

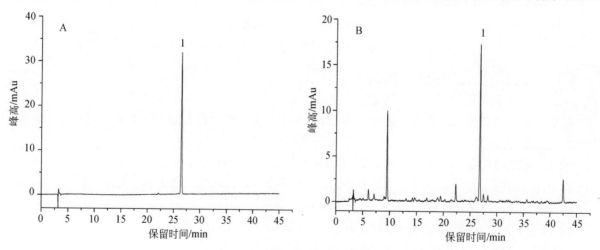

图 8-7-2 标准汤剂 HPLC 色谱图

A：对照品溶液；B：标准汤剂

峰 1：迷迭香酸（rosmarinic acid，$C_{18}H_{16}O_8$）

2）对照品溶液制备

取经五氧化二磷减压干燥器中干燥 36 小时的迷迭香酸对照品适量,精密称定,加稀乙醇制成每 1mL 含 16.768μg 的溶液,即得。

3）供试品溶液制备

（1）饮片供试品溶液制备

取夏枯草饮片粉末 0.5g,精密称定,精密加入稀乙醇 50mL,称重,超声处理（功率 90W,频率 59kHz）30min,放冷,再称定重量,用稀乙醇补足减失的重量,摇匀,过微孔滤膜,取续滤液,即得。

（2）标准汤剂供试品溶液制备

取夏枯草饮片 100g,加 12 倍量水浸泡 30min,回流 30min,趁热过滤,药渣再加 10 倍量水,回流 20min,趁热过滤,合并 2 次滤液,减压浓缩至 500mL,即得。

取夏枯草标准汤剂（XKC-01～XKC-14）摇匀,分别精密吸取 1mL,置 25mL 量瓶中,加 50%甲醇至接近刻度,超声处理 20min,冷却,50%甲醇定容,摇匀,微孔滤膜过滤,取续滤液,即得。

4）方法学验证

以迷迭香酸的峰面积积分值为纵坐标（Y）,以对照品进样量（μg）为横坐标（X）,绘制标准曲线,$Y=2515916X-162$,$R^2=0.9999$,表明线性关系良好。精密度考察合格,RSD%为 0.5%。夏枯草标准汤剂供试品溶液制备后 24 小时内稳定性良好,RSD 为 1.0%。重复性良好,平行 6 份供试品溶液的 RSD 为 1.8%。平均加样回收率为 100.2%,RSD 为 1.2%。

5）测定法

（1）含量测定

分别精密吸取对照品溶液 10μL,供试品溶液 5μL,注入高效液相色谱仪,测定,即得。按照 4 下的色谱条件测定含量

（2）pH 值测定

取标准汤剂,用 pH 计测定 pH 值。

（3）总固体测定

参照编写说明【总固体】项下测定方法操作。

（4）迷迭香酸转移率测定

参照编写说明【转移率】项下公式计算。

6）结果

（1）饮片中迷迭香酸含量

迷迭香酸含量测定结果见表 8-7-2,所收集样品均满足《中国药典》中迷迭香酸（不少于 0.2%）的限量要求。

表 8-7-2　饮片中迷迭香酸含量测定

编号	迷迭香酸含量/%	RSD/%
XKC-01	0.29	1.3
XKC-02	0.24	0.4
XKC-03	0.31	0.9
XKC-04	0.31	0.7
XKC-05	0.30	0.7
XKC-06	0.38	0.7

编号	迷迭香酸含量/%	RSD/%
XKC-07	0.42	0.9
XKC-08	0.45	1.3
XKC-09	0.40	1.2
XKC-10	0.40	0.1
XKC-11	0.37	0.7
XKC-12	0.50	0.6
XKC-13	0.35	0.8
XKC-14	0.30	0.4

（2）标准汤剂中迷迭香酸含量（表 8-7-3）

表 8-7-3　标准汤剂中迷失香酸含量测定

编号	标准汤剂中迷迭香酸含量/（mg/mL）	RSD/%
XKC-01	0.26	0.6
XKC-02	0.300	0.8
XKC-03	0.34	1.2
XKC-04	0.34	0.4
XKC-05	0.29	0.1
XKC-06	0.50	0.9
XKC-07	0.36	0.2
XKC-08	0.38	0.4
XKC-09	0.63	0.4
XKC-10	0.59	0.3
XKC-11	0.51	1.2
XKC-12	0.655	0.1
XKC-13	0.423	0.5
XKC-14	0.375	0.2

（3）总固体及 pH 值（表 8-7-4）

表 8-7-4　标准汤剂 pH 值及总固体

编号	pH 值	总固体/g	RSD/%
XKC-01	5.9	0.22	0.1
XKC-02	5.8	0.22	0.1
XKC-03	5.7	0.20	1.2

续表

编号	pH 值	总固体/g	RSD/%
XKC-04	5.9	0.25	0.1
XKC-05	5.7	0.20	0.1
XKC-06	5.8	0.23	0.2
XKC-07	5.7	0.24	1.1
XKC-08	5.6	0.24	1.5
XKC-09	5.6	0.27	0.9
XKC-10	5.8	0.25	0.1
XKC-11	5.5	0.25	0.1
XKC-12	5.9	0.25	2.3
XKC-13	5.9	0.22	0.1
XKC-14	5.9	0.21	0.1

（4）迷迭香酸转移率

根据测定结果，按照转移率计算公式计算迷迭香酸转移率（表 8-7-5）。

表 8-7-5 迷迭香酸转移率计算结果（$\bar{X} \pm S$）

编号	标准汤剂中迷迭香酸含量/mg	饮片中迷迭香酸含量/mg	转移率/%	（$\bar{X} \pm S$）/%
XKC-01	130.5	285	45.8	
XKC-02	150	241	62.2	
XKC-03	171	308	55.4	
XKC-04	169	311	54.2	
XKC-05	146	299	48.7	
XKC-06	252	382	65.8	
XKC-07	181	416	43.5	59.0±11.1
XKC-08	192	450	42.6	
XKC-09	315	402	78.4	
XKC-10	294	403	72.8	
XKC-11	253	367	68.9	
XKC-12	328	496	66.0	
XKC-13	212	353	59.9	
XKC-14	188	304	61.7	

5.标准汤剂特征图谱研究

1）色谱条件

同 4 下的色谱条件。

2）标准汤剂供试品溶液制备

同 4 下的标准汤剂供试品溶液制备。

3）方法学验证

方法学考察合格（具体内容略）。

4）特征图谱的建立及共有峰的标定

按照 4 下的色谱条件，分别精密吸取 14 批夏枯草标准汤剂供试品溶液 5μL，注入高效液相色谱仪，记录色谱峰信息，生成的特征图谱见图 8-7-3，其中共有峰 9 个，指认 2 个，见图 8-7-4。相似度结果见表 8-7-6。各共有峰峰面积见表 8-7-7，以峰 7 为参照峰，计算其他峰的相对保留时间和相对峰面积（表 8-7-8）。

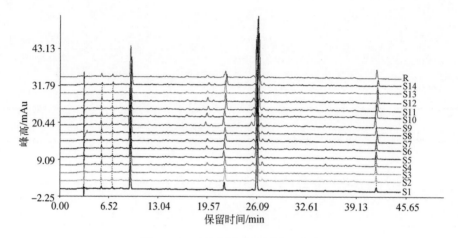

图 8-7-3　夏枯草标准汤剂特征图谱

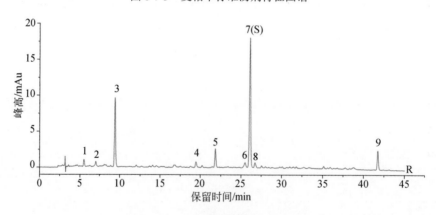

图 8-7-4　对照特征图谱及共有峰

峰 3：咖啡酸（caffeic acid，$C_9H_8O_4$）；峰 7：迷迭香酸（rosmarinic acid，$C_{18}H_{16}O_8$）

表 8-7-6　相似度计算结果

编号	S1	S2	S3	S4	S5	S6	S7	S8	S9	S10	S11	S12	S13	S14	对照特征图谱
S1	1.000	1.000	0.992	0.992	0.997	0.983	0.997	0.991	0.976	0.974	0.980	0.965	0.988	0.993	0.994
S2	1.000	1.000	0.991	0.991	0.996	0.981	0.996	0.989	0.975	0.973	0.979	0.963	0.988	0.992	0.993
S3	0.992	0.991	1.000	0.987	0.998	0.996	0.996	0.999	0.993	0.994	0.994	0.988	0.995	0.998	1.000
S4	0.992	0.991	0.987	1.000	0.993	0.971	0.995	0.984	0.964	0.967	0.965	0.953	0.971	0.979	0.987
S5	0.997	0.996	0.998	0.993	1.000	0.991	0.999	0.997	0.986	0.987	0.988	0.978	0.992	0.996	0.999

续表

编号	S1	S2	S3	S4	S5	S6	S7	S8	S9	S10	S11	S12	S13	S14	对照特征图谱
S6	0.983	0.981	0.996	0.971	0.991	1.000	0.989	0.998	0.999	0.999	0.999	0.996	0.996	0.996	0.996
S7	0.997	0.996	0.996	0.995	0.999	0.989	1.000	0.996	0.983	0.983	0.984	0.974	0.988	0.993	0.997
S8	0.991	0.989	0.999	0.984	0.997	0.998	0.996	1.000	0.995	0.995	0.995	0.990	0.994	0.997	0.999
S9	0.976	0.975	0.993	0.964	0.986	0.999	0.983	0.995	1.000	0.999	0.999	0.999	0.994	0.993	0.993
S10	0.974	0.973	0.994	0.967	0.987	0.999	0.983	0.995	0.999	1.000	0.997	0.999	0.991	0.992	0.993
S11	0.980	0.979	0.994	0.965	0.988	0.999	0.984	0.995	0.999	0.997	1.000	0.997	0.998	0.997	0.994
S12	0.965	0.963	0.988	0.953	0.978	0.996	0.974	0.990	0.999	0.999	0.997	1.000	0.990	0.988	0.987
S13	0.988	0.988	0.995	0.971	0.992	0.996	0.988	0.994	0.994	0.991	0.998	0.990	1.000	0.999	0.996
S14	0.993	0.992	0.998	0.979	0.996	0.996	0.993	0.997	0.993	0.992	0.997	0.988	0.999	1.000	0.998
对照特征图谱	0.994	0.993	1.000	0.987	0.999	0.996	0.997	0.999	0.993	0.993	0.994	0.987	0.996	0.998	1.000

表 8-7-7　各共有峰峰面积

编号	保留时间/min	S1	S2	S3	S4	S5	S6	S7	S8	S9	S10	S11	S12	S13	S14
1	5.50	6464	6684	7179	11480	7399	8324	11361	10103	11415	10247	7465	8172	5837	6113
2	7.02	7917	8968	5428	9282	6166	7542	8982	6554	7076	6777	9966	6453	8060	7575
3	9.42	73512	85966	74447	105071	73873	94708	97660	83961	107294	100996	86505	95295	82670	80032
4	19.53	5218	7764	6871	10900	7132	9069	9527	7196	14133	13551	11938	13256	7940	7312
5	21.90	23619	29597	22232	24783	20151	21643	21851	17228	24935	19105	30623	24939	36248	29973
6	25.57	6368	6767	8364	11944	5665	12581	10006	9206	16928	18198	11005	18213	6650	6537
7	26.17	116641	135675	152026	151008	130874	227559	162772	171532	284060	264578	225357	294139	190691	168943
8	26.82	6621	7212	9600	13377	6864	8259	8861	7718	11101	9009	7612	8441	6955	7077
9	41.76	14310	16253	26625	40253	23179	29105	26792	24691	34721	41887	23870	42614	18308	19860

表 8-7-8　相对保留时间与相对峰面积

峰编号	保留时间/min	相对保留时间	峰面积/mAu×s	相对峰面积
1	5.496	0.210	8446	0.044
2	7.020	0.268	7625	0.040
3	9.422	0.360	88714	0.464
4	19.532	0.746	9415	0.049
5	21.904	0.837	24780	0.130
6	25.571	0.977	10602	0.055
7	26.165	1.000	191133	1.000
8	26.817	1.025	8479	0.044
9	41.760	1.596	27319	0.143

8.8 野 菊 花

8.8.1 野菊花标准汤剂质量标准

本品为菊科植物野菊 *Ghrysanthemum indicum* L.干燥头状花序，经炮制、加工制成的标准汤剂。

【制法】取野菊花饮片 50g，加 12 倍量水浸泡 30min，回流 30min，趁热过滤，药渣再加 10 倍量水，回流 20min，趁热过滤，合并 2 次滤液，减压浓缩至 500mL，即得。

【性状】本品为褐色混悬液，静置后会产生沉淀。

【检查】pH 值　应为 5.2～5.5。

　　　　总固体　应为 0.46～0.65g。

　　　　其他　应符合口服混悬剂项下有关的各项规定。

【特征图谱】照高效液相色谱法测定

色谱条件与系统适用性试验　以十八烷基硅烷键合硅胶为填充剂（柱长为 150mm，内径为 2.1cm，粒径为 2.6μm）；以乙腈为流动相 A，以 0.1%甲酸水溶液为流动相 B，按表 8-8-1 中的规定进行梯度洗脱；流速为 0.4mL/min；柱温为 30℃；检测波长为 334nm。理论塔板数按蒙花苷峰计算应不低于 3000。

表 8-8-1　洗脱条件

时间/min	流动相 A/%	流动相 B/%
0～3	5→15	95→85
3～8	15→20	85→80
8～10	20→30	80→70
10～13	30→60	70→40

参照物溶液的制备　取蒙花苷、绿原酸对照品适量，精密称定，加甲醇制成每 1mL 含蒙花苷 0.31mg、绿原酸 0.18mg 的混合溶液，即得。

供试品溶液的制备　本品摇匀，精密量取 0.8mL，分别加甲醇 0.8mL，超声 5min，12 000r/min 离心 5min，0.22μm 滤膜过滤，取续滤液，即得标准汤剂供试品溶液。

测定法　分别精密吸取参照物溶液、供试品溶液各 5μL，注入液相色谱仪，测定，记录 13min 的色谱图，即得

供试品特征图谱中呈现 9 个特征峰（图 8-8-1），其中 2 个峰与对应的参照物峰保留时间相同；与蒙花苷参照物峰相应的峰为 S 峰，计算特征峰峰 1～峰 8 的相对保留时间，其相对保留时间应在规定值的±5%之内。规定值为：0.25（峰 1）、0.34（峰 2）、0.36（峰 3）、0.38（峰 4）、0.63（峰 5）、0.72（峰 6）、0.74（峰 7）、0.84（峰 8）、1.00（峰 9）（图 8-8-1）。

【含量测定】蒙花苷　照高效液相色谱法测定

色谱条件与系统适用性试验　同【特征图谱】项下

对照品溶液的制备　取蒙花苷对照品适量，精密称定，加甲醇制成每 1mL 含蒙花苷 0.31mg 的溶液，即得。

供试品溶液的制备　同【特征图谱】项下。

测定法　同【特征图谱】项下。

本品每 1mL 含野菊花以蒙花苷（$C_{28}H_{32}O_{14}$）计应不低于 0.30mg。

【转移率】蒙花苷转移率范围为 13.4%～60.8%。

【规格】0.1g/mL（以饮片计）。

【贮藏】冷冻保存，用时复融。

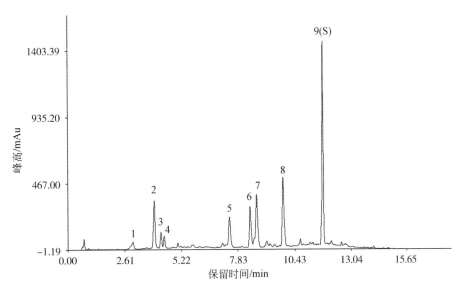

图 8-8-1　对照特征图谱及共有峰

峰 2：绿原酸（chlorogenic acid，$C_{16}H_{18}O_9$）；峰 9：蒙花苷（buddleoside，$C_{28}H_{32}O_{14}$）

8.8.2　野菊花标准汤剂质量标准起草说明

1.仪器与材料

安捷伦 1290Infinity Ⅱ型超高效液相色谱仪（美国安捷伦公司，G7167B 型自动进样系统，G7166B 型柱温箱，G7117A 型 DAD 检测器），色谱柱为 Thermo-C18（150mm×2.1mm，2.6μm）；Sartorius-YJH-210S-型电子分析天平（北京赛多利斯天平有限公司）；KQ-100E 型超声波清洗器（昆山市超声仪器有限公司）；LD510-2 型电子天平（沈阳龙腾电子有限公司）；H1650-W 型台式高速离心机（湖南湘仪实验室仪器开发有限公司）。

蒙花苷（含量≥98%，批号：151222，购自成都普菲德生物技术有限公司）；甲醇、乙腈为色谱纯（美国，Fisher 公司），水为高纯水，其他试剂为分析纯。

2.样品采集

样品共 15 份（编号 YJH-01～YJH-15），采自主产区及道地产区河南安阳、河北、湖北、江西、广西等地，包括符合《中国药典》要求的不同商品规格等级。

3.物种鉴别

经鉴定，研究样品均为菊科植物野菊 *Ghrysanthemum indicum* L.。

4.定量测定

1）色谱条件

饮片色谱条件　以十八烷基硅烷键合硅胶为填充剂（柱长为 150mm，内径为 2.1mm，粒径为 2.6μm）；以甲醇-水-冰醋酸（26∶23∶1）为流动相；检测波长为 334nm。理论塔板数按蒙花苷峰计算应不低于 3000。

标准汤剂色谱条件　以十八烷基硅烷键合硅胶为填充剂（柱长为150mm，内径为2.1mm，粒径为2.6μm）；以乙腈为流动相A，以0.1%甲酸水溶液为流动相B，梯度洗脱条件：0～3min，5%～15%A；3～8min，15%～20%A；8～10min，20%～30%A；10～13min，30%～60%A。流速为0.4mL/min；柱温为30℃；检测波长为334nm。理论塔板数按蒙花苷峰计算应不低于3000（图8-8-2）。

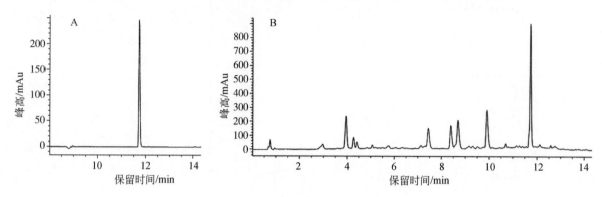

图8-8-2　标准汤剂UPLC色谱图

A：蒙花苷（buddleoside，$C_{28}H_{32}O_{14}$）；B：标准汤剂

2）对照品溶液制备

取经五氧化二磷减压干燥器中干燥36小时的蒙花苷对照品适量，精密称定，加甲醇制成每1mL含0.31mg的溶液，即得。

3）供试品溶液制备

（1）饮片供试品溶液制备

取本品粉末（过三号筛）约0.25g，精密称定，置具塞锥形瓶中，精密加入甲醇100mL，称定重量，加热回流3小时，放冷，再称定重量，用甲醇补足减失的重量，摇匀，滤过，取续滤液，即得

（2）标准汤剂供试品溶液制备

取野菊花饮片50g，加12倍量水浸泡30min，回流30min，趁热过滤，药渣再加10倍量水，回流20min，趁热过滤，合并2次滤液，减压浓缩至500mL，即得。

精密吸取野菊花标准汤剂（YJH-01～YJH-15）各0.8mL，分别加甲醇0.8mL，超声5min，12 000r/min离心5min，0.22μm滤膜过滤，取续滤液，即得标准汤剂供试品溶液。

4）方法学验证

以蒙花苷峰面积积分值为纵坐标（Y），对照品进样量（μg）为横坐标（X），绘制标准曲线，$Y=4886129.0323X-72.7800$，$R^2=0.9988$，表明线性关系良好。精密度考察合格，RSD%为0.9%。野菊花标准汤剂供试品制备后24小时内稳定性良好，RSD%为2.0%。重复性良好，平行6份供试品溶液的RSD%为2.8%，平均加样回收率为98.9%，RSD%为1.3%。

5）测定法

（1）含量测定

分别精密吸取对照品溶液5μL，饮片供试品溶液5μL，标准汤剂供试品溶液5μL，注入高效液相色谱仪，按照4下的色谱条件测定含量。

（2）pH值测定

取标准汤剂，用pH计测定pH值。

（3）总固体测定

参照编写说明【总固体】项下测定方法操作。

（4）蒙花苷转移率

参照编写说明【转移率】项下公式计算。

6）结果

（1）饮片中蒙花苷含量

蒙花苷含量测定结果见表 8-8-2，所收集样品均满足《中国药典》中蒙花苷（不少于 0.8%）的限量要求。

表 8-8-2　饮片中蒙花苷含量测定

编号	蒙花苷含量/%	RSD/%
YJH-01	0.82	0.9
YJH-02	0.84	1.3
YJH-03	0.82	1.2
YJH-04	1.22	1.3
YJH-05	1.69	1.2
YJH-06	1.55	0.9
YJH-07	0.83	0.8
YJH-08	0.85	1.2
YJH-09	2.10	1.1
YJH-10	0.96	1.1
YJH-11	2.30	1.2
YJH-12	1.74	0.8
YJH-13	0.88	1.1
YJH-14	1.52	1.2
YJH-15	0.85	0.9

（2）标准汤剂中蒙花苷含量（表 8-8-3）

表 8-8-3　标准汤剂中蒙花苷含量测定

编号	蒙花苷含量/（mg/mL）	RSD/%
YJH-01	0.29	1.3
YJH-02	0.29	1.5
YJH-03	0.21	1.6
YJH-04	0.40	2.1
YJH-05	0.69	2.0
YJH-06	0.69	1.5
YJH-07	0.23	1.7
YJH-08	0.19	2.1
YJH-09	0.74	2.0
YJH-10	0.64	1.6

编号	蒙花苷含量/（mg/mL）	RSD/%
YJH-11	0.69	1.9
YJH-12	0.62	1.4
YJH-13	0.42	1.4
YJH-14	0.40	1.5
YJH-15	0.45	1.8

（3）pH 值及总固体（表 8-8-4）

表 8-8-4　pH 值及总固体

编号	pH 值	总固体/g	RSD/%
YJH-01	5.5	0.60	1.3
YJH-02	5.5	0.57	1.5
YJH-03	5.4	0.53	1.4
YJH-04	5.1	0.52	1.4
YJH-05	5.4	0.63	1.6
YJH-06	5.4	0.65	1.2
YJH-07	5.5	0.59	1.2
YJH-08	5.3	0.56	1.1
YJH-09	5.4	0.57	1.1
YJH-10	5.2	0.50	1.6
YJH-11	5.5	0.51	1.4
YJH-12	5.3	0.51	1.9
YJH-13	5.4	0.52	1.6
YJH-14	5.2	0.49	1.8
YJH-15	5.3	0.60	1.8

（4）蒙花苷转移率（表 8-8-5）

表 8-8-5　蒙花苷转移率计算结果（$\overline{X} \pm S$）

编号	标准汤剂中蒙花苷含量/mg	饮片中蒙花苷含量/mg	转移率/%	（$\overline{X} \pm S$）/%
YJH-01	143	412	34.6	
YJH-02	144	422	34.1	
YJH-03	103	410	25.1	
YJH-04	201	611	33.0	
YJH-05	347	845	41.1	37.1±11.8
YJH-06	346	776	44.5	
YJH-07	115	417	27.6	
YJH-08	93	425	21.9	
YJH-09	369	1050	35.1	
YJH-10	319	482	66.2	

续表

编号	标准汤剂中蒙花苷含量/mg	饮片中蒙花苷含量/mg	转移率/%	($\bar{X} \pm S$)/%
YJH-11	345	1151	23.0	
YJH-12	312	871	35.8	
YJH-13	210	438	48.0	37.1±11.8
YJH-14	202	761	26.6	
YJH-15	226	425	53.2	

5.标准汤剂特征图谱研究

1）色谱条件

同 4 下的色谱条件。

2）参照物溶液的制备

取蒙花苷、绿原酸对照品适量，精密称定，加甲醇制成每 1mL 含蒙花苷 0.31mg 和绿原酸 0.18mg 的混合溶液，即得。

3）标准汤剂供试品溶液制备

同 4 下的标准汤剂供试品溶液制备。

4）方法学验证

方法学考察合格（具体内容略）。

5）特征图谱的建立及共有峰的标定

按照 4 下的色谱条件，分别精密吸取 15 批野菊花标准汤剂供试品溶液 5μL，注入高效液相色谱仪，记录色谱峰信息，特征图谱见图 8-8-3，相似度结果见表 8-8-6，生成的对照特征图谱见图 8-8-4，共有峰 9 个，指认 2 个。各共有峰峰面积见表 8-8-7，以峰 9 为参照峰，计算其他峰的相对保留时间和相对峰面积（表 8-8-8）。

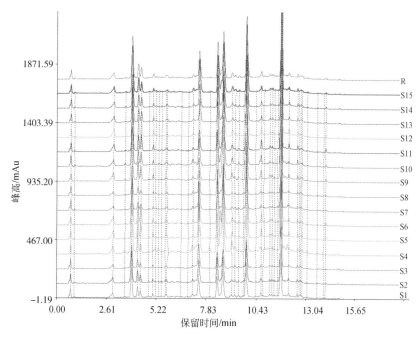

图 8-8-3　野菊花标准汤剂特征图谱

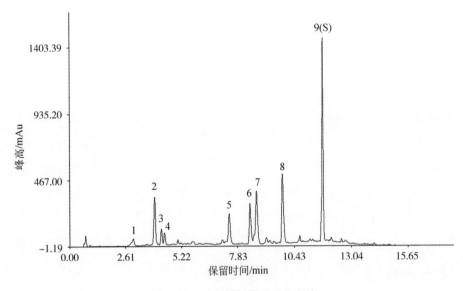

图 8-8-4　对照特征图谱及共有峰

峰 2：绿原酸（chlorogenic acid，$C_{16}H_{18}O_9$）；峰 9：蒙花苷（buddleoside，$C_{28}H_{32}O_{14}$）

表 8-8-6　相似度计算结果

编号	S1	S2	S3	S4	S5	S6	S7	S8	S9	S10	S11	S12	S13	S14	S15	对照特征图谱
S1	1.000	0.997	0.985	0.917	0.988	0.987	0.983	0.978	0.988	0.978	0.985	0.992	0.997	0.998	0.996	0.997
S2	0.997	1.000	0.992	0.932	0.978	0.978	0.988	0.987	0.977	0.969	0.973	0.985	0.993	0.994	0.995	0.993
S3	0.985	0.992	1.000	0.940	0.951	0.951	0.994	0.996	0.950	0.947	0.947	0.961	0.975	0.977	0.984	0.977
S4	0.917	0.932	0.940	1.000	0.873	0.872	0.919	0.933	0.873	0.925	0.857	0.887	0.904	0.906	0.942	0.920
S5	0.988	0.978	0.951	0.873	1.000	1.000	0.959	0.945	0.999	0.974	0.999	0.999	0.996	0.995	0.984	0.993
S6	0.987	0.978	0.951	0.872	1.000	1.000	0.959	0.945	0.999	0.972	0.999	0.999	0.996	0.995	0.984	0.993
S7	0.983	0.988	0.994	0.919	0.959	0.959	1.000	0.997	0.957	0.937	0.958	0.969	0.978	0.981	0.981	0.978
S8	0.978	0.987	0.996	0.933	0.945	0.945	0.997	1.000	0.944	0.931	0.942	0.956	0.969	0.972	0.978	0.971
S9	0.988	0.977	0.950	0.873	0.999	0.999	0.957	0.944	1.000	0.976	0.999	0.998	0.995	0.994	0.984	0.993
S10	0.978	0.969	0.947	0.925	0.974	0.972	0.937	0.931	0.976	1.000	0.966	0.974	0.977	0.976	0.982	0.983
S11	0.985	0.973	0.947	0.857	0.999	0.999	0.958	0.942	0.999	0.966	1.000	0.997	0.993	0.992	0.979	0.989
S12	0.992	0.985	0.961	0.887	0.999	0.999	0.969	0.956	0.998	0.974	0.997	1.000	0.998	0.998	0.989	0.996
S13	0.997	0.993	0.975	0.904	0.996	0.996	0.978	0.969	0.995	0.977	0.993	0.998	1.000	1.000	0.995	0.999
S14	0.998	0.994	0.977	0.906	0.995	0.995	0.981	0.972	0.994	0.976	0.992	0.998	1.000	1.000	0.995	0.999
S15	0.996	0.995	0.984	0.942	0.984	0.984	0.981	0.978	0.984	0.982	0.979	0.989	0.995	0.995	1.000	0.998
对照特征图谱	0.997	0.993	0.977	0.920	0.993	0.993	0.978	0.971	0.993	0.983	0.989	0.996	0.999	0.999	0.998	1.000

表 8-8-7　各共有峰峰面积

编号	保留时间/min	S1	S2	S3	S4	S5	S6	S7	S8	S9	S10	S11	S12	S13	S14	S15
1	2.975	304.5	410.5	267.7	518.4	593.6	606.1	272.4	267.8	549.1	408.6	523.3	555.6	434.6	410.6	447.2
2	3.952	1233.9	1403.6	991.6	3833.4	2102.9	2048.8	768.4	812.4	2322.6	3260.1	1806.4	1975.3	1548.0	1479.2	2102.4
3	4.265	366.9	462.5	302.0	780.5	706.4	707.6	290.6	291.3	689.7	592.0	620.7	667.9	508.8	481.5	574.7
4	4.412	227.8	294.8	187.3	378.9	643.7	623.7	210.4	182.1	549.2	505.5	637.4	620.0	401.2	375.6	404.5
5	7.441	930.4	1184.4	1259.4	3435.6	992.0	1008.9	1305.2	1167.9	1060.3	1225.6	994.7	1248.1	1107.0	1133.4	1618.1
6	8.386	927.6	1129.9	730.6	1446.7	2422.9	2470.8	894.0	660.2	2325.2	1393.7	2213.6	2312.6	1516.5	1451.5	1440.3
7	8.687	1402.7	1456.1	1045.5	4183.1	3236.4	3179.4	996.9	790.2	3366.3	4950.4	2857.0	2924.7	2027.1	1943.7	2458.2
8	9.896	1578.5	1784.4	1272.7	4831.4	3936.8	3950.8	1398.2	1197.4	4060.9	4099.8	3609.8	3691.4	2476.5	2370.4	3108.5
9	11.732	3410.4	3444.5	2440.3	4849.4	8413.3	8375.6	2735.6	2208.2	8934.7	7729.6	8353.3	7546.0	5061.1	4865.8	5446.3

表 8-8-8　相对保留时间与相对峰面积

峰编号	保留时间/min	相对保留时间	峰面积/mAu×s	相对峰面积
1	2.975	0.254	438.0	0.078
2	3.952	0.337	1845.9	0.330
3	4.265	0.364	536.2	0.096
4	4.412	0.376	416.1	0.074
5	7.441	0.634	1311.4	0.235
6	8.386	0.715	1555.7	0.278
7	8.687	0.740	2454.5	0.439
8	9.896	0.844	2891.2	0.517
9	11.732	1.000	5587.6	1.000

8.9　益　母　草

8.9.1　益母草标准汤剂质量标准

本品为唇形科植物益母草 *Leonurus japonicus* Houtt.的干燥地上部分，经炮制、加工制成的标准汤剂。

【制法】取益母草 100g，加 12 倍量水浸泡 30min，回流 30min，趁热过滤，药渣再加 10 倍量水，回流 20min，趁热过滤，合并 2 次滤液，减压浓缩至 500mL，即得。

【性状】本品为棕褐色混悬液，静置后会产生沉淀。

【检查】pH 值　应为 5.9～6.2。

总固体　应为 0.24～0.39g。

其他　应符合口服混悬剂项下有关的各项规定。

【特征图谱】照高效液相色谱法测定。

色谱条件与系统适用性试验　以十八烷基硅烷键合硅胶为填充剂（柱长为250mm，内径为4.6mm，粒径为5μm）；以乙腈为流动相A，以0.1%磷酸水溶液为流动相B，按表8-9-1中的规定进行梯度洗脱；流速为1mL/min；柱温为35℃；检测波长为277nm。理论塔板数按盐酸益母草碱峰计算应不低于6000。

表8-9-1　洗脱条件

时间/min	流动相A/%	流动相B/%
0～30	10→20	90→80
30～35	20→25	80→75
35～40	25→90	75→10

参照物溶液的制备　取丁香酸和盐酸益母草碱对照品适量，精密称定，分别加70%乙醇制成每1mL含丁香酸30μg、盐酸益母草碱30μg的溶液，即得。

供试品溶液的制备　取本品摇匀，精密量取1mL，置25mL量瓶中，加50%甲醇至接近刻度，超声处理（功率250W，频率40kHz）20min，放冷，加50%甲醇至刻度，摇匀，滤过，取续滤液，即得。

测定法　分别精密吸取参照物溶液5μL、供试品溶液10μL，注入液相色谱仪，测定，记录40min的色谱图，即得。

供试品特征图谱中应呈现12个特征峰（图8-9-1），其中2个峰应分别与对应的参照物峰保留时间相同；与盐酸益母草碱参照物峰相应的峰为S峰，计算特征峰峰1～峰7、峰9～峰12的相对保留时间，其相对保留时间应在规定值的±5%之内。规定值为：0.18（峰1）、0.23（峰2）、0.28（峰3）、0.32（峰4）、0.43（峰5）、0.61（峰6）、0.69（峰7）、1.00（峰9）1.03（峰10）、1.09（峰11）、1.13（峰12）。计算峰1、峰10、峰11与S峰的相对峰面积，峰1的相对峰面积不得小于0.25，峰10的相对峰面积不得小于0.52，峰11的相对峰面积不得小于0.61。

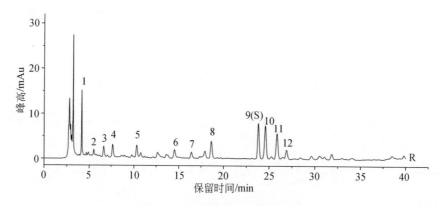

图8-9-1　对照特征图谱及共有峰

峰8：丁香酸（syringic acid，$C_9H_{10}O_5$）；峰9：盐酸益母草碱（leonurine hydrochloride，$C_{14}H_{21}O_5N_3 \cdot HCl$）

【含量测定】盐酸益母草碱　照高效液相色谱法测定。

色谱条件与系统适用性试验　同【特征图谱】项下。

对照品溶液的制备　取盐酸益母草碱对照品适量，精密称定，加70%乙醇制成每1mL含30μg的溶液，即得。

供试品溶液的制备　取【特征图谱】项下的供试品溶液，即得。

测定法　分别精密吸取对照品溶液5μL、供试品溶液10μL，注入液相色谱仪，测定，即得。

本品每1mL含益母草以盐酸益母草碱（$C_{14}H_{21}O_5N_3 \cdot HCl$）计应不低于0.037mg。

盐酸水苏碱　照高效液相色谱法测定。

色谱条件与系统适用性试验 以丙基酰胺键合硅胶为填充剂；流动相为乙腈-0.2%冰醋酸（80：20）；柱温为 40℃；流速为 0.8mL/min；蒸发光散色检测器检测。理论塔板数按盐酸水苏碱峰计算应不低于 6000。

对照品溶液的制备 取盐酸水苏碱对照品适量，精密称定，加 70%乙醇制成每 1mL 含 200μg 的溶液，即得。

供试品溶液的制备 取本品摇匀，精密吸取 2mL，置 10mL 容量瓶中，加 25%甲醇至接近刻度，超声处理（功率 250W，频率 40kHz）10min，取出，冷却，加 25%甲醇至刻度，摇匀，过微孔滤膜，取续滤液，即得。

测定法 分别精密吸取对照品溶液 5μL、10μL 和供试品溶液 10～20μL，注入液相色谱仪，测定，用外标两点法对数方程计算，即得。

本品每 1mL 含益母草以盐酸水苏碱（$C_7H_{13}O_5N_3O_2·HCl$）计应不低于 0.64mg。

【转移率】盐酸益母草碱转移率范围应为 32.6%～60.4%，盐酸水苏碱转移率范围应为 68.6%～92.3%。

【规格】0.2g/mL（以饮片计）。

【贮藏】冷冻保存，用时复融。

8.9.2 益母草标准汤剂质量标准起草说明

1.仪器与材料

岛津 LC-20AT 型高效液相色谱仪（日本岛津公司，DGC-20A 型在线脱气系统，SIL-20A 型自动进样系统，CTO-20A 型柱温箱，SPD-M20A 型二极管阵列检测器），BS224S-型 1/10 万电子分析天平（德国赛多利斯公司）；KQ-250DB 型超声波清洗器（昆山市超声仪器有限公司）；sartorius PB-10 型 pH 计。

盐酸益母草碱对照品（江西佰草源生物科技有限公司，纯度：≥98%，批号：250066-201604）；盐酸水苏碱对照品（江西佰草源生物科技有限公司，纯度：≥98%，批号：250054-201602）；甲醇、乙腈为色谱纯（美国，Fisher 公司），水为高纯水，其他试剂为分析纯。

2.样品采集

样品共 12 份（编号 YMC-01～YMC-12），采自主产区或道地产区河北、安徽、山东等地及安国、亳州等药材市场，包括符合《中国药典》要求的不同商品规格等级。

3.物种鉴别

经鉴定，研究样品均为唇形科植物益母草 *Leonurus japonicus* Houtt.。

4.定量测定

1）色谱条件

饮片色谱条件 ①盐酸益母草碱 色谱柱为 Agilent Eclipse XDB-C18，（250mm×4.6mm，5μm）；流动相为乙腈-0.4%辛烷磺酸钠的 0.1%磷酸溶液（24：76）；柱温为 30℃；流速为 1mL/min；检测波长为 277nm。理论塔板数按盐酸益母草碱峰计算应不低于 6000。②盐酸水苏碱 色谱柱为 Agilent technologies venusil HILIC（250mm×4.6mm，5μm），100A；流动相为乙腈-0.2%冰醋酸（80：20）；柱温为 40℃；流速为 0.8mL/min；蒸发光散色检测器（Alltech 3300 ELSD，温度为 55℃，气体流量为 2.0L/min，增益为 2）；理论塔板数按盐酸水苏碱峰计算应不低于 6000。

标准汤剂谱条件 ①盐酸益母草碱 色谱柱为 CAPCELL PAK C18（250mm×4.6mm，5μm）；流

动相为乙腈（A）-0.1%磷酸水溶液（B），梯度洗脱（0～30min，90%～80% B；30～35min，80%～75% B；35～40min，75%～10% B）；柱温为 35℃；流速为 1mL/min；检测波长为 277nm。色谱图见图 8-9-2，理论塔板数按盐酸益母草碱峰计算应不低于 6000。②盐酸水苏碱 色谱柱为 Agilent technologies venusil HILIC（250mm×4.6mm，5μm），100A；流动相为乙腈-0.2%冰醋酸（80：20）；柱温为 40℃；流速为 0.8mL/min；蒸发光散色检测器（Alltech 3300 ElSD，温度为 55℃，气体流量为 2.0L/min，增益为 2）；色谱图见图 8-9-3，理论塔板数按盐酸水苏碱峰计算应不低于 6000。

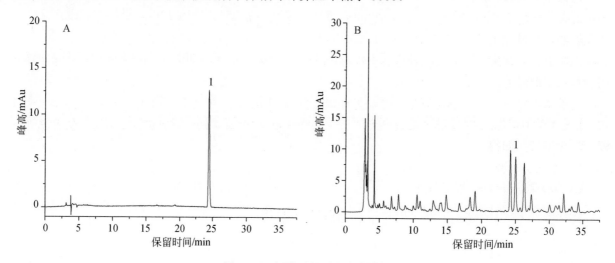

图 8-9-2　标准汤剂 HPLC 色谱图

A：对照品溶液；B：标准汤剂

峰 1：盐酸益母草碱（leonurine hydrochloride，C$_{14}$H$_{21}$O$_5$N$_3$·HCl）

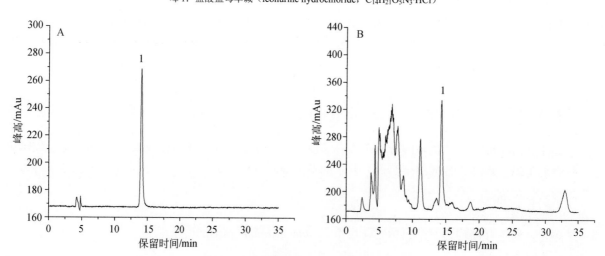

图 8-9-3　标准汤剂 HPLC-ELSD 色谱图

A：对照品溶液；B：标准汤剂

峰 1：盐酸水苏碱（cadabine hydrochloride，C$_7$H$_{13}$O$_5$N$_3$O$_2$·HCl）

2）对照品溶液制备

取经五氧化二磷减压干燥器中干燥 36 小时的盐酸益母草碱对照品适量，精密称定，加 70%乙醇制成每 1mL 含 30.0μg 的溶液，即得。

取经五氧化二磷减压干燥器中干燥 36 小时的盐酸水苏碱对照品适量，精密称定，加 70%乙醇制成每 1mL 含 418.4μg 的溶液，即得。

3）供试品溶液制备

（1）饮片供试品溶液制备

取本品粉末约 1g，精密称定，置具塞锥形瓶中，精密加入 70%乙醇 25mL，密塞，称定重量，加热回流 2 小时，放冷，再称定重量，用 70%乙醇补足减失的重量，摇匀，滤过，取续滤液，即得。

（2）标准汤剂供试品溶液制备

取益母草饮片 100g，加 12 倍量水浸泡 30min，回流 30min，趁热过滤，药渣再加 10 倍量水，回流 20min，趁热过滤，合并 2 次滤液，减压浓缩至 500mL，即得。

盐酸益母草碱供试品溶液的制备　取益母草标准汤剂（YMC-01～YMC-12）摇匀，分别精密吸取 1mL，置 25mL 量瓶中，加 50%甲醇至接近刻度，超声处理 20min，冷却，50%甲醇定容，摇匀，微孔滤膜过滤，取续滤液，即得。

盐酸水苏碱供试品溶液的制备　取益母草标准汤剂（YMC-01～YMC-12）摇匀，分别精密吸取 2mL，置 10mL 量瓶中，加 25%甲醇至接近刻度，超声处理 10min，冷却，25%甲醇定容，摇匀，微孔滤膜过滤，取续滤液，即得。

4）方法学验证

（1）盐酸益母草碱方法学验证

以盐酸益母草碱的峰面积积分值为纵坐标（Y），以对照品进样量（μg）为横坐标（X），绘制标准曲线，$Y=1120927X+6453$，$R^2=1.0000$，表明线性关系良好。精密度考察合格，RSD%为 0.4%。益母草标准汤剂供试品溶液制备后 24 小时内稳定性良好，RSD 为 1.3%。重复性良好，平行 6 份供试品溶液的 RSD 为 0.6%。平均加样回收率为 98.8%，RSD 为 1.5%。

（2）盐酸水苏碱方法学验证

以盐酸水苏碱的峰面积积分值的对数为纵坐标（Y），以对照品进样量（μg）的对数为横坐标（X），绘制标准曲线，$Y=1.285X+2.935$，$R^2=0.9994$，表明线性关系良好。精密度考察合格，RSD%为 0.7%。益母草标准汤剂供试品溶液制备后 24 小时内稳定性良好，RSD 为 1.9%。重复性良好，平行 6 份供试品溶液的 RSD 为 0.8%。平均加样回收率为 103.3%，RSD 为 2.4%。

5）测定法

（1）含量测定

盐酸益母草碱　分别精密吸取对照品溶液和供试品溶液各 10μL，注入高效液相色谱仪，按照 4 下的色谱条件测定含量。

盐酸水苏碱　精密吸取对照品溶液 5μL、10μL，供试品溶液 10～20μL，注入液相色谱仪，测定，用外标两点法对数方程计算，即得。

（2）pH 值测定

取标准汤剂，用 pH 计测定 pH 值。

（3）总固体测定

参照编写说明【总固体】项下测定方法操作。

（4）盐酸益母草碱和盐酸水苏碱转移率测定

参照编写说明【转移率】项下公式计算。

6）结果

（1）饮片中盐酸益母草碱和盐酸水苏碱含量

盐酸益母草碱和盐酸水苏碱含量测定结果见表 8-9-2、表 8-9-3，以干燥品计，所收集样品均满足《中国药典》中含盐酸益母草碱（$C_{14}H_{21}O_5N_3 \cdot HCl$）不得少于 0.04%的规定；含盐酸水苏碱（$C_7H_{13}O_5N_3O_2 \cdot HCl$）不得少于 0.4%的限量要求。

表 8-9-2　饮片中盐酸益母草碱和盐酸水苏碱含量测定

编号	盐酸益母草碱		盐酸水苏碱	
	含量/%	RSD/%	含量/%	RSD/%
YMC-01	0.169	1.3	0.571	0.2
YMC-02	0.181	1.0	0.594	0.5
YMC-03	0.212	0.3	0.698	0.3
YMC-04	0.219	0.1	0.414	0.6
YMC-05	0.228	1.9	0.378	0.7
YMC-06	0.212	2.0	0.594	0.5
YMC-07	0.288	2.6	0.700	1.0
YMC-08	0.202	0.5	0.459	0.7
YMC-09	0.278	3.2	0.852	0.7
YMC-10	0.351	0.9	0.788	0.4
YMC-11	0.384	1.0	0.811	0.2
YMC-12	0.290	1.2	0.673	0.5

表 8-9-3　干燥品中盐酸益母草碱和盐酸水苏碱含量

编号	含水率/%	RSD/%	盐酸益母草碱/%	盐酸水苏碱/%
YMC-01	6.4	0.5	0.181	0.609
YMC-02	7.0	0.6	0.195	0.638
YMC-03	7.2	2.7	0.229	0.752
YMC-04	7.2	0.8	0.236	0.446
YMC-05	7.3	0.3	0.245	0.407
YMC-06	8.3	0.1	0.231	0.648
YMC-07	7.6	2.1	0.312	0.758
YMC-08	7.9	2.5	0.220	0.499
YMC-09	6.6	1.1	0.297	0.912
YMC-10	7.0	0.4	0.377	0.847
YMC-11	7.1	2.3	0.414	0.874
YMC-12	6.2	0.3	0.309	0.717

（2）标准汤剂中盐酸益母草碱和盐酸水苏碱含量（表 8-9-4 和表 8-9-5）

表 8-9-4　标准汤剂中盐酸益母草碱含量测定

编号	盐酸益母草碱含量/（mg/mL）	RSD/%
YMC-01	0.108	2.0
YMC-02	0.165	0.9

编号	盐酸益母草碱含量/（mg/mL）	RSD/%
YMC-03	0.214	1.5
YMC-04	0.191	0.0
YMC-05	0.183	1.6
YMC-06	0.205	1.4
YMC-07	0.240	1.0
YMC-08	0.174	0.6
YMC-09	0.279	2.3
YMC-10	0.406	1.7
YMC-11	0.412	0.3
YMC-12	0.298	0.8

表 8-9-5　标准汤剂中盐酸水苏碱含量测定

编号	盐酸水苏碱含量/（mg/mL）	RSD/%
YMC-01	0.858	0.2
YMC-02	0.883	0.3
YMC-03	1.060	0.9
YMC-04	0.636	0.0
YMC-05	0.635	1.0
YMC-06	0.998	1.4
YMC-07	1.016	0.8
YMC-08	0.694	2.5
YMC-09	1.432	0.9
YMC-10	1.400	0.4
YMC-11	1.442	1.1
YMC-12	1.150	0.2

（3）总固体及 pH 值（表 8-9-6）

表 8-9-6　标准汤剂 pH 值及总固体

编号	pH 值	总固体/g	RSD/%
YMC-01	6.1	0.24	0.4
YMC-02	6.2	0.31	0.8
YMC-03	6.1	0.37	0.8
YMC-04	6.1	0.30	0.2
YMC-05	5.9	0.29	0.1

续表

编号	pH 值	总固体/g	RSD/%
YMC-06	6.0	0.32	0.0
YMC-07	5.9	0.33	2.6
YMC-08	6.2	0.27	0.3
YMC-09	5.9	0.32	1.4
YMC-10	6.1	0.36	0.1
YMC-11	6.2	0.34	0.1
YMC-12	6.0	0.35	0.4

（4）盐酸益母草碱和盐酸水苏碱转移率

根据测定结果，按照转移率计算公式计算盐酸益母草碱和盐酸水苏碱转移率（表8-9-7，表8-9-8）

表 8-9-7　盐酸益母草碱转移率计算结果（$\bar{X} \pm S$）

编号	标准汤剂中盐酸益母草碱含量/mg	饮片中盐酸益母草碱含量/mg	转移率/%	（$\bar{X} \pm S$）/%
YMC-01	54.0	169.0	32.0	
YMC-02	82.5	181.0	45.6	
YMC-03	107.0	212.0	50.5	
YMC-04	95.5	219.0	43.6	
YMC-05	91.5	228.0	40.1	
YMC-06	102.5	212.0	48.3	46.0±7.0
YMC-07	120.0	288.0	41.7	
YMC-08	87.0	202.0	43.1	
YMC-09	139.5	278.0	50.2	
YMC-10	203.0	351.0	57.8	
YMC-11	206.0	384.0	53.6	
YMC-12	149.0	290.0	51.4	

表 8-9-8　盐酸水苏碱转移率计算结果（$\bar{X} \pm S$）

编号	标准汤剂中盐酸水苏碱含量/mg	饮片中盐酸水苏碱含量/mg	转移率/%	（$\bar{X} \pm S$）/%
YMC-01	429.0	571.0	75.1	
YMC-02	441.5	594.0	74.3	
YMC-03	530.0	698.0	75.9	
YMC-04	318.0	414.0	76.8	
YMC-05	317.5	378.0	84.0	
YMC-06	499.0	594.0	84.0	80.0±6.0
YMC-07	508.0	700.0	72.6	
YMC-08	347.0	459.0	75.6	
YMC-09	716.0	852.0	84.0	
YMC-10	700.0	788.0	88.8	
YMC-11	721.0	811.0	88.9	
YMC-12	575.0	673.0	85.4	

5.标准汤剂特征图谱研究

1）色谱条件

同4下的色谱条件。

2）标准汤剂供试品溶液制备

同4下的标准汤剂供试品溶液制备。

3）方法学验证

方法学考察合格（具体内容略）。

4）特征图谱的建立及共有峰的标定

按照4下的色谱条件，分别精密吸取12批益母草标准汤剂供试品溶液10μL，注入高效液相色谱仪，记录色谱峰信息（图8-9-4），生成的对照特征图谱见图8-9-5，其中共有峰12个，指认2个。相似度结果见表8-9-9。各共有峰峰面积见表8-9-10，以峰9为参照峰，计算其他峰的相对保留时间和相对峰面积（表8-9-11）。

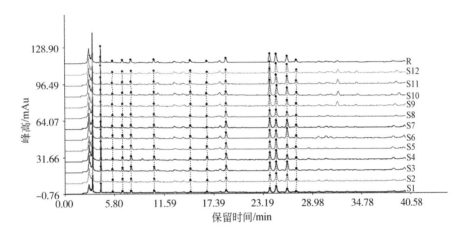

图 8-9-4　益母草标准汤剂特征图谱

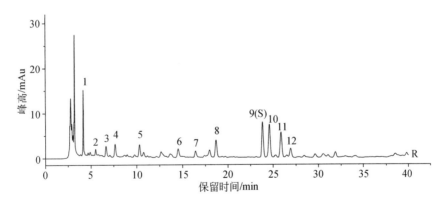

图 8-9-5　对照特征图谱及共有峰

峰8：丁香酸（syringic acid，$C_9H_{10}O_5$）；峰9：盐酸益母草碱（leonurine hydrochloride，$C_{14}H_{21}O_5N_3 \cdot HCl$）

表 8-9-9　相似度计算结果

编号	S1	S2	S3	S4	S5	S6	S7	S8	S9	S10	S11	S12	对照特征图谱
S1	1.000	0.991	0.968	0.969	0.963	0.944	0.956	0.974	0.968	0.930	0.916	0.965	0.985

续表

编号	S1	S2	S3	S4	S5	S6	S7	S8	S9	S10	S11	S12	对照特征图谱
S2	0.991	1.000	0.991	0.969	0.964	0.976	0.978	0.983	0.971	0.941	0.931	0.977	0.997
S3	0.968	0.991	1.000	0.952	0.950	0.985	0.977	0.974	0.955	0.935	0.929	0.969	0.989
S4	0.969	0.969	0.952	1.000	0.998	0.921	0.945	0.985	0.949	0.918	0.903	0.927	0.968
S5	0.963	0.964	0.950	0.998	1.000	0.914	0.936	0.983	0.940	0.906	0.891	0.915	0.962
S6	0.944	0.976	0.985	0.921	0.914	1.000	0.984	0.959	0.931	0.916	0.911	0.961	0.976
S7	0.956	0.978	0.977	0.945	0.936	0.984	1.000	0.978	0.967	0.962	0.957	0.981	0.987
S8	0.974	0.983	0.974	0.985	0.983	0.959	0.978	1.000	0.957	0.932	0.922	0.950	0.983
S9	0.968	0.971	0.955	0.949	0.940	0.931	0.967	0.957	1.000	0.990	0.983	0.989	0.983
S10	0.930	0.941	0.935	0.918	0.906	0.916	0.962	0.932	0.990	1.000	0.999	0.981	0.963
S11	0.916	0.931	0.929	0.903	0.891	0.911	0.957	0.922	0.983	0.999	1.000	0.977	0.954
S12	0.965	0.977	0.969	0.927	0.915	0.961	0.981	0.950	0.989	0.981	0.977	1.000	0.988
对照特征图谱	0.985	0.997	0.989	0.968	0.962	0.976	0.987	0.983	0.983	0.963	0.954	0.988	1.000

表 8-9-10 各共有峰峰面积

编号	保留时间/min	S1	S2	S3	S4	S5	S6	S7	S8	S9	S10	S11	S12
1	4.19	32468	55876	79214	65149	75580	62236	50340	53885	57714	65582	62992	56626
2	5.57	5801	11834	7972	6286	6335	18902	9144	9227	9536	7077	6359	7767
3	6.72	14410	22021	26464	23114	21353	27776	20127	21157	20396	21987	19580	20427
4	7.74	20606	29237	42914	38001	36507	35710	27376	27275	21719	28276	24581	27124
5	10.40	18931	26480	36924	32785	32641	32626	23038	24313	19566	25561	23257	23219
6	14.64	10384	20013	22151	18445	14467	26966	24869	15684	26451	33869	30104	34296
7	16.56	8745	15018	17741	34007	33448	11583	6828	10692	19866	22587	20228	16765
8	18.81	26269	43320	52726	65842	67501	68964	64398	60724	31609	36976	33449	39363
9	23.97	42716	66254	84748	76344	73914	82908	96527	69183	109521	164443	164497	119626
10	24.73	75781	95846	98132	107214	106774	88562	88915	84871	113147	121760	110392	123028
11	26.00	44297	75928	103924	47263	46124	120911	89641	54514	71335	91893	92112	111446
12	27.06	11766	19041	22916	23083	20435	30677	29650	13629	30271	42930	36503	33947

表 8-9-11 相对保留时间与相对峰面积

峰编号	保留时间/min	相对保留时间	峰面积/mAu×s	相对峰面积
1	4.194	0.175	59805	0.624
2	5.568	0.232	8853	0.092
3	6.720	0.280	21568	0.225

峰编号	保留时间/min	相对保留时间	峰面积/mAu×s	相对峰面积
4	7.737	0.323	29944	0.312
5	10.398	0.434	26612	0.278
6	14.640	0.611	23142	0.241
7	16.558	0.691	18126	0.189
8	18.814	0.785	49262	0.514
9	23.965	1.000	95890	1.000
10	24.730	1.032	101202	1.055
11	25.995	1.085	79116	0.825
12	27.060	1.129	26237	0.274

8.10　鱼　腥　草

8.10.1　鱼腥草标准汤剂质量标准

本品为三白草科植物蕺菜 *Houttuynia cordata* Thunb 的干燥地上部分，经炮制、加工制成的标准汤剂。

【制法】取鱼腥草药材 100g，加 12 倍量水浸泡 30min，加热回流 30min，趁热过滤，药渣再加 10 倍量水，回流 20min，趁热过滤，合并 2 次煎煮滤液，减压浓缩，温度不超过 60℃，使最终体积浓缩至 500mL，即得。

【性状】本品为黄色或棕黄色混悬液，静置时会产生沉淀。

【检查】pH 值　应为 4.5～5.6。

总固体　应为 0.30～0.46g。

其他　应符合口服混悬剂项下有关的各项规定。

【特征图谱】照高效液相色谱法测定

色谱条件与系统适应性试验　以十八烷基硅烷键合硅胶为填充剂（柱长为 250mm，内径为 4.6mm，粒径为 5μm）；以乙腈为流动相 A，以 0.1%磷酸水溶液为流动相 B，按表 8-10-1 中的规定进行梯度洗脱；流速为 1.0mL/min；柱温为 30℃；检测波长为 326nm；进样量为 10μL。

表 8-10-1　洗脱条件

时间/min	流动相 A/%	流动相 B/%
0～10	6→8	94→92
10～40	8→30	92→70
40～50	30→90	70→10
50～55	90	10

参照物溶液的制备　取金丝桃苷和槲皮苷对照品适量,精密称定,分别加甲醇制成每 1mL 含 0.4mg 的混合溶液,即得。

供试品溶液的制备　取所得的标准汤剂置于 2mL 离心管中，12 000r/min 离心 5min，取上清液，即得。

测定法　分别精密吸取对照品溶液和供试品溶液各 10μL，注入液相色谱仪，测定，记录 55min 的色谱图，即得。

鱼腥草标准汤剂特征图谱中应呈现 6 个特征峰（图 8-10-1）。以峰 1 为 S 峰，计算特征峰峰 2～峰 6 的相对保留时间，其相对保留时间应在规定值的 ±5% 之内。规定值为：1.00（峰 1）、1.72（峰 2）、1.81（峰 3）、1.87（峰 4）、2.89（峰 5）、3.21（峰 6）。计算峰 3 与 S 峰的相对峰面积，峰 3 的相对峰面积不得小于 0.75。

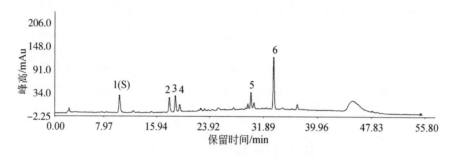

图 8-10-1　对照特征谱及共有峰

峰 5：金丝桃苷（hyperoside，$C_{21}H_{20}O_{12}$）；峰 6：槲皮苷（quercitrin，$C_{21}H_{20}O_{11}$）

【规格】0.2g/mL（以饮片计）。

【贮藏】冷冻保存，用时复融。

8.10.2　鱼腥草标准汤剂质量标准起草说明

1.仪器与材料

安捷伦 1260InfinityⅡ型超高效液相色谱仪（美国安捷伦公司，G1313A 型自动进样系统，G1316A 型柱温箱，G1362A 型 DAD 检测器），色谱柱为 Thermo-C18（250mm × 4.6mm，5μm）；Sartorius-WWZA-124S-型电子分析天平（北京赛多利斯科学仪器有限公司）；KQ-5200B 型超声波清洗器（昆山市超声仪器有限公司）；YP502N 型电子天平（上海精密科学仪器有限公司）；D2012 型台式高速离心机（上海洪纪仪器设备有限公司）。

甲醇、乙腈为色谱纯（美国，Fisher 公司），水为高纯水，其他试剂为分析纯。

2.样品采集

样品共 13 份（编号 YXC-01～YXC-13），采自主产区或道地产区浙江、安徽亳州、江苏等地及安国等药材市场，包括符合《中国药典》要求的不同商品规格等级。

3.物种鉴别

经鉴定，所研究样品均为三白草科植物蕺菜 *Houttuynia cordata* Thunb.。

4.定量测定

1）标准汤剂溶液的制备

取鱼腥草药材 100g，加 12 倍量水浸泡 30min，加热回流 30min，趁热过滤，药渣再加 10 倍量水，加热回流 20min，趁热过滤，合并 2 次煎煮滤液，减压浓缩，温度不超过 60℃，使最终体积浓缩至 500mL，即得鱼腥草标准汤剂。

2）测定法

（1）pH 值测定

取标准汤剂，用 pH 计测定 pH 值。

（2）总固体测定

参照编写说明【总固体】项下测定方法操作。

3）pH 值及总固体（表 8-10-2）

表 8-10-2 鱼腥草的标准汤剂总固体计算结果

编号	pH 值	总固体/g	RSD/%
YXC-1	5.03	0.42	1.0
YXC-2	5.56	0.39	0.3
YXC-3	5.37	0.39	0.4
YXC-4	5.49	0.35	0.9
YXC-5	5.54	0.29	1.1
YXC-6	5.51	0.34	0.5
YXC-7	5.19	0.42	0.3
YXC-8	5.50	0.37	0.7
YXC-9	5.11	0.38	0.9
YXC-10	5.34	0.38	1.1
YXC-11	5.09	0.41	0.3
YXC-12	5.34	0.37	0.5
YXC-13	4.77	0.44	0.3

5.标准汤剂特征图谱研究

1）色谱条件

以十八烷基硅烷键合硅胶为填充剂（柱长为 250mm，内径为 4.6mm，粒径为 5μm）；以乙腈为流动相 A，以 0.1%磷酸水溶液为流动相 B，梯度洗脱程序为：0～10min，6%～8%A；10～40min，8%～30%A；40～50min，30%～90%A；50～55min，90%A。流速为 1.0mL/min；检测波长为 326nm；柱温为 30℃；进样量为 10μL（图 8-10-2）。

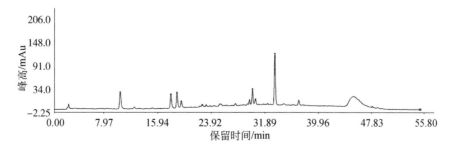

图 8-10-2 鱼腥草标准汤剂 HPLC 色谱图

2）标准汤剂的供试品溶液制备

取所得的标准汤剂置于 2mL 离心管中，12 000r/min 离心 5min，取上清液，即得。

3）标准汤剂的参照物溶液的制备

取金丝桃苷和槲皮苷对照品适量，精密称定，分别加甲醇制成每 1mL 含 0.4mg 的混合溶液，即得。

4）方法学验证

方法学考察合格（具体内容略）。

5）特征图谱的建立与共有峰标定

按照 5 下的色谱条件，分别精密吸取 13 批供试品溶液 10μL，注入高效液相色谱仪，得 13 批鱼腥草提取物 HPLC 特征图谱。相似度结果见表 8-10-3。以平均数生成对照特征图谱，共有 6 个峰为共有峰（图 8-10-3 和图 8-10-4）。以峰 1 作参照，计算 6 个共有峰的保留时间、相对保留时间、峰面积、相对峰面积见表 8-10-4 和表 8-10-5。

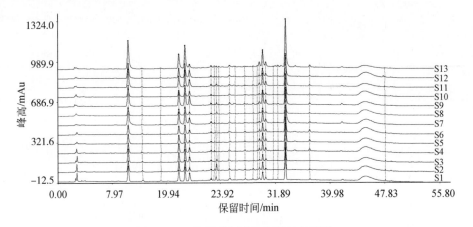

图 8-10-3　鱼腥草标准汤剂的特征图谱

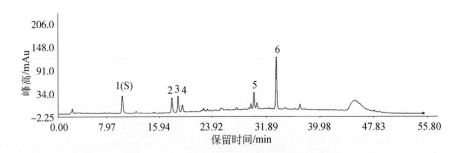

图 8-10-4　标准汤剂的 HPLC 图谱及共有峰

峰 5：金丝桃苷（hyperoside，$C_{21}H_{20}O_{12}$）；峰 6：槲皮苷（$C_{21}H_{20}O_{11}$）

表 8-10-3　鱼腥草药材标准汤剂液相色谱图相似度匹配结果

编号	S1	S2	S3	S4	S5	S6	S7	S8	S9	S10	S11	S12	S13	对照特征图谱
S1	1.000	0.875	0.835	0.863	0.845	0.812	0.900	0.745	0.902	0.753	0.901	0.866	0.833	0.977
S2	0.875	1.000	0.957	0.967	0.965	0.492	0.958	0.390	0.892	0.393	0.900	0.958	0.717	0.918
S3	0.835	0.957	1.000	0.957	0.960	0.395	0.939	0.319	0.842	0.325	0.843	0.983	0.602	0.870
S4	0.863	0.967	0.957	1.000	0.993	0.497	0.971	0.384	0.886	0.393	0.898	0.968	0.700	0.919
S5	0.845	0.965	0.960	0.993	1.000	0.480	0.965	0.369	0.863	0.376	0.878	0.967	0.679	0.907

编号	S1	S2	S3	S4	S5	S6	S7	S8	S9	S10	S11	S12	S13	对照特征图谱
S6	0.812	0.492	0.395	0.497	0.480	1.000	0.545	0.973	0.599	0.976	0.607	0.455	0.722	0.748
S7	0.900	0.958	0.939	0.971	0.965	0.545	1.000	0.436	0.955	0.448	0.962	0.976	0.814	0.961
S8	0.745	0.390	0.319	0.384	0.369	0.973	0.436	1.000	0.486	0.997	0.491	0.371	0.604	0.657
S9	0.902	0.892	0.842	0.886	0.863	0.599	0.955	0.486	1.000	0.497	0.996	0.905	0.914	0.956
S10	0.753	0.393	0.325	0.393	0.376	0.976	0.448	0.997	0.497	1.000	0.502	0.381	0.616	0.666
S11	0.901	0.900	0.843	0.898	0.878	0.607	0.962	0.491	0.996	0.502	1.000	0.907	0.922	0.962
S12	0.866	0.958	0.983	0.968	0.967	0.455	0.976	0.371	0.905	0.381	0.907	1.000	0.697	0.917
S13	0.833	0.717	0.602	0.700	0.679	0.722	0.814	0.604	0.914	0.616	0.922	0.697	1.000	0.883
对照特征图谱	0.977	0.918	0.870	0.919	0.907	0.748	0.961	0.657	0.956	0.666	0.962	0.917	0.883	1.000

表 8-10-4　共有峰峰面积

编号	保留时间/min	S1	S2	S3	S4	S5	S6	S7	S8	S9	S10	S11	S12	S13	S14	S15
1	10.3	1602.5	1263.1	1530.8	1135	1188.8	1129.8	1042.3	939.9	2785.3	1074.4	2705.8	2202.8	4324.2	2832.2	1422.5
2	17.88	1151.6	970	961.9	941.7	885.3	853	882.5	660.2	1640.4	675.8	1356.9	1130.8	1858.8	1645.7	998.4
3	18.79	1293.2	994.2	1201.1	958.1	929.6	847.6	788.1	724.8	2237.1	792.6	1923	1594.2	2778.6	2153.9	654.1
4	19.44	801.3	333	536.4	512.1	296.5	362.9	315.5	328.6	1220.1	505	920.6	961.1	497	945.2	393.7
5	30.04	594.1	603.8	508.9	836.4	858.1	809.1	665.1	514.9	1367.2	431	1325.2	801	1797.5	1313.7	877.7
6	33.38	2320.9	1942.1	1610.6	2482.1	2493.6	2624	1558.9	1897.7	3326.2	2184.1	3476.4	2540.8	5765.7	4437.4	2566.1

表 8-10-5　鱼腥草标准汤剂共有指纹峰指标参数

编号	保留时间/min	相对保留时间	峰面积/mAu×s	相对峰面积
1	10.391	1.000	1901.1	1.000
2	17.883	1.721	1133.2	0.600
3	18.792	1.811	1417.6	0.750
4	19.443	1.875	632.3	0.330
5	30.037	2.893	904.7	0.480
6	33.375	3.212	2854.1	1.500

8.11　紫　苏　梗

8.11.1　紫苏梗标准汤剂质量标准

本品为唇形科植物紫苏 *Perilla frutescens*（L.）Britt.的干燥茎，经炮制、加工制成的标准汤剂。

【制法】取紫苏梗饮片 100g，加 7 倍量水，浸泡 30min，回流 30min，趁热过滤，药渣再加 6 倍量水，回流 20min，趁热过滤，合并 2 次滤液，减压浓缩至 500mL，即得。

【性状】本品为褐色混悬液，静置后会产生沉淀。

【检查】pH 值　应为 5.6～7.2。

　　　　总固体　应为 0.06～0.18 g。

　　　　其他　应符合口服混悬剂项下有关的各项规定。

【特征图谱】照高效液相色谱法测定。

色谱条件与系统适用性试验　以十八烷基硅烷键合硅胶为填充剂；以 0.1%甲酸水溶液为流动相 A，以甲醇为流动相 B 为流动相；梯度洗脱条件见表 8-11-1。柱温为 30℃；流速为 1.0mL/min；检测波长为 254nm。

表 8-11-1　洗脱条件

时间/min	0.1%甲酸水 A/%	甲醇 B/%
0～20	95→70	30→5
20～45	70→50	50→30
45～50	50→35	65→50

参照物溶液的制备　取迷迭香酸对照品适量，精密称定，加 60%丙酮制成每 1mL 含 22.3μg 的溶液，即得。

供试品溶液的制备　精密吸取紫苏梗标准汤剂（ZSG-01～ZSG-12）各约 1.5mL 于离心管中，12 000r/min 离心 5min，取上清液，即得。

测定法　分别吸取对照品溶液和供试品溶液各 10μL，注入液相色谱仪，测定，记录 50min 的色谱图，即得。

紫苏梗标准汤剂特征图谱中应呈现 12 个特征峰（图 8-11-1），其中峰 1 为迷迭香酸。以峰 8 为 S 峰，计算特征峰峰 1～峰 12 的相对保留时间，其相对保留时间应在规定值的±5%之内。规定值为：0.28（峰 1）、0.33（峰 2）、0.41（峰 3）、0.57（峰 4）、0.65（峰 5）、0.80（峰 6）、0.95（峰 7）、1.00（峰 8）、1.06（峰 9）、1.12（峰 10）、1.36（峰 11）、1.61（峰 12）。计算峰 3 和峰 4 与 S 峰的相对峰面积，峰 3 的相对峰面积不得小于 0.66，峰 4 的相对峰面积不得小于 0.91。

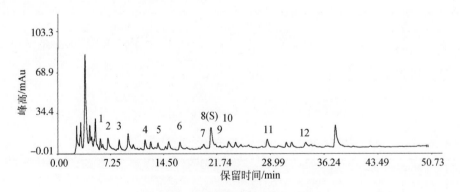

图 8-11-1　对照特征图谱及共有峰

峰 1：迷迭香酸（rosmarinic acid，$C_{18}H_{16}O_8$）

【规格】0.2g/mL（以饮片计）。

【贮藏】冷冻保存，用时复融。

8.11.2　紫苏梗标准汤剂质量标准起草说明

1.仪器与材料

Agilent 1260 高效液相色谱仪（安捷伦公司，HP 真空脱气泵，HP 四元泵，HP 自动进样，HP 柱温箱，UPLC-VWD 检测器）；AND GX-600 型电子分析天平（d=0.001g），YP502N 电子天平（上海精密科学仪器有限公司）；KQ5200B 型超声波清洗器（昆山市超声仪器有限公司）；色谱柱 Thermo BDS HYPERSIL C18（250mm×4.6mm，5μm）；D2012 型离心机。

迷迭香酸（含量≥98%，批号：CFS201602，购自 Chem Faces 公司），甲醇、乙腈均为色谱纯（美国，Fisher 公司），水为娃哈哈纯净水，其他试剂为分析纯。

2.样品采集

样品共 12 份（ZSG-01～ZSG-12），分别采自于主产区或道地产区江苏、广东、河北保定、江西等地及药材市场，包括符合《中国药典》要求的不同商品规格等级。

3.物种鉴别

经鉴定，所研究样品均为唇形科植物紫苏 *Perilla frutescens*（L.）Britt.。

4.定量测定

1）供试品溶液制备

取紫苏梗饮片 100g，加 7 倍量水，浸泡 30min，加热回流 30min，趁热过滤，药渣再加 6 倍量水，加热回流 20min，趁热过滤，合并 2 次滤液，减压浓缩至 500mL，即得紫苏梗标准汤剂。

2）测定法

（1）pH 值测定

取标准汤剂，用 pH 计测定 pH 值。

（2）总固体测定

参照编写说明【总固体】项下测定方法操作。

3）pH 值及总固体（表 8-11-2）

表 8-11-2　标准汤剂 pH 值及总固体

编号	pH 值	总固体/g	RSD/%
ZSG-01	6.77	0.07	1.7
ZSG-02	6.79	0.08	2.8
ZSG-03	6.79	0.06	1.9
ZSG-04	6.80	0.09	1.3
ZSG-05	5.65	0.18	0.6
ZSG-06	5.58	0.11	1.8
ZSG-07	6.99	0.21	2.8
ZSG-08	6.68	0.11	1.0
ZSG-09	6.01	0.07	1.6
ZSG-10	7.20	0.10	1.1
ZSG-11	7.15	0.18	1.9
ZSG-12	6.68	0.06	1.9

5.标准汤剂特征图谱研究

1）色谱条件

以十八烷基硅烷键合硅胶为填充剂；以 0.1%甲酸水溶液（A）-甲醇（B）为流动相；梯度洗脱条件：0～20min，5%～30%B；20～45min，30%～50% B；45～50min，50%～65%B。柱温为30℃；流速为1.0mL/min；检测波长为254nm（图 8-11-2）。

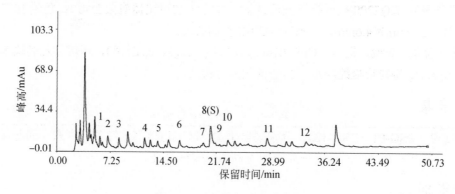

图 8-11-2　标准汤剂 HPLC 图

2）标准汤剂供试品溶液制备

精密吸取紫苏梗标准汤剂（ZSG-01～ZSG-12）各约 1.5mL 置于离心管中，12 000r/min 离心 5min，取上清液，即得。

3）方法学验证

方法学考察合格（具体内容略）。

4）特征图谱的建立及共有峰的标定

按照色谱条件，分别精密吸取 12 批紫苏梗标准汤剂供试品溶液 10μL，注入高效液相色谱仪，记录色谱峰信息（图 8-11-3），生成的对照特征图谱见图 8-11-4，其中共有峰 12 个（表 8-11-3），指认 1 个。相似度结果见表 8-11-4。各共有峰峰面积见表 8-11-3，以峰 8 为参照峰，计算其他峰的相对保留时间和相对峰面积（表 8-11-5）。

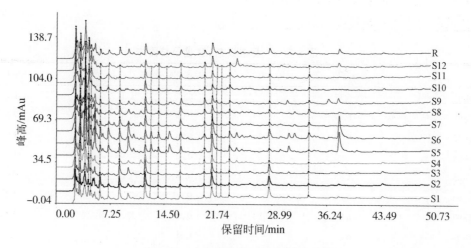

图 8-11-3　紫苏梗标准汤剂特征图谱

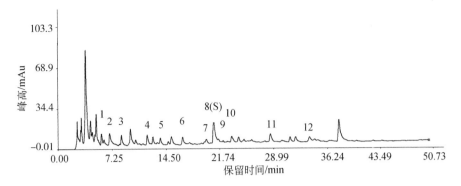

图 8-11-4 对照特征图谱及共有峰

峰 1：迷迭香酸（rosmarinic acid，$C_{18}H_{16}O_8$）

表 8-11-3 各共有峰峰面积

编号	保留时间/min	S1	S2	S3	S4	S5	S6	S7	S8	S9	S10	S11	S12
1	5.84	70.41	108.16	16.98	25.94	60.93	100.63	32.70	26.87	29.89	33.83	22.93	39.01
2	6.96	31.61	37.62	13.28	45.15	104.29	199.26	82.01	71.30	19.10	49.59	62.75	43.33
3	8.50	173.48	127.37	163.75	65.99	101.97	122.99	105.07	88.25	44.05	29.80	10.45	29.83
4	11.94	168.84	167.15	169.96	102.95	99.12	109.95	135.69	136.13	98.13	119.01	94.14	67.85
5	13.70	37.17	33.00	37.45	16.40	59.16	76.99	28.89	28.99	16.82	24.09	24.52	38.58
6	16.73	44.14	37.75	37.27	55.44	73.92	94.64	108.83	124.89	82.76	65.47	59.39	60.70
7	19.94	29.73	24.88	17.22	30.23	31.01	61.74	50.96	52.30	80.95	38.09	27.30	49.86
8	20.97	141.12	169.93	118.79	112.73	212.59	312.89	66.12	94.26	104.55	61.31	74.75	149.07
9	22.22	14.85	15.31	12.54	10.50	7.51	7.51	13.22	15.89	12.86	15.02	14.39	17.05
10	23.37	25.82	23.59	26.37	55.84	80.88	87.76	47.42	39.39	29.24	58.22	49.11	39.10
11	28.60	139.73	131.47	122.28	33.47	55.27	127.69	40.21	47.14	30.93	31.07	42.43	31.29
12	33.85	20.43	21.34	17.87	12.50	66.33	102.37	63.15	61.88	15.44	39.95	42.07	19.37

表 8-11- 4 相似度计算结果

编号	S1	S2	S3	S4	S5	S6	S7	S8	S9	S10	S11	S12	对照特征图谱
S1	1	0.966	0.915	0.862	0.621	0.646	0.861	0.867	0.687	0.801	0.781	0.799	0.891
S2	0.966	1	0.873	0.833	0.613	0.651	0.813	0.835	0.686	0.735	0.753	0.768	0.871
S3	0.915	0.873	1	0.745	0.607	0.629	0.764	0.758	0.634	0.64	0.59	0.655	0.814
S4	0.862	0.833	0.745	1	0.649	0.658	0.896	0.867	0.722	0.853	0.873	0.889	0.900
S5	0.621	0.613	0.607	0.649	1	0.983	0.555	0.499	0.93	0.439	0.434	0.705	0.874
S6	0.646	0.651	0.629	0.658	0.983	1	0.574	0.533	0.906	0.444	0.451	0.708	0.885
S7	0.861	0.813	0.764	0.896	0.555	0.574	1	0.958	0.627	0.911	0.876	0.799	0.857
S8	0.867	0.835	0.758	0.867	0.499	0.533	0.958	1	0.598	0.91	0.881	0.81	0.835
S9	0.687	0.686	0.634	0.722	0.93	0.906	0.627	0.598	1	0.541	0.544	0.779	0.899

续表

编号	S1	S2	S3	S4	S5	S6	S7	S8	S9	S10	S11	S12	对照特征图谱
S10	0.801	0.735	0.64	0.853	0.439	0.444	0.911	0.91	0.541	1	0.927	0.83	0.777
S11	0.781	0.753	0.59	0.873	0.434	0.451	0.876	0.881	0.544	0.927	1	0.857	0.773
S12	0.799	0.768	0.655	0.889	0.705	0.708	0.799	0.81	0.779	0.83	0.857	1	0.900
对照特征图谱	0.891	0.871	0.814	0.900	0.874	0.885	0.857	0.835	0.899	0.777	0.773	0.900	1

表 8-11-5 相对保留时间与相对峰面积

峰编号	保留时间/min	相对保留时间	峰面积/mAu×s	相对峰面积
1	5.839	0.279	47.4	0.351
2	6.960	0.332	63.3	0.469
3	8.497	0.405	88.6	0.657
4	11.938	0.569	122.4	0.908
5	13.704	0.654	35.2	0.261
6	16.734	0.798	70.4	0.522
7	19.938	0.951	41.2	0.305
8	20.965	1.000	134.8	1.000
9	22.224	1.060	13.1	0.097
10	23.367	1.115	46.9	0.348
11	28.597	1.364	69.4	0.515
12	33.845	1.614	40.2	0.298

8.12 紫 苏 叶

8.12.1 紫苏叶标准汤剂质量标准

本品为唇形科植物紫苏 Perilla frutescens (L.) Britt.的干燥叶（或带嫩枝），经炮制、加工制成的标准汤剂。

【制法】取紫苏叶饮片 100g，加 12 倍量水浸泡 30min，置挥发油提取器中提取 2 小时，得挥发油，提取液滤过；药渣再加 10 倍量水，于挥发油提取器中继续提取 30min，得挥发油，提取液滤过。合并挥发油，合并滤液，浓缩至适量，将挥发油加入浓缩液，定容至 500mL，即得。

【性状】本品为褐色混悬液，静置后会产生沉淀。

【检查】pH 值　应为 4.7~5.3。

　　　　总固体　应为 0.30~0.55g。

　　　　其他　应符合口服混悬剂项下有关的各项规定。

【特征图谱】照高效液相色谱法测定。

色谱条件与系统适用性试验　以十八烷基硅烷键合硅胶为填充剂（柱长为 250mm，内径为 4.6mm，粒径为 5μm）；以乙腈为流动相 A，以 0.1%磷酸水溶液为流动相 B，按表 8-12-1 中的规定进行梯度洗脱；流速为 1mL/min；柱温为 30℃；检测波长为 325nm。

表 8-12-1　洗脱条件

时间/min	流动相 A/%	流动相 B/%
0～50	12→19	88→81
50～60	19→22	81→78

参照物溶液的制备　取咖啡酸、野黄芩苷和迷迭香酸对照品适量，精密称定，加甲醇制成每 1mL 含咖啡酸 20μg、野黄芩苷 50μg 和迷迭香酸 50μg 的混合溶液，即得。

供试品溶液的制备　取本品摇匀，精密量取 0.8mL，分别加水 0.8mL，混匀，12 000r/min 离心 5min，0.45μm 滤膜过滤，即得。

测定法　精密吸取参照物溶液和供试品溶液各 10μL，注入高效液相色谱仪，测定，记录 60min 的色谱图，即得。

供试品特征图谱中应呈现 7 个特征峰（图 8-12-1），其中 3 个峰与对应的参照物峰保留时间相同；与迷迭香酸参照物峰相应的峰为 S 峰，计算特征峰峰 1～峰 6 的相对保留时间，其相对保留时间应在规定值的±5%之内。规定值为：0.22（峰 1）、0.23（峰 2）、0.30（峰 3）、0.34（峰 4）、0.50（峰 5）、0.62（峰 6）、1.00（峰 7）。计算峰 1 与 S 峰的相对峰面积，峰 1 的相对峰面积不得小于 0.14；计算峰 5 与 S 峰的相对峰面积，峰 5 的相对峰面积不得小于 0.11。

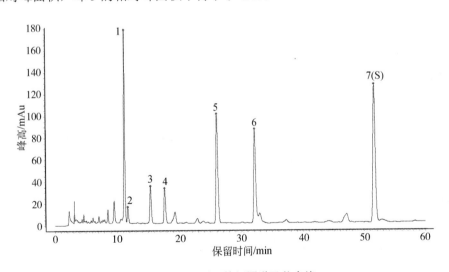

图 8-12-1　对照特征图谱及共有峰

峰 1：咖啡酸（caffeic acid，$C_9H_8O_4$）；峰 6：野黄芩苷（scutellarin，$C_{21}H_{18}O_{12}$）；

峰 7：迷迭香酸（rosmarinic acid，$C_{18}H_{16}O_8$）

【含量测定】挥发油　本品每 1mL 含挥发油应不低于 0.000 35mL。

【转移率】挥发油转移率范围应为 63.5%～110.9%。

【规格】0.2g/mL（以饮片计）。

【贮藏】冷冻保存，用时复融。

8.12.2　紫苏叶标准汤剂质量标准起草说明

1.仪器与材料

安捷伦 1260 型高效液相色谱仪（美国安捷伦公司，G7129A 型自动进样系统，G1311B 型四元泵，G1315D 型 DAD 检测器）；色谱柱为 Agilent-Eclipse Plus C18(250mm×4.6mm，5μm)；Sartorius-BS-210S-型电子分析天平（北京赛多利斯天平有限公司）；KQ-100DE 型数控超声波清洗器（昆山市超声仪器有限公司）；LD510-2 型电子天平（沈阳龙腾电子有限公司）；YP6001 型电子天平（上海佑科仪器仪表有限公司）；Scanspeedmini 型高速离心机（丹麦 Labogene 公司）；pH 计（METTLER TOLEDO，FE20–FiveEasy）。

咖啡酸对照品（批号：MUST-17032010，含量≥99.48%），迷迭香酸对照品（批号：MUST-17040532，含量≥99.40%），野黄芩苷对照品（批号：MUST-17030406，含量≥98.74%），均购自成都曼思特生物科技有限公司，乙腈为色谱纯（美国，Fisher 公司），水为高纯水，其他试剂为分析纯。

2.样品采集

样品共 17 份（编号 ZSY-01～ZSY-17），采自主产区或道地产区河北、江苏、河南、江西、浙江等地及安国、亳州等药材市场，包括符合《中国药典》要求的不同商品规格等级。

3.物种鉴别

经鉴定，研究样品均为唇形科植物紫苏 *Perilla frutescens*（L.）Britt.。

4.定量测定

1）供试品溶液制备

（1）饮片供试品溶液制备

取 17 批紫苏叶饮片，按 2015 年版《中国药典》挥发油测定法（通则 2204）测定，保持微沸 2.5 小时，即得。

（2）标准汤剂供试品溶液制备

取紫苏叶饮片 100g，加 12 倍量水浸泡 30min，置挥发油提取器中提取 2 小时，得挥发油，提取液滤过；药渣再加 10 倍量水，于挥发油提取器中继续提取 30min，得挥发油，提取液滤过。合并挥发油，合并滤液，浓缩至适量，将挥发油加入浓缩液，定容至 500mL，即得。

2）测定法

（1）含量测定

分别记录饮片供试品溶液和标准汤剂供试品溶液所得挥发油体积，计算，即得。

（2）pH 值测定

取标准汤剂，用 pH 计测定 pH 值。

（3）总固体测定

参照编写说明【总固体】项下测定方法操作。

（4）转移率计算

参照编写说明【转移率】项下公式计算。

3）结果

（1）饮片中挥发油含量

挥发油含量测定结果见表 8-12-2，所收集样品均满足《中国药典》中挥发油［不少于 0.20%（mL/g）］

的限量要求。

表 8-12-2　饮片中挥发油含量测定

编号	挥发油含量/%
ZSY-01	1.00
ZSY-02	1.00
ZSY-03	1.00
ZSY-04	0.30
ZSY-05	0.40
ZSY-06	0.40
ZSY-07	0.80
ZSY-08	1.20
ZSY-09	0.50
ZSY-10	0.80
ZSY-11	0.60
ZSY-12	0.50
ZSY-13	0.30
ZSY-14	0.80
ZSY-15	0.80
ZSY-16	0.90
ZSY-17	1.00

（2）标准汤剂中挥发油含量测定（表 8-12-3）

表 8-12-3　标准汤剂中挥发油含量测定

编号	挥发油含量/mL
ZSY-01	1.00
ZSY-02	0.80
ZSY-03	0.80
ZSY-04	0.30
ZSY-05	0.40
ZSY-06	0.40
ZSY-07	0.70
ZSY-08	1.00
ZSY-09	0.40

续表

编号	挥发油含量/mL
ZSY-10	0.50
ZSY-11	0.60
ZSY-12	0.40
ZSY-13	0.30
ZSY-14	0.75
ZSY-15	0.70
ZSY-16	0.70
ZSY-17	0.70

（3）总固体及 pH 值（表 8-12-4）

表 8-12-4　标准汤剂总固体及 pH 值

编号	总固体/g	RSD/%	pH 值
ZSY-01	0.40	2.1	5.0
ZSY-02	0.38	0.0	5.1
ZSY-03	0.50	2.3	4.8
ZSY-04	0.44	0.0	4.8
ZSY-05	0.44	0.6	4.9
ZSY-06	0.42	0.7	5.3
ZSY-07	0.44	0.6	4.9
ZSY-08	0.41	1.4	5.0
ZSY-09	0.38	3.0	5.1
ZSY-10	0.48	0.6	4.9
ZSY-11	0.47	1.2	4.7
ZSY-12	0.29	1.0	4.8
ZSY-13	0.31	1.8	4.9
ZSY-14	0.47	3.6	4.9
ZSY-15	0.49	1.7	4.9
ZSY-16	0.48	0.0	4.8
ZSY-17	0.50	1.1	4.9

（4）挥发油转移率（表 8-12-5）

表 8-12-5 挥发油转移率计算结果（$\overline{X} \pm S$）

编号	饮片中挥发油含量/mL	标准汤剂中挥发油含量/mL	转移率/%	（$\overline{X} \pm S$）/%
ZSY-01	1.00	1.00	100.0	
ZSY-02	1.00	0.80	80.0	
ZSY-03	1.00	0.80	80.0	
ZSY-04	0.30	0.30	100.0	
ZSY-05	0.40	0.40	100.0	
ZSY-06	0.40	0.40	100.0	
ZSY-07	0.80	0.70	87.5	
ZSY-08	1.20	1.00	83.3	87.2±11.8
ZSY-09	0.50	0.40	80.0	
ZSY-10	0.80	0.50	62.5	
ZSY-11	0.60	0.60	100.0	
ZSY-12	0.50	0.40	80.0	
ZSY-13	0.30	0.30	100.0	
ZSY-14	0.80	0.75	93.8	
ZSY-15	0.80	0.70	87.5	
ZSY-16	0.90	0.70	77.8	
ZSY-17	1.00	0.70	70.0	

5.标准汤剂特征图谱研究

1）色谱条件

以十八烷基硅烷键合硅胶为填充剂（柱长为 250mm，内径为 4.6mm，粒径为 5μm）；以乙腈为流动相 A，以 0.1%磷酸水溶液为流动相 B，按表 8-12-6 中的规定进行梯度洗脱；流速为 1mL/min；柱温为 30℃；检测波长为 325nm。

表 8-12-6 洗脱条件

时间/min	流动相 A/%	流动相 B/%
0～50	12→19	88→81
50～60	19→22	81→78

2）参照物溶液制备

取咖啡酸、野黄芩苷和迷迭香酸对照品适量，精密称定，加甲醇制成每 1mL 含咖啡酸 20μg、野黄芩苷 50μg 和迷迭香酸 50μg 的混合溶液，即得。

3）供试品溶液制备

精密吸取紫苏叶标准汤剂（ZSY-01～ZSY-17）各 0.8mL，分别加水 0.8mL，混匀，12 000r/min 离心 5min，0.45μm 滤膜过滤，即得。

4）方法学验证

方法学考察合格（具体内容略）。

5）特征图谱的建立及共有峰的标定

按照 5 下的色谱条件，分别精密吸取 17 批紫苏叶标准汤剂供试品溶液 10μL，注入高效液相色谱仪，记录色谱峰信息，特征图谱见图 8-12-2，生成的对照特征图谱见图 8-12-3，其中共有峰 7 个，指认 3 个。相似度结果见表 8-12-7。各共有峰峰面积见表 8-12-8，以峰 7 为参照峰，计算其他峰的相对保留时间和相对峰面积（表 8-12-9）。

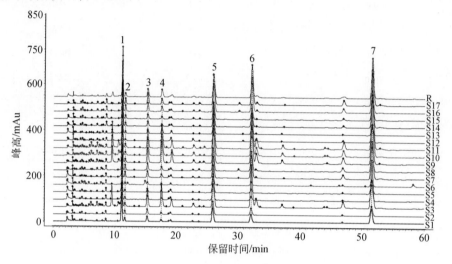

图 8-12-2　17 批紫苏叶标准汤剂特征图谱

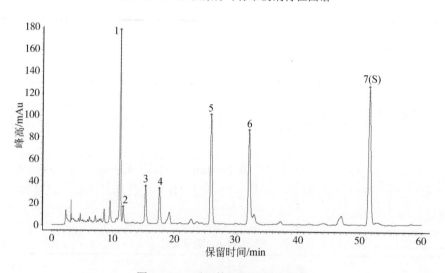

图 8-12-3　对照特征图谱及特征峰

峰 1：咖啡酸（caffeic acid，$C_9H_8O_4$）；峰 6：野黄芩苷（scutellarin，$C_{21}H_{18}O_{12}$）；

峰 7：迷迭香酸（rosmarinic acid，$C_{18}H_{16}O_8$）

表 8-12-7　相似度计算结果

编号	S1	S2	S3	S4	S5	S6	S7	S8	S9	S10	S11	S12	S13	S14	S15	S16	S17
S1	1	0.982	0.946	0.982	0.978	0.975	0.912	0.985	0.947	0.93	0.939	0.936	0.944	0.978	0.993	0.955	0.944
S2	0.982	1	0.897	0.958	0.983	0.99	0.821	0.952	0.910	0.855	0.863	0.892	0.951	0.933	0.966	0.941	0.883
S3	0.946	0.897	1	0.903	0.875	0.888	0.957	0.976	0.997	0.989	0.979	0.878	0.938	0.934	0.937	0.966	0.979

续表

编号	S1	S2	S3	S4	S5	S6	S7	S8	S9	S10	S11	S12	S13	S14	S15	S16	S17
S4	0.982	0.958	0.903	1	0.988	0.970	0.890	0.948	0.900	0.901	0.920	0.944	0.916	0.968	0.980	0.891	0.896
S5	0.978	0.983	0.875	0.988	1	0.99	0.829	0.935	0.883	0.852	0.871	0.925	0.928	0.946	0.972	0.895	0.863
S6	0.975	0.990	0.888	0.97	0.990	1	0.817	0.939	0.901	0.851	0.859	0.880	0.961	0.919	0.956	0.922	0.861
S7	0.912	0.821	0.957	0.89	0.829	0.817	1	0.948	0.936	0.985	0.987	0.886	0.829	0.941	0.921	0.902	0.979
S8	0.985	0.952	0.976	0.948	0.935	0.939	0.948	1	0.975	0.962	0.963	0.918	0.933	0.973	0.982	0.982	0.982
S9	0.947	0.91	0.997	0.900	0.883	0.901	0.936	0.975	1	0.975	0.965	0.875	0.954	0.927	0.936	0.972	0.968
S10	0.930	0.855	0.989	0.901	0.852	0.851	0.985	0.962	0.975	1	0.996	0.891	0.891	0.942	0.930	0.929	0.981
S11	0.939	0.863	0.979	0.920	0.871	0.859	0.987	0.963	0.965	0.996	1	0.925	0.881	0.962	0.947	0.917	0.979
S12	0.936	0.892	0.878	0.944	0.925	0.880	0.886	0.918	0.875	0.891	0.925	1	0.824	0.978	0.964	0.840	0.896
S13	0.944	0.951	0.938	0.916	0.928	0.961	0.829	0.933	0.954	0.891	0.881	0.824	1	0.875	0.912	0.943	0.875
S14	0.978	0.933	0.934	0.968	0.946	0.919	0.941	0.973	0.927	0.942	0.962	0.978	0.875	1	0.994	0.917	0.958
S15	0.993	0.966	0.937	0.980	0.972	0.956	0.921	0.982	0.936	0.930	0.947	0.964	0.912	0.994	1	0.939	0.950
S16	0.955	0.941	0.966	0.891	0.895	0.922	0.902	0.982	0.972	0.929	0.917	0.840	0.943	0.917	0.939	1	0.961
S17	0.944	0.883	0.979	0.896	0.863	0.861	0.979	0.982	0.968	0.981	0.979	0.896	0.875	0.958	0.950	0.961	1

表 8-12-8　各共有峰峰面积

编号	保留时间/min	S1	S2	S3	S4	S5	S6	S7	S8	S9	S10	S11	S12	S13	S14	S15	S16	S17
1	11.2	1401.6	1537.9	3059.8	1430.7	1698.2	971.1	1197.4	2170.3	2972.4	2678.3	3621.9	1543.8	927.1	2224.7	2145	2463.9	2840.3
2	11.7	180.4	179.1	190.4	113.2	117.7	110.1	306.4	295.3	229.0	192.2	260.8	91.1	114.7	180.4	189.7	358.0	333.8
3	15.4	369.2	346.8	1311.2	239.0	228.6	157.5	462.3	478.0	1077.7	1300.3	1227.3	90.2	289.9	324.0	316.4	602.5	766.9
4	17.6	121.4	115.6	1842.5	123.6	120.2	109.2	255.7	263.7	1786.6	1792	1934.8	300.0	511.6	159.8	143.7	366.4	412.1
5	26.0	1221.5	1198.1	3884.3	1403.7	1417.3	966.1	1936.1	2005.8	3443.7	3890.5	4198.6	587.1	1205.3	1391.3	1518.3	2525.4	2690.4
6	32.1	741.0	623.5	4232.1	339.6	342.8	316.4	2216.5	1934.2	3712.5	4234	4343.2	412.1	644.1	1167.5	1051.9	2837.5	3984.8
7	51.6	1550.7	1062.7	5566.5	1799.6	1468.9	742.6	4295.8	2816.4	4471.3	7280.6	8987.5	2007.9	809.5	3089.9	2486.6	2503	5387.3

表 8-12-9　相对保留时间与相对峰面积

峰编号	保留时间/min	相对保留时间	峰面积/mAu×s	相对峰面积
1	11.191	0.217	2052.0	0.619
2	11.727	0.227	202.5	0.061
3	15.362	0.298	564.0	0.170
4	17.630	0.342	609.3	0.184
5	26.010	0.504	2087.3	0.630
6	32.139	0.623	1949.0	0.588
7	51.566	1.000	3313.3	1.000

参 考 文 献

［1］陈士林，刘安，李琦，等. 中药饮片标准汤剂研究策略. 中国中药杂志，2016，41（8）：1367-1375.

［2］刘昌孝，陈士林，肖小河，等. 中药质量标志物（Q-Marker）：中药产品质量控制的新概念. 中草药，2016，47（9）：1443-1457.

［3］刘安. 中药饮片标准汤剂制备与质量标准研究方法概述. 中国实验方剂学杂志，2017，23（7）：1-1.

［4］朱广伟，李西文，陈士林. 白芍饮片标准汤剂质量标准研究. 世界中医药，2016，11（5）：753-757.

［5］董丽丽，李野，刘春波. 日本汉方药发展概况及其借鉴意义. 国际医药卫生导报，2004，（13）：66-68.

［6］郭晓，郁洋. 日本汉方药的发展及对我国中药产业的启示. 亚太传统医药，2007，3（9）：9-12.

［7］田军军，刘莹，冯广义. 中药汤剂煎煮法和有效成分溶出率关系探讨. 吉林中医药，2008，28（5）：373-374.

［8］刘凤仙. 浅谈中药汤剂的制作. 云南中医中药杂志，2008，29（2）：64-65.

［9］杨宏艳，付红梅. 中药煎煮方法及注意事项. 中国实用医药，2010，5（13）：241-241.

［10］杨艳环，赵瑞华. 中药煎服方法研究进展. 辽宁中医药大学学报，2011，（1）：30-32.

［11］刘芳，陈明. 试论现代汤剂煎服方法的规范化. 环球中医药，2014，7（5）：377-378.

［12］孙宝莹，郭涛，李西文，等. 葛根饮片标准汤剂的研究. 世界中医药，2016，11（8）：1586-1589.

［13］李琦，章军，崔文金，等. 黄芩饮片标准汤剂的制备和质量标准评价. 中国实验方剂学杂志，2017，23（7）：36-40.

［14］徐姣，赵嵘，代云桃，等. 栀子标准汤剂的质量评价方法考察. 中国实验方剂学杂志，2017，23（7）：30-35.

［15］于小红，赵嵘，代云桃，等. 党参标准汤剂质量评价的建立. 中国实验方剂学杂志，2017，23（7）：24-29.

［16］仝家羽，赵嵘，代云桃，等. 当归标准汤剂质量评价体系的建立. 中国实验方剂学杂志，2017，23（7）：18-23.

［17］董青，赵嵘，代云桃，等. 红花标准汤剂的质量评价. 中国实验方剂学杂志，2017，23（7）：12-17.

［18］张鹏，邬兰，李西文，等. 人参饮片标准汤剂的评价及应用探讨. 中国实验方剂学杂志，2017，23（7）：2-11.

［19］张铁军，王杰，陈常青，等. 基于中药属性和作用特点的中药质量标志物研究与质量评价路径. 中草药，2017，48（6）：1051-1060.

［20］刘昌孝. 从中药资源-质量-质量标志物认识中药产业的健康发展. 中草药，2016，47（18）：3149-3154.

［21］陈平. 中药配方颗粒对丰富、发展传统中药汤剂的作用与意义. 中华中医药杂志，2005，20（5）：314-315.

［22］国家药典委员会. 中华人民共和国药典（一部）. 北京：中国医药科技出版社，2015.

［23］国家药典委员会. 中华人民共和国药典（四部）. 北京：中国医药科技出版社，2015.

［24］陈士林，林余霖. 中草药大典：原色中草药植物图鉴. 北京：军事医学科学出版社，2006.

［25］徐世义，吴立明. 生药学（第2版）. 北京：科学出版社，2015.

［26］陈士林，郭宝林，张贵君，等. 中药鉴定学新技术新方法研究进展. 中国中药杂志，2012，37（8）：1123-1126.

［27］陈士林. 中国药典中药材 DNA 条形码标准序列. 北京：科学出版社，2015.

［28］胡敏敏，蔡宝昌，张志杰，等. 百合多糖的药效学研究. 中药新药与临床药理，2007，18（2）：107-109.

［29］张明，邓毅. 甘草及其有效成分的药效学研究进展. 西部中医药，2015，28（4）：156-159.

［30］丘小惠，何洁. 煎煮时间及甘草配伍剂量对附子中酯型生物碱含量的影响. 时珍国医国药，2007，18（12）：3015-3017.

［31］陈士林. 中药 DNA 条形码分子鉴定. 北京：人民卫生出版社，2012.

［32］张明明，谭晓梅，陈飞龙，等. 葛根先煎对方剂中有效成分提取率的影响. 中药材，2012，35（1）：147-150.

［33］张家成，章军，刘峰，等. 加水量与煎煮时间对葛根芩连汤主要成分溶出量的影响. 中国实验方剂学杂志，2013，19（1）：13-17.

[34] 赵凤春，李浩，陈两绵，等. 苦参提取物的质量标准研究. 中国中药杂志，2015，40（2）：245-250.

[35] 周武喜，杨宁，赵余庆. 人参皂苷类化合物水溶性提升方法的研究进展. 药物评价研究，2016，39（2）：318-323.

[36] 陈士林，姚辉，宋经元，等. 基于 DNA barcoding（条形码）技术的中药材鉴定. 世界科学技术：中医药现代化，2007，9（3）：7-12.

[37] 陈士林，姚辉，韩建萍，等. 中药材 DNA 条形码分子鉴定指导原则. 中国中药杂志，2013，38（2）：141-148.

[38] 单鸣秋，张丽，于生，等. HPLC-MS 法同时测定天麻饮片中 8 种活性成分. 中草药，2015，46（14）：2087-2091.

[39] 丁邑强，熊英，周斌，等. 枳壳中黄酮类成分的分离与鉴定. 中国中药杂志，2015，40（12）：2352-2356.

[40] 邱蓉丽，吴玉兰，乐巍. 陈皮、青皮中 4 种黄酮成分的比较研究. 中成药，2015，37（1）：149-153.

[41] 叶敏，阎玉凝，乔梁，等. 中药菟丝子化学成分研究. 中国中药杂志，2002，27（2）：115-117.

[42] 邵珠德，刘元涛，代龙，等. 传统汤剂中煎煮时间对桂枝活性成分提取率的影响. 辽宁中医杂志，2015，42（11）. 2169-2171.

[43] 范莉，赵海誉，濮润，等. 红花的黄酮类化学成分研究. 中国药学杂志，2011，46（5）：333-337.

附　录

国家中医药管理局、卫生部关于
印发医疗机构中药煎药室管理规范的通知

国中医药发〔2009〕3号

各省、自治区、直辖市卫生厅局、中医药管理局，新疆生产建设兵团卫生局，局各直属单位：

根据《医疗机构管理条例》有关规定，卫生部、国家中医药管理局制定了《医疗机构中药煎药室管理规范》。现印发给你们，请遵照执行。在执行过程中有何问题，请及时反馈卫生部、国家中医药管理局。

本规范自印发之日起施行。

国家中医药管理局
卫　生　部
二〇〇九年三月十六日

医疗机构中药煎药室管理规范

第一章　总则

第一条　为加强医疗机构中药煎药室规范化、制度化建设，保证中药煎药质量，根据有关法律、行政法规的规定，制定本规范。

第二条　本规范适用于开展中药煎药服务的各级各类医疗机构。

第二章　设施与设备要求

第三条　中药煎药室（以下称煎药室）应当远离各种污染源，周围的地面、路面、植被等应当避免对煎药造成污染。

第四条　煎药室的房屋和面积应当根据本医疗机构的规模和煎药量合理配置。工作区和生活区应当分开，工作区内应当设有储藏（药）、准备、煎煮、清洗等功能区域。

第五条　煎药室应当宽敞、明亮，地面、墙面、屋顶应当平整、洁净、无污染、易清洁，应当有效的通风、除尘、防积水以及消防等设施，各种管道、灯具、风口以及其他设施应当避免出现不易清洁的部位。

第六条　煎药室应当配备完善的煎药设备设施，并根据实际需要配备储药设施、冷藏设施以及量杯（筒）、过滤装置、计时器、贮药容器、药瓶架等。

第七条　煎药工作台面应当平整、洁净。

煎药容器应当以陶瓷、不锈钢、铜等材料制作的器皿为宜，禁用铁制等易腐蚀器皿。

储药容器应当做到防尘、防霉、防虫、防鼠、防污染。用前应当严格消毒，用后应当及时清洗。

第三章　人员要求

第八条　煎药室应当由具备一定理论水平和实际操作经验的中药师具体负责煎药室的业务指导、质量监督及组织管理工作。

第九条　煎药人员应当经过中药煎药相关知识和技能培训并考核合格后方可从事中药煎药工作。

煎药工作人员需有计划地接受相关专业知识和操作技能的岗位培训。

第十条　煎药人员应当每年至少体检一次。传染病、皮肤病等患者和乙肝病毒携带者、体表有伤口未愈合者不得从事煎药工作。

第十一条　煎药人员应当注意个人卫生。煎药前要进行手的清洁，工作时应当穿戴专用的工作服并保持工作服清洁。

第四章　煎药操作方法

第十二条　煎药应当使用符合国家卫生标准的饮用水。待煎药物应当先行浸泡，浸泡时间一般不少于 30 分钟。

煎煮开始时的用水量一般以浸过药面 2～5 厘米为宜，花、草类药物或煎煮时间较长的应当酌量加水。

第十三条　每剂药一般煎煮两次，将两煎药汁混合后再分装。

煎煮时间应当根据方剂的功能主治和药物的功效确定。一般药物煮沸后再煎煮 20-30 分钟；解表类、清热类、芳香类药物不宜久煎，煮沸后再煎煮 15-20 分钟；滋补药物先用武火煮沸后，改用文火慢煎约 40—60 分钟。药剂第二煎的煎煮时间应当比第一煎的时间略缩短。

煎药过程中要搅拌药料 2-3 次。搅拌药料的用具应当以陶瓷、不锈钢、铜等材料制作的棍棒为宜，搅拌完一药料后应当清洗再搅拌下一药料。

第十四条　煎药量应当根据儿童和成人分别确定。儿童每剂一般煎至 100-300 毫升，成人每剂一般煎至 400-600 毫升，一般每剂按两份等量分装，或遵医嘱。

第十五条　凡注明有先煎、后下、另煎、烊化、包煎、煎汤代水等特殊要求的中药饮片，应当按照要求或医嘱操作。

（一）先煎药应当煮沸 10-15 分钟后，再投入其他药料同煎（已先行浸泡）。

（二）后下药应当在第一煎药料即将煎至预定量时，投入同煎 5-10 分钟。

（三）另煎药应当切成小薄片，煎煮约 2 小时，取汁；另炖药应当切成薄片，放入有盖容器内加入冷水（一般为药量的 10 倍左右）隔水炖 2-3 小时，取汁。此类药物的原处方如系复方，则所煎（炖）得的药汁还应当与方中其他药料所煎得的药汁混匀后，再行分装。某些特殊药物可根据药性特点具体确定煎（炖）药时间（用水适量）。

（四）溶化药（烊化）应当在其他药煎至预定量并去渣后，将其置于药液中，微火煎药，同时不断搅拌，待需溶化的药溶解即可。

（五）包煎药应当装入包煎袋闭合后，再与其他药物同煎。包煎袋材质应符合药用要求（对人体无害）并有滤过功能。

（六）煎汤代水药应当将该类药物先煎 15-25 分钟后，去渣、过滤、取汁，再与方中其他药料同煎。

（七）对于久煎、冲服、泡服等有其他特殊煎煮要求的药物，应当按相应的规范操作。

先煎药、后下药、另煎或另炖药、包煎药、煎汤代水药在煎煮前均应当先行浸泡，浸泡时间一般不少于 30 分钟。

第十六条　药料应当充分煎透，做到无糊状块、无白心、无硬心。

煎药时应当防止药液溢出、煎干或煮焦。煎干或煮焦者禁止药用。

第十七条　内服药与外用药应当使用不同的标识区分。

第十八条　煎煮好的药液应当装入经过清洗和消毒并符合盛放食品要求的容器内，严防污染。

第十九条 使用煎药机煎煮中药，煎药机的煎药功能应当符合本规范的相关要求。应当在常压状态煎煮药物，煎药温度一般不超过100℃。煎出的药液量应当与方剂的剂量相符，分装剂量应当均匀。

第二十条 包装药液的材料应当符合药品包装材料国家标准。

第五章　煎药室的管理

第二十一条 煎药室应当由药剂部门统一管理。药剂部门应有专人负责煎药室的组织协调和管理工作。

第二十二条 药剂部门应当根据本单位的实际情况制定相应的煎药室工作制度和相关设备的标准化操作程序（SOP），工作制度、操作程序应当装订成册并张挂在煎药室的适宜位置，严格执行。

第二十三条 煎药人员在领药、煎药、装药、送药、发药时应当认真核对处方（或煎药凭证）有关内容，建立收发记录，内容真实、记录完整。

每方（剂）煎药应当有一份反映煎药各个环节的操作记录。记录应保持整洁，内容真实、数据完整。

第二十四条 急煎药物应在2小时内完成，要建立中药急煎制度并规范急煎记录。

第二十五条 煎药设备设施、容器使用前应确保清洁，要有清洁规程和每日清洁记录。用于清扫、清洗和消毒的设备、用具应放置在专用场所妥善保管。

煎药室应当定期消毒。洗涤剂、消毒剂品种应定期更换，符合《食品工具、设备用洗涤卫生标准》（GB14930.1）和《食品工具、设备用洗涤消毒剂卫生标准》（GB14930.2）等有关卫生标准和要求，不得对设备和药物产生腐蚀和污染。

第二十六条 传染病病人的盛药器具原则上应当使用一次性用品，用后按照医疗废物进行管理和处置。不具备上述条件的，对重复使用的盛药器具应当加强管理，固定专人使用，且严格消毒，防止交叉污染。

第二十七条 加强煎药的质量控制、监测工作。药剂科负责人应当定期（每季度至少一次）对煎药工作质量进行评估、检查，征求医护人员和住院病人意见，并建立质量控制、监测档案。

第六章　附则

第二十八条 本规范自发布之日起施行，国家中医药管理局于1997年印发的《中药煎药室管理规范》同时废止。

第二十九条 本规范由国家中医药管理局负责解释。